医学信息检索与利用（案例版）

（第二版）

主　编　李红梅　罗希莹

科学出版社

北京

内 容 简 介

  本教材以培养医学相关专业学生的信息素养、解决检索问题的能力为目标。以基于案例教学法的教学理念组织教学内容，强调实用性和针对性。章节前的学习目标、案例和节后小结、练习与思考及章节思维导图，有助于学生针对学习目标开展基于问题的学习，同时也有助于教师用于案例教学，引领教学内容的深入，对案例教学法在文献检索教学中的运用具有指导意义。本教材共 10 章，内容包括：文献检索课与信息素养的关系；文献信息的基本知识和类型；信息检索的基本原理和检索技术；常用中外文期刊数据的特点和使用方法；网络信息检索工具及常用免费学术资源检索；特种文献检索和专类信息检索；循证医学证据检索；图书馆资源利用；信息评价与管理；医学论文的特点和写作方法等。

  本教材适用于医学相关专业师生及医务工作者。新版增加了主题标引相关内容，也可作为医学信息管理专业的文检教材。

图书在版编目 (CIP) 数据

  医学信息检索与利用：案例版/李红梅，罗希莹主编. 2 版. —北京：科学出版社，2023.1
  ISBN 978-7-03-073594-2

  Ⅰ. ①医… Ⅱ. ①李… ②罗… Ⅲ. ①医学信息–信息检索–高等学校–教材 ②医学信息–信息利用–高等学校–教材 Ⅳ. ①R-058

  中国版本图书馆 CIP 数据核字（2022）第 198905 号

责任编辑：刘　畅 / 责任校对：严　娜
责任印制：师艳茹 / 封面设计：迷底书装

科 学 出 版 社 出版
北京东黄城根北街 16 号
邮政编码：100717
http://www.sciencep.com

北京市密东印刷有限公司印刷
科学出版社发行　各地新华书店经销
*
2016 年 8 月第 一 版　开本：787×1092　1/16
2023 年 1 月第 二 版　印张：24
2024 年 7 月第三次印刷　字数：614 400

定价：69.00 元
（如有印装质量问题，我社负责调换）

《医学信息检索与利用》编写人员名单

主　编　李红梅　罗希莹

副主编　冯　勤　丁　莉　王俊瑛

编　者　（按姓氏笔画排序）

丁　莉（昆明医科大学）　　　　　马晓晗（昆明医科大学）

王　欣（昆明医科大学）　　　　　王华平（昆明医科大学）

王俊瑛（昆明医科大学）　　　　　石东波（贵州医科大学）

冯　勤（西南医科大学）　　　　　冯留燕（昆明医科大学第

　　　　　　　　　　　　　　　　　　　　一附属医院）

朱　烨（西南医科大学）　　　　　刘　敏（昆明医科大学）

李　咏（曲靖市妇幼保健院）　　　李红梅（昆明医科大学）

杨晓良（昆明医科大学）　　　　　汪其英（贵州医科大学）

张　琳（昆明医科大学）　　　　　张璐平（昆明医科大学）

欧阳玲琳（贵州医科大学）　　　　罗　彬（西南医科大学）

罗希莹（昆明医科大学）　　　　　胡清照（昆明医科大学）

施李琼（昆明医科大学）　　　　　曾果果（西南医科大学）

廖　芮（昆明医科大学）　　　　　谭睿璟（昆明医科大学）

熊元付（贵州医科大学）　　　　　熊豫麟（昆明医科大学）

校　对　李　咏

第二版前言

在我们的学习、研究过程中，甚至在日常生活中，对信息的检索和利用，其实每天都在发生。只不过，不同的时代、不同的领域，人们所需要的和能够获得的信息量以及获得信息的主要渠道不同罢了。有学者提出按照信息水平把人类社会划分为不同的阶段，如划分为符号和信号时代、说话和语言时代、文字时代、印刷时代、大众传播时代和网络传播时代。把人类社会按照信息量和信息处理的复杂程度来划分，足可见信息和信息处理在人类社会发展中所起到的重要作用。互联网出现以来，信息的表达和传递方式得到了极大丰富，越来越多的信息通过网络传递和获取，信息不对称现象减少了。但是，每个人从互联网上获取、分析、利用信息的能力却大不一样，造成了新的信息不对称。因此，如何选择信息源、有效地获取所需的信息，并能够分析、评价、利用信息，甚至创造新的信息依然有必要通过学习得以提升。

伴随着互联网成长起来的一代，本应早已习惯通过网络获得知识、信息，帮助自己完成各种各样的决策，这其中当然也包括了医学、健康相关的信息和信息决策。但在教学中我们发现很多同学还是觉得"医学信息检索与利用"这门课程比较难学。究其原因，可能有以下两方面，一方面是因为医学这个领域的特殊性，医学有其特殊的数据存储和检索方式，需要具有一定医学知识基础；另一方面，是同学们对这门课程的主要目标把握不充分。美国心理学家、教育学家布鲁姆曾经说道："有效的教学始于知道希望达到的目标是什么。这个目标不仅教师知道，学生也要知道。就像作战一样，不仅指挥员要知道，战士也要知道，这样才能发挥每个战士的自觉性和积极性，才能最快地歼灭敌人，取得胜利"，可见，清晰的教学/学习目标对教学的意义。在上一版中，我们在每章节之前都列出了学习目标，但是以传统的"了解""熟悉"和"掌握"来呈现，这样的目标太过抽象、弹性太大，学生不容易把握和自测。在这一版的教材编写中，我们按照布鲁姆教育目标分类法把教育目标分为三大领域：认知领域、动作技能领域和情感领域。每一个领域的目标用可测可控的动词来引领，清晰列出不同层次的要求，鼓励学习者从低阶学习（认知、理解、应用）逐步转入高阶学习（分析、评估、创造）。随着人工智能的逐步发展，数据库功能也越来越智能化，将来的检索方法也许会完全不同，也不一定遵从 MEDLINE、PubMed 等数据库开创的词语和词语间逻辑关系为基础的检索方式，今天所认知、所记忆和所理解的东西，也许会过时，但培养起来的分析、评价和创造能力则永远是我们弥足珍贵的财富。

本教材由昆明医科大学、西南医科大学、贵州医科大学和曲靖市妇幼保健院的老师们在繁忙的工作之余精心编写，不仅融入教学所得，亦尽量体察实际、反映前沿，付出了大量心血。在此对他们辛苦努力表示衷心的感谢！教材由科学出版社审校出版，在此亦对编辑和出版社表示诚挚的感谢！囿于作者的学识和水平，教材难免诸多疏漏，欢迎广大读者师生批评指正，不吝赐教！

李红梅

2022.12 昆明

第一版序

  很多老师面临着网络时代课堂教学的挑战。在课堂上，学生随时可以通过手机获取各种各样的，或者与课堂教学内容有关的，或者根本无关的碎片信息，对讲台上"声嘶力竭"的老师毫不在意。如何使课堂教学生动、有趣，如何吸引学生的注意力，是每个有责任心的老师应该思考的问题。案例教学法，自 1870 年哈佛大学法学院和医学院在教学过程中创立以来，很快在其他学科中得以应用与推广。它从学生可能面临的实际情况着手，由问题引导教学，着力于培养学生的思考、创新和解决实际问题的能力。其也许是一种对抗"手机"比较好的教学法。医学信息检索与利用课程实践性很强，目的是提高学生的信息素养，教给他们如何从浩如烟海的信息中获得知识和有价值信息的技能，从而找到在科研、学习、生活中所遇问题的解决方法。以案例来引领学习内容，无疑是恰当的，该教材为教师提供了一种案例教学的范式，也为学生提供了一种自主学习的导向。

  突出知识的系统性、内容的新颖性、案例的启发性和易用性是该教材的一大亮点。编者为昆明医科大学和贵州医科大学从事文献检索教学的老师，他们将教学中积累的宝贵经验、体会和医学检索的特质有机融入了这一版教材中，通过主编精心设计，相关编者协商，交叉审稿，很好地实现了主要知识脉络与应用技能合理交叉的要求，并为今后更高标准、更高质量的修订版打下了坚实的基础。

  在此寄希望于使用该教材的学生，医学文献检索能力是今后终身持续学习的金钥匙，想到你们通过学习该教材收获不同的感想与心得，似乎看到了中国未来美好的发展趋势。看到你们的进步与成长，这也是编者最大的心愿。

昆明医科大学图书馆 馆长

李惠

2016. 6. 30

目　　录

第一章 绪 论

学习目标

一、知识目标
1. 能够解释信息素养、信息、知识、情报、文献的概念。
2. 能够解释不同类型文献的概念。

二、技能目标
1. 能够根据信息素养评价标准，自测信息素养能力。
2. 能够辨别一次文献、二次文献、三次文献和零次文献并了解各类型文献的特点和作用。
3. 能够辨别不同出版形式的文献并了解各类型文献的特点和作用。

三、情感、态度和价值观目标
1. 能够以辩证的视角和发展的眼光看待新信息时代下医学文献的发展特点。
2. 能够意识到信息素养对终身学习和自主学习的重要性。
3. 对学习本门课程产生浓厚的兴趣。

21 世纪的人类社会，是一个以知识、信息为核心的知识经济社会。一方面，社会经济的发展主要依赖于信息的获取和知识的积累与创新；另一方面，社会的发展也使新的技术和新的知识层出不穷，信息传播范围加大，知识更新速度加快，知识老化周期逐年缩短，并影响到人类社会生活的方方面面，人们获取、鉴别、利用信息和知识的意识和能力比以往任何时代都要重要。"医学信息检索与利用"是一门旨在培养医学专业学生信息素养的课程，是素质教育的重要组成部分。作为未来的医务工作者，应该充分认识信息素养的重要意义，努力提高自己的信息素养。

案例 1-1

某同学的父亲长期从事重体力工作，最近常感觉到全身乏力，腰腿疼痛。于是到医院检查，医生初步诊断为腰椎间盘突出症，建议做物理牵引治疗或手术治疗。该同学想进一步了解该病的详细信息，以帮助父亲做出治疗决策。他翻阅了教科书，又从网上获得了大量的信息。他认为自己已具备相当的信息素养，为什么还要学习这门课程呢？

问题：

1. 信息素养是什么？怎样才算具备了信息素养？

2. 这门课程的学习目的和学习内容有哪些？医学专业学生为什么要学习这门课程？它与医学其他专业学科的关系如何？

分析：

信息的需求和获取与我们的生活息息相关，与医学各门学科的学习关系密切。了解信息素养的概念和内涵及信息素养评价标准，熟悉医学信息检索与利用课程的内容及重要意义，有助于更好地把握课程的内涵，建立学习的信心。

第一节 信息素养与学习创新

"医学信息检索与利用"课程旨在培养医学专业大学生的信息素养，提升学生信息认知，信息识别，信息利用与评价以及新知识创造的一系列综合学习与创新能力，以适应信息时代新的社会信息环境。信息素养是信息社会人的基本素养之一。医学作为和人类生命健康息息相关的学科，具有极高的专业性和实践性，医学生的信息素养是现代医学教育质量的重要指标，是高等院校医学专业学生所应具备的核心素养。

一、信息素养的概念和内涵

（一）信息素养概念的演进

信息素养（information literacy，IL）又称为"信息素质"，最早是由美国信息产业协会主席保罗·泽考斯基（Paul Zurkowski）于 1974 年在一份报告中提出的，概括为"利用大量的信息工具及主要信息源使问题得到解答的技术和技能"。该定义强调了信息和信息工具的定位与信息获取的技巧和能力。20 世纪 80 年代以后，信息素养的概念发生了深刻的变化，人们开始重视人对信息的主观态度和意识，以及信息评价的重要性。因此，美国图书馆协会（American Library Association，ALA）主席委员会在 1989 年发表的"总结报告"中提出，信息素养是指人们"能够判断什么时候需要信息，并且懂得如何去获取信息，如何去评价和有效利用所需信息"。明确了信息素养的 4 个组成部分，即确定何时需要和查找信息的能力，有效评估和使用信息的能力。2000 年，美国大学和研究型图书馆协会（Association of College and Research Libraries，ACRL）制定的《高等教育信息素养能力标准》引用了这一定义，同时强调了信息素养是人们终身学习的基础，是任何学科、任何学习环境和任何教育阶段都必须具备的素养。它能使学习者掌握学习内容并扩展他们的学术研究，在学习中变得更加主动和自信。2015 年 2 月 2 日，美国大学和研究型图书馆协会 ACRL 在官网发布《高等教育信息素养教育框架》（*Framework for Information literacy for higher education*）给出了信息素养的扩展定义，以强调动态性、灵活性、个人成长和学习交流：信息素养是指包括围绕信息的反思发现，理解新信息如何产生与信息权威性如何构建，以及认识信息价值，创造新知识、高效学习以及学术科研交流的一系列综合能力。新的信息素养概念更重视对新知识的发现，学术交流和终身持续学习。

（二）信息素养的内涵

信息素养的内涵一般包括信息意识、信息知识、信息能力和信息伦理 4 个方面的内容。

1. 信息意识

信息意识（information consciousness）是指人对周围信息敏锐的感受力、判断能力和洞察力，即人对信息的敏感程度，以及捕捉、判断、分析、评价、利用信息的自觉程度。具体表现为对信息是否具有特殊的、敏锐的感受力和持久的注意力。

2. 信息知识

信息知识（information knowledge）是指与信息获取、评价、利用等活动有关的知识、原理和方法。还包括信息理论、信息技术和信息系统等方面的基本知识。信息知识是信息素养的基础，拥有这些方面的知识可使学习者掌握主动性，增加选择机会，提高信息查找与利用效率。

3. 信息能力

信息能力（information ability）是指对信息的搜集、整理、评价、利用，进而创造新知识、新信息的能力。主要包括信息的收集获取能力、分析鉴别能力和综合利用能力。

4. 信息伦理

信息伦理（information ethics）也称信息道德，是指在信息获取、利用、传播和生产过程中应当遵循的法律法规、道德规范和社会共识。它是调节信息创造者、信息服务者及其使用者之间相互关联的行为规范的总和。

以上 4 个方面互为基础、相互促进，其中信息意识是先导，信息知识是基础，信息能力是核心。信息意识强的人会主动地获取、学习信息知识，从而使自己的信息能力不断加强；而在运用信息知识和能力的同时，信息意识也会不断得以培养和强化；良好的信息伦理则是信息获取、利用、传播和生产的重要保障。信息素养作为一种高级的认知技能，同批判性思维、解决问题的能力一起，构成了学生进行知识创新和自主学习的基础，是大学生必须具备的核心素养。

二、信息素养评价标准

近年来，信息素养教育受到各国的重视，相关研究已有了长足的发展，内容包括信息素养教育战略研究、与其他学科的融合与整合、教育方法学，以及信息素养及教学效果的评价和影响因素研究等。信息素养评价标准是评价个人信息素养能力、评价教育教学效果、指导信息素养教育实践的框架和准则。从 20 世纪 50 年代起，美国、英国、澳大利亚等国家就开始研究和制定各国的信息素养评价标准。其中，以 2000 年美国大学和研究型图书馆协会制定和颁布的《高等教育信息素养能力标准》（ACRL 标准）和 2006 年英国图书馆协会的《信息素养 7 条标准》（SCONUL 标准）最为著名。我国学者也在不断地探索构建信息素养标准的思路和框架，提出了一些评价指标体系。

1. ACRL 标准（USA）

ACRL 标准网址为 http://www.ala.org/acrl/standards/informationliteracycompetency。

ACRL 标准包括 5 项指标、22 项表现指标和 87 项参考指标。以下摘录 5 项指标和 22 项表现指标。

（1）有信息素养的学生有能力决定所需信息的性质和范围。

表现指标：①能定义和描述信息需求；②可以找到多种类型和格式的信息来源；③能权衡获取信息的成本和收益；④能重新评估所需信息的性质和范围。

（2）有信息素养的学生可以有效地获得需要的信息。

表现指标：①会选择最合适的研究方法或信息检索系统来查找需要的信息；②会构思和实现有效的搜索策略；③会运用各种方法从网上或亲自获取信息；④会改进现有的搜索策略；⑤会摘录、记录和管理信息及信息的出处。

（3）有信息素养的学生评估信息和信息出处，然后把挑选的信息融合到他（她）们的知识库和价值体系中。

表现指标：①能从收集到的信息中总结要点；②能清晰表达并运用初步的标准来评估信息和它的出处；③能综合主要思想来构建新概念；④能通过对比新旧知识来判断信息是否增值，或是否前后矛盾，是否独具特色；⑤能决定新的知识对个人的价值体系是否有影响，并采取措施消除分歧；⑥有信息素养的学生通过与其他人、学科专家和（或）行家的讨论来验证对信息的诠释和理解；⑦能决定是否应该修改现有的查询。

（4）不管个人还是作为一个团体的成员，有信息素养的学生能够有效地利用信息来实现特定的目的。

表现指标：①能够把新旧信息应用到策划和创造某种产品或功能中；②能修改产品或功能的开发步骤；③能够有效地与别人就产品或功能进行交流。

（5）有信息素养的学生熟悉许多与信息使用有关的经济、法律和社会问题，并能合理合法地获取信息。

表现指标：①了解与信息和信息技术有关的伦理、法律和社会经济问题；②遵守与获取和使用信息资源相关的法律、规定、机构性政策和礼节；③在宣传产品或性能时声明引用信息的出处。

2. SCONUL 标准（UK）（图 1-1）

SCONUL 网址为 http: //www.sconul.ac.uk/activities/inf_lit/seven_pillars.html。

（1）能够认识到自己的信息需求。

（2）能够明确信息鸿沟之所在，从而确定合适的获取信息的方法。

（3）能针对不同的检索系统，构建找到信息的策略。

（4）能找到和获取所需信息。

（5）能比较和评价从不同来源所获取的信息。

（6）能以适当的方式组织、应用并交流信息。

（7）能在已知信息的基础上进一步进行组合和构建，从而创造新的知识。

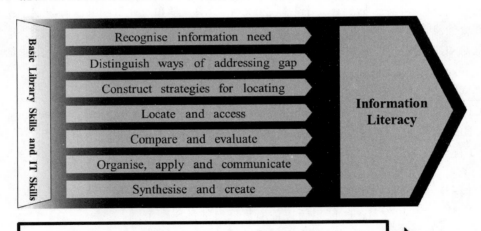

图 1-1　SCONUL 标准

3. 我国高校信息素养教育能力标准

《北京地区高校信息素养能力指标体系》是我国第一个比较完整、系统的信息素养能力评价指标体系，得到多数专家的共识。该指标体系由 7 个一级指标、19 个二级指标、61 个三级指标构成。以下列出 7 个一级指标。

（1）具备信息素养的学生能够了解信息及信息素养能力在现代社会中的作用、价值与力量。

（2）具备信息素养的学生能够确定所需信息的性质和范围。

（3）具备信息素养的学生能够有效地获取所需信息。

（4）具备信息素养的学生能够正确地评价信息及信息源，并且把选择的信息融入自身的知识体系中，重建新的知识结构。

（5）具备信息素养的学生能够有效地管理、组织与交流信息。

（6）具备信息素养的学生作为个人或群体的一员能够有效地利用信息来完成一个具体的任务。

（7）具备信息素养的学生了解与信息检索、利用相关的法律、伦理和社会经济问题，能够合理、合法地检索和利用信息。

三、信息素养教育框架

《高等教育信息素养教育框架》（简称《框架》），2015 年由 ACRL 发布，并于 2016 年再次进行修订，《框架》是在 2000 年发布的能力标准基础上的一次革命性的修订，《框架》新引入了阈值概念（threshold concept）和元素养概念，提出了信息素养新的定义，从 6 个阈值概念概括了信息素养教育在提升学生综合学习能力时应包括的基本方向。涵盖了信息的创造、获取、利用、评价等各个方面，学生在学习时感情，态度和价值观方面应达到的目标，从更广阔的角度审视信息素养教育，强调了自我反思，批判性思维和终身学习理念，以及对于信息，学术研究概念的理解和激励。信息素养教育框架是一个基于互相关联的核心概念的集合，可供灵活选择实施，而不是一套标准，或者一些既定的学习成效或技能的列表。《框架》的核心是将许多信息、研究和学术的相关概念和理念组织成一个整体的概念性认识。这些概念性认识是由威金斯（Wiggins）和麦克泰（McTighe）提出的，其关注点是制定课程计划中的基本概念和问题，以及阈值概念。阈值概念是指那些在任何学科领域中可以增强理解、思考以及实践方式的通道或门户类概念。《框架》借鉴了正在进行的一个关于鉴定信息素养阈值概念的德尔菲研究成果，但以创新的思路并突出"阈值概念"进行重新整合。《框架》还增加了两个反映重要学习目标的相关元素：知识技能（knowledge practices）和行为方式（dispositions）。

知识技能表示的是学习者如何增强他们对这些信息素养概念的理解；行为方式是描述解决学习的情感、态度或评价维度的方式。框架（framework）按六个框（frame）编排，每一个框都包括一个信息素养的核心概念、一组知识技能，以及一组行为方式。代表这些框的六个概念按其英文字母顺序排列如下。

（1）信息权威性的构建与情境相关（authority is constructed and contextual）

（2）信息创建是一种过程（information creation as a process）

（3）信息拥有价值（information has value）

（4）研究即探究过程（research as inquiry）

（5）学术即对话（scholarship as conversation）

（6）检索即策略式探索（searching as strategic exploration）

此外，《框架》主要采纳了元素养（meta literacy）的概念。元素养是指学生作为信息消费者，以及成功参与合作的信息创造者的一系列综合能力，它为我们开启了信息素养的全新愿景。元素养要求从行为上、情感上、认知上以及元认知上参与到信息生态系统中。本《框架》正是基于元素养这一核心理念，特别强调元认知，或叫作批判式反省（critical self-reflection），因为这对于在快速变化的社会信息环境中变得更加自主至关重要。

《框架》设想信息素养延长了学生学术生涯中的学习弧线，并与其他学术和社会学习的目标相融合，所以这里给出信息素养的扩展定义，以强调动态性、灵活性、个人成长和社区学习。在日新月异的信息生态环境中，把个体作为一个知识主体重新去理解信息和知识的内涵，理解创新，科研和学术的动态性与关联交互性，将信息素养的概念进一步深化和扩展，突显其在高等教育，专业学习，个人成长和终身学习中的重要意义。

四、医学教育标准对医学专业学生信息素养的要求

健康所系，生命相托！每个医学生都不会忘记自己的医学生誓言。医学教育相较于其他学科，有着更强的专业性和实践性，而其教育时长则伴随从医人员的终身，同时医学信息领域，知识更新快，数量大，要求医学科研人员和医务工作者终身不断学习新知识，新方法，提高医疗技能和水平。世界各国都有针对医学教育专门的教育标准和医学生要求。1999 年 6 月 9 日，经纽约中华医学基金会（China Medical Board of New York，CMB）理事会批准资助，成立了国际医学教育专门委员会（Institute for International Medical Education，IIME）。该委员会的任务是为制定本科医学教育"全球最低基本要求"提供指导。2001 年 11 月，IIME 正式出台《全球医学教育最低基本要求》（GMER）文件，为各国在医学教育标准方面的互认搭建了一个国际性平台。该最低基本要求归纳为 7 个领域和具体的 60 条标准，其中 7 个宏观的教学结果和能力领域为：①职业价值、态度、行为和伦理；②医学科学基础知识；③沟通技能；④临床技能；⑤群体健康和卫生系统；⑥信息管理；⑦批判性思维和研究。图 1-2 所示为"全球最低基本要求"示意图，位于中心位置的分别是批判性思维、信息管理和沟通技能。

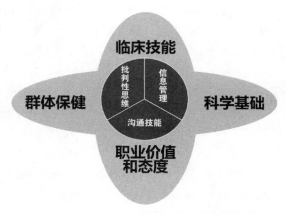

图 1-2　"全球最低基本要求"示意图

医学教育和医疗实践的特殊性，要求医务工作者必须具有良好的信息管理和批判性思维能力。信息管理包括了信息获取、信息处理、信息评价三部分。计算机和通信技术的进步为

教育和信息的分析和管理提供了有效的工具和手段。使用计算机系统有助于从文献中寻找信息，分析和联系患者的资料。因此，医学专业学生必须了解信息技术和知识的用途及其局限性，并能够在解决医疗问题和决策中合理应用这些技术。GMER 对医学专业学生信息管理的要求如下：从不同的数据库和数据源中检索、收集、组织和分析有关卫生和生物医学信息；从临床医学数据库中检索特定患者的信息；运用信息和通信技术帮助诊断、治疗和预防，以及对健康状况的调查和监控；懂得信息技术的运用及其局限性；保存医疗工作的记录，以便于进行分析和改进。

GMER 对批判性思维和研究的要求也与信息素养有关：在职业活动中表现出有分析批判的精神、有根据的怀疑、创造精神和对事物进行研究的态度；懂得根据从不同信息源获得的信息在确定疾病的病因、治疗和预防中进行科学思维的重要性和局限性；应用个人判断来分析和评论问题，主动寻求信息而不是等待别人提供信息；根据从不同来源获得的相关信息，运用科学思维去识别、阐明和解决患者的问题；理解在做出医疗决定中应考虑到问题的复杂性、不确定性和概率；提出假设，收集并评价各种资料，从而解决问题。

澳大利亚医学理事会（Australia Medical Council，AMC）制定了《本科临床医学专业评估与认证标准》；英国医学总会（General Medical Council，GMC）制定了《明日医生》（*Tomorrow Doctors*）等。我国教育部制定了《中国本科医学教育标准——临床医学专业》并不断更新。这些标准中强调了医学生终身学习以及在医学信息资源，利用行政医学思维等相关方面的要求。

2016 年《中国本科医学教育标准——临床医学专业》对于临床医学专业本科毕业生应达到的基本要求中提出："在科学和学术领域能够获取，甄别，理解，并应用医学等科学文献中的证据，在临床能力领域能够在临床数据系统，有效的检索解读和记录信息，在职业素养领域能够意识到自己专业知识的局限性，尊重其他卫生从业人员，并注重相互合作和学习，树立自主学习终身学习的观念，认识到持续自我完善的重要性，不断追求卓越。"此外，在我国的医学专业本科教育标准中，特别提出在教育资源上要通过现代信息技术手段构建校园数字化学习平台，使学生能够利用所有的教学资源为学生利用信息技术提供支持，信息和通信技术有助于学生行政医学和终身学习意识的培养，为学生接受未来的职业技术发展和继续医学教育做好充分准备。

2016 年 10 月 25 日，中共中央国务院印发《健康中国 2030 规划纲要》，将提升中华民族健康素质，实现人民健康和经济协调发展的健康中国建设上升为国家战略。提出没有全民健康就没有全面小康，把人民健康放在优先发展的战略地位。在当前互联网医疗，数字健康，智能可穿戴设备，远程医疗等新兴医学信息学前沿领域飞速发展的背景下，尤其是 2020 年，新冠肺炎（2022 年 12 月已更名为新型冠状病毒感染）疫情肆虐全球以来，医务工作者和医学从业人员又被推到了社会的风口浪尖，作为全球信息化时代的未来医者，医学专业学生高等教育阶段的专业知识学习，专业技能提升，专业学术研究和知识创新，每一环节都与信息素养密切相关。从怎样做一个好的信息查询者，高效快速地检索和获取答案，转变为怎样做一个好的提问者，如何提出一个好问题？如何设计研究方案和策略，更主动地参与到学术科研和知识创新之中。在自主学习探究和批判性思维的引导下，实现个人成长，不断追求卓越，为祖国医学事业和中华民族伟大复兴，也为人类健康事业做出自己的贡献！

【小结】　信息素养是指人们能够判断什么时候需要信息，并且懂得如何去获取信息，如何去评价和有效利用所需信息的能力。内涵一般包括信息意识、信息知识、信息能力和信息伦理 4 个方面的内容。信息素养评价标准是评价个人信息素养能力、评价教育教学效果、指导信息素养教育实践的框架和准则。目前以 ACRL 标准和 SCONUL 标准最为著名。我国学者也提出了自己的评价指标体系。ACRL 最新发布的信息素养教育框架对于信息素养的内涵有了更进一步的延伸，针对医学专业学生，各国都提出了相关的教育标准和要求。《全球医学教育最低基本要求》（GMER）针对医学专业学生提出信息管理和批判性思维能力方面的要求。因此，医学专业学生应充分认识信息素养的重要意义，努力提高自己的信息素养。

练习与思考

1. 什么是信息素养？
2. 从信息素养的内涵谈谈如何提高自己的信息素养。

（西南医科大学　曾果果）

第二节　医学信息检索与利用课程的重要意义、教学目标与教学内容

一、医学信息检索与利用课程在高等医学教育中的重要意义

（1）教给学生获取知识的技能，为其自主学习和终身教育打好基础。进入 21 世纪以来，我国高等教育进行了 3 个方面的转变：①由终结教育向终身教育转变。人的一生，应该是接受教育的一生。传统的一次性教育，已不能满足技术创新和知识更新的需要。高等教育不是教育的终结，而是终身教育的开端。②由应试教育向素质教育转变。是以考试成绩好坏来衡量人才质量的高低？还是远离物欲与功利，培养学生"学知""学做""学会共同生活""学会做人"？国际 21 世纪教育委员会向联合国教科文组织（UNESCO）提交的报告中，明确重申了一个基本原则：教育应当促进每个人的全面发展，即身心、智力、敏感性、审美意识、个人责任感、精神价值等方面的发展。UNESCO 在《2030 年教育行动框架》中强调了确保包容和公平的优质教育并促进终身学习的主题。明确了优质教育是培养创造力和知识，使人获得识字计算的基本技能、分析和解决问题的能力以及其他高水平的认知、人际和社交能力。优质教育还培养让公民过上健康圆满的生活、做出明智决策、应对当地和全球挑战的技能、价值观和态度。而这些，正是大学素质教育的真正价值与时代意义。③由以教师为中心向以学生为中心转变。知识经济发展观念强调通过个体的实践为经济发展作出贡献的同时，更强调人在社会实践中的主体性、能动性的发挥。因此，高等教育应高扬人的主体意识，发挥其主体活动能力。在教学活动中，要培养学生独立、创造、进取的品质，形成学生自我教育的能力，从而为其终身教育、完善自己打下良好基础。古语说："授人以鱼，只供一餐之需；授人以渔，则终身受用无穷。"信息检索与利用课程通过传授信息获取和利用的知识，从而交给了学生一把打开知识宝库的钥匙，让他们一生都能根据自身的需要，在知识殿堂中汲取知识，进行知识的更新、知识的扩展，进而进行知识的再生产。正如联合国教科文组织总干事埃德加·富尔所指出的那样："未来的文盲不再是那些不识字的人，而是指那些不会学习的人。"信息检索与利用课程正好解决了"学会学习"的问题。

（2）培养学生信息素养的重要途径。信息素养是大学生素质结构的基本内容之一，高等

学校要加强素质教育，就应当培养大学生的信息意识，让大学生充分掌握信息检索、分析、加工、利用、进而创造新信息的知识和能力，同时，具备自我反思、批判性思维和终身学习理念，以及对于信息、学术研究概念的理解和激励，并使大学生在信息活动中自觉用信息道德规范自己。这与信息检索与利用课程的教学目的与内容是一致的。因此，信息检索与利用课程在大学信息素养教育中起着其他课程不能替代的作用。

（3）促进医学专业学习。医学信息检索与利用课程以培养学生的信息意识，提高学生检索、评价、有效、合法利用信息的能力为目的。这在学生进行专业学习时，必将激发学生对医学专业研究前沿的敏感性；提高他们检索、评价和利用专业信息的能力，拓宽他们的学术视野，加强他们专业自主学习和批判性思维的能力，从而有效促进专业的学习。

（4）培养学生批判性思维和创造性思维的能力，提高科研创新能力。信息检索是科研工作的基础，是科技创新的基本保障。通过教学，首先使学生主观上有了获取新知识、新信息的强烈欲望。然后再让学生掌握信息检索的原理和方法，根据自身的需要，独立地从多种渠道获取信息。最后在信息利用中，对大脑中的信息进行潜心思考，加快信息点的连通，产生灵感，增加创造性思维的可能性，使创新成为现实。这与新型教育的原则要唤起学生的主体意识的目的是一致的。同时，也是知识经济时代人才所要求的。

二、医学信息检索与利用课程的教学目标与教学内容

医学信息检索与利用课程旨在培养医学专业学生的信息素养。其内容主要涉及信息检索的基本知识和检索技术，检索方法和检索技巧；中外医学信息资源的概况，不同类型医学信息的检索方法；图书馆信息组织和服务方式；医学信息的管理和医学论文撰写等。通过课程的教学，提高学生的信息意识，养成良好的信息习惯，树立信息道德意识，增强自学能力、独立研究能力和创新能力。通过本门课程的学习，学生能够达到的目标如下。

（1）能够意识到专业学习中的信息需求并能明确所需信息的性质和范围。意识到学习中的信息需求，并能明确地表达出来，进而分析这种需要的性质和范围是信息素养的最基本要求。

（2）能够了解信息源的多样性，以及重要生物医学信息源的特点；能够根据所需要信息的类型和特点，选择合适的信息源，构建检索策略并有效率和有效能地获得所需信息。

（3）能够批判性地评价信息及其来源，并把所获得的信息融入自身的知识基础和价值体系之中。包括能够概括和提取信息的主要观点，分析、比较信息源及信息的可靠性、重要性和相关性，能够将不同作者的观点和视角与自己原有的知识相融合等，形成新的观念。

（4）能有效地整理、组织、利用信息来完成一个具体任务，如完成老师布置的作业、自主学习任务或撰写一篇信息调查报告或综述等。

（5）了解有关信息技术的使用所产生的经济、法律和社会问题，并能在获取、使用、传播信息中遵守相关的道德、社会共识和法律法规。

医学信息检索与利用课程是一门实践性很强的学科，在学习过程中应重视实践课环节，课后也应在其他专业课程的学习中多运用所学知识和技能，关注专业课程的研究进展，对获得的知识和信息进行批判性利用，达到相互促进、共同提高的目的。

【小结】　医学信息检索与利用课程旨在培养医学专业学生的信息素养。其内容主要涉及信息检索的基本知识和检索技术，检索方法和检索技巧；中外医学信息资源的概况，不同

类型医学信息的检索方法；图书馆信息组织和服务方式；医学信息的管理和医学论文撰写等。该课程在高等医学教育中具有重要意义。通过课程的教学，提高学生的信息意识，养成良好的信息习惯，树立信息道德意识，增强自学能力、自我反思能力、批判性思维能力、独立研究能力和创新能力。

 练习与思考

1. 21 世纪中国高等教育改革的主要内容是什么？
2. 学习信息检索与利用课程有何重要意义？
3. 信息检索与利用课程的特点是什么？在学习中要注意什么问题？

（昆明医科大学　李红梅）

第三节　信息检索概述

信息检索包括对信息及检索的基本知识的了解和掌握，是有效检索和利用医学信息的基础。本节介绍与信息检索和利用有关的几个重要概念，情报源的分类与特点，文献的类型与医学文献发展的特点等内容。

案例 1-2

　　某同学在临床轮转中遇到了一些问题，有的在教科书里找到了答案，有的在上级医师那里得到了启示，但是还有一部分并没有找到现成的答案。例如，她最近遇到一位患者：某女，60 岁。主诉：间断性腰背痛 5 年。既往史：无特殊。月经史：绝经年龄 50 岁。骨折外伤：06.10.27 因摔倒致右尺骨骨折，骨科处理；12.1.9 再次摔倒致左腕骨骨折，骨科处理。骨密度：L1-4 椎体 T 值——2.7SD，BMD 749mg/cm^2；股骨颈 T 值——2.2SD，BMD 602mg/cm^2。入院诊断：骨质疏松。患者提出口服钙剂后容易便秘，可不可以服用维生素 D 来代替呢？该同学想通过查找文献来找到可靠的证据。

问题：

　　1. 本案例中，该同学想要获取情报信息的来源（情报源）有哪些？

　　2. 可能提供答案的文献类型有哪些？哪种文献类型最合适呢？

分析：

　　1. 情报源是人们获取信息情报的来源。从带教老师查房过程中的讲解获取的信息和从查阅的期刊、教科书、数据库中所获得的信息显然是不一样的。它们一个属于口头情报源（属于非正式情报源），另一个属于正式情报源。

　　2. 文献是我们获取信息的一个重要途径和源泉。文献按照不同的分类方式可以分为很多种文献类型。有的类型的文献提供研究者的原始研究的状况、数据；有的类型的文献通过研究者的整合，将多个原始研究的信息综合起来，具有一定的查考性；有的类型的文献容易从公开渠道获取；有的类型的文献极难获取。该同学想要回答患者的问题，可以尝试从期刊、图书和特种文献中进行查找。可以先阅读三次文献，再阅读原始文献。在获取文献过程中，还要注意有关信息伦理的要求。

一、信息、知识、情报和文献

（一）信息

自古以来，人们随时都在自觉不自觉地接收、传递、存储和利用信息（information），人类的信息活动也从未间断过。

自 20 世纪 40 年代美国科学家克劳德和维纳分别提出信息论和控制论以来，"信息"的概念被广泛应用。克劳德认为：信息的多少意味着消除了的不确定性的大小。信息传递、交流的目的就是要消除信息接收者对其所获取信息的不确定性。而维纳则在其控制论中作出了著名的论断：信息就是信息，既不是物质，也不是能量。信息的定义有很多种版本。例如，我国《辞海》将信息定义为："信息是对消息接受者来说预先不知道的报道。"美国《韦氏词典》把信息解释为："用来通信的事实，在观察中得到的数据知识。"英国《牛津词典》则认为："信息是谈论的事情、新闻和知识。"我国国家标准《情报与文献工作词汇基本术语》（GB4894—1985）中对信息的定义是："信息是物质的一种方式、形态或运动状态，是事物的一种普遍属性，一般指数据、消息中包含的意义，可以使消息中所描述事件的不定性减少。"

从以上的定义中，我们可以看到，信息是客观存在并无处不在的，它不仅包括人与人之间信号的交换，还包括人与自然界之间，人与机器之间，机器与机器之间的信号交换，以及动物界与植物界的信号交换。通常，人们根据信息发生源的不同，将信息分为以下四大类。

自然信息：如湖光山色、风吹雨打等。

生物信息：如鸟语花香、体温升降等。

机器信息：如电子计算机使用的代码和脉冲信号等。

社会信息：如人类社会活动中所使用的语言、文字、图形符号等。

在医学上，各种体征的出现和变化及各种化验结果的数据都是机体生理和病理状态的信息反映。

人们对信息的发现和认识受到各个时期生产力和科学技术发展水平及认识能力的影响和制约，人类社会发展的历史就是人类不断认识信息、获取信息、掌握信息、传递信息、生产信息，并用其为人类服务、改造客观世界及主观世界的过程。一般来说，信息具有客观性、可知性、传递性、时效性等特征。

作为一种知识交流和社会交流，信息在人类社会和科技发展中具有重要作用。首先，信息是人类认识客观世界及其发展规律的基础。其次，信息是科学研究的必要条件。再次，信息是管理和决策的主要参考依据。最后，信息是社会发展的资源。在人类已进入信息社会的今天，信息的生产和积累越来越多、越来越复杂，人们需要获得、传递、掌握和使用的信息越来越多，信息被视为同能源、空气和水一样重要。人们将一个国家信息化程度的高低作为衡量一个国家发展水平的标志。一个国家科学技术发展水平、经济持续发展都与信息的开发和利用密切相关。

（二）知识

知识（knowledge）是人们在认识和改造客观世界的实践中所获得的认识和经验的总和，是人类通过对信息的感知、获取、选择、处理、加工等一系列思维过程形成的对客观事物的本质和规律的认识。运用知识，实际上就是遵循了事物的客观规律，这是进一步认识和改造客观世界的最基本前提和基础，这也正是知识经济这一理论的逻辑起点。因为从本质上讲，知识蕴涵着推动社会发展、人类进步的巨大力量。

在工业经济时代，培根、洛克、笛卡儿等建立了现代认识论，其中知识的认识观广为传播。其观点为：知识就是对事物属性与联系的认识，表现为对事物的知觉、表象、概念、法则等心理形式，即知识是对事物本质及联系的认识。20世纪后期，人类进入工业化社会的高级阶段——信息化时代，出现了带有信息社会特征的知识观，即知识的信息观。知识的信息观认为知识是人类通过信息对自然界、生物界、人类社会运动规律的认识和概括，是人的大脑通过思维重新集成整合的系统化信息。也就是说，知识是人类大脑中重新组合形成的序列化信息，往往是为了实现某种特定目的，在同种或相关信息积累的基础上，经过理论化、系统化了的信息。因此，属于意识范畴的知识，虽然是思维的结果，人脑的产物，但却以信息为原料，以信息的获取为前提。例如，人们依据某一症状、体征诊断某一疾病，这些症状和体征是该疾病信息的反映，该疾病是症状和体征的信息升华，这种信息升华就是疾病的诊断知识。因此，信息是知识的源泉和基础，知识是信息的升华。

英国哲学家波兰尼推断出人类大脑中的知识可分为有形知识和无形知识两类。有形知识是个人有意识地提取线索，能直接用语言表达，便于与他人共享，以命题和命题网为其表征的明确信息；无形知识是个人不具有意识地提取线索，不能用语言系统表达，不便与他人共享，以活动中的发生式系统为其表征的意会信息。人类的无形知识远远多于有形知识。知识的认识观所指的知识仅属于有形知识范畴，而无形知识则是知识的信息观的特有内容，是对知识的认识观的重要发展。

知识的划分可以依据多种标准，如可分为生活常识、科学知识；经验知识、理论知识；主观知识、客观知识；基础知识、技术知识、应用知识；哲学知识、自然科学知识、社会科学知识、思维科学知识等。医学知识是人们通过实践对信息的获取、提炼和系统化、理论化的结果，是关于人体生命、健康，以及疾病的现象、本质和规律的认识，属于自然科学范畴。

根据国家标准 GB/T23703.1—2009 中对知识的解释，知识定义为："通过学习、实践和探索所获得的知识、判断或技能。"世界经济合作与发展组织（OECD）在1996年的年度报告"以知识为基础的经济"中将知识分为四大类，即知道是什么的知识（know what），主要是叙述事实方面的知识；知道为什么的知识（know why），主要是自然原理和规律方面的知识；知道怎么做的知识（know how），主要是指对某些事物的技能和能力；知道是谁的知识（know who），涉及从哪里寻求知识的知识。

（三）情报

"情报"（intelligence）一词最早产生于军事领域，关于情报的定义至今仍众说纷纭，尚无定论。情报的原意为消息、报道、敌情报告；20世纪70年代，人们认为情报是意志、决策、部署、规划、行动所需要的能指引方向的知识和智慧；20世纪80年代，人们认为情报是获得的他方有关情况，以及对其分析研究的结果。归纳起来，情报是："为了解决某一个特定问题去搜寻所需要的知识，它是激活了的知识"；"情报就是运用一定的形式，传递给用户，并产生效用的知识和信息"。将知识中的特定部分传递到需要这种知识的使用者那里，被传递的这部分知识就成了情报。因此，情报具有三个基本属性：知识性、传递性、效用性。

1. 知识性

人们在生产生活中通过各种媒介随时都在接收、传递和利用大量的知识，这些知识中就包含着人们所需要的情报。情报是经智力加工和传递的知识，知识或信息是情报的原材料。但并非所有的知识或信息都能成为情报，只有那些经过智力加工整理，并为用户所需要的特定的知识或信息，才称得上是情报。情报的本质是知识，可以说，没有一定的知识内容，就不能成为情报。

2. 传递性

情报的传递性是说知识要变成情报，还必须经过传递。人的脑海中或任何文献上无论储存或记载着多少丰富的知识，如果不进行传递交流，人们无法知道其是否存在，不能利用它，就不能成为情报。情报的传递性表明情报必须借助一定的物质形式才能传递和被利用。这种物质形式可以是声波、电波、印刷物或网络，其中最主要的传统物质形式是以印刷物等形式出现的文献，现在网络中知识的传播也占了很大的份额。

3. 效用性

经智力加工的知识和信息，通过传递后，使问题得到了解决，产生了效用，即情报的效用性。人们获取情报的目的在于应用，通过利用，产生效用。表现为启迪思维，增进见识，改变知识结构，帮助人们解决问题，改造世界。

情报按内容范围可以分为科学技术情报、社会科学情报、政治情报、军事情报、经济情报、技术经济情报、体育情报、管理情报等；按使用目的可以分为战略情报、战术情报；按传播形式可以分为口头情报、实物情报、文献情报，以及文字情报、数据情报、音像情报等；按公开程度可以分为公开情报、内部情报、秘密情报、机要情报等。

（四）文献

"文献"（literature，document）一词在中国最早见于孔子的《论语·八佾》篇。国际标准化组织《文献情报术语国际标准》（ISO/DIS217）对文献的解释是："在存储、检索、利用或传递记录信息的过程中，可作为一个单元处理的，在载体内、载体上或依附载体而存储有信息或数据的载体。"

国家标准局于 1983 年颁布的《文献著录总则》（GB3792.1—1983）中将文献一词定义为："文献是记录有知识的一切载体。"在这看似简单的定义中，实际上包含了作为文献的 4 个基本要素：文献以知识为内涵；知识以符号来表现，如文字、图像、符号、声频、视频等；符号以一定的手段来记录，如印刷术、照相术、激光雕刻术等；以一定的物质载体为文献的外在表现，如纸张、光盘、录像带等。

由此可见，人类积累创造的知识，用文字、图形、符号、声频、视频等手段记录保存下来，并用以交流传播的一切物质形态的载体，都统称为文献。记录科技知识的文献即称为科技文献。医学文献属于科技文献的范畴，又在科技文献中占据重要地位。利用好医学文献有利于我国医学科学的发展及人民健康水平的提高。

从上述文献的定义可以看出，知识是文献的实质内容，载体是文献的外在形式，而记录是联系知识与载体的手段。

文献具有存储与传递知识信息、教育和娱乐等功能。

（五）信息、知识、情报与文献的相互关系

信息是知识的源泉，知识是系统化、理论化的信息，情报是活化的知识和信息，情报应用于实践，解决实践中存在的问题，创造出物质财富或精神财富，产生新的信息，这样就形成了一个无限循环的过程。从文献与信息、知识的关系来看，文献是信息、知识的一种表现形式，文献因载有信息和知识而具有了存在的价值和意义，信息和知识因附着于文献这一载体上，从而得以保存和传递。

情报与信息既有联系又有区别，两者的区别主要表现在以下三个方面。

（1）情报是人类社会特有的、普遍存在的社会现象：信息不仅存在于人类社会，还存在于自然界和生物界。

（2）情报同信息的发生过程不同。信息发生的一端是信息的生产或传播的一端，信息的运行轨迹是开放性的路线；情报发生的起点是某特定情报需求者，是不生产任何信息或传播任何信息的一端。

（3）情报与信息有不同的价值评估标准。一条人类信息有无价值主要看其是否客观、真实；而情报价值的评估不单要看情报内容是否真实、客观，更要看其满足特定需求的程度。

二、情报源

情报源（information sources），即情报的来源。一般可分为两类：正式情报源和非正式情报源。经过规范化的编著、审校过程并由正式的出版发行渠道而传播的文献是人们获取信息、知识的重要情报源，通常称为正式情报源。非正式情报源则指实物信息源和口头信息源，前者包括实物、样品、展览等，后者包括交谈、会议、广播、网上信息等。

医学情报源的形式多种多样，根据内容划分为以下 6 种。

（1）医学成果情报源：主要指通过各种途径传递医学科学研究成果和医疗技术改进等方面的医学信息。一般以正式出版的文献信息源为主。医学成果情报源对医学科学研究、医疗工作的改进和提高起着重要的作用。

（2）临床诊疗情报源：是指临床医生在诊断和治疗患者的过程中所需要的所有信息。

（3）医学统计情报源：是指以日常诊疗为基础的，以诊断、治疗的计划和效果的评定等医学本身的研究为目的的统计资料和有关医学的动物实验、特殊实验研究的统计资料及医学科学研究和人员分布状况等医学统计为内容的信息资料。

（4）医学产品情报源：广泛分布在医学、药学及其他有关学科领域的信息之中，主要包括制药厂的产品说明、医学产品的动物实验及其他实验数据、医学产品的临床使用评价，以及医学产品的毒理、药理学研究结果等。它在临床药物治疗、医学产品研制、新药品评价等方面具有重要的信息价值。

（5）循证医学情报源：循证医学即遵循科学依据的医学。其核心思想是医疗决策（即患者的处理、治疗指南和医疗决策的制定等）应在现有的最好的临床研究依据基础上作出，同时也重视结合个人的临床经验。Cochrane 图书馆是循证医学的重要资料库，是卫生保健疗效可靠证据的重要来源。

（6）病案情报源：是人们由于健康的需要在医疗卫生机构进行检查、诊断、治疗和康复整个过程的原始记录。随着病案管理工作的不断完善，病案情报源在医学科研和工作中发挥越来越大的作用。

三、文献的类型与医学文献发展的特点

（一）文献的类型

文献是信息检索的主要对象，根据不同的划分标准，可将文献区分为不同的类型。

1. 按文献载体类型划分

（1）**书写型（handwritten form）**文献：一般以纸张或竹简为载体，人工抄写而成，如手稿、书法作品、医生写的病案记录、原始记录和档案等。

（2）**印刷型（printed form）**文献：指以纸张为载体，以印刷术为记录手段，以文字为符号，记录知识的一类载体，如纸质图书、期刊等。其优点是便于直接阅读，可广泛流传；缺点是体积大，存储密度低，占用空间多，易受虫蛀、水蚀，不宜长期保存。

（3）**缩微型（micro form）**文献：是以感光材料为载体，用摄影技术把文献的体积缩小，记录在胶片上。其优点是体积小、容量大、成本低、保存时间长，便于复制、携带；缺点是阅读不太方便，使用时必须借助专门的阅读机。目前最常用的是缩微胶卷（microfilm）和缩微平片（microfiche）。

（4）**视听型（audio-visual form）**文献：是指记录声音和图像的文献，包括唱片、录音带、幻灯片、录像带等。其优点是能听其声、观其形，比较直观、真切，视听型便于理解、掌握，容易保存，可以反复使用；缺点是也必须借助录音机、录放机等设备才能使用。

近年来，缩微型、视听型文献的利用因电子型文献的迅速普及而逐渐萎缩。

（5）**电子型（electronic form）**文献：又叫机读型文献。这种文献以数字形式将信息存储在磁带、磁盘、光盘或网络等介质上，并通过计算机或远程通信进行阅读的文献。它们具有高的信息存储密度和存取速度，并具有电子加工、出版和传递功能。其主要包括电子期刊、电子图书及各种类型的数据库等。

电子出版物的问世是信息时代的重要标志，它不仅改变了书刊的物理形态，还开辟了一种新的信息传播渠道，极大地提高了文献信息的传递效率，加快了社会信息化的进程。目前，电子型文献信息正以其容量大、形式多、出版快、成本低，以及检索、阅读、复制便捷等独特的优点被越来越多的人所接受和利用。

电子出版物的出现是社会信息化的一个里程碑，它有广阔的发展前景。但它的产生并不意味着对其他信息载体的完全取代，各种载体将在相当长的时间内共存，相互补充，发挥各自的优势，共同促进信息的繁荣与人类的文明。

2. 按文献的出版形式划分

（1）**图书（book）**：是具有完整装帧设计的一种出版物。联合国教科文组织将凡由出版社（商）出版的不包括封面和封底在内 49 页以上的印刷品，具有特定书名和著者名，编有国际标准书号，有定价并取得版权保护的出版物称为图书。图书是经过著者对原始材料加以选择、鉴别和综合之后写成的，是生产技术和科技成果的概括和总结。其内容比较成熟、系统、全面、可靠，起着综合、积累、传递知识的作用。如果想获得某一学科全面、系统的知识或对陌生的学科知识进行了解，阅读图书是一个非常有效的途径。图书出版周期比较长，信息传递较慢。

图书可分为两大类：一类是供读者阅读的图书，包括**专著（monograph）**、**教材（textbook）**；另一类是供读者查阅的图书，即**工具书（reference book，reference source）**。

图书的外部特征有：书名（或题名）、著者（或责任者）、出版地、出版者、出版时间、版次、总页数、ISBN 号（international standard book number）、价格等。

（2）**科技期刊（journal，periodical）**：一般是指采用统一名称（刊名）、版式，定期或不定期出版的连续性出版物（serials），以期、卷、号或年、月为序。期刊在内容上大都由单篇文章组成，各有专题，互不联系。期刊的出版周期短，报道速度快，内容新颖，信息量大，传播面广，时效性强，容易获得，是传播科技情报的重要工具。据调查，科技人员从期刊中获得科技情报，约占其从所有文献中获得情报的 70%。所以它在文献信息资源中占有非常突出的地位，是十分重要的和主要的信息资源和检索对象。

期刊的类型：按主管单位不同可分为省级、国家级、科技核心期刊（统计源期刊）、中文核心期刊（如北大中文核心）、中文社会科学引文索引来源期刊（CSSCI）、中文科学引文数据库来源期刊（CSCD）、双核心期刊等；按学科范围可分为综合性期刊和专业性期刊；按期刊内容的性质分为学术性期刊、资源性期刊、快报性期刊、消息性期刊、综论性期刊、科普性期刊；按出版规律分为定期期刊和不定期期刊，定期期刊又有周刊、半月刊、月刊、双月刊、季刊、半年刊等；按图书馆收藏时间分为现刊和过刊。

期刊的外部特征：期刊名、出版者、出版时间、卷期号、国际标准刊号（international standard serial number，ISSN）、国内统一刊号（CN）、邮发代号、价格等。

核心期刊（core journal）是指刊载某学科文献密度大，载文率、被引用率及利用率较高，深受本学科专家和读者关注的期刊。是否为核心期刊也是读者选择阅读、作者投稿、学术评价的重要参考指标。对期刊的评价和认定是一项复杂的工程，一般认为，被国际三大索引，即美国科学引文索引系列（包括 SCI-E、SSCI、A&HCI）、会议录文献索引（CPCI-S）及工程索引（EI）收录的期刊即核心期刊。对于国内出版发行的期刊的认定则较不统一（详见第八章）。

（3）**特种文献（special publication）**：是指出版形式比较特殊的文献的总称，包括专利文献（patent literature）、会议文献（conference literature）、科技报告（scientific and technical report）、标准文献（standard literature）、学位论文（dissertation）、国际机构和政府出版物（government publication）、技术档案（technical archive）和产品资料（catalogue）等。这类文献非书非刊，有的具有法律性，有的具有保密性，有的不公开出版，总之是一类比较特殊，但情报价值颇高的文献。我们将会在第六章中有所介绍。

3. 根据对知识的加工深度划分

（1）**一次文献（primary literature）**：即原始文献，是作者根据自己的工作或研究成果（如实验、观察、调查研究等的结果）而写成的文章，也可称为原始论文。一次文献所记录的是作者的最新发现或发明，以及新的见解、理论、方法等新颖、具体而详尽的知识，是脑力劳动的正式产品。因此，其特点是内容有创新性，含有前所未有的发明创造，或一些新的见解与理论，是科学技术有所前进的标志。一次文献是对知识的第一次加工，是信息的基础，也叫信息源。这些文献具有创造性、原始性、多样性等特征。

一次文献包括专著、部分期刊论文、研究报告、会议录、专利说明书、学位论文等。

（2）**二次文献（secondary literature）**：二次文献又称检索工具，是对一次文献进行收集、分析、整理并按其外表特征或内容特征（篇名、作者、作者地址、刊名、出版年、卷、期、页、分类号、内容摘要等），按一定的规则加以编排，形成供读者检索一次文献线索的新的文献形式。二次文献帮助人们在较短的时间内获得大量的文献信息。二次文献具有集中性、系统性、工具性等特点。

二次文献包括目录、索引、文摘等。

（3）**三次文献（tertiary literature）**：是科技人员在利用二次文献的基础上，对一次文献阅读、分析、归纳、整理，进行概括，重新组织、加工写成的文章，可供人们了解某一学科或专题历史发展状况，最新研究进展，未来发展趋势，对科学研究具有指导意义。篇末附有该专题的大量参考文献，为读者提供了该专题的主要参考文献线索，因此又具有文献检索工具的功能。三次文献具有综合性、针对性和科学性等特点。

三次文献包括综述、评论、述评、进展、动态、年鉴、指南，以及各类词典、手册、百科全书等。三次文献具有信息含量大、综合性强和参考价值大等特点。

从一次文献到二次文献、三次文献的过程是一个由博到精，由分散到集中，由无组织到系统化的过程。一次文献是检索的对象；二次文献是存储文献、报道文献和检索文献的工具，是查找原始文献的线索，但不能代替原始文献；三次文献是信息调研的结果，是经过集中和浓缩的文献，虽然为使用文献提供了方便，但要全面了解情况，还要使用一次文献。

不同级次的文献的性质和用途是不同的，可根据不同的需要及条件选择使用。例如，要系统学习某一学科知识或了解某一课题研究发展状况，可着重阅读图书、期刊、会议报道等原始文献；要搜集专题文献或查找有关文献的线索，可利用二次文献（检索工具）查找；要了解学科的最新动态和进展，则可阅读相关学科专家的综述、述评、进展等三次文献。

（4）**零次文献（zeroth literature）**：一般认为是尚未用文字记录的信息，或没有正式发表的文字材料，如实验数据、口头信息、实物信息、书信、手稿、笔记、记录等。

（二）医学文献发展的特点

1. 数量庞大，增长速度快

随着科学技术的迅速发展，科技成果大量涌现，科技交流广泛开展，使科技文献的数量急剧增长。科技文献的增长规律可以由指数增长规律（普赖斯曲线）和逻辑斯谛增长规律（逻辑斯谛曲线）来描述，前者是由著名的文献计量学家普赖斯在研究中发现的，他认为似乎没有理由怀疑任何正常的、日益增长的科学领域内的文献是按指数增加的，每隔 10～15 年增加一倍，每年增长 5%～7%；后者是由苏联科学家纳里莫夫在研究科学文献增长规律时发现的。据联合国教科文组织统计，全世界每年出版的图书有 80 万种以上，平均每 15 年翻一番，科技期刊达 14 万多种；每年产生约 600 万篇文献、100 万件专利，其中生物医学文献占 30%～40%，以《科学引文索引》（SCI）为例，按引文数量所排的期刊表中前 500 种刊物，属生物医学的约占 1/3。目前全世界约有 20 000 种生物医学期刊，每年发表的文献约 200 万篇。

2. 内容交叉渗透，分散重复

由于科学技术发展既高度分化又高度综合，学科之间互相渗透，相互交叉，新的分支和边缘学科不断产生，致使文献表现出既分散又交叉的现象。多个国家、多个科研机构、众多科研人员往往对某一课题都感兴趣，都在研究同一课题，故容易造成论文内容的重复。一种刊物所报道的内容，往往包含了多个学科的文献。而一个专业的文献又分散发表在多个学科的刊物上，甚至分散于期刊之外的各种专著、会议录、科技报告、专利文献等之中。近年来，由于多种原因，而出现一文多刊、一书多版、转载互译，内容重复的现象更为严重。如此的交叉重复而又分散，无疑增加了收集文献的难度。

3. 文种繁多

公元前 7 世纪到公元前 6 世纪，科学语言是希腊语；从公元 1 世纪起，拉丁语开始和希腊语一起成为科学语言；而后拉丁语独自发挥科学语言的作用直到 17 世纪；18～19 世纪，法语和德语在相当大的程度上起了科学语言的作用；20 世纪初，一个人只要掌握英、法、德三种语言，就可阅读全世界 92%以上的科技文献。而现在，发表科技文献的文种已达 70～80 种之多。例如，美国《医学索引》报道了 43 种文字的生物医学文献，美国《化学文摘》报道了 56 种文字的科技文献。文种的增加，造成了读者阅读文献的障碍，影响了情报信息的交流。

4. 半衰期缩短，失效期加快

半衰期是已发表文献老化的一个量化指标，是指某学科领域现在尚在利用的全部文献中的一半（较新的一半）是在多长时间内发表或出版的，这与该学科一半文献的失效所经历的时间大体相当。当今社会科学技术飞速发展，科技文献的新陈代谢也在加快，文献的半衰期越来越短。其中，生物医学文献更新最快，一般就是三年左右。

5. 交流传播及变化速度加快

现代交通、通信、光学和印刷技术的发展，特别是现代通信技术和电子计算机结合应用技术的飞速发展，以及情报信息载体的电子化等在信息交流传播中的应用，为文献信息传递与交流提供了非常便利的条件。以往以书信、期刊论文等形式互通信息，进行学术交流。如今，论文的编辑、出版、发行等一系列环节都可以借助于网络，无论是发 E-mail，还是查阅电子书刊，信息的传播已是瞬息之间的举手之劳，大大促进了文献信息的快速交流传播。

6. 日益向多元化发展

科学技术的不断发展，使记载科技知识载体的形式多样化。目前除了传统的印刷型文献外，缩微型、视听型、电子型文献也迅速发展起来。各种文献同时并存，各有长短，互相补充。

互联网技术的普及，从根本上改变了信息存取与传播的方式，电子型文献越来越受到人们的关注。计算机、网络将成为传播文化知识、获取信息资源的重要手段。

【小结】 随着全球新技术革命的兴起，信息显示出带动经济和社会发展的巨大威力，信息产业已成为国民经济的先导。一个社会的进化是迅速还是缓慢，最基本的表现就是文化信息创新和流通是顺畅还是受阻。对于医学专业学生和医学工作者而言，信息、知识、情报、文献非常重要，尤其是快速、准确获取情报文献的能力显得尤为重要。希望同学们在学习了本节内容后对信息、知识、情报、文献有进一步了解，能够在有信息需求的时候判断自己需要怎样的一类信息。

练习与思考

一、名词解释

信息 知识 情报 文献 正式情报源 非正式情报源 一次文献 二次文献 三次文献 零次文献

二、填空题

1. 科技文献按载体形式划分为_____、_____、_____、_____、_____ 5 种类型。

2. 根据对知识加工深度划分，文献可分为_____、_____、_____、_____ 4 种类型。

3. 情报具有的三个基本属性是：_____、_____、_____。

4. 核心期刊是指_____的期刊。

三、问答题

1. 文献情报信息源的类型及其形式有哪些？

2. 文献有哪些类型？各种类型有何特点？

3. 什么是核心期刊？一般认定的核心期刊评价体系有哪些？

4. 医学文献发展的特点是什么？

章节思维导图

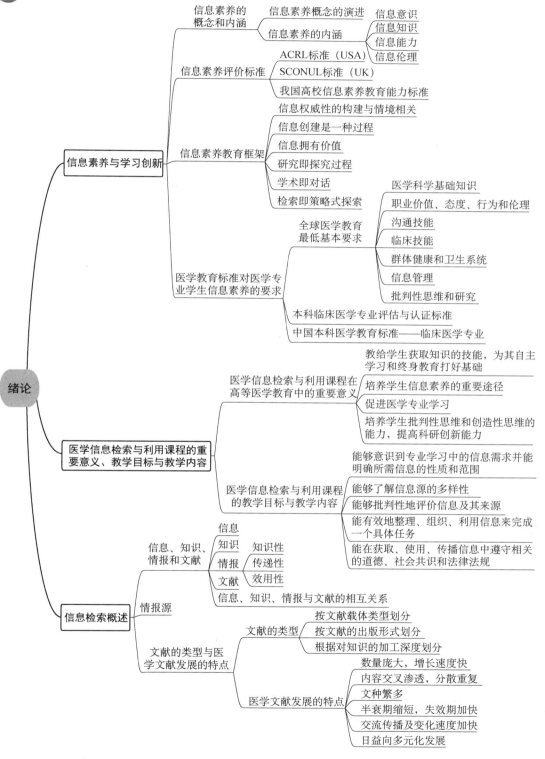

（昆明医科大学　谭睿璟）

第二章　信息检索基础知识

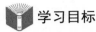 **学习目标**

一、知识目标

1. 能够解释信息检索、信息检索系统及其构成和类型、数据库的结构及其类型。

2. 能够解释信息检索语言的概念；阐述主题词检索语言和分类检索语言的适用范围和特点。

3. 能够归纳规范化检索语言和非规范化检索语言的优缺点。

4. 能够列举常用的分类法和医学主题词表；能够理解医学主题词《MeSH》表的各项功能和用途，结合案例，解释《中图法》和医学主题词《MeSH》在实际检索中的重要意义。

5. 能够阐述主题标引的概念以及主题标引的目的和意义；描述标引流程、标引等级、选词规则、组配关系、组配形式以及组配规则。

6. 能够列举常用的信息检索技术及其功能、信息检索方法和步骤、信息检索效果评价的指标以及影响信息检索效果的因素。

二、技能目标

1. 能够根据信息需求提取检索词并使用合适的运算符来编写简单的检索提问表达式。

2. 能够使用一些常用的检索技术、遵循信息检索的方法和步骤，完成简单的信息检索任务。

3. 能够对医学文献进行主题分析，提炼主题概念，确定主题类别和主题结构；按选词规则选择各级标引词，并识别概念间的关系，进行正确的概念组配；从医学主题词表中选择恰当的先组式主题词或组配恰当的副主题词。

4. 能够按规范的标引流程及医学主题词表完成一个主题标引任务。

三、情感、态度和价值观目标

1. 能够树立科学的方法和手段是提高检索效率的意识。

2. 能够到意识到检索语言是控制和改善检索效果的重要手段。

3. 能够意识到主题分析和主题标引是医学信息检索与利用的基本。

随着互联网的普及和纸本资源电子化，个人可获取、需处理的信息量呈爆发式增长，检索知识的重要性日益凸显，掌握信息检索的方法能起到事半功倍的效果。本章将对检索中使用到的一些基本知识进行讲述。

案例 2-1

慢性乙型肝炎（简称乙肝）是指乙肝病毒检测为阳性，病程超过半年或发病日期不明确而临床有慢性肝炎表现者。其由感染乙型肝炎病毒（HBV）引起。干扰素（IFN）是一种广谱抗病毒剂，并不直接杀伤或抑制病毒，而主要是通过细胞表面受体作用使细胞产生抗病毒蛋白，从而抑制乙肝病毒的复制，其类型分为三类：α-（白细胞）型、

β-（成纤维细胞）型，γ-（淋巴细胞）型。某同学想了解更多地关于乙肝和干扰素的信息。在浏览信息时也留意到一篇题为《干扰素对慢性乙肝患者 CD25 表达及 PBMC 内 HBV-DNA 的作用》的文章，想获得这篇文献进行阅读。该文作者为安徽理工大学医学院的王瑜和王健，发表在《中国微生态学杂志》，2011 年第 2 期 147～150 页。

问题：

1. 该同学所需要的信息可通过什么方法获取？这个过程实现的原理是什么？

2. 按检索对象，他的检索过程可分为哪几种类型？

3. 可以使用哪些方法检索到研究干扰素与慢性乙肝关系的这一类文章？各有何特点？

4. 可以使用哪些方法检索到安徽理工大学医学院研究者的这篇文章？各有何特点？

分析：

问题 1、2 所涉及的是检索的定义、原理和信息检索的类型。

问题 3、4 这两个问题的检索思路是完全不相同的，问题 3 需要查找的某一类型的文章，在检索考虑偏重查全的情况下，常使用表征文献内容特征的检索语言，如主题词、关键词，进行检索。问题 4 需要查找特定的某篇文章，已经知道了文章的许多信息，如篇名、作者、发表刊物等，这时常使用表征文献外表特征的检索语言，如作者姓名、刊物名称，进行检索。

第一节 信息检索概述

信息检索起源于图书馆的参考咨询和文摘索引工作，从 19 世纪下半叶首先开始发展，至 20 世纪 40 年代，索引和检索已成为图书馆独立的工具和用户服务项目。随着 1946 年世界上第一台电子计算机问世，计算机技术逐步走进信息检索领域，并与信息检索紧密结合起来。

一、信息检索的概念

检索（retrieval）即查找和获取。信息检索是指通过一定的方法和手段，使信息存储和检索这两个过程所采用的特征标识达到一致，以便有效地获取和利用文献信息的过程。

广义的信息检索包括"信息存储与检索"，是指将信息按一定的方式组织和存储起来，并根据用户的需要找出有关信息的过程。狭义的信息检索通常称为"信息查找"或"信息搜索"，是指从信息集合中找出用户所需要的有关信息的过程。存储是检索的基础，检索是存储的目的，只有有序地存储才能有效地检索。

二、信息检索的基本原理

信息检索包括了两个最基本的过程，即文献信息的存储和检索过程。存储主要包括对大量无序的信息资源进行分类、整理，使之有序化，然后存储组成检索系统或工具，如数据库，提供给用户使用。

检索则是用户根据信息需求，利用已经组织好的检索系统，按照系统提供的检索方法，得到所需信息的过程。信息检索的原理也可简单地用下面这个等式来描述：用户的检索特征标识=检索系统中的信息特征标识。

用户在检索时，务必使自己的检索特征标识与检索系统中的信息特征标识达到一致或基本一致，方能检出所需要的信息。特征标识是对用户的信息需求进行分析、从中选择出能代表信息含义的一些专有名词和符号等。因此，信息检索的实质是将用户所需的信息特征标识与检索系统中存储的信息特征标识进行比对，从中找出特征一致或基本一致的信息。

三、信息检索的类型

根据信息检索的目的和检索对象，信息检索可分为文献检索、事实检索和数据检索、图像检索。

文献检索（document retrieval）是在文献集合（文献检索系统）中查找特定文献或含有特定内容的文献的检索。它不直接解答用户提问，而是提供与提问有关的文献线索或原始文献。案例 2-1 的问题 3，如果该同学想要获得的是乙型肝炎和干扰素相关的研究文献，那么他的检索过程就是文献检索。

事实检索（fact retrieval）是直接获取关于某一事件发生时间、地点和过程等事实或相关知识的检索。例如，要获得"乙型肝炎"或"干扰素"定义，或者是何时何人首先发现了干扰素对乙型肝炎病毒的作用等。这一检索过程就是事实检索。

数据检索（data retrieval）是直接获取以数值形式表达的量化信息的检索，包括各种实验数据、统计数据、图表、化学结构式和分子式、计算式等。例如，查询干扰素的常用剂量、结构式，或乙型肝炎的发病率、疾病支出等数据信息。

图像检索（image retrieval）从 20 世纪 70 年代开始，有关图像检索的研究就已开始，当时主要是基于文本的图像检索技术（text-based image retrieval，简称 TBIR），利用文本描述的方式描述图像的特征，如绘画作品的作者、年代、流派、尺寸等。到 90 年代以后，出现了对图像的内容语义，如图像的颜色、纹理、布局等进行分析和检索的图像检索技术，即基于内容的图像检索（content-based image retrieval，简称 CBIR）技术。CBR 中还包括对动态视频、音频等其他形式多媒体信息的检索技术。

【小结】 本节介绍信息检索的概念、原理和类型，是信息检索的基础，也是将来进一步学习的开端。古人云："工欲善其事必先利其器"，然也。

练习与思考

1. 什么是信息检索？检索包括哪两个过程？
2. 简述信息检索的基本原理。

（昆明医科大学 熊豫麟）

第二节 信息检索语言

信息检索语言是根据信息检索的需要而创制的，依据一定的规则对自然语言进行规范，能够概括地表达各种文献信息的特征，能够显示概念之间的相互关系，并便于进行系统排列，供信息标引及检索时使用。本节将对各种信息检索语言的特点、使用方法等进行讲述。

一、信息检索语言的概念

信息检索语言是根据信息检索需要而创造的人工语言，其实质是一系列表达信息概念及其相互关系的概念标识系统。

信息检索语言可以使杂乱无章的文献信息有序化，可以使相同学科门类或主题内容的文献信息聚集在一起，可以使内容相关的信息建立逻辑联系，并使全部信息集合按不同的标识系统（学科分类号、主题词、关键词、代码、作者姓名……）排列成为适于不同检索需求而又有序化的检索系统。

信息检索语言是连接信息存储和检索两个过程的渠道。如果没有检索语言作为连接信息存储和检索两个过程的纽带和桥梁，就很难在这两个阶段对相同信息内容表达一致，信息检索也就不可能顺利实现。而要使信息检索过程顺利实现，就必须有规范的信息检索语言。为此，检索者有必要学习信息检索语言的主要规则、基本原理，才能保证用户检索特征标识与检索系统中的文献特征标识的一致性，保证查全率，减少漏检，避免误检，提高检索效率。

二、信息检索语言的类型

（一）根据信息检索语言所标识的内容分类

根据信息检索语言所标识的内容，分为外表特征检索语言和内容特征检索语言两种（表 2-1）。

表 2-1　检索标识关系表

文献特征	文献特征标识	检索词
外部特征	文献相关名称	题名
		作者名
		刊名
		书名
	序号	专利号
		化学物质登记号
		数字对象唯一标识符（DOI）
		基因登录号
内容特征	分类语言	分类号、分类名
	主题语言	叙词
		关键词
	代码语言	化合物分子式

1. 外表特征检索语言

外表特征检索语言包括著者、出处（包括书名、刊名、期、卷、页码）、文献序号、引文等。

书刊名检索系统是以书名、刊名等作为标识的字顺索引系统,如书名目录、刊名目录等。如案例 2-1 中,我们通过刊物名称《中国微生态学杂志》就可以查到发表在这个刊物上的所有文章。

著者检索系统是以文献上署名的作者、译者、编者的姓名或学术团体名称作为标识的字顺索引系统,如著者目录(索引)、专利权人索引等。如案例 2-1 中的问题 4,可通过作者姓名王瑜或王健,或者作者单位安徽理工大学医学院来查找文章。

文献序号检索系统是以文献特有的序号为标识的索引系统,如专利号索引、化学物质登记号索引、ISBN(ISSN)索引等。如案例 2-1 中的问题 4,可通过发表刊物名称的 ISSN 号码"1005-376X",或者文章 DOI 编号"10.13381/j.cnki.cjm.2011.02.021"来查找文章。

数字对象唯一标识符(Digital Object Unique Identifier,DOI)是 1998 年美国出版协会(The Association of America Publishers,AAP)创立的非营利性组织国际数字对象识别号基金会(International DOI Foundation,IDF),在美国国家创新研究所的配合下,建立并运行 DOI 系统,制定了 DOI 国际标准(ISO 26324)。DOI 代码被喻为"互联网上的条形码""科技论文的身份证",一个数字化对象的 DOI 代码一经产生就永久不变,它具有唯一性,这样就保证了在网络环境下对数字化对象的准确提取。DOI 代码包括两个部分:前缀和后缀,中间用"/"分割。前缀由两部分组成,一个是目录代码,所有 DOI 的目录都是"10.",即所有 DOI 代码都以"10."开头。另一个是登记机构代码,任何想登记 DOI 的组织或单位都可以向 IDF 申请登记机构代码。后缀是一个在特定前缀下唯一的后缀,由登记机构分配并确保其唯一性,其编码方案完全由登记机构自己来规定。

引文检索系统是利用科技文献末尾所附参考文献目录,揭示科技论文之间引证和被引证关系编制的索引系统,如 SCI、《中国科学引文索引》(CSCD)等。

2. 内容特征检索语言

内容特征检索语言包括分类语言、主题语言、代码语言等。

(1)**分类(classification)语言**:是一种族性检索语言,是以学科分类为基础,采用逻辑分类一般规则对概念进行层层划分,构成上位类和下位类之间的概念隶属、同位类之间的概念并列等级体系。按由总到分、由一般到具体、由简到繁的原则组织文献。国际上使用较多的分类法有《中国图书馆图书分类法》(简称《中图法》),美国的《国会图书馆分类法》(LC)、《国际专利分类法》(IPC)等。

《中图法》是目前我国使用最广泛的一种等级体系分类法。它不仅应用于各类图书馆的藏书排架和组织目录体系,多数信息检索系统也都是按《中图法》的分类体系编制。详见本章第三节。

如案例 2-1 中问题 3 需要查找的某一类型的文章,在检索考虑偏重查全的情况下,可以使用分类检索语言,通过分类号"R512.62"或者分类名"乙型肝炎",再选择复分号"053 药物疗法、化学疗法"查找属于此类研究的文章。

(2)**主题(descriptor)语言**:主题词是描述文献信息主要内容的词语,从不同的角度揭示文献信息内容，以主题词作为文献内容标识和检索依据的语言就是主题语言。主要有标题词、单元词、关键词和叙词 4 种。

标题词：标题词是从文献标题中抽选出来，用来标引文献的词或词组，通常是比较定型的事物名称。常用的标题词语言有美国 *EI* 的 *SHE* 和美国 *CA* 的 *SIG*。标题词是主题检索语言系统中最早的一种类型。

单元词：又称元词，是指能够用以描述信息所论及主题的最小、最基本的词汇单位。经过规范化的能表达信息主题的元词集合构成元词语言。元词法是通过若干单元词的组配来表达复杂的主题概念的方法。

关键词（keyword）：是从文献题名、文摘或全文中抽取出的表达文献主题概念，起关键作用，具有实质意义的名词术语。关键词属于自然词范畴，最大优点是词语直接取自文献，一些最新出现的科学术语能及时进入索引系统。其缺点主要是同一概念会有多种表达形式，这样就会使同一内容的文献分散在不同的关键词下，检索时必须查遍不同词形的同义和近义词才可能避免漏检。如案例 2-1 中的问题 3，可用关键词"慢性乙肝""慢性乙型肝炎""干扰素""IFN""IFN-α""IFN-β""IFN-γ"等来查找文章。

叙词（subject heading）：是表征文献主题并经严格规范的名词术语或词组。其主要特点：对表达一个概念的同义词、近义词及拼法变异词等进行规范，以保证一个概念只能用唯一的一个词语来表达，使同义规范、词义规范、词类规范。叙词往往采用参照系统，将同时显示叙词间的并列、属分、相关关系。叙词强调构词规则和取词统一，一般都有一部词表作为标引者和检索者取词的依据。在医学领域最具代表性的叙词表是美国国立医学图书馆（NLM）的《医学主题词表》（Medical Subject Headings，MeSH）。如案例 2-1 中的问题 3，如果使用叙词语言检索，可联合使用乙肝的规范术语"肝炎，乙型，慢性"和干扰素的规范术语"干扰素"来查找这一类型的文章。

（3）代码（code）语言：是以代表事物某一特征的代码作为标识的检索语言，如美国《化学文摘》中的化合物分子式索引和环系索引等。

主题语言和分类语言是从不同角度揭示文献内容的方法。二者的对比见表 2-2。因此，主题语言和分类语言功能是互为补充的，在检索时，可把二者结合起来使用。

表 2-2 主题语言和分类语言对比表

类型	特点	优点	缺点
分类语言	聚集相同学科门类和主题内容的文献	按学科分门别类地集中文献，揭示各个类目在内容上的逻辑联系；具有很好的系统检索、浏览检索功能，便于鸟瞰全局、触类旁通	无法反映新学科和新技术的内容；不能全面检索有关跨学科专业的某一事物的所有文献；体系庞大复杂，不容易掌握，对细小专深的主题也难于揭示和检索
主题语言	以代表文献内容特征和科学概念的名词术语作为检索标识	使检索具有直接性与直观性；适合于从事物出发按专题进行特性检索	缺乏按学科进行族性检索的能力；缺乏表述专指度较高的复杂概念的能力

（二）根据文献检索语言是否经过规范分类

根据文献检索语言是否经过规范（人工控制），可将文献信息检索语言分为规范化检索语言和非规范化检索语言。

1. 规范化检索语言

规范化检索语言是指对文献检索语言的概念加以人工控制和规范，把检索语言中各种同义词、多义词、近义词、拼法变异词、同形异义词等进行规范化处理，使每个词语只能表达一个概念，每个概念只能用一个词来表达，以避免误检、漏检。规范化检索语言包括：主题词语言，如 MeSH 和《中医药学主题词表》；分类语言；代码语言。

2. 非规范化检索语言

非规范化检索语言也叫自然语言、自由语言。一些全文数据库、计算机网络搜索引擎，大多采用自然语言进行标引和检索。这类语言常常能及时反映最新的概念，具有较大的弹性和灵活性，但受控能力差，也无法揭示概念间的关系，存在大量的同义词、多义词和词义模糊的现象，如上述的标题语言和关键词语言。

【小结】 检索语言是根据信息检索的需要而创制的人工语言，在信息检索中起着极其重要的作用，它是沟通信息存储与信息检索两个过程的桥梁。目前，世界上的信息检索语言有几千种，依其划分方法的不同，其类型也不一样。根据不同的检索需要，可以选择使用某种检索语言，或者联合使用多种检索语言。

练习与思考

1. 简述分类、主题检索语言的特点和作用。
2. 简述信息检索语言的类型。

（昆明医科大学　熊豫麟）

第三节　常用分类法

分类是人类认识、管理事物的基本方法，在图书、信息资料的管理上也是如此。国内外的图书分类学者，经过长时间的摸索和研究，对图书资料的分类形成了一套完整的学科体系。各国的图书分类学者依据本国特点制定出符合本国图书资料分类发展的分类体系，简称分类法。这里为大家介绍两种我国常用的分类法。

案例 2-2

某同学对肺病的中医治疗很感兴趣，想到图书馆借阅相关的书籍、查阅相关的文献，以了解更多的内容。

问题：

图书馆的图书是按照什么顺序来排架的呢？该同学应该如何利用分类法查找该类文献呢？

分析：

图书都有一个索书号，也叫排架号，由分类号和著者号组成，分类号是根据《中国图书馆分类法》确定的，著者号是由著者姓名生成的。例如，《邵长荣实用中医肺病学》这本书的索书号组成是：R256.1——分类号，S327——著者号。排架的一般规则是先按分类号，再按著者号，从左到右依次排列。该同学也可利用专业数据库的分类途径查找此类文献。

一、中国图书馆分类法（中图法）

《中国图书馆图书分类法》是新中国成立后编制出版的一部具有代表性的大型综合性分类法，简称《中图法》。自 1999 年第四版起更名为《中国图书馆分类法》，简称不变，英文译名为 *Chinese Library Classification*，英文缩写为 CLC。《中图法》的编制始于 1971 年，1973 年推出试用版，此后正式修订出版 5 次，即 1974 版、1980 版、1990 版、1999 版、2010 版。《中图法》与国内其他分类法相比，编制产生年代较晚，但发展很快，它不仅系统地总结了我国分类法的编制经验，还吸取了国外分类法的编制理论和技术，自问世以来陆续为相当多的图书馆和情报单位所采用。它较好地解决了大型图书馆的图书分类问题，适应了当代图书分类的迫切要求，受到了使用单位的欢迎。

（一）体系结构

图书分类法是由许多类目根据一定的原则组织起来的、通过标记符号来代表各级类目和固定其先后次序的分类体系。它是图书馆用以分类图书、组织藏书的工具。

《中图法》用字母标识基本大类，用数字标识大类以下的各级类目序列。其优点是基数多，层次清楚。《中图法》的类目表由基本部类、基本大类、简表、详表、复分表几个部分组成。

1. 基本部类

基本部类，也称基本序列，是分类编制中为建立知识分类体系，对知识门类所进行的最概括、最本质的划分与排列，是确定基本大类的基础。《中图法》采用"五分法"体系，分为马克思主义、列宁主义、毛泽东思想，哲学，社会科学，自然科学和综合性图书等五个基本部类。

2. 基本大类

基本大类是图书分类表中首先区分出来的第一级类目，它是类目表的纲目，所以也称为分类大纲。是在基本部类基础上展开的知识分类体系框架。《中图法》在五大部类基础上，形成 22 个大类，每个基本大类用一个大写字母表示，如表 2-3 所示。这 22 个基本大类叫作一级类目，往下可展开形成若干个下位类。

表 2-3 《中图法》（第五版）基本部类及基本大类

基本部类	基本大类
1. 马克思主义、列宁主义、毛泽东思想	A. 马克思主义、列宁主义、毛泽东思想、邓小平理论
2. 哲学	B. 哲学、宗教
3. 社会科学	C. 社会科学总论 D. 政治法律 E. 军事 F. 经济 G. 文化、科学、教育、体育 H. 语言、文字 I. 文学 J. 艺术 K. 历史、地理
4. 自然科学	N. 自然科学总论 O. 数理科学和化学 P. 天文学、地球科学 Q. 生物科学 R. 医药、卫生 S. 农业科学 T. 工业技术 U. 交通运输 V. 航空、航天 X. 环境科学、安全科学
5. 综合性图书	Z. 综合性图书

3. 简表

简表是整个分类法的基本类目表，它由基本大类进一步区分的类目组成，担负着承上启下的作用。详细内容参见本教材附录 2、附录 3。

4. 详表

详表是整个分类法的正文，即主表，是图书分类的依据。详表中，每一类依次层层展开，形成一个等级严格的体系，如"R 医药、卫生"这个类目下又分出 17 个二级类目。图 2-1 展示的是《中图法》中医药卫生的一个分类体系片段。

```
┌─────────────────────────────────────────┐
│  R  医药、卫生                            │
│                                          │
│     R2  中国医药                          │
│                                          │
│        R25  中国内科学                    │
│                                          │
│           R256  脏腑病症（脏腑病总论入此） │
│                                          │
│              R256.1  肺系病症             │
└─────────────────────────────────────────┘
```

图 2-1 医药、卫生分类详表（片段）

类目左边的字母和数字加在一起的代码就叫"分类号"。购入图书馆的书经图书分类人员依据上述分类法给予分类后，每本图书就有了自己的分类号。图书馆图书一般即按分类来排架，因此案例 2-2《邵长荣实用中医肺病学》一书，其分类号为"R256.1"，所属类目见表 2-3。

5. 复分表

1）通用复分表　　设置于《中图法》主表的最后，是主表各级类目组配复分的依据，适用于整个主表。其包括总论复分表、世界地区表、中国地区表、国际时代表、中国时代表、世界种族与民族表、中国民族表、通用时间、地点、环境、人员表，用于揭示文献的更多特征。使用复分表，可以使类表在较小篇幅的情况下，达到较大的细分程度。该表只对主表起复分作用，不能单独使用。

2）专用复分表　　该表只适用于某个学科，列于主表中有关类下专供特定类目细分使用。标注符号要用单纯阿拉伯数字。N/X 各类的专类复分号前一律冠有"。"。专用复分表两侧的竖线括之以示醒目。

（二）标记制度

《中图法》的标记符号是混合符号，由字母和阿拉伯数字相结合而成，层次清楚。分类号是一种层累制的编号，即根据类目的不同等级给予相应的不同位数的阿拉伯数字，一级类用一个符号，二级类用两个符号，三级类用三个符号，依此类推。同位类再以所采用符号的顺序相配。

《中图法》分类号由两段组成。第一段每页第一级类目有大类的字母，而以下类目均省去字母；第二段阿拉伯数字每三位用"."隔开。所以在分书给号时，凡碰到类目左边号码是"."后的号码时，必须加上上位类的三位数字，之后再加每页第一个类目的字母，这样才构成了完整的分类号。例如，类目名"肺系病证"左边的号码是".1"，它的完整号码必须先加上上位类"256"，再加上这页第一个类目的字母"R"，成为"R256.1"，少一段都不可以。

　　《中图法》规定：数字符号超过三位时，在第四位数字前加上一个小圆点"."，这主要是为了醒目和易读，是作为分隔符号标志的，没有更特殊的意义。

　　《中图法》在分类体系中还采用了几种辅助符号，它使图书分类法的结构具有更大的灵活性和适应性。现举例如下。

　　"a"推荐符号。凡马克思主义经典作家的著作，有必要在其相关的各学科门类作互见时，可用此号。例如，《毛泽东同志论教育工作》一书分类号为 A46，但为更好地体现毛泽东对教育工作的指导作用，可在"G4 教育"类里做一张互见片，号码为 G4a，并将此片在组织分类目录时排在"G4"之前。

　　"-"总论复分符号。用附录 1"总论复分表"时使用此号。例如，《文学辞典》分类号为"1-61"。组织分类目录时，将此片排在数字"0"之前，即将"1-61"排在"10"之前。

　　"（）"国家区分号及"="时代区分号。这两个区分号只有在类目表中没有规定按国家或时代复分的情况下，而又必须采用时才使用。例如，《美国气候资料》应入 P46，在此类目下没有规定按世界地区表分，如果有单位规定再按世界地区表细分，则该书的分类号就应写为 P46（712），"712"是美国的地区号，并应加"（）"国家区分号。

　　"："组配号。此号用在需要组配复分的类目。如类目名"专科目录"，分类号是"Z88"，可用组配方法将各学科的分类号码加于"Z88"之后。例如，文学书目号码为 Z88：I，医学书目号码为 Z288：R，化工书目号码为 Z88：TQ。

案例 2-3

　　某同学在浏览世界卫生组织（WHO）的网站时，看到疾病分类的 ICD 号，他想知道 ICD 是一种什么样的分类体系，为什么要在全球推广 ICD 分类法；某一种具体疾病，如甲状腺毒症的 ICD 中分类是什么？

问题：

　　1. 什么是 ICD，其推广的意义何在？

　　2. 甲状腺毒症的 ICD 中分类是什么？

分析：

　　1. ICD 国际疾病分类法是依据疾病的病因、病理、临床表现等特征，将同一类疾病归纳为一个有序的组合，是原始临床资料成为卫生信息的重要方法。ICD 是一种按疾病、损伤和死亡原因分类的统一标准化工具，在临床推广可推进临床工作的规范化、有序化，对促进世界卫生保健事业，掌握医疗卫生工作动态及卫生情报的国际交流起着极其重要的作用。

　　2. 甲状腺毒症的 ICD-11，分类号是 5A02。因具体情况不同可分入具体的类目下，如异位甲状腺组织所致甲状腺毒症 5A02.3，外源性甲状腺毒症 5A02.4。

二、国际疾病分类法

　　国际疾病分类（international classification of diseases，ICD），是依据疾病的病因、病理、临床表现等特征，将同一疾病归纳为一个有序的组合，并用编码的方法来表示的系统，是原始临床资料。自 1893 年采用了第一个国际分类版本，即《国际死因清单》，至今已有 100 多年的历史，已成为国际公认的卫生信息标准分类。随着时间的推移，大量的临床修改或专业适应性激增，第十一次修订版应运而生。第十一次修订版将分类名称更名为《国际疾病和相关健康问题统计分类》，简称 ICD-11。ICD-11 首次采用全电子版本，已于 2019 年被第七十二届世界卫生大会通过，将于 2022 年 1 月 1 日正式生效。

1. ICD-11 的组成

ICD-11 一共分为三卷：第一卷为 ICD 编码的内容类目表格；第二卷为参考指南；第三卷为字母顺序索引。ICD-11 与 ICD-10 相比增加了 6 个章节，ICD-10 类目容量为 2600 个，ICD-11 扩大至 269280 个，共收录 55000 个编码，远多于 ICD-10 的 14400 个。

2. 体系结构

ICD-11 中文版类目如表 2-4 所示。

表 2-4　ICD-11 中文版类目表

序号	章节	疾病名称	类目表
1	第一章	某些传染病或寄生虫病	1A00～1H0Z
2	第二章	肿瘤	2A00～2F9Z
3	第三章	血液或造血器官疾病	3A00～3C0Z
4	第四章	免疫系统疾病	4A00～4B4Z
5	第五章	内分泌、营养或代谢疾病	5A00～5D46
6	第六章	精神、行为或神经发育障碍	6A00～6E8Z
7	第七章	睡眠觉醒障碍	7A00～7B2Z
8	第八章	神经系统疾病	8A00～8E7Z
9	第九章	视觉系统疾病	9A00～9E1Z
10	第十章	耳朵或乳突疾病	AA00～AC0Z
11	第十一章	循环系统疾病	BA00～BE2Z
12	第十二章	呼吸系统疾病	CA00～CB7Z
13	第十三章	消化系统疾病	DA00～DE2Z
14	第十四章	皮肤疾病	EA00～EM0Z
15	第十五章	肌肉骨骼系统或结缔组织疾病	FA00～FC0Z
16	第十六章	泌尿生殖系统疾病	GA00～GC8Z
17	第十七章	与性健康有关的状况	HA00～HA8Z
18	第十八章	妊娠、分娩或产褥期	JA00～JB6Z
19	第十九章	起源于围产期的某些情况	KA00～KD5Z
20	第二十章	发育异常	LA00～LD9Z
21	第二十一章	症状、体征或临床所见，不可归类在其他处者	MA00～MH2Y
22	第二十二章	损伤、中毒或外因的某些其他后果	NA00～NF2Z
23	第二十三章	疾病或死亡的外因	PA00～PL2Z
24	第二十四章	影响健康状态或与保健机构接触的因素	QA00～QF4Z
25	第二十五章	用于特殊目的的编码	RA00～RA26
26	第二十六章	传统医学证-模块 1	SA00～SJ3Z
27	第 V 章	功能评定补充部分	VA00～VB40.Z
28	第 X 章	扩展码	XS8H～XX2QG9

3. 标记制度

与 ICD-10 不同的是，ICD 在第 11 次的修订案中，采用全新的字母数字编码方案，章节编号为阿拉伯数字，干码（类别）是 4 个字符，子类别有两个级别。

（1）主干码。主干代码的第一个字符与章节相关，第一章至第九章使用数字 1～9 作为第一个字符，第十章至第二十七章使用字母作为第一个字符，每个章节起始的代码范围始终具有相同的字符，如 1A00 是第一章的代码，BA00 是第十一章的代码；第二个字符使用字母，以区分来自 ICD-11 的代码和来自 ICD-10 的代码；第三个字符使用数字，避免与前两位字母组成英文单词；第四位字符使用字母或数字，字母"Y"和"Z"代表残余类目，超过 240 个小节的章中使用"F"和"G"代表残余类目。为避免与数字"0"和"1"混淆，取消字母"O"和"I"的使用。以第五章内分泌、营养或代谢疾病的部分分类举例说明，如表 2-5 所示。

表 2-5　内分泌、营养或代谢疾病的分类表

内分泌、营养或代谢性疾病	5A00～5D46
甲状腺毒症	5A02
甲状腺毒症伴弥漫性甲状腺肿	5A02.0
甲状腺毒症伴毒性单个甲状腺结节	5A02.1
甲状腺毒症伴毒性多结节性甲状腺肿	5A02.2
异位甲状腺组织所致甲状腺毒症	5A02.3
外源性甲状腺毒症	5A02.4
甲状腺危象	5A02.5
继发性甲状腺功能亢进症	5A02.6
其他特指的甲状腺毒症	5A02.Y
甲状腺毒症，未特指的	5A02.Z

（2）扩展码。以"X"开头的代码表示扩展代码，扩展码必须与主干码搭配使用，不可单独使用，用以补充主干码以外的信息，关联多个扩展码可更详实地描述复杂的疾病或健康状况。

4. ICD-11 的作用

（1）体现医学发展，促进国内与国际交流。ICD-11 由 55 个国家近 300 名临床专家组成 30 余个顾问组参与修订，结合当代医学发展，提供分类单元明确的定义，辅助疾病分类与临床诊断，提高数据准确性，为临床提供更精细的疾病和患者健康状况数据，为医院数据治理及利用提供基础保障。ICD-11 构建了基于 ICD-FIC 国际标准的健康信息大数据，首次将功能评价引入分类体系，突破既往限于疾病信息界限，着力健康数据采集，提供与国际接轨的医疗信息标准，更利于医疗健康信息大数据的发展。

（2）帮助临床科研工作开展。ICD-11 作为重要的数据索引，规范了病历书写，为病案检索、医院业务数据统计、医教研管、医疗质量案例评价、医保支付等方面提供强大的数据支持。同时 ICD-11 根据疾病不同属性分类的线性组合方式编码，在不同章节根据不同工作需求选择不同编码范围，有效地省去了人工筛选，更加便于临床科研工作

的开展。

　　总之，国际疾病分类是病案管理中信息处理的核心，今后的医院管理及国内国际交流、医疗研究与病案检索、管理信息的汇总与提供和医疗付款的疾病分组等都与国际疾病分类紧密相关。目前我国正在全面推动医疗保险制度，争取在最短的时间内实行全民医保，公费及大病统筹将逐步走向医疗保险，相关疾病诊断分组（DRG）将会纳入我国的医疗保险制度体系，而疾病分类和手术分类是 DRG 分组的主要依据，用于 DRG 的疾病分类和手术分类均采用 ICD 国际疾病分类体系作为基础。DRG 使医院在提供医疗服务前就已知该组疾病资源消耗的最高限额，从而促使医院为获得利润主动降低经营成本，提高工作效率，也使医疗保险方对受保人每次住院费用都有准确的预算，对医疗费用的不合理增长起到了控制作用。

　　【小结】　无论是《中图法》还是国际疾病分类法，都是依照一定的分类体系，根据图书、疾病的知识内容和其他特征进行划分，将相同的图书、疾病分类集中在一起的方法。

　　它包括编类、辩类和归类。编类是根据科学体系，结合图书、疾病的情况编列成表。辩类是分析图书内容的性质、疾病的成因，找出该书、该疾病在分类体系中的位置。归类是确定某一具体图书、疾病应归入的恰当门类，并给予该门类的号码。

练习与思考

1. 《中图法》共分为多少个基本大类？多少个大类？
2. 《中图法》（第五版）中关于医药、卫生类图书的分类号是哪个大写字母？
3. ICD 的英文全称是什么？
4. 简述 ICD-11 在健康信息标准领域的重要作用。

（昆明医科大学　马晓晗）

第四节　医学主题词表

案例 2-4

　　某研究员想进行一项关于干扰素在慢性肝炎治疗中的应用方面的临床研究。检索的效果总是不令人满意，经询问图书馆的检索人员，告知其应尝试运用主题词以提高检索的准确性和全面性。

问题：

　　1. 什么是主题词？医学主题词的来源是什么？

　　2. 主题词和常用的关键词有什么区别？

分析：

　　1. 主题词是规范化的、用以描述文献主题（内容特征）的有检索意义的词或词组。医学主题词主要来源于 NLM 编制的 MeSH。

　　2. 主题词一个概念与一个名词一一对应，有规范的词表，掌握起来有一定的难度。

关键词同一概念会有多种表达形式，检索时需要考虑周全，其最大优点是词语直接取自文献，使用方便，并且能反映最新的研究动向。

　　MeSH（Medical Subject Headings）是**美国国立医学图书馆（National Library of Medicine，NLM）**由 1960 年起编制的一部规范化的可扩充的动态性叙词表，词表中有主题词 2.6 万个左右，是 NLM 用以标引生物医学期刊文献、图书、视听数据、电子资源等主题的受控词汇表。MeSH 具有以下特点：对医学文献中的自然语言进行规范，使概念和主题词单一对应；保证文献的标引和检索过程在用词上的一致；可以对主题词进行扩检和缩检；具有动态性。

　　MeSH 可通过 NLM 的网站查到。使用 MeSH Browser 工具可快速查到主题词、副主题词、增补概念等信息。

　　如果要查找案例 2-4 中的一个主题词慢性肝炎，它的英文表述为：Hepatitis，Chronic。

　　登录 MeSH Browser，网址：https://meshb.nlm.nih.gov/search。

　　在查询框中输入 Hepatitis，Chronic，选择下方的"Main Heading（Descriptor）Terms"项，然后点击"Exact Match"可见该主题词的详细解释。

一、主题词

　　主题词（descriptors）是规范化的、用以描述文献主题（内容特征）的有检索意义的词或词组。词表每年动态变化，目前大约有 2.9 万个左右主题词。在 Detail 页面可看到"Hepatitis，Chronic"的详细解释，见表 2-6。

表 2-6　Hepatitis，Chronic 的 Detail 页面表

二、入口词

　　入口词（entry terms）也称款目词，不属于 MeSH 词表中规范化的主题词，但与主题词

有同义关系、准同义关系、组代关系和等同关系，是主题词的同义词、先组词、学名与俗称、旧称与新称、简称与全称、不同译名等。例如 IFN（缩写）——干扰素，"杵状指"（俗名）——骨关节病，继发肥大性，氮血症（同义词）——尿毒症，川崎病（译名）——黏膜皮肤淋巴结综合征。

入口词也可以用于检索，当使用入口词检索时，系统会自动转入该入口词所对应的主题词，并会在该主题词表"Entry Terms"项中列出所有它的入口词。如在表 2-6 的"Entry Terms"项中列出了所有"Hepatitis，Chronic"的入口词。如果使用"Hepatitis，Chronic Active"在 MeSH Browser 中检索，那么系统会自动转入主题词"Hepatitis，Chronic"的页面。在 Concepts 页面还可看到入口词的详细解释，见表 2-7。

表 2-7　Hepatitis，Chronic 的 Concepts 页面表

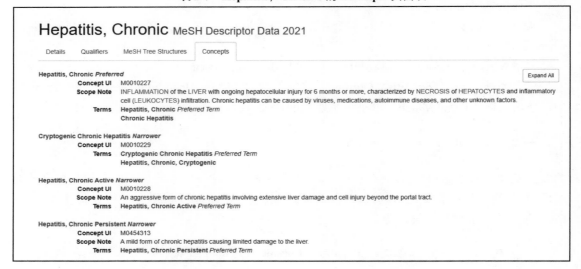

三、副主题词

副主题词（subheadings，qualifiers）无独立检索意义，仅与主题词组配使用，目的在于提高对文献主题标引及检索的专指度。副主题词与主题词的组配使用，一方面减少了主题词的数量，另一方面，灵活的组配使得文献的标引及检索具有较强的概念表达能力，能专指表达文献主题。

副主题词也是每年动态更新的，目前约有 76 个副主题词可与主题词组配，用于文献的标引及检索。每个副主题词有各自的词义解释、并标明了哪些范畴的主题词可与该副主题词组配。如：Diagnosis（C1-23，F3），括号中为主题词的范畴号，说明该词只能与 C1-23，F3 这两个范畴中的主题词组配（详见附录 5）。

"Hepatitis，Chronic"主题词"Qualifiers"显示页面上的"Allowable Qualifiers"项中，排列了可与该词组配的所有副主题词。见表 2-8。

点击其中任何一个副主题词，即可看到该副主题词的详细信息。如点击"diagnosis"，系统会转入该词界面，见表 2-9。副主题词也可以通过 MeSH Browser 查找。在 MeSH Browser 查询框中输入"diagnosis"，选择下方的"Qualifier Terms"项，然后点击"Exact Match"同样也可以看到表 2-9。

表 2-8 Hepatitis, Chronic 的 Qualifiers 页面表

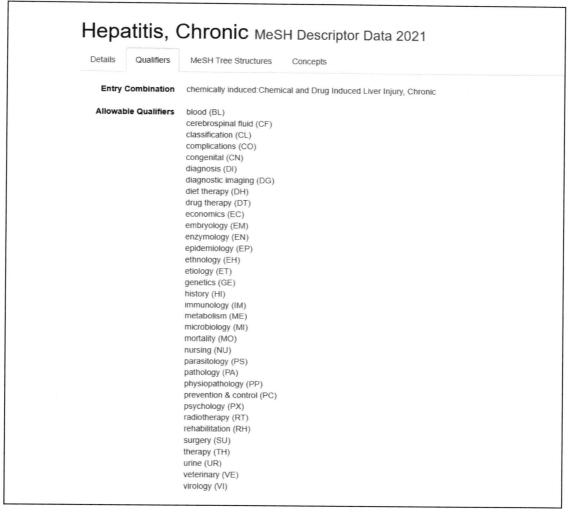

表 2-9 diagnosis 副主题词的 Detail 页面表

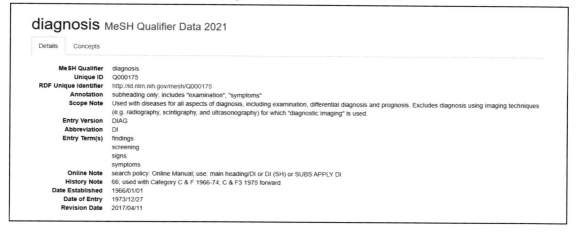

四、MeSH 树状结构

MeSH 树状结构（MeSH tree structures）表中的主题词按其语义范畴，分门别类地归入 16 个范畴（categories）中，分别用 16 个字母代表，从 A-Z 按字顺排列（详见附录 4）。该表显示 MeSH 主题词在学科体系中的位置，和词间的族性关系。

每个范畴再划分出多个子范畴（subcategories），在子范畴中，主题词按其词义的等级排列，根据其上下隶属关系，划分出一级、二级、三级……，最多可达 11 级。每一级由一组数字组成，级间用"."号隔开。

主题词的树状结构号=子范畴的英文代码+一组用"."号隔开的数字。

如：C6.552.380.350 代表了主题词"Hepatitis，Chronic"的树状结构号。树状结构号越长，级别越低，主题词逐级排列，展示了主题词之间词义的并列及隶属关系。见表 2-10。树状结构表中的每一个词都是主题词，直接点击系统会转入该词界面。

表 2-10　Hepatitis，Chronic 的 MeSH Tree Structures 页面表

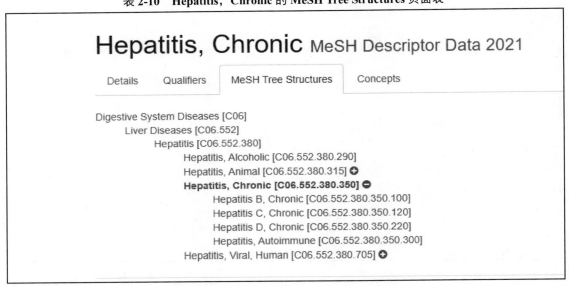

树状结构号显示主题词在树状结构中的位置，每个主题词至少有一个树状结构号。由于有的主题词具有多重属性，就有多个树状结构号，表示该主题词在树状结构中还有其他位置。如表 2-11，主题词"Hepatitis B，Chronic"，在"Tree Number（s）"栏目中就可见 5 个不同的树状结构号。

树状结构表的作用如下。

（1）可帮助从学科体系中选择主题词。树状结构表是按学科体系汇集编排的等级表，检索时若找不到适当的主题词，可根据检索课题的学科范围，在结构表中查到满意的主题词。

（2）可帮助进行扩检和缩检。在检索过程中如需要扩大或缩小检索范围，可根据表中主题词的上下位等级关系选择主题词。需要扩大检索范围时，选择其上位概念的主题词；需要缩小检索时，选择其下位概念的主题词。

（3）可帮助确定词的专业范围。如聚合酶链反应，也叫 PCR，有很多人不知道它为何种物质。如需要了解这一词的学科属性和专业范围，就可在 MeSH Browser 上输入 PCR，得到

它所对应的主题词是 Polymerase Chain Reaction，根据树状结构表中其上下位及邻近词了解其专业范围和学科属性，得知 PCR 是基因扩增的下位词，属于遗传技术范畴。

表 2-11　主题词 Hepatitis B, Chronic 的 Detail 页面表

五、增补概念表

增补概念表（supplementary concept records，SCRs）中的术语大多直接来自文献中的词汇，每周更新，收录文献中新出现专业术语的速度较主题词更快，术语量也在不断增加。SCRs 是对主题词的补充与扩展，目前主要用于标引化学物质、药物、罕见疾病概念等。一个增补概念对应一个或多个主题词，使术语表达更加规范，词间关系更加细化。在 MeSH Browser 页面上选择下方的"Supplementary Concept Record Terms"项，就可查找增补概念词。

六、MeSH 参照系统

MeSH 参照系统（cross-references）目前有 4 种，即 Entry Term、See Also、Consider Also 和 Entry Combination，显示了主题词之间、主题词与入口词之间的关系（表 2-12）。

表 2-12　MeSH 参照系统

Entry Term	入口词
See Also	主题词（指引主题概念相关的其他主题词）
Consider Also	指引同义不同源（意义相同、词根不同）的词
Entry Combination	主题词（指引主题概念相关的其他组合形式的其他主题词）

【小结】　在医学领域使用最多的一部叙词表，就是医学主题词表（MeSH），多个数据库如 PubMed、Cochrane library，和一些搜索引擎如 HON（http://www.hon.ch）都可以使用它。对于初级使用者来说掌握起来有一定的难度，但是一旦熟练掌握，可使今后的检索工作事半功倍。

练习与思考

1. 检索时可与"高血压"搭配的副主题词有几个？与之对应的入口词有几个？分别是什么？
2. 检索"丙型肝炎"的树状结构号有几个？扩展检索用其上位词"肝炎"，请写出"肝炎"有几个树状结构号，几个直接下位词。

（昆明医科大学　熊豫麟）

第五节　主题标引

文献检索的基础是文献标引。所谓文献标引，是指根据文献信息的特征，依据一定的检索语言系统，揭示并赋予文献信息特征标识（标记符号）的过程。其目的是为了建立文献的手工式检索工具、计算机检索系统，以及文献、信息报道工具的主题检索系统。所使用的检索语言系统不同，标引所形成的特征标识也不同。如使用主题词表，形成主题词；使用分类表，则形成分类号。检索系统根据文献信息特征标识形成索引，则提供了相应的主题检索途径或分类检索途径。

一、主题标引概述

主题标引是将表达文献主题内容的自然语言转换成主题语言，用规范词来描述文献内容特征的过程。经过主题标引的文献数据库，往往能提供较高的查全率和查准率。在生物医学领域，PubMed、FMRS、Ovid SP、SinoMed 等都是使用 MeSH 来进行标引的数据库，提供了医学主题词的查找和强大的主题检索功能。图 2-2 显示了 PubMed 系统中一篇文献的文摘，图 2-3 显示了其主题标引信息。

Review　> Curr Hematol Malig Rep. 2018 Dec;13(6):525-533. doi: 10.1007/s11899-018-0481-7.

Targeted Therapies in CLL: Monotherapy Versus Combination Approaches

Maliha Khan [1], Tanya Siddiqi [2]

Affiliations　+ expand

PMID: 30535947　DOI: 10.1007/s11899-018-0481-7

Abstract

Purpose of review: While chemoimmunotherapy has improved outcomes in chronic lymphocytic leukemia (CLL), it is not curative, has significant relapse rates, and is not always well tolerated. Recently, novel targeted therapies have been developed to increase response rates and reduce toxicity, especially in high-risk disease. Current goals of CLL therapies are to produce deep and durable, especially minimal residual disease (MRD)-negative, remissions so as to allow patients to ultimately discontinue treatment for a while. Whether this can be achieved with single agents or combination regimens is being investigated. Here, we comment on what the results of recent and ongoing clinical trials mean for the future of CLL therapy.

Recent findings: Large trials have proven the efficacy of novel therapies including small-molecule inhibitors like ibrutinib, idelalisib, and venetoclax. These agents are approved as monotherapy for first-line treatment and/or in the relapsed/refractory setting. However, it appears that combining these drugs with other novel agents or with chemoimmunotherapy can give higher rates of MRD-negative remission, and delay disease resistance. Chimeric antigen receptor-T cells may change the outlook for patients with heavily refractory CLL. Further research will determine which drug combinations are optimal for the various subgroups of CLL patients.

Keywords: Chimeric antigen receptor-T cells; Chronic lymphocytic leukemia; Combination therapy; Ibrutinib; Idelalisib; Venetoclax.

图 2-2　PubMed 系统中的一篇文献题录和文摘信息

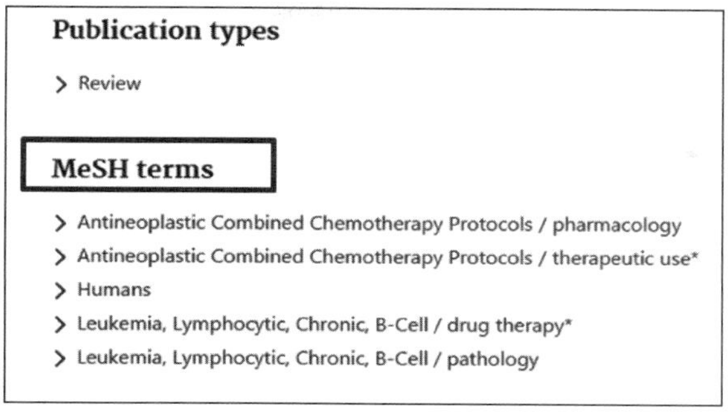

图 2-3 PubMed 系统中一篇文献的主题标引信息

二、主题标引基本条件

主题标引是一项专业化很强的技术工作，有相应的基本条件要求。包括如下三点。

（1）对工作人员的要求：标引员必须具有相应的学科背景知识、宽广的知识结构和标引业务素养。

（2）对标引工具的要求：选择良好的词表系统，是能将文献作者、标引人员以及检索用户使用的自然语言转换为统一的主题检索语言的术语控制工具。

（3）有严格的标引规则和正确的标引步骤。

三、标引规则

制定标引规则的目的是确保文献标引的准确性、一致性、连贯性。标引规则一般包括一般原则、选词规则和组配规则。

1. 标引一般原则

标引的一般原则是指标引所遵循的普遍原则。

1）客观性原则　　标引不能仅根据文献的题目，而要从文章的摘要、引言、结论甚至全文中获取足够的信息、忠实于原文。

2）专指性原则　　从词表中选择与文献内容最匹配的主题词；依据副主题词树状结构分级，选择最专指的副主题词进行标引。如文献涉及"肾性高血压"，应标为"高血压，肾性"，而非"高血压"；文献涉及"高血压药物治疗"，应标为"高血压/药物疗法"，而非"高血压/治疗"；文献涉及"胃出血"的内容，应标为"胃肠出血/并发症，胃溃疡/并发症"。

3）一致性原则　　包括词义一致，即标引词词义与文献中概念一致；词形一致，标引词书写形式与词表一致。另一方面，一致性原则还指对于内容相同的文献，同一标引员在不同的时间，不同的标引员在同一或不同的时间应保持一致的标引。

4）全面性原则　　指全面反映文献各个方面的内容。如"儿童糖尿病肝内葡萄糖代谢"应标引"儿童、糖尿病、肝、葡萄糖、代谢"，不应有所遗漏。若文献中讨论到的阴性结果，也应予以标引。

2. 选词规则

指如何选择上位词、下位词、相关词。在《中华人民共和国国家标准》GB/T 3860—2009的"文献主题标引规则"中规定如下。

1）使用正式主题词标引　　标引文献用词必须是词表中的正式主题词（非控主题词字

段除外），书写形式要与词表中的书写形式一致。非正式主题词（即入口词）不能用来标引文献。

2）使用专指词标引　　标引文献用词应优先考虑选用与文献主题概念直接对应的主题词。如果仅选用较为专指的词标引会影响检索系统的性能时，可用较为泛指的主题词作补充标引。如，使用设备具体型号标引时，应选用表达设备类型的词作补充标引。

3）上位词标引和相关词标引　　如果不宜用组配或无法组配时，可选用最直接的上位词或相关主题词标引。

4）选词顺序　　首选先组词。如：涉及"组织/移植"的内容，应选先组词："组织移植"；"口腔/畸形"，应选"口腔畸形"。次选主–副组配。如"肿瘤免疫学"，标引为"肿瘤/免疫性"。再选主–主组配。在主–主组配方式中，应首选概念相交，次选概念限定，最后选上位词或靠近义词。如："高血压心脏病"标为"高血压+心脏病"；"急性重症呼吸窘迫综合征"标为"呼吸窘迫综合征，成人+急性病"；"假性近视"标为"近视"。

3. 组配规则

指如何用两个或以上的主题词组合来表达一个专指概念。《中华人民共和国国家标准》GB/T 3860—2009 的"文献主题标引规则"中规定：当词表中没有与文献主题概念直接相对应的专指主题词时，应选用两个或两个以上的主题词进行组配标引。

在进行主题词组配之前，必须先明确概念间的关系。在生物医学文献中，概念间常见的关系有：①并列关系，指两个或多个单元主题处于同等的并列地位。如：Poland 综合征伴发肺错构瘤。②限定关系，指处于不同地位的主题概念间，其中一个概念被其他概念从不同角度限定。如：疟疾的微生物学和流行病学。③因果关系，指主题概念间存在着原因和结果关系。如：卒中相关肺炎；阿司匹林引起胃溃疡等。④影响关系，指主题概念之间存在着影响与被影响，作用与被作用的关系。如：芦荟对肝脏的影响；硝苯吡对血管的作用等。⑤应用关系，指主题概念之间存在着应用与被应用关系。如：钙通道阻滞剂治疗下尿路症状。⑥相关关系，指主题概念间存在着某种相关关系。如：多囊卵巢综合征–雄激素过多症；抗体特异性–免疫毒素；病毒–抗病毒药、遗传载体。

医学主题词的组配规则包括如下几种。

1）并列组配　　用具有并列关系的若干个主题词组合，表达某一复合概念，通常发生在同级主题词之间。组配后表达的概念是原来几个属概念的共有种概念。如"肺神经内分泌瘤"，标为"神经内分泌瘤"+"肺肿瘤"。

2）限定组配　　将泛指的属概念过渡到专指的种概念的一种组配形式。限定后的种概念包含在属概念之中。包括特称限定组配和方面限定组配两种。

● 特称限定组配：属概念经过限定（缩小其外延）转化为具有某种特征的种概念（类似使用定语）。如："老年性白内障"标为"白内障"+"老年人"；"拇指骨关节炎"标为"拇指"+"骨关节炎"。

● 方面限定组配：表示事物的概念对表示性质、过程、状态等方面的概念进行限定，从而转化为表示该事物通常发生的某个方面的一个种概念，类似于使用谓语或方面说明语。如："贝伐单抗的化学结构"标为"贝伐单抗/化学"；"波形蛋白代谢产物"标为"波形蛋白/代谢"。

3）因果关系组配　　表达某一文献主题中的两个主题词概念之间存在前因后果的逻辑关系。如疾病的致病因素研究，疾病引起器官结构、功能及体内物质、浓度代谢的改变。

● 疾病 A 引致疾病 B，标为：疾病 A/并发症+疾病 B/病因学。

- 诊疗技术、物理因素引起疾病，标为：诊疗技术、物理因素/副作用+疾病/病因学。
- 药物或化学物质引起疾病，标为：药物或化学物质/副作用（中毒、毒性）+疾病/化学诱导。
- 有机体（细菌、寄生虫、真菌等病原体）引起疾病，标为：有机体感染先组词+疾病/病因学。
- 内源性物质缺乏引起疾病，标为：内源性物质/缺乏+疾病/病因学。
- 疾病引起某种物质在血液、尿、脑脊液的改变，标为：疾病/血液-脑脊髓液-尿+化学物质/血液-脑脊髓液-尿。

4）影响与被影响关系组配 两个概念之间存在影响与被影响、作用与被作用的逻辑关系。常见于药物、化学物质、某些物理因素对器官、有机体的影响以及对行为、认知活动、生理过程的影响。

- 药物对器官、有机体、行为、认知及生理过程的作用，标为：药物/药理学+器官、有机体、行为、认知活动、生理过程/药物作用。
- 药物对器官、有机体损伤，标为：药物/副作用（中毒、毒性）+器官、有机体/药物作用影响与被影响关系。
- 辐射对器官、有机体、行为、认知及生理的影响，标为：专指辐射的主题词+器官、行为等/辐射效应。
- 药物对器官、有机体结构的影响，标为：药物/药理学+器官、有机体/解剖学和组织学及其下位词。
- 药物对器官、有机体功能的影响，标为：药物/药理学+器官、有机体/生理学及其下位词。
- 辐射对器官、有机体功能与结构的影响，标为：专指辐射的主题词+器官、有机体/解剖学与组织学及下位词（生理学及下位词）。

5）应用关系组配 参与表达某主题概念的两个主题词之间存在应用逻辑关系。如药物、诊疗技术应用于疾病的诊断与治疗。

- 使用某种射线、放射性核素治疗疾病，标为：某种射线治疗的先组词，或放射性核素/治疗应用+疾病/放射疗法。
- 使用某种物理作用治疗疾病，标为：物理因素/治疗应用+疾病/治疗。
- 疾病外科手术、膳食疗法、护理等，标为：疾病/外科学、/膳食疗法、/护理等。
- 用超声、X线、同位素诊断疾病，标为：疾病 /超声检查、/放射摄影术、/放射性核素成像。
- 其他诊断技术诊断疾病，标为：内窥镜、心电描记术等先组词+疾病/诊断。
- 用药物治疗疾病，标为：药物/治疗应用+疾病/药物疗法。

6）相关关系组配 表达某主题概念的主题词之间仅存在某种关联。

- 疾病 A 并发疾病 B，标为：疾病 A/并发症+疾病 B/并发症。
- 疾病时从某器官分离出某种有机体，标为：疾病/微生物学（病毒学、寄生虫学）+器官/微生物学（病毒学、寄生虫学）+有机体/分离和提纯。
- 对某器官中某种化学物质分析或分离提纯，标为：器官/化学+化学品/分析（分离和提纯）。
- 有机体中某种化学物质的代谢及内源性物质合成，标为：有机体/代谢+化学物质/代谢

（生物合成）。

- 器官或有机体中某种酶的代谢、分析、生物合成，标为：器官或有机体/酶学+酶类/代谢（分析、生物合成）。

四、标引深度和标引深度控制

标引深度是指文献主题内容被揭示的详尽程度。与文献所实际具有的主题数量、主题类型、检索系统的类型、文献的类型以及所用主题词表中词的先组程度有关。对一篇文献而言，一般用标引一篇文献所用的主题词数量来表示。对一个检索系统而言，标引深度则用文献平均拥有标引词数量来表示。

浅标引，一般用 1～5 个主题词标引，只概括揭示文献的基本主题内容或整体主题，主要适用于普通图书标引；深标引，是把文献中全部有价值、符合检索系统要求的主题内容都予以揭示，标引词 5～20 个，一般用于论文、科技报告、专利文献等。标引深度过低，可能会遗漏重要的检索点，降低检全率；标引深度过大，可能会增加无意义的检索点，降低检准率。

五、标引等级和加权标引

标引时将文献中的概念按主次等级划分为三个等级。I 级概念，为文章主要论点。包括反映文献主要论点或作者研究目的的内容，讨论篇幅大于文献的 2/3；创新的实验研究或诊疗方法；重点讨论的专指性概念。II 级概念，为文章讨论的次要方面。包括文献论述的次要主题，占篇幅小于 1/3；实验方法或诊疗技术；I 级概念的限定词和特征词。III 级概念，文章仅仅提到而未讨论的概念，一般不需要标引。

加权标引，是一种采用打星号的方式区别主要、次要论点的方法，也即为所标引的主题词确定 I 级概念词和 II 级概念词的过程。其目的是突出文献重点，划分标引等级。

六、标引流程

标引流程主要包括确定标引深度、文献主题分析、提炼主题概念，查表选词转换概念，填写标引单并审核几个阶段。

（1）确定标引深度。不同的文献信息机构应根据各自的需要拟定标引深度。

（2）文献主题分析。通过文献审读进行主题分析，提炼主题概念（包括隐含概念），确定主题类型，剖析主题结构及构成要素。

（3）主题概念转换成主题词。把主题分析阶段选定的表达主题内容的概念转换成主题词表中的主题词或主题词的组配形式。

（4）标引工作记录。对标引中遇到的重要问题及处理结果加以记录以备查，如主题词的增、删、改的记录，上位词标引、靠词标引、自由词标引的记录等。

（5）标引结果审核。为保证文献标引的质量，减少标引错误，必须对主题标引的各个环节及最后结果进行审核。审核的内容主要包括：

1）标引深度是否符合检索系统及文献类型的要求。

2）主题概念的提炼是否准确、全面。

3）选用的主题词是否确切表达了文献的主题内容。

4）主题概念的与主题标识的确定是否符合所使用的词表规定及标引规则。

5）是否存在标引不足、过度、标引不一致问题。

6）标引结果的记录是否准确、有无遗漏等。

【小结】　文献标引是文献检索的基础。主题标引是将表达文献主题内容的自然语言转换成主题语言，用规范词来描述文献内容特征的过程。包括确定标引深度、文献主题分析、提炼主题概念，查表选词转换概念，填写标引单并审核几个阶段。其中，主题分析和提炼主题概念是整个标引过程的关键，必须遵照标引的一般原则、选词规则和组配规则，才能准确、全面地将文献的内容特征揭示出来。

 练习与思考

1. 图 2-1，图 2-2 所示的文献和主题标引，揭示了怎样的主题词组配规则？

2. 检索案例 2-4 中涉及的文献，并尝试按照标引流程进行主题标引，并与数据库中的标引内容进行对比，评价自己的标引质量。

（昆明医科大学　李红梅）

第六节　信息检索系统

信息检索系统（**information retrieval system**）是根据特定的信息需求而建立起来的一种为人们提供信息服务的系统，主要就是对数据进行有效的管理和利用。随着科技的发展，它也在飞速的发展中，在 1971 年以前建立的信息检索系统，是传统的批处理检索方式，主要形成的是书本式检索系统。在 1971 年以后，产生并发展了联机信息检索系统，如 OCLC、Dialog 在线数据库。20 世纪 90 年代以来，产生并发展到了网络信息检索阶段。

一、信息检索系统的定义

信息检索系统是用来报道、存储和检索的一切工具和设备的统称。它以各类原始文献为素材，在广泛收集并进行严格筛选后，运用科学的方法和技术手段，分析和揭示其外部特征和内容特征，用规范的检索语言进行描述和标引，形成单个检索项，再按规则进行组织编排，使之有序化。检索标识及检索标识的有序化是检索系统的基本要素。

二、信息检索系统的构成

信息检索系统主要由硬件、软件和数据库构成。

（一）硬件

硬件是实现信息储存、管理及检索任务的各种物理设施的总称。其包括以计算机为中心的一系列机器设备，如各种主机、终端、计算机外围设备和通信网络设备。其中，计算机是检索系统的核心部分，影响检索系统功能的是 CPU 的运算速度、内外存容量和网络传输性能等。

（二）软件

软件是控制计算机进行各种作业的一系列指令，以及进行"人机对话"和各种数据的存储处理和传输的"翻译"规则。计算机软件包括系统软件和应用软件等系统软件如 Windows 系统，应用软件如检索系统。它们连同硬件能够进行信息的存储、处理、检索，以及整个系统的运行和管理。

（三）数据库

数据库是存储与检索的对象，是经过加工、整理后的信息集合。它是提供信息检索服务最重要的物质基础，收录的内容是多种多样的，可以是文献全文信息、题录和文摘信息、图像信息和声音信息等。

三、信息检索系统的类型

（一）按收录范围划分

1. 综合性检索系统

收录多种学科或专业内容的信息，其收录范围比较广，适用于检索不同学科或专业的文献信息线索，如万方数据资源系统、中国知网（CNKI）、维普（VIP）期刊资源系统等。

2. 专业性检索系统

收录的信息仅限于某一学科领域，专业性强，适用于专业性文献信息的查找，如 Index Medicus、Chemical Abstracts、中国生物医学文献数据库（CBM）、MEDLINE 数据库等。

3. 专题性检索系统

收录范围只限于某一专题的文献信息，内容集中，针对性强，如毒理学数据库（Toxline）、基因数据库（GenBank）等。

（二）按著录内容划分

1. 目录型检索系统

目录（catalogue）是以一个完整出版物（一本书、一种期刊或报纸等）为著录单元，只描述其外部特征（文献名称、著者、出版项、馆藏项等），并按照一定的规则编排而成的检索工具。它揭示文献内容程度较浅，具有宣传馆藏、指导阅读、检索文献的功能。

目录按职能划分，有国家书目、出版发行目录、馆藏目录、联合目录、专题文献目录等；按收录文献的类型划分，有图书目录、报刊目录、视听资料目录、电子出版物目录等；按检索途径划分，有书名目录、分类目录、著者目录、主题目录。

2. 索引/文摘型检索系统

索引/文摘（index/abstract）是文献的内外特征按照一定的描述语言构成索引的标识，除报道文献外部特征外，还报道内容特征（摘要）。索引收录文献较全，报道量大，检索性能好，还能节省阅读时间、克服语言障碍、提供文献线索、了解文献内容等。

提供的摘要有指示性文摘和报道性文摘两种。

1）指示性文摘（indicative abstract）　指示性文摘只报道研究范围、目的和主要结论，一般不包含具体方法、数据、详细结论等内容。篇幅一般较短，中文在 100 字左右，外文为 30～50 个词。目的是让读者阅读后决定是否需要阅读全文，如图 2-4 所示。

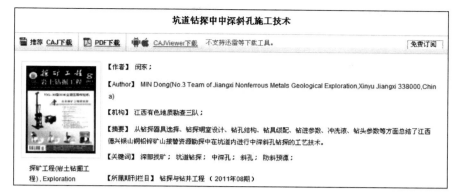

图 2-4　指示性文摘实例

2）报道性文摘（informative abstract）　　报道性文摘是原文内容的缩影，包括原文的主要观点、材料、研究手段与方法、成果与结论等。篇幅长度一般中文为 250～400 字，外文在 800 个词左右。读者阅读报道性文摘后，不需查阅原文就能获知其基本内容。

报道性文摘一般以结构式摘要的形式呈现。

要求分层次、设小标题来撰写，一般分为 4 个层次，如图 2-5 所示。

（1）背景（**background**）或对象（**objective**）。

（2）方法（**method**）。

（3）结果（**result**）或发现（**finding**）。

（4）结论（**conclusion**）或讨论（**discussion**）。

案例 2-1 中的问题 4 所涉及文章的报道性文摘见图 2-5。

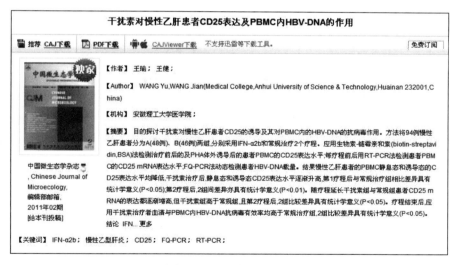

图 2-5　报道性文摘实例

报道性文摘是论文摘要的一种新的书写格式，它具有格式固定，便于撰写，避免内容疏漏，信息完整集中，便于计算机检索，便于检索工具编辑、收录，便于国际学术交流，促进文摘编写标准化等优点。

3. 全文型（full text）检索系统

全文型检索系统不仅能获取文献的题录信息，还能得到原始文献的全文。全文型检索系统应用全文本检索技术，可对文献章、节、段内容进行检索。

四、数据库的结构

（一）文档

文档（file）是数据库中一部分记录的集合。一般分为以下两种。

1. 顺排文档

顺排文档是数据库的主体，存入了数据库的全部记录，按照存入顺序编号和排列。一个存取号对应一条记录，存取号越大，记录就越新。由于顺排文档存储了每条记录的完整信息，所以又称为主文档。如果在顺排文档中进行检索，计算机就要对数据库中的每一条记录逐一进行扫描，存储的记录越多，检索的时间越长。

2. 倒排文档

倒排文档是供快速检索顺排文档的工具，也称索引文档。它是将主文档中的可检字段（如主题词、著者、刊名等）抽出，按字顺或代码顺序编排所形成的文档，不同的字段组织成不同的倒排文档（如主题词索引、著者索引、刊名索引等）。按描述文献内容特征的语词编排的文档称为**基本索引（basic indexes）**文档；按描述文献外部特征的词语排列的文档称为**附加索引（additional indexes）**文档。倒排文档中只有文献标识、文献篇数及文献存取号。因此，在实施检索时，必须和顺排文档配合使用，先在数据库的倒排文档中查得文献篇数及其记录的存取号，再根据存取号从顺排文档中调出文献记录。

数据库建立倒排文档的目的是提高检索效率。用户检索时，计算机将用户输入的检索标识在倒排文档里进行匹配，凡匹配一致者则按存取号到顺排文档中调出其完整记录，而不是直接在顺排文档中逐一比较、查找，因此，索引文档的质量直接关系到数据库的检索效率。

文档的另一概念是指大型数据库的子数据库或专辑。为了便于使用，大型的数据库会按学科或年代划分成若干个文档。例如，中国生物医学文献数据库（CBM）按年代来划分，中国期刊网专题全文数据库（CNKI）按学科划分。

（二）记录

记录（record）是构成数据库的基本信息单元，由若干字段组成，每条记录都描述了原始信息的外表特征和内容特征。一条记录代表一条原始信息，或者是一篇文献的信息。数据库的记录数越多，数据库的容量就越大。例如，案例 2-1 中的问题 4 在 CBM 中那篇文章的记录显示在浏览器网页上的格式，如图 2-6 所示。

（三）字段

字段（field）是组成记录的数据项。字段用来描述文献的特征，如**标题（title）**、**著者（author）**、**地址（address，author affiliation）**、**刊名（journal name）**、**出版者（publisher）**、**主题词（descriptor）**、**关键词（keyword）**等。字段的数量越多，说明记录包含的信息就越

多，该数据库就越加完备。

文档、记录、字段的关系可以描述为：文档是一个表，表中的每一行就是一个记录，行数就代表了记录的数量，而表中的每一列就是一个字段，每个字段就是一个文献的特征标识，指向文献特征所在位置。如图 2-6 所示，这篇文章共有 16 个字段。

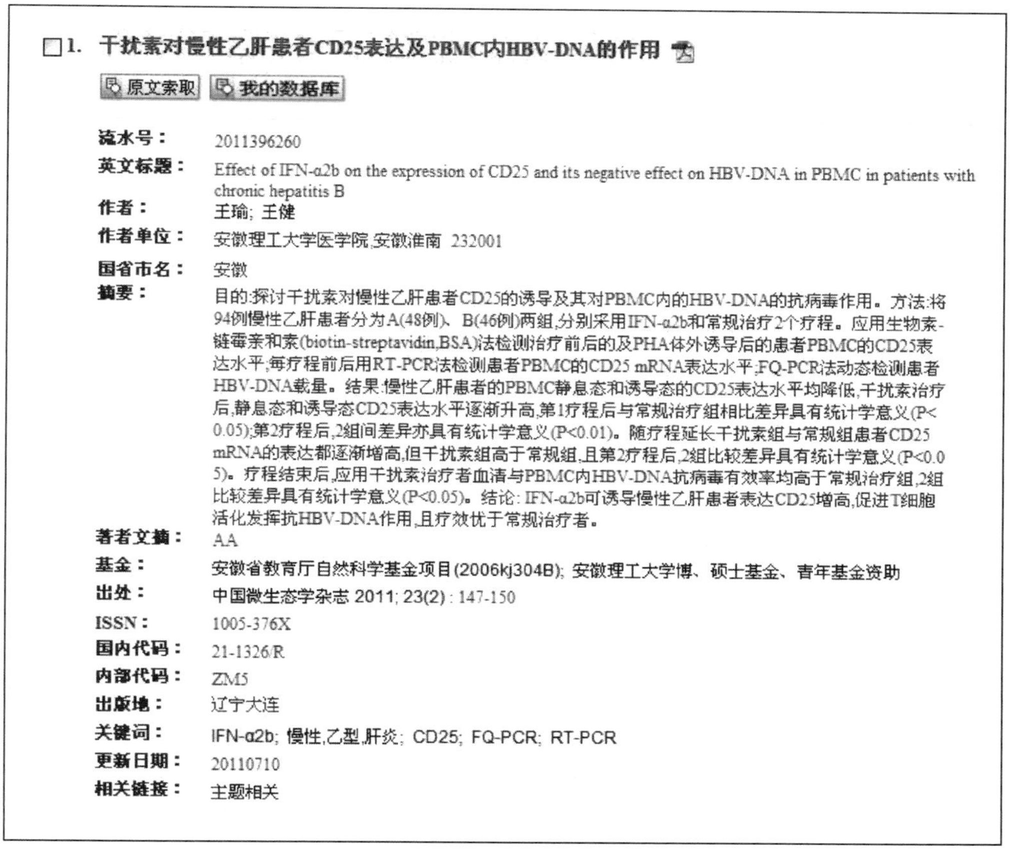

□1. 干扰素对慢性乙肝患者CD25表达及PBMC内HBV-DNA的作用

原文索取　我的数据库

流水号：	2011396260
英文标题：	Effect of IFN-α2b on the expression of CD25 and its negative effect on HBV-DNA in PBMC in patients with chronic hepatitis B
作者：	王瑜; 王健
作者单位：	安徽理工大学医学院,安徽淮南 232001
国省市名：	安徽
摘要：	目的:探讨干扰素对慢性乙肝患者CD25的诱导及其对PBMC内的HBV-DNA的抗病毒作用。方法:将94例慢性乙肝患者分为A(48例)、B(46例)两组,分别采用IFN-α2b和常规治疗2个疗程。应用生物素-链霉亲和素(biotin-streptavidin,BSA)法检测治疗前后的及PHA体外诱导后的患者PBMC的CD25表达水平;每疗程前后用RT-PCR法检测患者PBMC的CD25 mRNA表达水平;FQ-PCR法动态检测患者HBV-DNA载量。结果:慢性乙肝患者的PBMC静息态和诱导态的CD25表达水平均降低,干扰素治疗后,静息态和诱导态CD25表达水平逐渐升高,第1疗程后与常规治疗组相比差异具有统计学意义(P<0.05);第2疗程后,2组间差异亦具有统计学意义(P<0.01)。随疗程延长干扰素组与常规组患者CD25 mRNA的表达都逐渐增高,但干扰素组高于常规组,且第2疗程后,2组比较差异具有统计学意义(P<0.05)。疗程结束后,应用干扰素治疗者血清与PBMC内HBV-DNA抗病毒有效率均高于常规治疗组,2组比较差异具有统计学意义(P<0.05)。结论: IFN-α2b可诱导慢性乙肝患者表达CD25增高,促进T细胞活化发挥抗HBV-DNA作用,且疗效优于常规治疗者。
著者文摘：	AA
基金：	安徽省教育厅自然科学基金项目(2006kj304B); 安徽理工大学博、硕士基金、青年基金资助
出处：	中国微生态学杂志 2011; 23(2) : 147-150
ISSN：	1005-376X
国内代码：	21-1326/R
内部代码：	ZM5
出版地：	辽宁大连
关键词：	IFN-α2b; 慢性,乙型,肝炎; CD25; FQ-PCR; RT-PCR
更新日期：	20110710
相关链接：	主题相关

图 2-6　CBM 中记录显示在浏览器网页上的格式

五、数据库的类型

数据库类型的划分有多种标准，按照数据库中存储信息的内容可分为文献型数据库、事实型数据库、数据型数据库、多媒体型数据库。

（一）文献型数据库

1. 书目型数据库（bibliographic database）

存储二次文献，包括题录数据库、文摘数据库、索引数据库，为用户提供简单的原始文献的线索，指引用户去查找原始文献。如 MEDLINE 数据库、中国生物医学文献数据库（CBM）、中国药学文摘数据库等。

2. 全文型数据库（full text database）

存储一次文献，即原始文献全文，提供对文献章、节、段内容的检索，如 CNKI、VIP 和万方全文数据库、荷兰 OViO 数据库、美国 EBSCO 数据库等。

（二）事实型数据库（fact database）

存储经过加工的三次文献的信息，包括人物、机构、事物等信息的情况、过程、现象的事实数据。例如，美国国立癌症研究所建立的 Physician Data Query，提供由各科肿瘤专家综述的上千种治疗癌症的详细方案、从事癌症研究的医生和保健机构等信息（http://cancernet.nci.nih.gov/PDQ），还有大量电子版词典、百科全书、手册、年鉴、指南。例如，Marriam-Webster Dictionary 提供的《不列颠百科全书》免费查询及药物采购公司指南（http://www.biomed.net）等。

（三）数据型数据库（data database）

存储原始文献中以数值形式表示的数据，常见的有实验数据、统计数据、测量数据、化学制剂、药物的各种理化参数、人体生理上的各种数值等。如美国 GenBank 数据库（http://www.ncbi.hlm.nih.gov/entrez/）。

（四）多媒体型数据库（multimedia database）

存储图像、视频、音频、动画等多媒体信息，如 NLM 的可视人计划（the Visible Human Project）等。

由于事实和数据大多来源于各类型文献，文献检索在很大程度上包括了事实和数据检索。因此，文献检索是本门课程的主要内容。

【小结】　随着时代的发展，传统的信息检索系统正向全文文本、多媒体、多载体、多原理等新型信息检索发展，在深度上越来越注重提高管理和组织信息的能力。信息资源的网络化和分布化，面向互联网中海量的信息资源，在广度上越来越注重提高管理和组织的能力。

练习与思考
1. 数据库的类型有哪些？
2. 简述如何选择检索系统。

（昆明医科大学　施李琼）

第七节　信息检索技术

计算机信息检索过程实际上是将检索提问词与数据库文献记录中的标引词进行对比匹配的过程。为了提高检索效果，计算机检索系统常采用一些运算方法，从概念相关性、位置相关性等方面对检索提问进行技术处理。计算机检索需要用户将检索需求转换为计算机系统能够识别和处理的检索提问表达式并输入计算机，这样计算机才能按照用户的意向在数据库中查找与之相符合的文献。检索提问表达式由检索词和运算符组配而成，即

检索提问表达式＝检索词＋运算符

检索词包括各种描述文献内容和外表特征的标识：主题词、关键词、自由词、分类号（树状结构号）、特征词、代码、著者姓名、刊名、出版年等。

常用运算符包括布尔逻辑运算符、字段限定符、位置限定符、截词（truncation）符、词组检索符等。

一、布尔逻辑检索

在检索实践中，检索提问涉及的概念往往不止一个，同一个概念又往往涉及多个同义词、近义词和相关词。**布尔逻辑检索（Boolean operator）** 采用布尔逻辑运算符来组配多个检索词，指定词间的逻辑关系。

（1）逻辑乘：运算符为"AND"或"＊"，是表达概念交叉关系和限定关系的一种组配。AND 两侧的检索词必须同时出现在同一条记录中，该记录才会命中。常用于缩小检索范围，提高查准率。如案例 2-1 中，可使用"干扰素"AND"乙肝"检索问题 4，所需的那一篇文章在图 2-7 所示阴影部分中。可以继续组配文章的其他条件，进一步缩小检索范围直至找到所需文章。

（2）逻辑加：运算符为"OR"或"＋"，是表达并列关系的一种组配。OR 两侧的检索词只要有一个出现在同一条记录中，该记录便命中。常用于扩大检索范围，提高查全率。如在使用关键词进行检索时，需考虑到同一疾病的不同的表达方法，如案例 2-1 问题 4，"乙肝""乙型肝炎"都是同一疾病，使用"乙型肝炎"OR"乙肝"可检索到如图 2-8 所示阴影部分，才能保证查全率。

（3）逻辑非：运算符为"NOT""AND NOT"或"－"，是表达排斥关系的一种组配，即从检索结果中剔出不需要的概念。一般用于缩小检索范围，增强专指性。如需检索"无呕吐腹泻"的文章，使用"腹泻"NOT"呕吐"，将检出如图 2-9 所示阴影部分的文献。

在含有不同逻辑运算符的复杂组配中，逻辑运算的优先顺序是（）＞NOT＞AND＞OR。

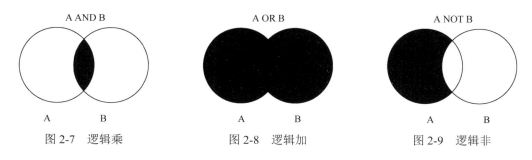

图 2-7　逻辑乘　　　　　　图 2-8　逻辑加　　　　　　图 2-9　逻辑非

二、字段限定检索

数据库中的记录是由字段构成的。字段限定检索是通过字段限定符把检索提问词限制在指定字段中。

（1）精确限制符"="，Dialog 检索系统称为附加索引检索符，适用于非主题性字段（描述文献外表特征的字段）和数字字段。

例如，AU=Smith J；DT=Reviews；PY=1998；CC=242.3。

（2）模糊限制符"in""[]""/"，Dialog 检索系统称为基本索引检索符，适用于主题性字段（描述文献内容特征的字段）。

例如，Neoplasms/de；CT[ab]；糖尿病 in   ti。

三、位置限定检索

位置限定（proximity）检索对检索词之间的相邻位置进行限制，是一种用于自由词检索的技术。位置限定检索是通过位置运算符来实现的，因检索系统不同而形式各异，现以 Dialog 检索系统为例。

（1）（W）——With：表示该运算符两侧的检索词相邻，且两者之间只允许有一个空格或标点符号，不允许有任何字母或词，次序不能颠倒。（W）也可以简写为（）。

例如，interleukin（）10 可检索出含有 interleukin10 或 interleukin-10 的文献。

（2）（nW）——nWords：表示在此运算符两侧的检索词之间最多允许插入 n 个词，两侧检索词的次序不能颠倒。

例如，Cerebral（1W）blood flow 可检出含有 Cerebral blood flow、Cerebral artery blood flow、Cerebral venous blood flow 的文献。

（3）（nN）——nNear：表示此运算符两侧的检索词之间允许插入最多 n 个词，两侧检索词的次序可以颠倒。

例如，cell（1N）wall 可检出含有 cell wall、wall of cell 的文献。

（4）（S）——Subfield：表示此运算符两侧的检索词必须是在文献记录的同一子字段中，而它们在该子字段中的次序和距离不限。在文摘字段中，一个句子就是一个子字段。

例如，computer（）control（S）system 可检出文摘中含有"This paper is concerned with an application of the computer control technique in a intelligent system for testing inner walls of pipes."这样一句话的文献。

（5）（F）——Field：表示其两侧的检索词必须是在文献记录的同一字段中，而它们在该字段中的次序和距离不限。

例如，water（）pollution（F）control 表示在同一个字段中（如篇名、文摘、叙词等）同时含有 water pollution 和 control，而无论相距多远的文献记录均可检索出来。

四、截词检索

截词（truncation & wildcard）检索是计算机检索系统中应用非常普遍的一种技术。由于西文的构词特性，在检索中经常会遇到名词的单复数形式不一致；同一个意思的词，英美拼法不一致；词干加上不同性质的前缀和后缀就可派生出许多意义相近的词等。为了保证查全，就得在检索式中加上这些具有各种变化形式的相关意义的检索词，这样就会出现检索式过于冗长，需要很多输入时间。截词检索就是为了解决这个问题而设计的，它既可保证不漏检，又可节约输入检索词的时间。

所谓截词，就是以符号取代检索词中的部分字母从而检出相同词干的词。截词检索主要用于同根词、单复数词、词性变异和拼法变异词的检索，以提高查全率。

不同的检索系统会使用不同的截词符。大多使用"？"截词符，表示 0～1 个字符。例如，wom?n 可检出含有 woman、women 的文献。使用"*"截词符，表示多个字符。例如，creat*可检出含有 creature、creation、create、creating、creator 等的文献。

五、词组检索

词组（**phrase**）**检索**是限定所输入的两个以上单词为词组时，可用引号" "将其括起，系统会视为一个不可拆分的整体进行检索。否则，系统会将其拆分后按逻辑与（或）关系运算。例如，eye disease 和"eye disease"，这两个检索结果是有很大不同的。

六、加权检索

加权检索是一种定量检索技术，其实质是判定检索词对文献是否命中的影响程度。加权检索的方法是在主题词后给定一个数值表示其重要程度，这个数值称为"权"。检索时，系统先查找这些主题词在数据库记录中是否存在，然后计算其权值总和，凡达到或超过预先给定的阈值，即命中该记录。运用加权检索可以命中核心概念文献，它是一种缩小检索范围、提高查准率的有效方法。

七、聚类检索

聚类检索是在对文献进行自动标引的基础上，计算出文献与文献之间的相似度，把相似度较高的文献集中在一起，形成一个个文献类的检索技术。根据不同聚类水平的要求，可以形成不同聚类层次的类目体系。在这样的类目体系中，主题相近、内容相关的文献聚集在一起，而相异的则被区分开来，它兼有主题检索系统和分类检索系统的优点，同时具备族性检索和特性检索的功能。

八、扩展检索

对于同一个概念，不同的人会有不同的表达，如"感冒"这一概念的表达可能有"感冒""伤风""流感"等。"微量元素"这一概念蕴含有铜、铁、锌等 10 余个概念。若逐个分别检索，将大大增加输入的时间，扩展检索技术则可以解决这个问题。

基于词表的扩展检索主要有下位词扩展和同义词扩展的检索功能。扩展检索的基本原理：系统基于词表，自动或半自动地对多个检索词执行逻辑或（OR）运算。

九、全文检索

全文是指数据库中的原始记录，全文检索即以原始记录中的词语及其特定的位置关系为对象的检索。它是一种不依赖主题词表而直接使用自由词的检索方法。位置限定符是全文检索常用的运算符。

十、多媒体检索

以往对多媒体信息的检索是基于文本描述的检索，一是外部特征描述，二是内容特征描述。显然，文本信息检索技术无法充分揭示和表达多媒体信息的特征及其实质内容和语义关系。

近年来出现的基于内容的检索，实现了对多媒体对象的语义、媒体的视觉特征或听觉特征的检索。它利用图像处理、模式识别、计算机视觉、图像理解等学科中的一些方法作为基础技术，直接对图像、视频、音频内容进行分析，抽取特征和语义，建立内容特征索引以供检索。

【小结】　不同的检索系统会提供不同的方法，需要使用不同的检索技术。本章节给大家介绍的是一些常用的检索技术。在实际进行检索时，常常需要综合使用多种技术，才能快速、准确地找到所需文章。

练习与思考

布尔逻辑运算符有哪些，有什么作用？

（昆明医科大学　施李琼）

第八节　信息检索方法和步骤

前面的章节讲解了检索的一些基本概念；检索时常使用的一些技术等基本问题。但在实际进行检索时，只有这些零散的基本知识是不够的，古人云："不谋全局者，不足以谋一域；不谋万世者，不足以谋一时。"在检索时应当树立全局观念和整体意识，要有一个整体规划。而这个整体规划就是本章节的内容：信息检索方法和步骤。

一、检索方法

查阅文献的方法有很多，临床科研工作者都有自己惯用的方法，同时受到文献资料的限制，方法也就不一。常用的检索方法有以下几种。

（一）追溯法

首先以紧密结合课题的几篇文献（最好是综述文献）为基础，然后根据每篇文献后所附的参考文献为线索，按照这些参考文献的出处追溯查找出原文参考。如果需要再按这些文献后所附的参考文献为线索，进一步追踪，如此反复，犹如滚雪球一样，得到越来越多与课题有关的文献。这种方法简单方便，但查全率、查准率都不太高。一般是在缺少检索工具的时候使用。

（二）常用法

常用法即使用检索工具查找文献信息的方法，因此也称工具法。这种方法查全率、查准率都较高。根据检索课题的不同要求，又可分为顺查法、倒查法和抽查法3种。

1. 顺查法

利用检索工具由远及近，逐年进行检索直到现在。这种方法的优点是查全率高，查得的文献资料全面系统；缺点是效率低、费时费力。一般在要了解课题的历史背景和发展状况时适合使用。

2. 倒查法

利用检索工具由近及远逆时间检索，一般倒查1～5年。这种方法的优点是省时省力，查得的文献信息较新；缺点是查全率相对较低。适用于查找新课题、新理论和近期发表的文献资料。

3. 抽查法

针对学科或课题发展的特点，对其发展速度、发表文献较集中的高峰期进行检索。此法检索效率高，能用较少的时间而查得较多具有代表性的文献。

（三）浏览法

即对相关专业最新的期刊、年鉴、专著等进行经常性的浏览和阅读，以获得最新动态及专业背景知识。

（四）综合法

检索的目的是做到"多快好省"，以最快的时间，用最少的精力，查到自己所需的文献，所以在实际检索过程中，常常需要综合使用多种检索方法。查阅文献一般应做到"四先四后"，即时间先近后远，语种先国内后国外，先专业后广泛，先综述后单篇。

二、检索步骤

（一）分析课题，明确检索要求

在正式着手检索课题前，首先应分析研究课题，全面了解课题的内容及对检索的各种要求，从而制定合理的检索策略。分析课题时应从以下几方面进行。

（1）弄清课题信息需求的目的、内容及其特征。

（2）分析课题涉及的学科范围、主题要求。

（3）课题所需信息的特征，包括文献类型、出版类型、年代范围、语种、著者、机构等。

（4）课题对查新、查准、查全的指标要求。

例如，案例 2-1 中的问题 3 需要检索研究干扰素与慢性乙肝关系的文章，分析这一课题，学科范围是医学，主题要求是干扰素与慢性乙肝，文献类型是期刊。

（二）选择检索系统

正确选择检索系统，是保证检索成功的基础。常用的检索系统有数据库、搜索引擎等，它们各有特点和不同的用途。在选择检索系统时，必须从以下几个方面考虑。

（1）课题要求得到的信息类型、时间范围、课题经费支持等因素。

（2）检索系统所收录信息的内容、涉及的学科范围。

（3）检索系统收录的文献类型、数量、时间范围及更新周期。

（4）检索系统所提供的检索途径多少、索引功能的完善程度和服务方式。

（5）检索系统的权威性。

信息技术的高速发展和信息资源的网络化，从根本上改变了检索方法和方式。当今流行的主要检索系统：一个是数据库，另一个是网络。其实互联网与数据库各有优势，它们相互依存、相互促进，各有优势，在检索时可以根据具体的问题选择使用二者之一，或者综合使用。

如案例 2-1 中的问题 3，涉及的学科是医学，针对这一学科有专门的数据库，国内综合的数据库也有收录，因数据库的系统性较强，数据权威性有保障，所以首选使用数据库进行检索；在不能使用数据库的情况下，也可以通过网络搜索引擎获得许多相关资料，但数据的权威性有时难以保障。另外，数据库种类繁多，在选择时要根据数据库收录的学科范围、文献类型，提供的检索途径、完善程度和使用者的检索习惯来进行选择。

（三）确定检索途径、检索词（标识），编写检索提问式

按照检索课题需要，确定自己的检索途径和检索标识，使用哪种检索途径就必须使用该途径对应的检索标识，见表 2-13。数据库可提供众多的检索途径，每个检索途径各有特点，必须根据检索课题的具体要求来确定。如案例 2-1 中的问题 4，可使用作者途径检索词"王瑜"，题名途径检索词"干扰素对慢性乙肝患者 CD25 表达及 PBMC 内 HBV-DNA 的作用"，刊名途径检索词"中国微生态学杂志"进行检索。在某些学科的检索系统中，还会出现一些特殊的检索途径，如分子式途径、生物体途径、专利号途径等。

表 2-13　检索途径与检索标识的对应关系

检索途径	检索标识	示例
题名	书名、刊名、文章篇名	希氏内科学
著者	著者姓名、机构名称	Smith P
代码	专利号、登记号、报告号、标准号	US6207359
分类	分类号	R532.1
主题	主题词、关键词等	肺肿瘤/放射疗法

（四）调整检索策略

当检索结果与检索期望存在差距时，必须对检索策略进行调整。合理调整检索策略，是确保文献信息检索质量的重要环节。

1. 检查检索方法、检索系统、检索途径

认真检查所确定的检索方法、检索系统、检索途径是否对口，是否符合课题的要求。

2. 修改检索提问式

当检出文献量小于期望时，试用以下方法来扩大检索范围。

（1）删除某些用 AND 连接的不重要检索词。

（2）增加用 OR 连接的检索词。

（3）位置运算符放宽。

（4）检索词后用截词符。

（5）多用几个副主题词，甚至选用所有副主题词。

（6）选用上位主题词扩检，或选用扩展全部树检索。

（7）同时用主题词和自由词检索，用 OR 连接。

（8）从在某个学科范围中输词检索改为在所有学科中输词检索。

（9）多用几种检索系统进行检索。

当检出文献量过多，其中一部分文献并非真正需要时，试用以下方式进行缩检。

（1）增加用 AND 连接的检索词，或用"二次检索"。

（2）用特定的副主题词进行限定。

（3）用字段限定检索，如标题词字段检索。

（4）使用主要主题词进行加权检索、下位主题词检索或不扩展检索。

（5）进行文献类型、语种、重要核心期刊、年份等限定检索。

（6）用逻辑非 NOT 来排除无关检索词。

例如，案例 2-4 问题 3 使用主题词途径检索式为"乙型肝炎，慢性 AND 干扰素"；使用分类途径乙型肝炎的分类号为 R512.62 复分号 053 药物疗法、化学疗法、干扰素的分类号为 R341.1，检索式为"R512.62/053 AND R341.1"或者"乙型肝炎/053 AND 抗体蛋白与干扰素蛋白"。当检出文献量太小，需要使用一些方法来扩大检索范围，主题词途径可使用"乙型肝炎，慢性"的上位主题词"乙型肝炎"，或者"干扰素"的上位主题词"干扰素 I 型"。分类途径可使用"乙型肝炎"的上位类"病毒性肝炎"，或者把复分号 053 去掉，来扩大检索范围。当检出文献量太多，可使用一些特定的副主题词进行限定，如主题词途径检索式改为"乙型肝炎，慢性/药物疗法 AND 干扰素/治疗应用"；或者使用加权检索、不扩展检索，来缩小检索范围。

（五）获取原始文献

获取原始文献是文献信息检索的最终目的，其基本原则是由近而远。常用的方法有以下几种。

（1）利用本单位馆藏目录，了解文献收藏情况，就地借阅或复制。

（2）对本馆缺藏文献，利用区域性或全国性联合目录了解兄弟馆收藏情况，并作馆际借阅或复制。

（3）利用计算机全文库下载所需原始文献。

（4）利用互联网上的相关网站收费订购或免费获取原始文献。

（5）向文献著者索取。

例如，案例 2-1 中的问题 4，现需要获取一篇原始文献，已经在数据库中查找到文献信息，可通过以下 5 种方法获取到原文：①利用数据库直接下载原文；②利用网络获取免费原文；③了解本单位文献收藏情况，获取纸质原文；④了解其他单位文献收藏情况，通过馆际互借获取原文；⑤通过邮件向文献作者索取原文。

【小结】　本章节的内容看似复杂，但只要把知识跟实践结合起来，实践越多就知道得越真切，不断学，不断练，才能真正学到本领。一切事情开头不免有点困难，不断练，练得工夫到家了，就会得心应手。只有这样不断学习才能不断积累获得新的知识。

练习与思考

1. 常用的文献检索途径有哪几种？各种检索途径的检索标识是什么？

2. 若检索结果反馈文献太少，应该如何调整检索提问式？

（昆明医科大学　张璐平）

第九节　信息检索效果评价

案例 2-5

某同学进行了"干扰素与慢性乙肝治疗的临床研究"方面的文献检索。检索到很多文献，有些相关，有些不相关。

> **问题：**
>
> 　　影响检索效果的因素是什么？如何提高检索效果？
>
> **分析：**
>
> 　　信息检索效果评价的主要指标为查全率和查准率，可根据这两项指标结合其他指标科学地进行效果评价。而查全率和查准率又受其他因素影响，如检索词选定为慢性乙型肝炎或者乙肝，检索出的效果都不相同，所以在检索时可通过优选数据库、丰富检索方法、精确检索词等方法来优化检索效果。

一、主要评估指标

　　检索效果是指利用检索系统（或工具）开展检索服务时所产生的有效结果。检索效果评价是根据一定的评价指标对实施信息检索活动所取得的成果进行客观科学评价，以进一步完善检索工作的过程。对信息检索效果进行评价能够为改善检索系统性能提供明确的参考依据，从而更好地满足检索用户的需求。

　　常用的评价指标有：收录范围、查全率、查准率、响应时间、输出形式等，其中查全率和查准率是最重要的两个评价指标。

二、查全率和查准率的概念

（一）查全率

　　查全率（recall ratio）是指系统在进行检索时，检出的相关文献数与系统文献库中相关文献总量的比率。它反映该系统文献库中实有的相关文献量在多大程度上被检索了出来。

$$查全率＝（检出的相关文献量/文献库内相关文献总量）×100\%$$

　　例如，利用某个检索系统检索某课题的文献，假设在该系统文献库中共有相关文献100篇，而只检出60篇，则本次检索查全率为60%。

（二）查准率

　　查准率（precision ratio）是指在进行某一检索时，检出的相关文献量与检出文献总量的比率。它反映每次从该系统文献库实际检出的全部文献中有多少是相关的。

$$查准率＝（检出的相关文献量/检出文献总量）×100\%$$

　　例如，检出文献总篇数为80篇，其中与课题相关的只有60篇，另外20篇与课题无关，则本次检索查准率为75%。

三、影响检索效果的因素

　　查全率和查准率是评价检索效果的两项重要指标，直接受检索系统和检索技术两方面因素的影响。

（一）影响查全率的因素

　　从检索系统来看，主要有：文献库收录文献不全；索引词缺乏控制和规范；词表结构不完整；词间关系模糊或不正确；标引不详，前后不一致，遗漏了原文的重要概念或用词不当等。

从检索技术来看，主要有：选用词语及其逻辑组配不当；检索途径和方法太少；没有使用截词功能和扩展检索功能；未能全面描述检索要求等。

例如，在检索研究干扰素的相关文章时，可用主题检索或作者检索等多种检索方法进行检索，以提高查全率。

（二）影响查准率的因素

从检索系统来看，主要有：检索系统不具备逻辑非功能；截词部位不当；使用逻辑不当等。

从检索技术来看，主要有：索引词不能准确描述文献主题和检索要求；组配有误；检索面宽于检索要求；选用词语及词间关系不正确；检索词或检索式专指度不够。

例如，在检索有关慢性乙肝的文章时，将检索词定为慢性乙型肝炎或其简称乙肝，检索效果都是不同的。

实际上，影响检索效果的因素是非常复杂的。国外有关专家所做的实验表明，查全率和查准率之间成反比，相互制约。在查全率提高的同时，查准率就会降低。而在提高查准率的同时，查全率又会降低。任何一个检索系统要求查全率和查准率都达到100%是不可能的。但是值得注意的是，当查全率和查准率都很低的时候，可以通过检索策略的调整来使两者都得到一定程度的提高。一般来说，查全率控制在60%～70%，查准率控制在40%～50%就是较好的检索结果。往往很难同时兼顾查全率和查准率，而应当根据具体的需要，合理调整查全率和查准率。不同的课题检索目的各不相同，对查全率和查准率的要求也不相同。因此，可根据课题具体要求来调整检出文献的查全率和查准率。

四、提高检索效果的方法

信息检索效果是研究信息检索原理的核心，是评价一个检索系统性能优劣的质量标准。要提高检索效果，需采取以下措施：促进信息资源的开发与利用；提高检索人员素质；进行有效的用户管理；优选检索工具和数据库；优化检索策略与步骤；调整检索方案；精选检索词；巧构检索提问式；熟悉检索代码与符号；鉴别检索结果。

【小结】 信息检索效果评价是根据一定的评价指标对实施信息检索活动所取得的成果进行客观科学评价，目的是准确掌握检索系统的各种性能水平，分析影响检索结果的因素，以进一步完善检索工作的过程。这需要人们了解到影响检索效果的主要因素为查全率和查准率，并且了解其概念和计算方法。根据分析各方面影响效果的因素来调节检索策略，找寻提高检索效果的办法，改进检索系统的性能，以便优化检索结果，达到更好的检索效果。

练习与思考

1. 评定检索效果的主要指标是什么？
2. 影响检索效果的因素和解决办法分别是什么？

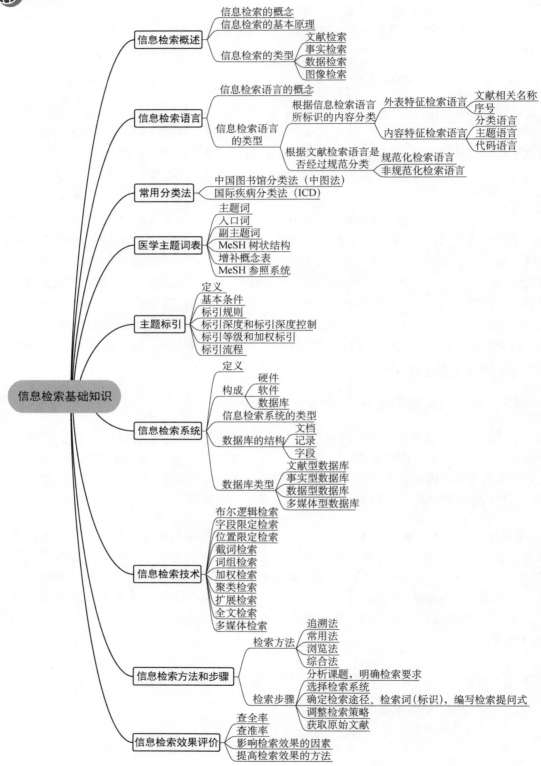

章节思维导图

信息检索基础知识

- 信息检索概述
  - 信息检索的概念
  - 信息检索的基本原理
  - 信息检索的类型
    - 文献检索
    - 事实检索
    - 数据检索
    - 图像检索

- 信息检索语言
  - 信息检索语言的概念
  - 信息检索语言的类型
    - 根据信息检索语言所标识的内容分类
      - 外表特征检索语言
        - 文献相关名称
        - 序号
      - 内容特征检索语言
        - 分类语言
        - 主题语言
        - 代码语言
    - 根据文献检索语言是否经过规范分类
      - 规范化检索语言
      - 非规范化检索语言

- 常用分类法
  - 中国图书馆分类法（中图法）
  - 国际疾病分类法（ICD）

- 医学主题词表
  - 主题词
  - 入口词
  - 副主题词
  - MeSH 树状结构
  - 增补概念表
  - MeSH 参照系统

- 主题标引
  - 定义
  - 基本条件
  - 标引规则
  - 标引深度和标引深度控制
  - 标引等级和加权标引
  - 标引流程

- 信息检索系统
  - 定义
  - 构成
    - 硬件
    - 软件
    - 数据库
  - 信息检索系统的类型
  - 数据库的结构
    - 文档
    - 记录
    - 字段
  - 数据库类型
    - 文献型数据库
    - 事实型数据库
    - 数据型数据库
    - 多媒体型数据库

- 信息检索技术
  - 布尔逻辑检索
  - 字段限定检索
  - 位置限定检索
  - 截词检索
  - 词组检索
  - 加权检索
  - 聚类检索
  - 扩展检索
  - 全文检索
  - 多媒体检索

- 信息检索方法和步骤
  - 检索方法
    - 追溯法
    - 常用法
    - 浏览法
    - 综合法
  - 检索步骤
    - 分析课题，明确检索要求
    - 选择检索系统
    - 确定检索途径、检索词(标识)，编写检索提问式
    - 调整检索策略
    - 获取原始文献

- 信息检索效果评价
  - 查全率
  - 查准率
  - 影响检索效果的因素
  - 提高检索效果的方法

（昆明医科大学　张璐平）

第三章　中文生物医学文献检索系统

第一节　中国生物医学文献数据库

 学习目标

一、知识目标

1. 能够归纳和总结 CBM 的特点。
2. 能够列举 CBM 的收录范围。
3. 能够举例说明 CBM 较全文数据库 CNKI 在文献内容特征标引上的优势。

二、技能目标

1. 能够根据检索需求编写检索提问表达式，并选择合适的检索模式进行检索；会根据检索结果做出有效的检索策略调整，以获得满意的检索结果。
2. 能够辨别结果中不同字段的内容，能进行文献下载和编辑。
3. 能够运用 CBM 数据库的结果统计了解某一领域或主题的研究概况。

三、情感、态度和价值观目标

1. 能够在实例检索过程中认识到专业数据库中信息资源的可靠性、准确性和安全性。
2. 切实体会到主题标引数据库的优势。

案例 3-1

　　新冠肺炎（coronavirus disease 2019，COVID-19）是由一种冠状病毒引发的急性呼吸道传染型疾病。自 2019 年爆发以来，肆虐全球五大洲，给全世界人民的生活蒙上了"阴影"。新冠肺炎疫苗的研制和使用是有效控制其大规模爆发的最有效手段之一。2021 年 4 月起医学生小王所在社区开展疫苗接种，他发现小区居民对疫苗的使用存在很多疑惑和不安。小王同作为医学生想从专业期刊中检索一些有关国内新冠肺炎疫苗研制和临床试验的文献，为小区居民开展一次科普教育活动。

问题：

　　1. 该检索需求的范围是什么？应该选取哪个数据库获取所需的中文文献？
　　2. 该课题涉及哪些主题概念？
　　3. 选择哪种检索途径？
　　4. 如何制定检索策略？

分析：

　　1. 该检索需求涉及新冠肺炎疫苗研制等方面的问题，属于临床医学研究的范围，可选用 CBM 数据库进行检索。
　　2. 该检索需求主题概念有：新冠肺炎疫苗、新冠肺炎、疫苗。
　　3. 小王同学查找的信息更偏向于具有指南性的三次文献，限定文献类型为"综述"可以获取更为准确的文献信息。

一、数据库概况

（一）收录范围

中国生物医学文献数据库（Chinese Biomedical Literature Database，CBM）是由中国医学科学院医学信息研究所开发研制的中国生物医学文献服务系统（SinoMed）下的一个重要数据库（其他子库及收录特点详见本书附录 7）。该数据库收录了自 1978 年至今国内出版的生物医学期刊 3120 种，文献题录 1290 余万条，年增长量 50 多万条。1989 年以后的题录与重庆维普中文科技期刊数据库（全文版）可实现链接，在线获取全文。该数据库涵盖了《中文科技资料目录（医药卫生）》、中文生物医学期刊文献数据库（CMCC）中收录的所有文献题录。并且其收录的范围比《中文科技资料目录（医药卫生）》进一步扩大，并增加了文摘、英文题名、关键词等字段，加强了主题标引和分类的深度，同时对作者、作者机构、发表期刊、所涉基金等字段进行了规范处理，从 2019 年起，对 2015 年以后发表的文献新增通讯作者标识字段，全面整合中文 DOI 链接，方便检索者获取文献信息。

CBM 是目前收录国内生物医学学术期刊最全面的文摘题录型数据库，收录的学科涵盖了预防医学、基础医学、中国医学、临床医学、药学及中药学等生物医学的各个领域。

（二）标引和分类

CBM 注重题录信息的规范化处理和深度加工，对其收录的文献进行了全面、规范、准确的内容揭示。主题标引严格依据**美国国立医学图书馆（National Library of Medicine，NLM）**的《**医学主题词表**》（***Medical Subject Headings，MeSH***）（中译本），以及中国中医研究院中医药信息研究所新版《中国中医药学主题词表》；分类标引采用中国国家图书馆出版的《中国图书资料分类法·医学专业分类表》。

（三）数据库结构

CBM 的记录包含 30 多个字段（数据项），包括中英文标题、作者、第一作者、关键词、主题词、分类号、特种词等，全方位地揭示了每条记录的外表和内容特征，且多数字段可以用于字段检索，表 3-1 列举了 CBM 常用字段（数据项）的中英文检索标识、注释。

表 3-1　CBM 主要字段及其代码

AB	摘要	
AD	地址	第一作者地址
AF	原文出处	
AU	著者	
CN	国内代码	国内期刊代码
CL	分类号	
CT	特征词	
IS	ISSN	国际期刊代码
LA	语种	缺省值为中文
MH	主题词	
MMH	主要主题词	主要概念主题词
PY	出版年	

续表

PT	文献类型	综述、Meta、RCT 等
SO	出处	复合字段：期刊名、出版年、卷、期、页面
SU	增刊	
TA	期刊名称	
TI	中文题目	
TT	英文题目	
TW	关键词	

（四）检索系统功能

CBM 建有主题词表、分类表、期刊表、作者索引表等多种词表。可用关键词、主题词、款目词检索，可进行主题词的扩展和加权检索，主题词与副主题词的组配检索，副主题词的组配检索；可进行分类号的扩展，概念复分及总论复分检索；可通过浏览记录选择检索词，也可用单字、文本词、刊名、出版年、文献类型等进行检索；可进行截词检索、通配符号的检索；可进行各种逻辑组配的检索。此外，还有检索结果打印，检索策略的修改、保存，检索结果统计分析、原文获取等功能。

（五）原文获取

CBM 数据库提供两种原文索取方式。

1. 检索结果页面直接索取

Sinomed 对中文 DOI 信息进行了整合；添加了维普、万方医学网、万方数据知识服务平台、出版社、编辑部等的链接。检索结果可通过 PDF 图标、DOI 链接图标、数据库服务商图标免费或付费进行原文索取。

2. 通过点击"原文索取"获得

"原文索取"是通过"协和医学文献传递系统"实现原文获取的另一种途径。

二、检索方法

在检索功能上，CBM 有基本检索、主题检索、分类检索、期刊检索、高级检索，此外还可以进行限定检索、智能检索、定题检索和通过检索史进行复合检索等。

（一）特色检索功能

1. 智能检索

智能检索是基于词表系统，将输入的检索词转换成表达同一概念的一组词的检索，即自动实现检索词及其同义词（含主题词、下位词）的同步检索，是基于自然语言的主题概念检索，且支持词与词间的逻辑组配检索。例如，检索"乳腺癌"，"乳腺肿瘤""叶状瘤""癌，导管，乳腺""乳腺肿瘤，男性"也包含在检索词中，且词与词之间的逻辑关系为"OR"。

2. 限定检索

限定检索是指对当前检索结果的文献年代、文献类型、年龄组、性别、研究对象类型等外表特征进行限定，即检索结果的后限定。如图 3-1 所示，减少二次检索操作，提高检索效率。限定检索时组内的逻辑关系为"OR"，组间的逻辑关系为"AND"。

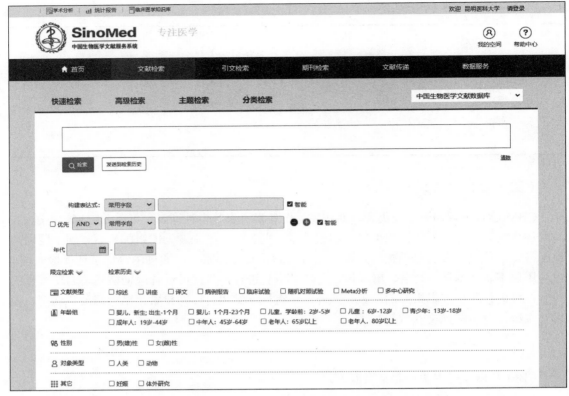

图 3-1　限定检索界面

　　进行限定检索时，可在检索前设置限定条件，也可在检索后设置限定条件，还可根据需要随时修改限定条件。如果是在检索后设置限定条件，或对限定条件进行了修改，需点击"检索条件"才能对当前检索条件执行新限定检索。如勾选"随机对照试验""Meta分析"等，可以帮助检索者较快地获取国内生物医学期刊上发表的相关循证医学的研究证据。

　　3. 二次检索

　　在已有检索结果的基础上，基本检索界面会出现"二次检索"按钮，输入新的检索词并勾选"二次检索"的复选框，点击"检索"按钮即可在上一次检索结果的基础上进行新的检索，逐步缩小检索范围。功能相当于逻辑运算"AND"。

　　4. 结果筛选

　　数据库支持对检索结果进行多维度聚类筛选，可勾选一个或多个聚类项进行过滤，根据需求精炼检索结果。

　　5. 核心期刊检索

　　《中文核心期刊要目总览》或《中国科技期刊引证报告》收录的期刊检索。

　　6. 中华医学会期刊检索

　　中华医学会编辑出版的医学、科普等各类期刊的相关文献检索。

　　7. 链接检索

　　自动实现作者、出处、关键词、主题词、主题词/副主题词、主题相关等知识点的快速链接，可全方位满足检索过程中的新发现、新需求。

（二）快速检索

进入 CBM 数据库，系统默认进入快速检索，如图 3-2 所示。

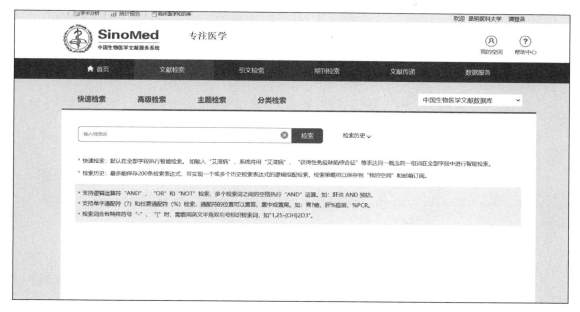

图 3-2　CBM 基本检索界面

快速检索默认在常用字段内执行检索，且集成了智能检索功能。输入多个检索词且用空格分隔时，系统默认为"AND"运算。

例如：在检索框中输入"新冠肺炎"，中文标题或关键词或主题词或摘要字段中任意字段出现"新冠肺炎"，即为命中文献被检出，如图 3-3 所示。

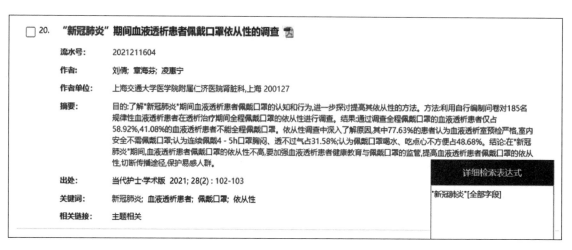

图 3-3　以"新冠肺炎"为检索词的检索结果界面

快速检索状态下，也可对特定字段进行检索，以及进行各种逻辑运算等检索，如图 3-4 所示。

快速检索框中的检索词或检索提问表达式之间可直接使用"AND"、"OR"或"NOT"三种布尔逻辑运算符号连接，指定词与词之间的逻辑关系直接编写一个复杂的逻辑检索指令。

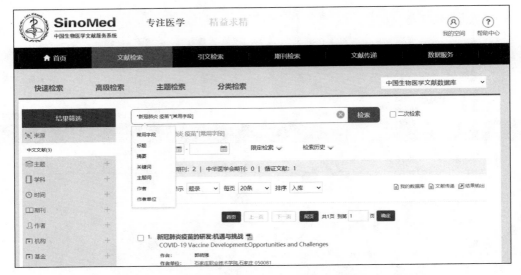

图 3-4　快速检索状态下的字段和逻辑运算检索

（三）高级检索

高级检索提供多个检索入口，提供外表特征检索和内容特征检索字段选择，支持多个检索词及其复杂逻辑组配检索，可构建复杂检索提问表达式。

1. 全部字段检索

基本检索下的全部字段检索，即系统默认为输入的检索词在所有字段内进行匹配查找。

2. 指定字段检索

可实现特定字段的检索。检索范围有所缩小，结果更为准确。其中常用字段和核心字段是复合字段，由多字段构成，且均属于内容特征检索字段。其中常用字段由中文标题、摘要、关键词和主题词四个字段构成；核心字段由中文标题、关键词和主题词三个字段构成。相比常用字段，核心字段检索更为精准。

检索提问表达式的构建：

1）检索字段的选择　　直接通过下拉菜单选择所需字段名称。CBM 数据库为检索者提供了除常用字段、核心字段、全部字段外的常用的 20 种特定字段的快捷选择，方便检索。其中关键词、主题词、特征词、分类号、人名主题、作者、第一作者、刊名和期字段可选做精确检索或包含检索。

A. 精确检索或包含检索：特征词、分类号、作者、刊名等字段可选择精确查找（字段代码=检索词，如：AU=洪涛）或模糊查找（检索词 in 字段代码，如：洪涛 in AU）。

B. 智能检索：高级检索支持智能检索，检索内容涉及内容特征检索的，均可勾选智能检索，如：常用字段、核心字段、摘要等。

C. 关联提示：在作者、第一作者、通讯作者字段支持关联规范机构名称的提示。

2）逻辑运算符号的选择　　高级检索中两两字段间都有逻辑运算符号供检索者选择，运算等级低的若想提前运算可勾选逻辑符号前的"优先"系统生成最终检索提问表达式时会把这步检索放置于"（）"内，从而提前运算，如图 3-5 所示。

本案例可利用 CBM 的高级检索功能，选择自由词途径进行检索。在高级检索界面，检索入口选择"常用字段"或"核心字段"，在检索词输入框中输入"疫苗"，勾选"智能"检

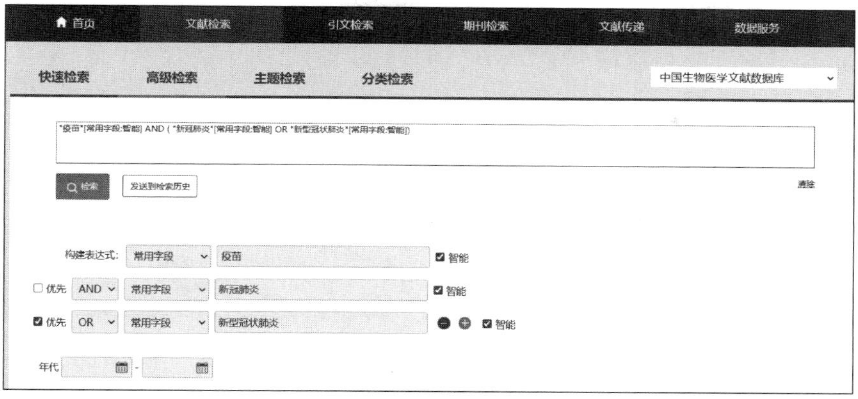

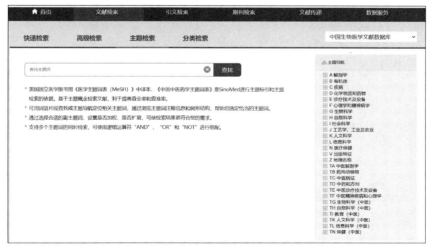

图 3-5 高级检索

索，点击检索并获得检索结果。在此结果的基础上再一次选择常用或核心字段下的智能检索，在检索框内输入检索词"新冠肺炎"勾选二次检索，点击检索，勾选文献类型：综述。

3. 逻辑组配检索

除通过上述指定字段检索构建复杂逻辑组配外，还可直接在高级检索框中直接输入检索词或检索表达式并同时指定其之间的逻辑关系，但需注意的是布尔逻辑运算符号必须使用大写。

（四）主题检索

主题检索是基于内容特征的检索。主题检索与关键词检索相比，能有效地提高查全率和查准率。

CBM 设有自编的医学主题词表，所采用的主题词源于 NLM 的 MeSH 词表和中国中医研究院中医药信息研究所出版的《中国中医药学主题词表》。可采用中文主题词或英文主题词查找，如图 3-6 所示，可选用主题词的同义词、近义词、相关词等进行查找对应主题词；也可通过"主题导航"查找，检索结果可浏览主题词、副主题词的注释、树状结构等相关重要信息。

1. 主题途径检索步骤

进入 CBM 主题词检索页面直接输入中文检索词或英文检索词进行主题词的查找检索。如图 3-6 所示。

图 3-6 主题词查找界面

在主题词输入框中输入一个字或词，点击"查找"，系统显示含有该词或字的片段的所有款目词、主题词列表，以及每一个主题词相对应的命中文献量，如图 3-7 所示。页面上端显示出系统查找到的相关主题词的数量。若没有任何款目词或主题词包含该字或词，则显示检出 0 个主题词。注意：此时进行的是主题词的查找，尚未进行主题检索。

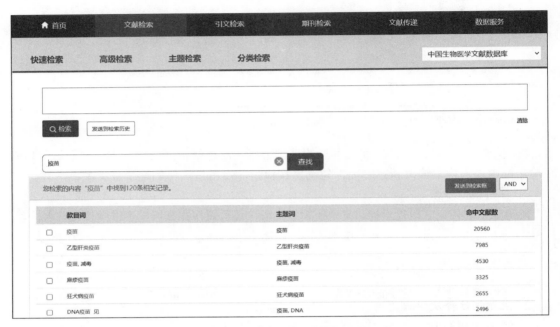

图 3-7　相关主题词列表信息

词条中带有"见"字时，前面的词为主题词的款目词（同义词），后面的词为正式主题词；词条中无"见"时，前后均为主题词。

小贴士：如何查找主题词

1. 通过了解的中英文关键词及其同义词整词或片段直接进行查找。

2. 可以在基本检索界面找出标题或摘要中包含某个检索词的文献，浏览检索结果，看其对应的标引词从而检索到所需的主题词。

3. 为了提高检索的准确性，建议尽量使用最专指的主题词进行检索；在未找到最专指主题词时，可选用其最邻近的上位词进行检索。

4. 要充分发挥主题检索中"英文主题词"的作用。中文主题词表是 MeSH 的中译本，翻译过程中有些主题词不符合中文的表达习惯，从而造成有些词汇无法查找到其规范化的主题词，建议可通过其对应的英文主题词进行查找。

勾选欲检索的主题词，点击该主题词即可进入下一界面，在此，可以对主题词选择是否"加权检索""扩展检索"，以及副主题词和副主题词扩展检索，如图 3-8 所示，点击"主题检索"完成检索。此外，还可以浏览主题词注释信息和树形结构表。

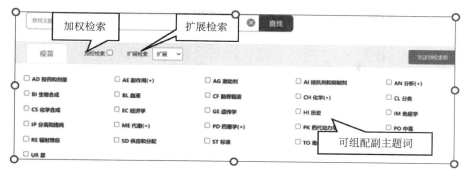

图 3-8　主题检索界面

　　加权检索，表示仅对主要概念主题词（即在一篇文献中相对比较重要，能够反映文章论述的主要内容的主题词，在记录中主要概念主题词前加星号"＊"）检索。非加权检索表示对主要概念主题词（加星号主题词）和非主要概念主题词（未加星号主题词）均进行检索。若进行加权检索，对"加权检索"选择框进行标记即可。

　　扩展检索指对当前主题词及其所有下位主题词（参见树形结构表）进行检索，非扩展检索则仅限于当前主题词的检索。默认状态为扩展检索，若不进行扩展检索请选择"不扩展"选项。副主题词也存在扩展检索，一些副主题词之间也存在上下位关系，如"副作用"的下位词包括"中毒"和"毒性"，系统默认扩展检索，即对"副作用""中毒"和"毒性"一并进行检索；若不需扩展手动删除。

　　2. 主题词注释及树状结构表

　　主题词注释包括该主题词的中文名称、英文名称、款目词、树状结构号、相关词、可组配的副主题词、药理作用主题词、检索回溯注释、标引注释、历史注释、范畴注释等内容，阅读主题词的注释信息，可帮助我们选择恰当的主题词进行指导，如图 3-9 所示。

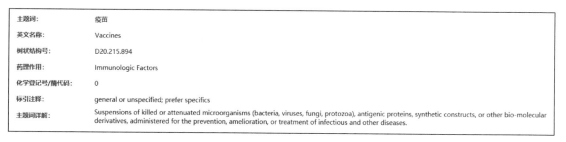

图 3-9　主题词注释

　　树状结构：与主题词注释中的树状结构号相对应，每一个树状结构号对应一个树状结构表。树状结构表主要说明主题词之间的相互关系，由上位概念词到下位词一层层打开，形似倒置树枝的形状，如图 3-10 所示。在结构表中可以很快定位任何一个主题的上下位词，为检索者扩大或缩小检索范围提供便利。

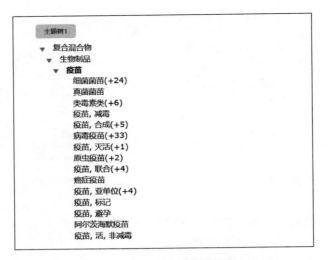

图 3-10　主题词树状结构表

在案例 3-1 中，利用 CBM 主题词进行检索。首先需要查找新冠肺炎或新冠肺炎疫苗的主题词。查询结果：新冠肺炎见新型冠状病毒肺炎，新冠肺炎疫苗见 COVID-19 疫苗，根据检索需求，选择"COVID-19"更符合要求。在主题途径下检索 COVID-19 疫苗，可根据需求科普需求限定副主题"副作用""治疗运用"等，或直接"全副主题词"；获得检索结果后，限定文献类型。

（五）分类检索

分类检索，即从文献所属学科分类的角度进行检索，具有族性检索的功能。适用于对某一课题做比较全面的文献收集等。CBM 分类标引的依据是《中国图书馆分类法·医学专业分类表》，可通过分类名进行检索，如图 3-11 所示。

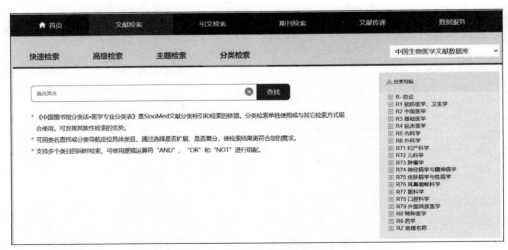

图 3-11　CBM 分类检索界面

检索步骤如下。

（1）在检索输入框中直接在检索词输入框中输入相应的类名，点击"查找"按钮，显示所有含有检索词的类名及对应的分类号的列，命中文献数如图 3-12 所示。

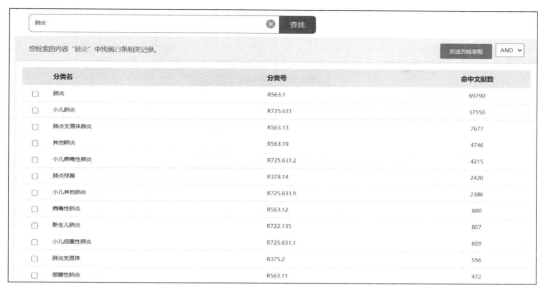

图 3-12 分类检索列表

（2）通过分类导航，直接选择需要查找的分类类目，通过类目前的"+"可以打开下一级类目。找到需要的类名后直接点击即可。例如，查找"肺炎"，首先找到"R5 内科学"，点击前面的"+"打开下一级类目，找到"R56 呼吸系统和胸部疾病"，再向下找到"R563.1 肺炎"，直接点击"肺炎"，进入选择复分号页面。

（3）在选择复分号页面中可进行"扩展"检索和选择复分号，如图 3-13 所示。分类检索中的扩展检索与主题检索中的扩展概念类似，选中"扩展检索"表示对该类目及其下位类同时进行查找，不选中"扩展检索"则表示仅对该类目检索。选择复分号用于对分类号某一特定方面加以限制，强调某些专指方面。例如，复分号"01"表明主类号的"预防、控制和卫生"方面。分类号及其类名下列出了可与当前主类号组配的全部复分号：选择"全部复分"表示检索当前主类号下所有文献；选择"无复分"表示检索与当前主类号不组配复分号的文献；选择某一复分号表示仅检索当前主类号组配所选复分号的文献。

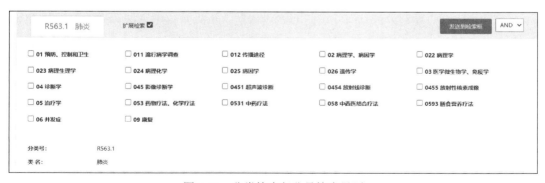

图 3-13 分类检索复分号检索界面

（4）选择好"扩展"及"复分号"后，点击"分类检索"按钮开始检索。

（六）期刊检索

选择"中国生物医学学术期刊"，通过 CBM 的期刊列表，可快速定位目标期刊，浏览期刊信息。同时了解目标期刊的学科主题信息、编辑部联系方式等，辅助投稿，如图 3-14 所示。

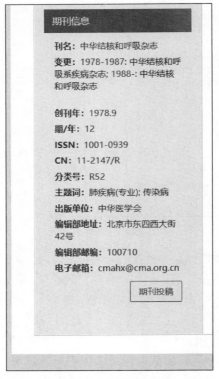

图 3-14　期刊信息界面

检索步骤如下。

1. 查找目标期刊

方法一：通过检索入口处选择刊名、出版地、出版单位、期刊主题词或者 ISSN 直接查找，如图 3-15 所示。

方法二：通过"期刊分类导航"或"首字母导航"逐级查找浏览期刊，如图 3-15 所示。

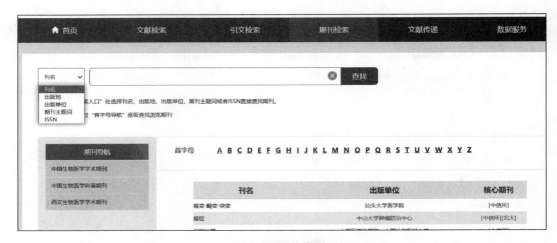

图 3-15　期刊检索界面 1

2. 期刊文献查找

直接指定年、期进行浏览，也可以输入欲检索的内容后在指定的年卷期中查找浏览具体文献，如图 3-16 所示。

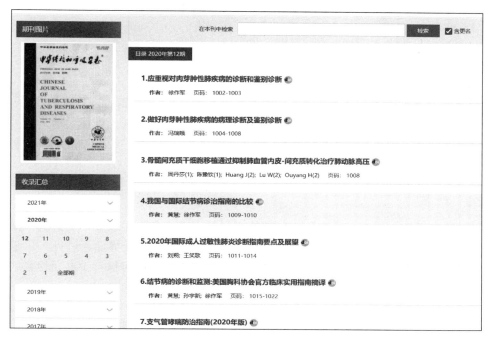

图 3-16　期刊检索界面 2

更名期刊的查找：通过选择"含更名期刊"，可方便快捷地检索浏览到该刊及其更名期刊的文献。例如，在"昆明医科大学学报"中检索相关文献，点击"含更名期刊"，可检索到该刊及其更名期刊"昆明医学院学报"中的相关文献。

检索者可通过"期刊主题词"检索或"分类导航"来获取涵盖或涉及某学科领域的所有期刊信息。

期刊检索提供"在本刊中检索"输入项，在输入框中输入检索词，系统会在"常用字段"中检索，并与期刊进行"AND"运算，如图 3-17、图 3-18 所示。

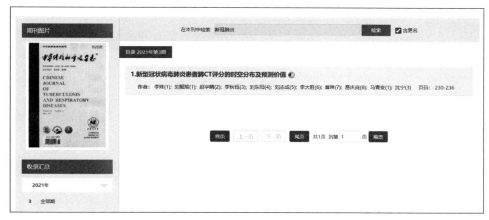

图 3-17　期刊检索界面 3

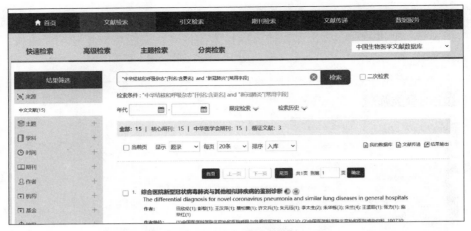

图 3-18　期刊检索界面 4

（七）检索历史

CBM 检索历史中保存了所有执行过的检索记录，包括命中文献数、检索式、检索时间等，如图 3-19 所示。检索者可以根据自己的检索需求在检索历史界面下进行布尔逻辑的组配检索。同时可以删除不需要的检索提问表达式。检索历史最多可保持 100 条检索式。系统退出后，检索历史清除。

检索式的上方和下方都有"AND""OR""NOT"和"清除"4 个按钮，通过它们可以将一个或多个检索式组成更恰当的检索策略，或清除不需要的检索式。

可以直接在检索词输入框中输入检索式，如#1 AND #2、#1 AND NOT #2 等。

注意"#"符号要在英文状态下输入。各组配符之间有一定的优先顺序：AND NOT＞AND＞OR，如希望优先级较低的组配符优先进行运算，需要在该算式两端加上括号"（）"。

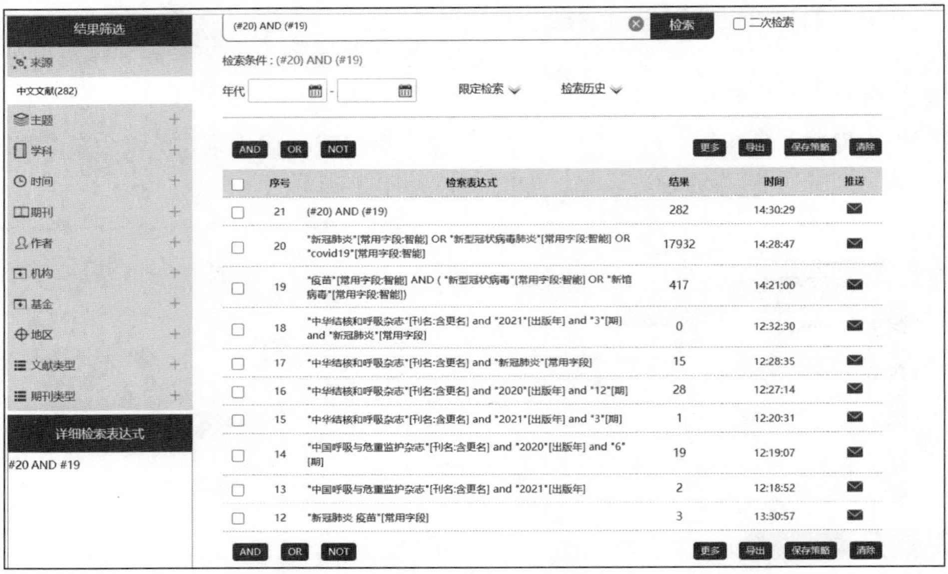

图 3-19　检索历史界面

三、检索结果管理

（一）检索结果筛选

CBM 可对检索结果进行多维度的聚类筛选。如：主题、学科、时间、机构等，如图 3-20 所示。其中主题聚类筛选依据源于 2017 版《中文医学主题词表》，展示二级主题树聚类结果，包含所有下位主题；学科聚类筛选依据源于《中国图书馆分类法·医学专业分类法》，展示一级类目聚类结果，包含所有下级类目。

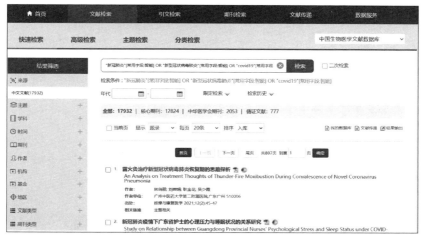

图 3-20　结果筛选界面

（二）我的空间

CBM 为每一位检索者提供了独立个人空间，保存有价值的检索策略，跟踪领域最新发展，储存感兴趣的检索结果。

1. 保存检索策略

通过检索历史页面，勾选一个或者多个记录，保存为一个检索策略，并且可以为这个检索策略赋予贴切的名称。通过查看检索策略的"重新检索"能够及时跟踪国内外在该领域的研究进展，把握最新研究动态和成果，实现定题检索，如图 3-21 所示。

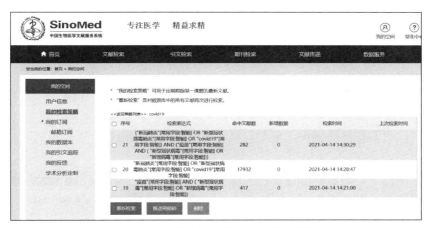

图 3-21　我的空间—我的检索策略界面

2. 文献在线保存

在检索结果界面，点击"我的数据库"可将当前文献题录添加到个人所属的在线数据库中，如图 3-22 所示。

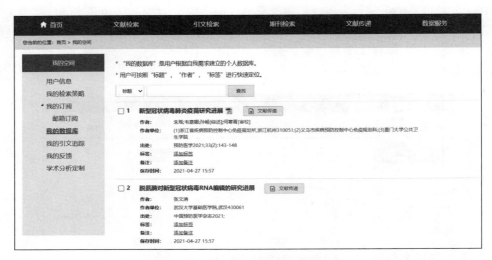

图 3-22　我的空间—我的数据库界面

3. 其他功能

"我的订阅"功能，通过邮箱订阅更新的检索结果发送到指定邮箱，便于检索者跟踪最新文献。

"引文跟踪"功能，对关注的文献被引情况进行跟踪。

（三）结果显示

（1）在检索完成后，系统直接显示检索出的文献，缺省情况下，仅显示文献的题录信息，如图 3-23 所示。

（2）可根据需要在"显示格式"后选择"题录""文摘"或"详细"格式来显示。"文摘格式"比"题录格式"多了文摘、主题词、关键词及特征词。

（3）系统默认，每页显示 20 条检索结果，可以通过显示条数后的下拉菜单选择每页显示的文献条数。有 30、50、100 等选项。

（4）可以改变结果的排序方式。点击"排序"下拉菜单，可根据需要选择作者、年代、期刊、相关度 4 种排序方式（*显示的文献记录不超过 10 000 条）。不指定排序格式时，记录按数据入库时间显示。

（四）检索结果输出

检索者可根据需要选择输出结果。包括输出方式、输出范围和保持格式。

1. 输出方式

检索者可根据自己的需求选择不同的输出方式，以便于文献管理，CBM 提供五种输出方式，它们分别是：SinoMed、NoteExpress、EndNote、RefWorls、NoteFirst。

2. 保存格式

CBM 提供题录、文摘、自定义和参考文献四种保存格式，检索者根据需求选择。

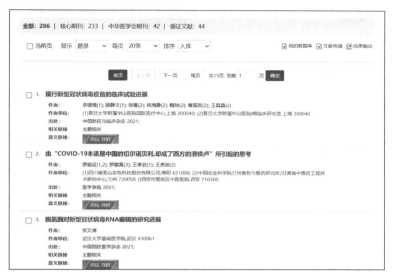

图 3-23　文献题录信息

【小结】　中国生物医学文献数据库（CBM）是目前查找国内生物医学文献的专业核心书目型数据库。其学科覆盖面广，对收录文献内容揭示规范、全面，提供多种检索途径供检索者选择。但值得注意的是，CBM 的文献主题标引为人工标引，有一定的滞后性，利用主题途径检索时往往无法及时检索到最新的文献，因此，主题途径检索同时辅以自由词检索可以提高检索的全面性。CBM 的数据库结构、检索方式、结果的显示和下载等方面与 PubMed 数据库基本相同，同学可将二者参照学习。

练习与思考

1. 使用主题检索时，不扩展检索表示什么？加权检索表示什么？
2. CBM 提供哪些检索途径？
3. 检索昆明医科大学李树清教授 2000 年后发表的有关树鼩脑缺血的文献。
4. 检索免疫抑制剂甲氨蝶呤治疗突眼性甲状腺肿（又名格雷夫斯病）的相关文献。
5. 试进行汉族人群阻塞型呼吸暂停低通气综合征的流行调查。
6. 试评价心理干预对产后抑郁症预防的效果。
7. 请检索分类号为 R749.91 的文献。

（昆明医科大学　丁　莉）

第二节　中国知网

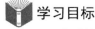 学习目标

一、知识目标

1. 能够说出 CNKI《中国学术期刊（网络版）》的收录范围（学科、文献类型、时间）。
2. 能够举例说明全文数据库 CNKI 在文献检索中的优势和劣势。

3. 能够说出 CNKI 以外提供中文期刊全文的数据系统。

二、技能目标

1. 能够根据检索需求编写检索提问表达式，并根据检索结果做出有效的检索策略调整，以获得满意的检索结果。

2. 能够检索到相关文献信息，并进行有效的文献下载和编辑。

3. 能够运用 CNKI 数据库的结果分析功能及知网节功能。

三、情感、态度和价值观目标

1. 能够在实例检索过程中认识到专业数据库中信息资源的可靠性、准确性和安全性，同时也能意识到某一特定数据库的局限性。

2. 能够在检索中逐步培养科学、严谨的学习和研究态度。

案例 3-2

都说"陪伴是最长情的告白"，可在我们身边，有一个群体却在日益壮大。据调查，65 岁以上的人群中，阿尔茨海默病的患病率为 3%～5%，年龄每增加 5 岁，患病率就翻一番。他们是最需要陪伴的人，可事实上却成为最缺少陪伴的人。阿尔茨海默病又称为老人失智症、脑退化症，是一种持续性神经功能障碍，也是失智症中最普遍的成因，症状表现为逐渐严重的认知障碍（记忆障碍、学习障碍、注意障碍、空间认知机能障碍等），逐渐不能适应社会。严重的情况下无法理解会话内容，无法解决如摄食、穿衣等简单的问题，最终瘫痪在床，病情恶化的途中有的患者会伴有被害妄想幻觉等现象出现。阿尔茨海默病通常在老年期（60 岁以上）发病。65 岁以前发病者，称早老性痴呆；65 岁以后发病者称老年性痴呆。该病可能是一组异质性疾病，在多种因素（包括生物和社会心理因素）的作用下才发病。

问题：

1. 在哪些中文数据库里面可以准确全面地搜集到关于研究阿尔茨海默病的学术资料，尤其是关于阿尔茨海默病的致病因素、临床表现、治疗及预防方面的学术性资料？

2. 如何获取不同类型的学术资料全文？

分析：

本例搜集的关于阿尔茨海默病的学术资料需要有一定的学术性和专业性。通过三大中文全文数据库——CNKI、万方和维普数据库的快速检索、高级检索和专业检索都可以快速地获取形式多样、内容全面的关于阿尔茨海默病的学术资料，文献类型包括期刊论文、学位论文、会议论文等。

一、中国知识基础设施工程简介

1. CNKI

1998 年，世界银行提出了**国家知识基础设施工程（National Knowledge Infrastructure）**的概念。1999 年 3 月，由清华大学、清华同方发起的**中国知识基础设施工程（China National Knowledge Infrastructure，CNKI）**，是一个以全面打通知识、生产、传播、扩散与利用各环节信息通道，打造支持全国各行业知识创新、学习和应用的交流合作平台为总目标的信息化建设项目。

2. CNKI 1.0

CNKI 1.0 是《中国知识资源总库》基础工程从文献信息服务转向知识服务的一个重要转型。其目标是面向特定行业领域知识需求进行系统化和定制化知识组织，构建基于内容内在关联的 "知网节"，并进行基于知识发现的知识元及其关联关系挖掘，代表了中国知网服务知识创新与知识学习、支持科学决策的产业战略发展方向。

3. CNKI 2.0

2020 年，中国知网发布了以全面应用大数据与人工智能技术打造知识创新服务业为新起点的 CNKI 2.0。其目标是将 CNKI 1.0 基于公共知识整合提供的知识服务，深化到与各行业机构知识创新的过程与结果相结合，通过更为精准、系统、完备的显性管理，以及嵌入工作与学习具体过程的隐性知识管理，提供面向问题的知识服务和激发群体智慧的协同研究平台。其重要标志是建成"世界知识大数据（WKBD）"、建成各单位充分利用"世界知识大数据"进行内外脑协同创新、协同学习的知识基础设施（NKI）、启动"百行知识创新服务工程"、全方位服务中国世界一流科技期刊建设及共建"双一流数字图书馆"。

网站主页（http://www.cnki.net/）如图 3-24 所示，提供文献检索、知识元检索和引文检索平台链接。检索涵盖的文献资源类型有：学术期刊、学位论文、会议、报纸、年鉴、专利、标准成果等；内容覆盖医学、理工、社会科学、信息技术、农业等学科范围。

用户在未登录状态下可以进行跨库检索或在各子库中进行检索，并免费获取题录（题录是指文献的基本信息，包括篇名、作者、刊名、中文关键词、作者单位等信息），登录后可正常下载全文。

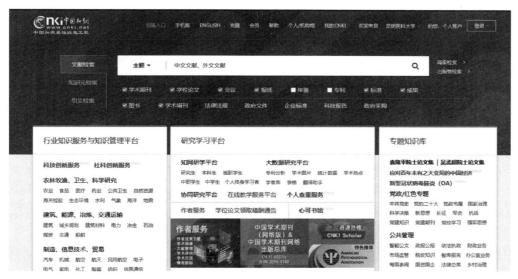

图 3-24　CNKI 中国知网主页

二、CNKI 旗下部分子库资源及其收录情况

1. 学术期刊库

实现中、外文期刊整合检索。其中，中文学术期刊 8540 余种，含北大核心期刊 1970 余

种，网络首发期刊 2190 余种，最早回溯至 1915 年，共计 5810 余万篇全文文献；外文期刊包括来自 80 多个国家及地区 900 余家出版社的期刊 7.5 万种，覆盖 JCR 期刊的 9.6%，SCOPUS 期刊的 90%，最早回溯至 19 世纪，共计 1.2 亿余篇外文题录，可链接全文。

2. 学位论文库

包括《中国博士学位论文全文数据库》和《中国优秀硕士学位论文全文数据库》，是目前国内资源完备、质量上乘、连续动态更新的中国博硕士学位论文全文数据库。包括 500 余家博士培养单位的博士学位论文 40 余万篇，780 余家硕士培养单位的硕士学位论文 460 余万篇，最早回溯至 1984 年，覆盖基础科学、工程技术、农业、医学、哲学、人文、社会科学等各个领域。

3. 会议论文库

重点收录 1999 年以来，中国科协系统及国家二级以上的学会、协会，高校、科研院所，政府机关举办的重要会议以及在国内召开的国际会议上发表的文献，部分重点会议文献回溯至 1953 年，目前，已收录国内会议、国际会议论文集 4 万本，累计文献总量 340 余万篇。

4. 标准数据总库

包括国家标准全文、行业标准全文、职业标准全文以及国内外标准题录数据库，共计 60 余万项。其中国家标准全文数据库收录了由中国标准出版社出版的，国家标准化管理委员会发布的所有国家标准；行业标准全文数据库收录了现行、废止、被代替、即将实施的行业标准；职业标准全文数据库收录了由中国劳动社会保障出版社出版的国家职业标准汇编本，包括国家职业技能标准、职业培训计划、职业培训大纲；国内外标准题录数据库收录了中国以及世界上先进国家、标准化组织制定与发布的标准题录数据，共计 54 万余项。

5.《中国科技项目创新成果鉴定意见数据库（知网版）》

收录正式登记的中国科技成果，按行业、成果级别、学科领域分类。每条成果信息包含成果概况、立项、评价，知识产权状况及成果应用，成果完成单位、完成人等基本信息，并包含该成果的鉴定数据（推广应用前景与措施、主要技术文件目录及来源、测试报告和鉴定意见等内容）。目前，共计收录 90 余万项成果，年更新约 4.8 万项，收录年度集中于 1978 年至今，部分回溯至 1920 年。

6. 中国图书全文数据库（心可书馆）

以中国知网海内外 2 亿专业读者为服务对象，集图书检索、专业化推荐、在线研学、在线订阅功能于一体。通过参考文献、引证文献等关联关系，实现了图书内容与其他各类文献的深度关联融合。目前已收录精品专业图书 13469 本，覆盖人文社科、自然科学、工程技术等各领域，并实时更新。

7.《中国年鉴网络出版总库》

是目前国内较大的连续更新的动态年鉴资源全文数据库。内容覆盖基本国情、地理历史、政治军事外交、法律、经济、科学技术、教育、文化体育事业、医疗卫生、社会生活、人物、统计资料、文件标准与法律法规等各个领域。目前年鉴总计 5350 余种，4 万本，3900 余万篇。

8. 专利库

包括中国专利和海外专利。中国专利收录了 1985 年以来在中国（未含港、澳、台地区）申请的发明专利、外观设计专利、实用新型专利，共 3580 余万项，每年新增专利约 250 万项；海外专利包含美国、日本、英国、德国、法国、瑞士、世界知识产权组织、欧洲专利局、俄罗斯、韩国、加拿大、澳大利亚、中国香港及中国台湾等十国两组织两地区的专利，共计收录从1970年至今专利1.0余亿项，每年新增专利约200万项。

下面以《学术期刊库》为例，介绍CNKI的检索方法。

三、检索方法

学术期刊库提供一框式检索、高级检索、专业检索、作者发文检索等多种检索方法外，还可以通过"期刊导航"来查找文献，如图3-25所示，下面分别介绍每一种检索方法。

（一）一框式检索

将检索功能浓缩至"一框"中，是新版CNKI的一个特点，可根据不同检索项的需求特点采用不同的检索机制和匹配方式。

（1）选择检索字段，一框式检索状态下，系统提供主题、篇关摘、关键词、篇名、作者等16个字段，如图3-25所示，其中，主题字段表示在中国知网标引出来的主题中进行检索。篇关摘字段是指在篇名、关键词和摘要范围内进行检索。

（2）输入检索词，案例3-2中，要检索阿尔茨海默病治疗方面的文献，有两个检索词，为"阿尔茨海默病"和"治疗"，在检索框内输入两个检索词，中间用空格隔开，点击检索按钮或键盘回车，执行检索。

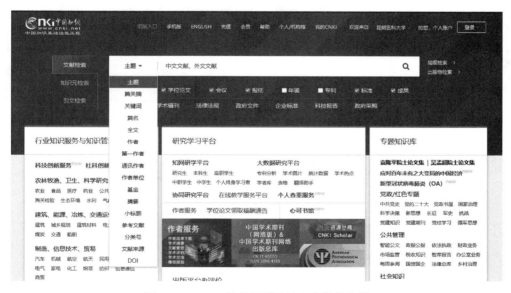

图3-25　CNKI检索界面及检索字段的选择

（二）高级检索

在首页点击"高级检索"进入高级检索界面，或在一框式检索结果页点击"高级检索"进入高级检索界面（如图3-26所示）。高级检索页点击标签可切换至高级检索、专业检索、作者发文检索、句子检索，如图3-27所示。

（1）高级检索支持多字段逻辑组合，并可通过选择精确或模糊的匹配方式、检索控制等方法完成较复杂的检索，得到符合需求的检索结果。多字段组合检索的运算优先级，按从上到下的顺序依次进行。

（2）高级检索支持使用运算符*、+、−、"、""、()进行同一检索项内多个检索词的组合运算，检索框内输入的内容不得超过 120 个字符。输入运算符*（与）、+（或）、−（非）时，前后要空一个字节，优先级需用英文半角括号确定。若检索词本身含空格或*、+、−、()、/、%、=等特殊符号，进行多词组合运算时，为避免歧义，须将检索词用英文半角单引号或英文半角双引号引起来。

（3）检索区主要分为两部分，上半部分为检索条件输入区，下半部分为检索控制区。默认显示主题、作者、文献来源三个检索框，可自由选择检索项、检索项间的逻辑关系、检索词匹配方式等，点击检索框后的+、−按钮可添加或删除检索项，最多支持 10 个检索项的组合检索。检索控制区的主要作用是通过条件筛选、时间选择等，对检索结果进行范围控制。控制条件包括：出版模式、基金文献、时间范围、检索扩展。

（4）检索时默认进行中英文扩展，如果不需要中英文扩展，则手动取消勾选。检索项包括：主题、篇关摘、关键词、篇名、全文、作者、第一作者、通讯作者、作者单位、基金、摘要、小标题、参考文献、分类号、文献来源、DOI。

（5）高级检索页面下方为切库区，点击库名，可切至某单库高级检索。

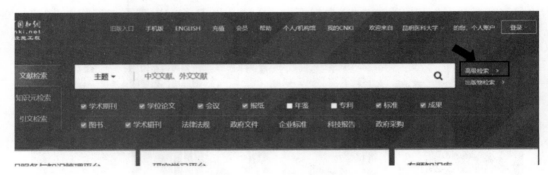

图 3-26　CNKI 高级检索入口

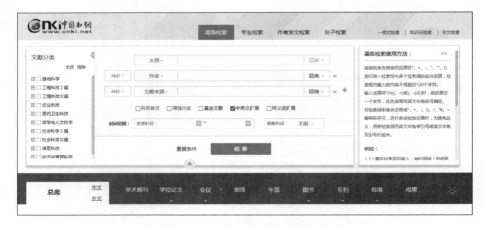

图 3-27　CNKI 高级检索界面

（三）专业检索

在高级检索页面切换"专业检索"标签，可进行专业检索。专业检索界面如图 3-28 所示。系统提供检索式输入框，用户可以根据系统语法构造检索式进行检索。检索式的结构为：字段名+匹配类型+'检索词'+逻辑运算符+字段名+匹配类型+'检索词'。在检索词输入框内输入检索式时，可以先按空格键选择字段、匹配类型和逻辑运算符，逻辑运算符 AND、OR、NOT 的优先级相同，可以用（）来改变运算顺序。比如，要检索篇名中含有阿尔茨海默病的预防及治疗方面的学术文献，其检索式可以写为：TI%'阿尔茨海默病'AND TI%'预防'AND TI%'治疗'。如果想提高查准率，可以把相应的匹配符"%"改成"="来进行检索。专业检索用于图书情报专业人员查新、信息分析等工作。

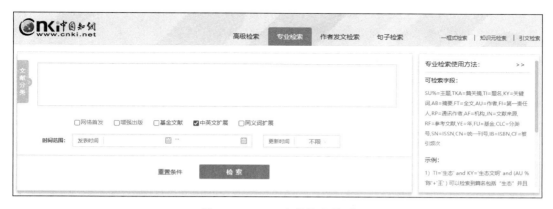

图 3-28　CNKI 专业检索界面

（四）作者发文检索

在高级检索页面切换"作者发文检索"标签，可进行作者发文检索。用户可以在检索词输入框内输入作者的姓名和单位信息，检索该作者发表的全部文献，功能及操作与高级检索基本相同。如图 3-29 所示。

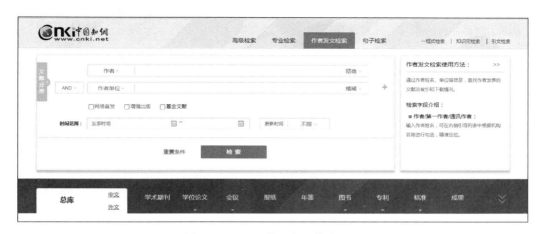

图 3-29　CNKI 作者发文检索界面

（五）句子检索

在高级检索页面切换"句子检索"标签，可进行句子检索。句子检索是通过输入的两个检索词，在全文范围内查找同时包含这两个词的句子。其中，同一句是指包含1个断句标点（句号、问号、感叹号或省略号），同一段是指20句以内。句子检索不支持空检，同句、同段检索时必须输入两个检索词。

（六）二次检索（结果中检索）

二次检索又称为在结果中检索，是在已检出的文献中添加限定词进行的再一次检索。如果用户想缩小已检出文献的范围，可以在检索词输入框中输入检索词，然后点击"结果中检索"按钮即可。比如，我们要检索阿尔茨海默病的治疗方面的文献，第一步，我们在字段中选择"主题"，在检索词输入框中输入检索词"阿尔茨海默病"，点击"检索"按钮，检出文献137 130篇，如图3-30所示。第二步，在字段中选择"主题"，在检索词输入框中输入检索词"治疗"，点击"结果中检索"按钮，执行后在检索结果区上方显示检索条件，检出文献23 039篇，如图3-31所示。

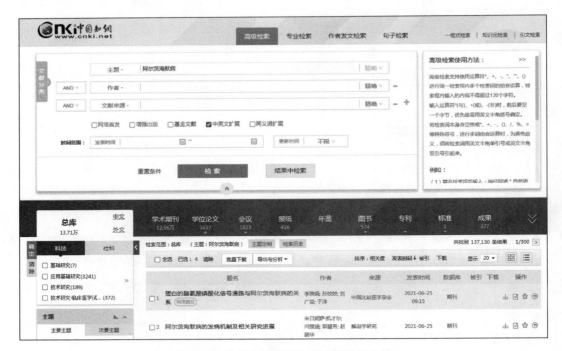

图3-30　检索主题为阿尔茨海默病的文献

（七）期刊导航

期刊导航展现了《中国学术期刊（网络版）》收录的全部期刊，如图3-32所示。用户可以直接在期刊导航界面浏览各学科专业期刊，点击其中一个学科专辑就可以查看该学科专业的所有期刊，比如点击"医药卫生科技"这一专辑，就可以查看医学卫生科技类的所有期刊。用户可以点击其中某个期刊查看该刊的主办单位、影响因子、总被引量等基本信息，还可以查看期刊历年刊载的文献。为了方便用户快速找到所需要的期刊，期刊导航还提供从刊名、ISSN 和 CN 途径查找期刊。此外，用户也可以通过学科导航、核心期刊导航、出版地导航等方法找到所需要的期刊。

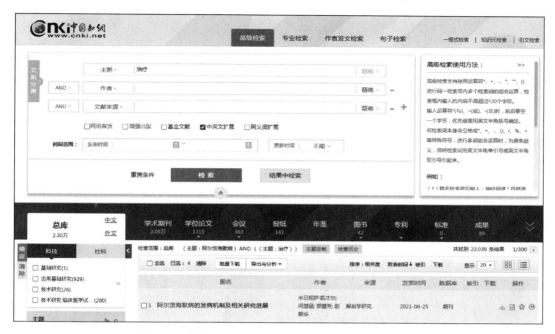

图 3-31　检索主题为阿尔茨海默病的治疗方面的文献

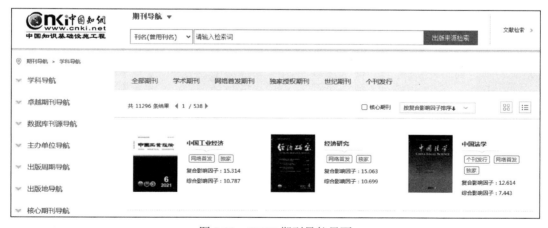

图 3-32　CNKI 期刊导航界面

四、检索结果管理

（一）检索结果的显示和浏览

（1）检索结果的显示。检出文献有两种显示模式："详情模式"和"列表模式"，系统默认以"列表"形式展示，用户可以点击"详情"按钮，以"摘要"形式展示文献。每页可显示记录数有"10""20""50"三种选择，系统默认每页显示 20 条记录，用户可以根据自己的偏好选择相应的记录数。上述两种显示方法均提供每一篇文献的被引次数和下载次数。点击文献的被引次数，如图 3-33 所示，即可看到引用此文的文献题录。

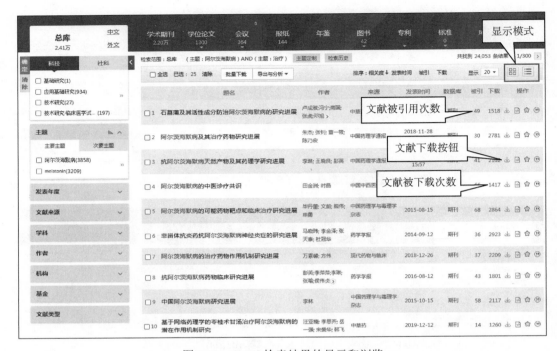

图 3-33　CNKI 检索结果的显示和浏览

（2）检索结果的浏览。①检索结果按分组浏览。检索结果可以按不同分组显示聚类结果，如图 3-33 所示。分组的类型包括：发表年度、文献来源、学科、作者、机构基金和文献类型。用户可以根据自己的需求选择不同的分组类型，比如，用户想查看 2010 年发表的阿尔茨海默病方面的文献，可以直接点击"发表年度"，然后再点击"2010"，就可以查看 2010 年发表的 1072 篇与阿尔茨海默病有关的文献题录。②检索结果按排序浏览。检索结果还可以按"相关度""发表时间""被引"和"下载"4 种方式排序浏览。系统默认以"相关度"方式浏览，即根据检索结果与检索词的主题相关程度进行排序，越相关排在越前面，如图 3-33 所示。如果用户希望最新发表的文章排在前面，可以选择"发表时间"来进行排序；如果希望文献按照被引用或被下载次数的多少来排序，可以点击"被引"或"下载"按钮。

（二）检索结果的导出

每篇检出文献的序号前都有"□"按钮，用户可以对检出文献进行选择，也可以点击检索结果显示区上方的"全选"，将检索结果题录全部选择。选中之后，点击"已选文献"进入"文献管理中心"界面，在文献管理中心对选定的文献进行相关处理，包括：导出文献、生成检索报告可视化分析和在线阅读等功能，如图 3-34 所示。然后再选择需要导出的文献，点击"导出文献"按钮，此时用户可以选择题录的显示格式，系统提供"GB/T 7714—2015

格式引文""Refworks""EndNote""NoteExpress"等 12 种题录导出格式，系统默认格式为"GB/T 7714—2015 格式引文"，如图 3-35 所示。不同导出格式适用于不同的文献管理需要，如"EndNote"导出格式适用于导入使用"EndNote"文献管理软件。最后，用户可以把这些文献的题录复制到剪贴板或打印或以 txt 格式导出打开/保存到电脑上或以 xls/doc 形式打开/保存到电脑上。

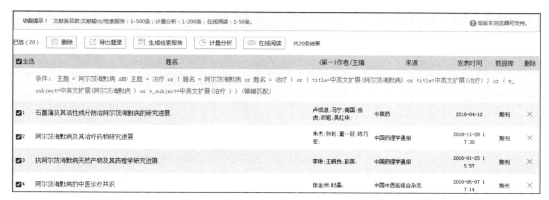

图 3-34　文献管理中心界面

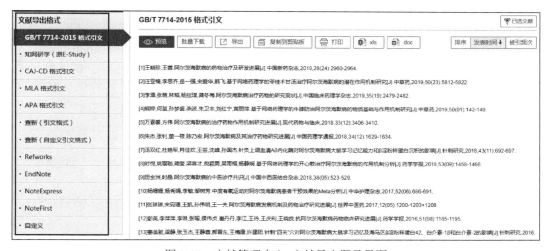

图 3-35　文献管理中心-文献导出题录界面

（三）全文下载及 CAJ 全文浏览器

全文下载方法有两种，方法一：如图 3-33 所示，在检索结果显示界面中点击"⬇"按钮，下载相应的 CAJ 格式原文。方法二：点击要下载文献的"篇名"，进入该文献的"知网节"页面，选择 CAJ 或 PDF 格式的原文下载，如图 3-36 所示。

CAJ 全文浏览器是"中国知网"的专用全文格式阅读器，支持"中国知网"的 CAJ、NH、KDH 和 PDF 格式文件阅读。CAJ 全文浏览器可配合网上原文的阅读，也可以阅读下载后的中国期刊网全文，并且它的打印效果与原版的效果一致。

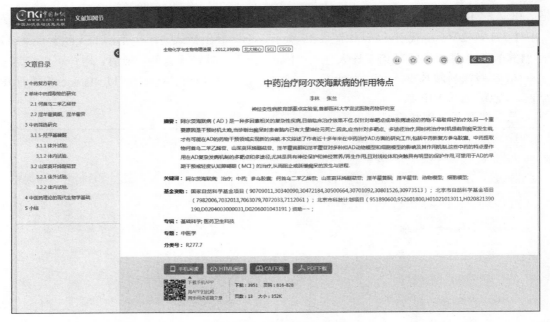

图 3-36　全文下载界面

【小结】　CNKI 是国内最重要、最有影响力的数据库之一，其提供的资源涵盖了期刊论文、博硕士学位论文、国内国际会议论文、专利文献、标准文献、报纸和工具书等资源。其检索方法有一框式检索、高级检索、专业检索、作者发文、句子检索和二次检索等。了解和掌握 CNKI 的各种检索方法，有助于我们快速获得多样化的学术信息。

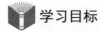 练习与思考

1. 在《中国学术期刊（网络版）》中检索 2002 年《临床内科杂志》上发表的标题中含有"尿毒症"的文献，写出文章的作者和篇名。

2. 查找赵能江教授发表的"《中国 2 型糖尿病防治指南（2020 年版）》亮点解读及糖尿病中医指南分析"一文被引用情况。

3. 检索关于紫杉醇、顺铂联合用药治疗胃癌的论文，并找出被引用次数最多的文章。

4. 检索昆明医科大学的李树清教授 2003 年至今以第一作者发表的论文。

（昆明医科大学　王俊瑛）

第三节　维普资讯中文期刊服务平台

学习目标

一、知识目标

1. 能够归纳和总结维普资讯中文期刊服务平台（VIP）的特点。

2. 能够列举维普资讯中文期刊的收录范围。

3. 能够比较说明 VIP 较 CNKI 学术期刊库的优势和劣势。

二、技能目标

1. 能够根据检索需求编写检索提问表达式，并选择合适的检索模式进行检索；会根据检索结果做出有效的检索策略调整，以获得满意的检索结果。

2. 能够辨别结果中不同字段的内容，能进行文献下载和编辑。

3. 能够运用 VIP 数据库的结果统计了解某一领域或主题的研究概况。

三、情感、态度和价值观目标

1. 能够在实例检索过程中认识到专业数据库中信息资源的可靠性、准确性和安全性。

2. 养成通过专业数据库查找专业信息的习惯。

案例 3-3

抑郁症是最常见的抑郁障碍，是心理障碍的主要类型。2017 年世界卫生组织曾估测，全球范围内共有超过 3.5 亿人患有抑郁症，遍布各个年龄组。从 2005 年至 2015 年的 10 年间，抑郁症患者增加了 18% 以上。近年来，大学生特别是研究生已成为抑郁症的高发群体，仅 2020 年 4 月就有关于南京大学、大连理工大学、中南大学三所学校的三名研究生产生自杀行为的报道。中国青年报曾在 2019 年 7 月在微博上发起针对大学生抑郁症的调查，在超过 30 万的投票中超过两成的大学生认为自己存在严重的抑郁倾向，抑郁症成了大学生的隐形杀手。某同学想通过查阅文献了解诱发抑郁症的原因、临床表现和抑郁症预防和治疗的相关信息，应该如何做呢？

问题：

1. 如果只想检索北大核心期刊和中国科学引文数据库（CSCD）来源期刊上发表的关于抑郁症的文献，该如何检索？

2. 可以从哪些地方获取抑郁症方面的学位论文？

分析：

1. 维普资讯中文期刊服务平台的高级检索和检索式检索都可以对期刊的类型进行限定，一次可以限定一种来源或者多种来源期刊，从而提高检索的准确性。

2. 除了可以从中国知网获取学位论文外，万方数据知识服务平台也是提供学位论文检索的主要来源。

一、重庆维普资讯有限公司及其服务资源概况

重庆维普资讯有限公司成立于 1995 年，前身为成立于 1989 年的中国科技情报研究所重庆分所数据库研究中心，是中国第一家进行中文期刊数据库研究的机构。2000 年建立了维普资讯网（www.cqvip.com），经过多年的发展，维普资讯网已经成为全球著名的中文专业信息服务网站，陆续建立了与谷歌学术搜索频道、百度文库、百度百科的战略合作关系。

作为中国数据库产业的开拓者，该数据库研究中心于 1989 年自主研发并推出了《中文科技期刊篇名数据库》，在此基础上，维普资讯又相继研发并推出了《中文科技期刊数据库》《中国科技经济新闻数据库》《中文科技期刊数据库（引文版）》《外文科技期刊数据库》《中国科学指标数据库》《中文科技期刊评价报告》、中国基础教育信息服务平台、维普-Google 学术搜索平台、维普考试服务平台、图书馆学科服务平台、文献共享服务平台、维普期刊资源整合服务平台、维普机构知识服务管理系统、文献共享平台、维普论文检测系统等系

列产品。

维普资讯 2010 年推出的维普资讯中文期刊服务平台发源于《中国科技期刊数据库》，是我国最大的中文科技期刊全文数据库之一，是中国科技文献保障系统的重要组成部分。期刊总量 15 000 余种，现刊 9000 余种，其中，北大核心期刊 2020 版 1961 种。回溯至 1989 年，部分期刊可回溯至 1933 年。涵盖 35 个学科大类，457 个学科小类，文献总量 6900 余万篇，为用户提供一站式文献服务，包括在线阅读、下载 PDF、HTML 阅读、文献传递、OA 链接等多种全文方式，有效保障用户获取。中文期刊服务平台以《中国图书馆分类法》（第五版）为标准进行数据标引，建立了 35 个一级学科，457 个二级学科分类体系。服务从单纯的全文保障延伸到引文、情报等服务，旨在打造中文科技期刊资源深度整合服务新模式。维普期刊资源整合服务平台整合期刊文献检索、文献引证追踪、科学指标分析、高被引析出文献、搜索引擎服务五大模块，各模块之间功能互联互通、数据相互印证，如图 3-37 所示。

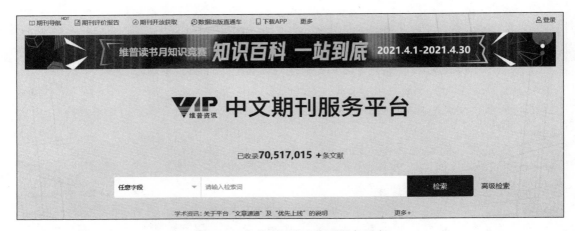

图 3-37　维普资讯中文期刊服务平台

二、维普资讯中文期刊服务平台资源简介

（一）中文科技期刊数据库（全文版）

中文科技期刊数据库（全文版）（**China Science and Technology Journal Database, CSTJ**），简称"重庆维普数据库"（VIP），收录了中国境内历年出版的中文期刊 15 000 余种，全文 5700 余万篇，基本覆盖了国内公开出版的学术期刊。同时还收录了中国港台地区出版的 100 余种学术期刊。学科范围覆盖了社会科学、自然科学、工程技术、农业科学、医药卫生、经济管理、教育科学和图书情报 8 个领域。收录时间从 1989 年至今，部分期刊回溯至1933 年，数据库每日进行更新。目前是中国科学引文数据库（CSCD）、中国生物医学文献数据库（即 CBMdisc）唯一全文链接数据库及 Google 学术搜索频道的国内最大合作资源。

（二）中文科技期刊数据库（引文版）

中文科技期刊数据库（引文版）（**Chinese Citation Database，CCD**），是维普在 2010年推出的期刊资源整合服务平台的重要组成部分，是目前国内规模最大的文摘和引文索引型数据库。数据库采用科学计量学中的引文分析方法，对文献之间的引证关系进行深度数据挖掘，除提供基本的引文检索功能外，还提供基于作者、机构、期刊的引用统计分析功能，可广泛用于课题调研、科技查新、项目评估、成果申报、人才选拔、科研管理、期刊投稿等用途。数据库收录文摘覆盖 8000 多种中文科技期刊，引文数据加工回溯至 2000 年。

（三）中国科学指标数据库

中国科学指标数据库（China Science Indicators System，CSI）是维普公司于 2009 年 6 月正式推出的一款全新资讯类产品，是一个基于引文评价的事实型数据库，是衡量国内科学研究绩效、跟踪国内科学发展趋势的有力工具。CSI 涵盖了包括理、工、农、医和社会科学等方面的 4000 余种中文期刊和百万级中国海外期刊发文数据，数据评价时段从 2000 年至今，每双月更新。

（四）外文科技期刊数据库（文摘版）

该数据库提供 1992 年以来世界 30 余个国家的 11 300 余种期刊，800 余万条外文期刊文摘题录信息。对每篇文献的题录字段中刊名和关键词均进行汉化，帮助充分利用外文资源。并联合国内 20 余个图书情报机构提供方便快捷的原文传递服务。学科内容有自然科学、工程技术、农业科学、医药卫生、经济管理、教育科学和图书情报七大类。

（五）中文科技期刊评价报告

该评价报告数据库以 8000 余种期刊作为来源期刊进行引文加工，涉及学科领域包括工业技术、医药卫生、农业科学、数理化及生物、天文地球、环境科学、交通运输、航空航天、经济管理、文教体育、图书情报、政治法律、人文社科等。报告包括如下指标的评价分析：总被引频次、影响因子、立即指数、引用半衰期、期刊他引率、平均引文率。

三、维普资讯中文期刊服务平台的检索方法

维普资讯中文期刊服务平台（网址为 http://qikan.cqvip.com/）提供的期刊文献检索方法有简单检索、高级检索及检索式检索等。

（一）简单检索

简单检索是维普资讯中文期刊服务平台的默认检索方法，如图 3-37 所示，其检索步骤如下。

（1）选择检索字段。系统提供的检索字段有任意字段、题名或关键词、题名、关键词、文摘、作者、第一作者、机构、刊名、分类号、参考文献、作者简介、资金资助和栏目信息 14 个检索字段，其默认检索字段为"任意字段"。

（2）输入检索词。一次可以输入一个或两个及以上的检索词，多个检索词之间用空格隔开，相当于"逻辑与"组配检索。

（3）点击检索词输入框后的"检索"按钮即可检索相关文献。

（二）高级检索

高级检索界面如图 3-38 所示。

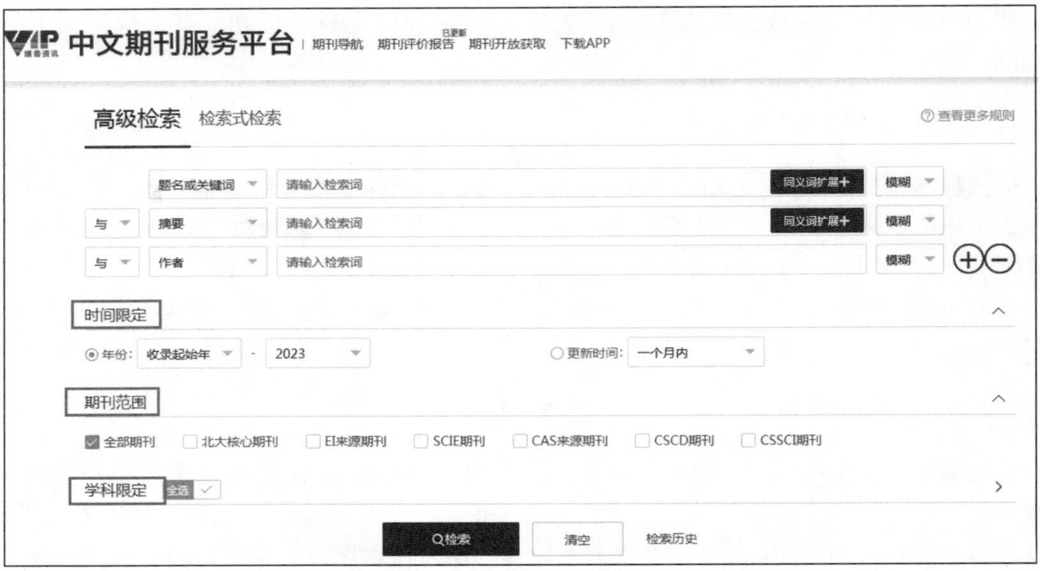

图 3-38　维普资讯中文期刊服务平台高级检索界面

　　高级检索主要是运用逻辑组配关系，在多个检索条件限定下进行检索。包括对检索条件、时间、期刊范围等的限定。维普资讯中文期刊服务平台高级检索的逻辑组配关系有"逻辑与""逻辑或""逻辑非"三种。高级检索在简单检索的基础上，增加了以下功能。

　　（1）增加了检索词输入框。与简单检索相比，高级检索可以实现同时在多个不同字段中进行检索，多个字段之间运用"逻辑与""逻辑或""逻辑非"进行组配，从而提高检索效率。系统默认有 3 个检索词输入框，用户可以点击"＋"按钮增加检索词输入框，最多可以增至 5 组。

　　（2）同义词扩展功能，当检索字段选择"题名或关键词"/"关键词"/"题名"/"摘要"时，在检索词输入框内输入检索词，然后点击"同义词扩展"按钮，可以看到若干个同义词，把需要的检索词选中，点击"确定"即可。比如，选择"题名"字段，输入检索词"抑郁症"，点击"同义词扩展"按钮，可以看到"抑郁症"的同义词有"depression""depression neurosis""depressive disorder""major depression""melancholia""抑郁性神经症""神经症性抑郁""抑郁性障碍""抑郁障碍""抑郁障碍症"，然后选中这几个同义词，点击"确定"，可以把相关同义词增加到检索词输入框内，如图 3-39、图 3-40 所示。

　　（3）增加了限定条件。系统默认的时间范围是收录起始年至今的文献，默认的期刊范围是全部期刊，默认的学科是全部学科。用户可以根据自己的需求选择 1989 至今的任意一个时间段，还可以对文献的更新时间（一个月内、三个月内、半年内、一年内、当年内）进行选择，同时可以限定期刊类型（有核心期刊、EI 来源期刊、SCI 来源期刊、CAS 来源期刊、CSCD 来源期刊、CSSCI 来源期刊 6 种期刊类型，每次可以选择一种或多种来源期刊）以及学科范围（有临床医学、基础医学、中国医学、预防医学卫生学等 35 个学科，学科一次可以选择多个）。

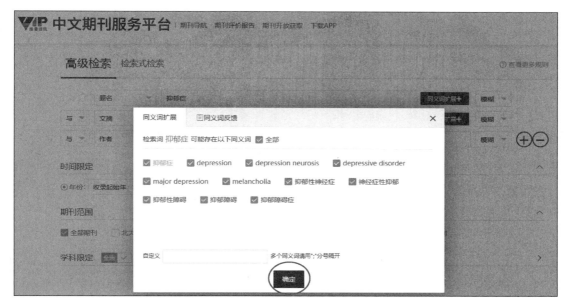

图 3-39　维普资讯中文期刊服务平台高级检索查看同义词功能界面

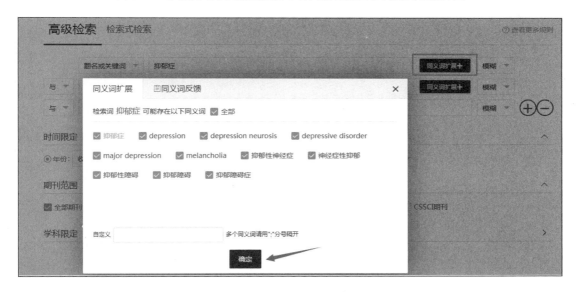

图 3-40　维普资讯中文期刊服务平台高级检索之同义词检索

（三）检索式检索

这种检索方法又称为专业检索，用户根据系统制定的检索规则构造检索式，把检索式直接输入到检索框内进行检索。其检索式结构为：字段名=检索词　逻辑运算符　字段名=检索词　逻辑运算符　字段名=检索词。运算顺序是由左到右，可以用"（）"来改变运算顺序，括号需在半角状态下输入。该系统用"AND/and/*"表示逻辑与，用"OR/or/+"表示逻辑或，用"NOT/not/−"表示逻辑非。运算符两边需空一格，常用检索字段及其代码见表 3-2。

表 3-2 维普资讯中文期刊服务平台检索字段及其代码

代码	字段名	代码	字段名	代码	字段名	代码	字段名	代码	字段名
A	作者	K	关键词	T	题名	R	摘要	L	栏目信息
M	题名或关键词	Z	作者简介	I	资金资助	U	任意字段		
J	刊名	C	分类号	F	第一作者	S	机构		

检索举例：检索案例 3-3 中 2019 年以来北大核心期刊上发表的关于抑郁症预防方面的文献，可以在检索词输入框内输入检索式：T=（抑郁症+depression+depression neurosis+depresoive disorder+major depression+melancholia+抑郁性神经症+神经性抑郁+抑郁性障碍+抑郁障碍+抑郁障碍症）AND T=预防，检索过程和结果见图 3-41。

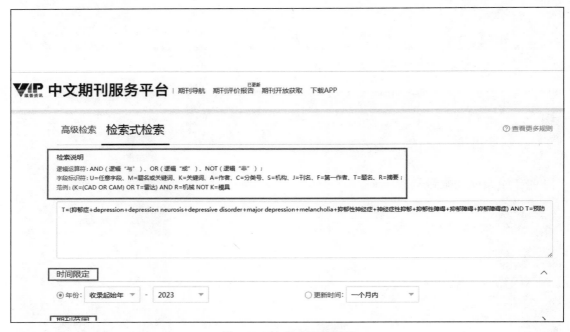

图 3-41 检索式检索界面

（四）期刊导航

提供三种查找期刊的方法，如图 3-42 所示。第一种是从刊名或 ISSN 号、CN 号等途径来查找期刊。第二种是按字母顺序查找期刊，比如点击字母"A"，系统会打开所有以拼音字母 A 开头的期刊列表。第三种是按学科分类导航、核心期刊导航、国内外数据库收录导航和期刊地区分布导航、期刊主题导航等途径查找期刊。

（五）检索历史

系统会自动保存用户的检索历史，包括检索时间、检索表达式和命中文献数等。可以将选中的检索记录删除，也可以选中多条检索记录进行逻辑组配，如图 3-43 所示。

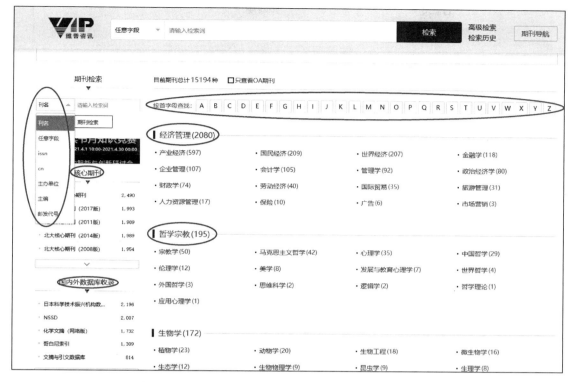

图 3-42 维普资讯中文期刊服务平台期刊导航功能界面

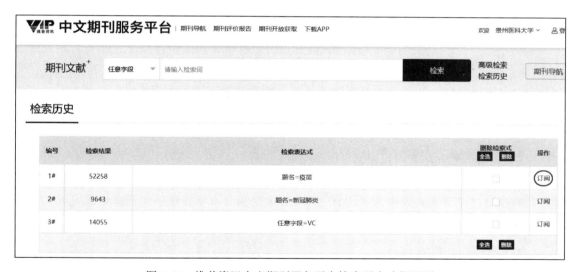

图 3-43 维普资讯中文期刊服务平台检索历史功能界面

（六）二次检索

当用户执行检索后，在检索结果界面左侧会显示二次检索功能，如图 3-44 所示，此界面可以选择的二次检索操作有"在结果中检索""在结果中去除"，分别相当于"逻辑与""逻辑非"组配。

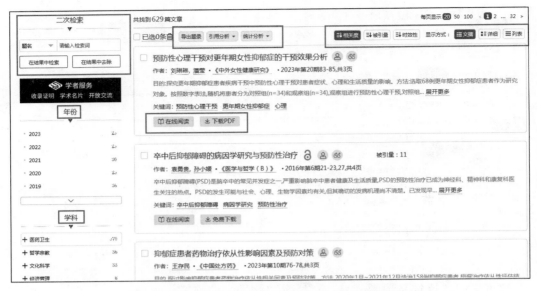

图 3-44　维普资讯中文期刊服务平台文献检索结果页面

四、检索结果管理

（一）检索结果的显示

系统执行检索后，用户可以看到检出文献篇数及其检索字段和检索式，如图 3-44 所示。系统默认每页显示 20 条结果，用户也可以选择每页显示 50 条或 100 条结果。

显示方式：检索结果默认以文摘形式显示，用户可以选择按照详细形式或列表形式进行显示。

排序：检索结果默认按照相关度降序排列，用户还可以按照被引量和时效性进行排序。

分析：用户可以对检索结果进行引用分析或统计分析。

分面聚类：左侧的分面聚类支持"年份""学科""期刊收录""主题""期刊""作者""机构"多类别层叠筛选，用户可以根据自己的检索需求不断选择聚类项，提高文献的检准率。

点击文献篇名可以查看文献的完整中英文摘要、引文网络和相关文献，点击作者姓名可以查看维普数据库收录的该作者的所有文献，点击期刊名可以查看该刊基本信息及其每年刊载的文献。

（二）检索结果的导出

检索结果界面的"批量处理"提供"导出题录"功能。每条题录前方有选择框，一次可以选择一条或多条题录（注意："导出题录"前的选择框只能选择该页的全部题录，而非全部检索结果的题录）。选中需要导出的文献题录，点击"导出题录"按钮，进入题录导出页面，如图 3-45 所示。题录导出页面提供多种导出格式，不同导出格式适用于不同的文献管理需要。例如，"EndNote"导出格式适于导入使用"EndNote"文献管理软件。用户选择需要的导出格式后，点击"导出"按钮。选择"存盘路径"后形成".txt"格式文件，命名后存盘即可。

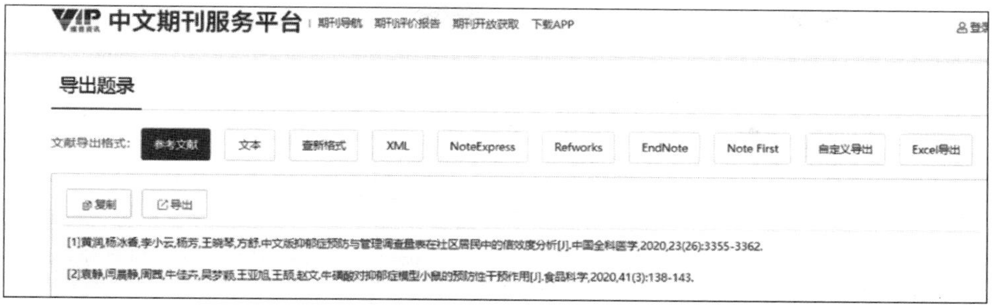

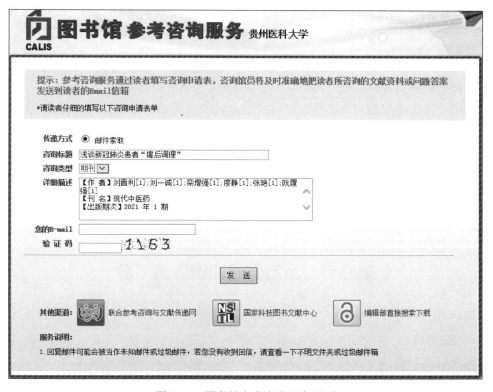

图 3-45 维普资讯中文期刊服务平台期刊文献导出界面

（三）全文下载与阅读

维普资讯中文期刊服务平台期刊文献的阅读和下载有两种方法。第一种方法是在检索结果界面，每篇文献题名后面都有"在线阅读""下载 PDF"或"文献传递"按钮，有"在线阅读""下载 PDF"按钮，证明系统收录有该文献的全文，用户点击"在线阅读"可以在网页上阅读这篇文献的全文，点击"下载 PDF"可以进入文献下载页面，将该文献下载到用户指定位置。由于数据库提供的是 PDF 格式的全文下载，因此用户需要下载并安装 PDF 文献阅读器。

如果文献题名后面是"文献传递"按钮，证明系统没有收录该文献的全文，用户可以点击"文献传递"按钮，进入图书馆参考咨询服务界面，如图 3-46 所示。用户在表单里面输入 E-mail 和验证码，点击"发送"按钮，该文献的全文会在几个工作日之内（最快在几分钟之内，一般在几个小时之内）发送到用户邮箱。

图 3-46 图书馆参考咨询服务界面

第二种获取全文的方法是在文献检索结果界面点击文献题名,进入文献详细信息界面,如图 3-47 所示。用户点击"在线阅读"按钮可以在网页上阅读文献的全文,点击"下载 PDF"按钮可以将文献下载到指定位置。

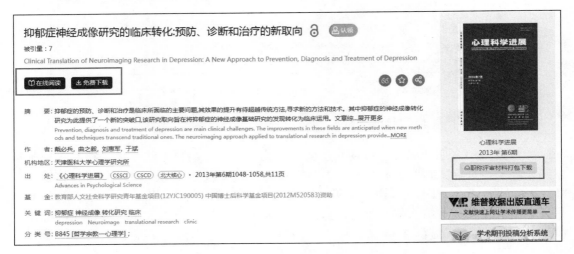

图 3-47　文献阅读和下载界面

【小结】　本节介绍了维普资讯中文期刊服务平台基本资源概况,以及该平台的各种检索方法,如简单检索、高级检索、检索式检索、二次检索及期刊导航等。同时还介绍了如何管理我们的检索结果。本节大家需要掌握的知识点就是运用维普资讯中文期刊服务平台提供的各种检索方法检索并获取我们所需要的文献。

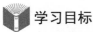 **练习与思考**

1. 查找"新冠肺炎"的同义词。

2. 找出作者李兰娟发表在《临床肝胆病杂志》1995 年第 3 期上的一篇文章,写出篇名。并查找 5 篇相似文献。

3. 查找北京大学 2020 版收录的医药卫生类核心期刊。

4. 在医药卫生类核心期刊里检索 2020 年至今发表的题名中含有新型冠状病毒的文献。

(贵州医科大学　汪其英)

第四节　万方数据知识服务平台

学习目标

一、知识目标

1. 能够归纳和总结万方数据知识服务平台(WANFANG DATA)特点。

2. 能够列举万方数据知识服务平台(WANFANG DATA)中文期刊的收录范围。

3. 能够比较说明 WANFANG DATA 较 VIP、CNKI 学术期刊库的优势和劣势。

二、技能目标

1. 能够根据检索需求编写检索提问表达式，并选择合适的检索模式进行检索；会根据检索结果做出有效的检索策略调整，以获得满意的检索结果。

2. 能够辨别结果中不同字段的内容，能进行文献下载和编辑。

3. 能够运用 WANFANG DATA 的结果统计了解某一领域或主题的研究概况。

三、情感、态度和价值观目标

1. 能够在实例检索过程中认识到专业数据库中信息资源的可靠性、准确性和安全性。

2. 养成通过专业数据库查找专业信息的习惯。

案例 3-4

冠状病毒在系统分类上属套式病毒目（Nidovirales）冠状病毒科（*Coronaviridae*）冠状病毒属（*Coronavirus*）。冠状病毒属的病毒是具囊膜（envelope）、基因组为线性单股正链的 RNA 病毒，是自然界广泛存在的一大类病毒。已知可引起感冒及中东呼吸综合征（MERS）和严重急性呼吸综合征（SARS）等较严重疾病。新型冠状病毒是以前从未在人体中发现的冠状病毒新毒株。人感染了冠状病毒后常见体征有呼吸道症状、发热、咳嗽、气促和呼吸困难等。在较严重病例中，感染可导致肺炎、严重急性呼吸综合征、肾衰竭，甚至死亡。新型冠状病毒主要的传播途径有哪些？哪些人是易感人群？

问题：

1. 中药在治疗新型冠状病毒肺炎方面有较好的效果，如何查找中药治疗新型冠状病毒肺炎方面的文献。

2. 查找与新型冠状病毒肺炎相关的专利文献。

3. 可以从哪些地方获取新型冠状病毒肺炎方面的学位论文？

分析：

万方数据知识服务平台是一个综合性的文献检索平台，可以检索出期刊论文、学位论文、会议论文、专利文献、标准文献、科技报告、成果等多类型的文献。因此，除了可以从中国知网获取专利文献和学位论文外，万方数据知识服务平台也是我们获取专利文献和学位论文的主要途径。

一、万方数据知识服务平台简介

万方数据知识服务平台（网址为 http://www.wanfangdata.com.cn/）是万方数据股份有限公司在万方数据资源系统的基础上研制开发的综合信息服务系统。该平台是一个以科技信息为主，集经济、金融、社会、人文信息为一体的大型科技、商务信息网络服务系统，具有内容丰富、收集范围广等特点。其收集的文献资料类型有期刊论文、学位论文、会议论文、外文文献、科技报告、专利文献、标准文献、地方志和政策法规文献等，涵盖理、工、农、医、哲学、经管、人文、社会科学等学科领域。

二、万方数据知识服务平台资源概况

（一）中国学术期刊数据库

中国学术期刊数据库（China Online Journals, COJ）收录始于 1998 年，目前收录期刊 8000 余种，其中包含北京大学、中国科学技术信息研究所、中国科学院文献情报中心、南京大学、中国社会科学院历年收录的核心期刊 3300 余种，年增 300 万篇，周更新 2 次，涵盖自然科学、工程技术、医药卫生、农业科学、哲学政法、社会科学、科教文艺等各学科。

（二）中国学位论文全文数据库

中国学位论文全文数据库（China Dissertation Database, CDDB）收录自 1980 年以来我国自然科学领域各高等院校、研究生院及研究所的硕士研究生、博士研究生及博士后论文。涵盖基础科学、理学、工业技术、人文社科、医药卫生、农业科学、交通运输、航空航天、环境科学等各学科。

（三）中国学术会议文献数据库

中国学术会议文献数据库（China Conference Paper Database, CCPD）收录的会议资源包括中文会议和外文会议，中文会议收录始于 1982 年，年收集 3000 多个重要学术会议，年增 20 万篇论文；外文会议主要来源于 NSTL 外文文献数据库，收录了 1985 年以来世界各主要学会/协会、出版机构出版的学术会议论文共计 766 万篇全文（部分文献有少量回溯）。会议文献资源的范围涵盖自然科学、工程技术、农林、医学等多个领域，为用户提供最全面、详尽的会议信息，是了解国内学术会议动态、科学技术水平、进行科学研究必不可少的工具。

（四）中外专利数据库

中外专利数据库（Wanfang Patent Database, WFPD）收录自 1985 年以来的中国专利 2200 万余项，国外专利 8000 万余项。收录来源国家有中国、美国、澳大利亚、加拿大、瑞士、德国、法国、英国、日本、韩国、俄罗斯 11 个国家；收录来源组织有世界专利组织和欧洲专利局。

（五）科技报告

中文科技报告收录始于 1966 年，源于中华人民共和国科学技术部，共计 10 万余份；外文科技报告收录始于 1958 年，美国政府四大科技报告［美国国防科技报告（AD）、美国能源部科技报告（DE）、美国国家航空与航天局报告（NASA）、美国商务部报告（PB）］110 万余份。

（六）中国科技成果数据库

中国科技成果数据库（China Scientific & Technological Achievements Database, CSTAD）收录自 1978 年以来国家和地方主要科技计划、科技奖励成果及企业、高等院校和科研院所等单位的科技成果信息，涵盖新技术、新产品、新工艺、新材料、新设计等众多学科领域，共计 90 余万件。

（七）标准文献

中外标准数据库（China Standards Database）收录了所有中国国家标准（GB）、中国行业标准（HB），以及中外标准题录摘要数据，共计 200 余万条记录，其中中国国家标准全文数据内容来源于中国质检出版社，中国行业标准全文数据收录了机械、建材、地震、通信标准以及由中国质检出版社授权的部分行业标准。

（八）法律文献

中国法律法规数据库（China Laws & Regulations Database），收录始于 1949 年，涵盖国家法律法规、行政法规、地方性法规、国际条约及惯例、司法解释、合同范本等，权威、专业。每月更新，年新增量不低于 8 万条。

三、万方数据知识服务平台检索方法

该平台提供的检索方法有简单检索、高级检索、专业检索和作者发文检索四种。用户检索时可以选择单个也可以选择多个数据库进行检索。

（一）简单检索

系统首页提供的检索词输入框即简单检索，如图 3-48 所示。用户可以在检索词输入框内输入检索词或检索式进行检索，同时还可以选择检索的文献类型，系统默认的文献类型为"全部"，它包含了期刊论文、学位论文、会议论文等多种类型的文献。在输入检索词之前，用户可以先选择检索字段，不同的文献类型、系统提供的检索字段不一样，当文献类型为"全部"时，系统提供的检索字段有题名，关键词、摘要、作者和作者单位 5 个字段。当选择的文献类型为"期刊"时，系统提供的检索字段有题名、作者、作者单位、关键词、摘要、刊名、基金、中国分类号共 8 个字段。

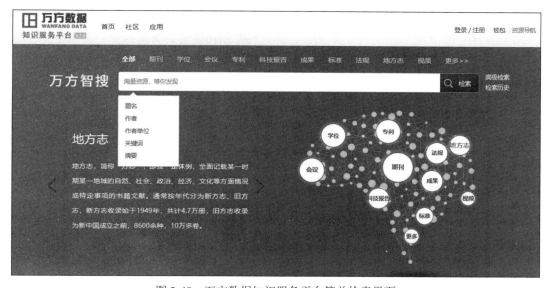

图 3-48　万方数据知识服务平台简单检索界面

万方数据知识服务平台默认输入的检索词为模糊检索，用户可以通过双引号（半角状态输入）来限定检索词为精确检索。例如，用户想要"新型冠状病毒肺炎"方面的文献，检索式为：（新型冠状病毒肺炎），即为模糊检索，检索式为：（"新型冠状病毒肺炎"）为精

确检索。

此外，用户也可以在检索框内使用 not、and、or 对检索词进行逻辑匹配检索，其中 and 可以用空格代替，逻辑优先级关系为 not>and>or。例如，用户想要"新型冠状病毒肺炎"和"腹泻"方面的文献，检索式为：（新型冠状病毒肺炎 and 腹泻）或（新型冠状病毒肺炎 空格 腹泻）。

（二）高级检索

万方数据知识服务平台检索框的右侧有高级检索的入口，如图 3-48 所示，单击"高级检索"进入高级检索界面。高级检索支持多个检索类型、多个检索字段和条件之间的逻辑组配检索，方便用户构建复杂检索表达式。万方数据知识服务平台高级检索界面，如图 3-49 所示。

在高级检索界面，用户可以根据自己需要，选择想要检索的资源类型。系统通过以下检索条件，帮助用户提升检索的准确率。

⊞或者⊟，表示添加或者减少检索条件。

"与""或"和"非"，表示限定检索条件，优先级为：非>与>或。

主题、作者、作者单位等，表示检索的限定字段。

发表时间和更新时间，表示限定文献的发表时间和万方数据知识服务平台更新的时间。

精确，表示系统对于用户输入的检索词进行不拆分检索。例如，输入糖尿病血液透析，仅检索包含"糖尿病血液透析"的文献。

模糊，表示系统对用户输入的检索词进行拆分检索。例如，输入糖尿病血液透析，不仅检索包含"糖尿病血液透析"的文献，还包含糖尿病肾病血液透析等方面的文献。

其检索步骤如下：

（1）选择文献类型。系统默认选中的文献类型有期刊论文、学位论文、会议论文 3 种类型。用户可以根据自己的检索要求选择相应的文献类型，如果不选，检出文献会包括系统默认的那 3 种类型。

（2）选择检索字段。系统提供主题、题名或关键词、题名、作者、作者单位、关键词、摘要、中国分类号、DOI、第一作者期刊-基金、期刊-刊名、期刊 ISSN/CN、期刊-期、学位-专业、学位-授予单位、学位-导师、学位-学位、会议-会议名称、会议-主办单位、专利-发明人/设计人、专利-申请/专利权人、专利-申请/专利号等检索字段，选择不同文献类型，字段会发生相应改变。系统默认在所有字段中进行检索。

（3）在检索词输入框中输入检索词。

（4）选择匹配类型（模糊或精确匹配）和逻辑运算符（"与""或""非"）。

（5）限定时间范围。

（6）根据需要选择是否执行"中英文扩展"或"主题词扩展"检索。中英文扩展指的是对检索词进行中文英文的扩展检索，扩大检索范围；主题词扩展指的是基于主题词表，对检索词扩展同义词和下位词，帮助用户保证查准率的条件下，扩大检索范围，提高查全率。

（7）点击"检索"按钮执行检索。

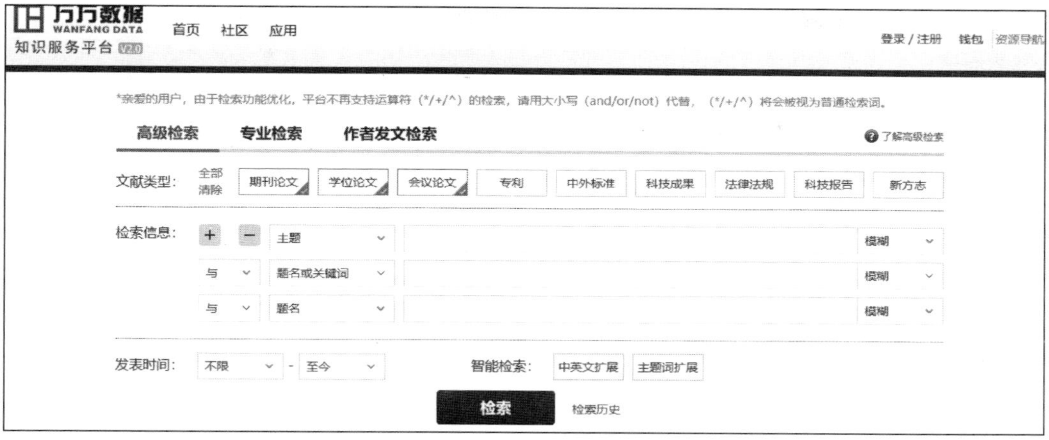

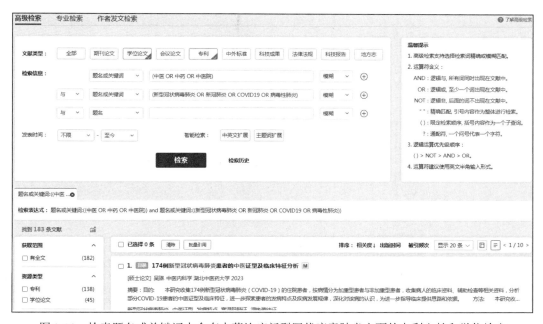

图 3-49 万方数据知识服务平台高级检索界面

例如，检索题名或关键词中含有"中药治疗新型冠状病毒肺炎"方面的专利文献和学位论文，检索过程和结果如图 3-50 所示。

图 3-50 检索题名或关键词中含有中药治疗新型冠状病毒肺炎方面的专利文献和学位论文

（三）专业检索

专业检索界面如图 3-51 所示，是用户根据系统提供的检索语法直接在检索词输入框中输入检索式进行检索的一种方法。系统用"AND"表示逻辑与、"OR"表示逻辑或、"NOT"表示逻辑非，可检字段有主题、题名或关键词、作者等，点击"展开"可以查看全部可用字段，如图 3-52 所示。

检索案例 3-3 中中药治疗新型冠状病毒肺炎方面的期刊论文，检索式和检索结果如图 3-53 所示。在进行专业检索之前可以点击相应的字段，然后在字段名后面的括号内输入检索词，接着选择逻辑运算符，再选择检索字段，输入检索词即可。

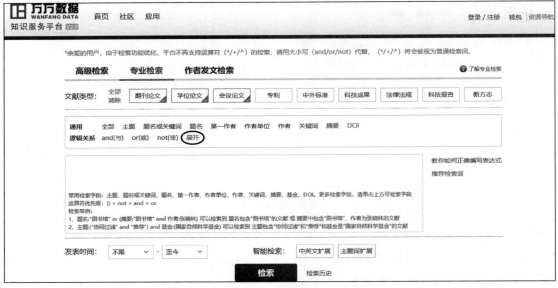

图 3-51　万方数据知识服务平台专业检索界面

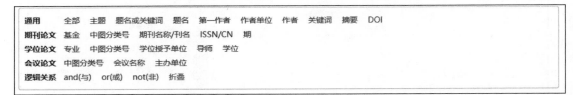

图 3-52　万方数据知识服务平台专业检索可检字段

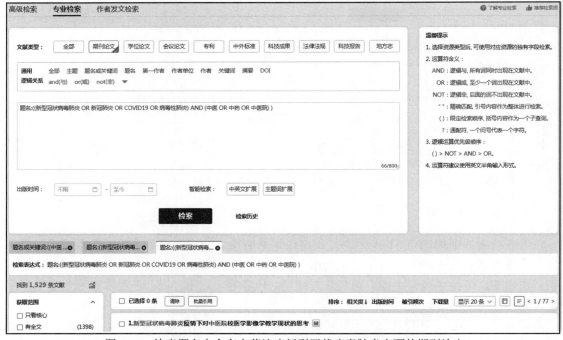

图 3-53　检索题名中含有中药治疗新型冠状病毒肺炎方面的期刊论文

（四）作者发文检索

作者发文检索是通过输入作者姓名和作者单位等字段来精确查找相关作者的学术成果。用户可以选择想要检索的资源类型，通过 + 或者 − 添加或者减少检索条件，通过"与""或"和"非"限定检索条件进行检索。可以检索第一作者，并且能够同时检索多个作者的成果。如图 3-54 所示。

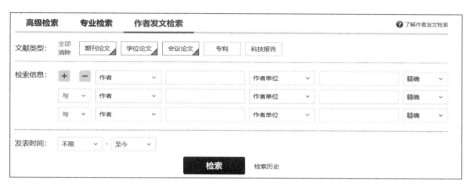

图 3-54　万方数据知识服务平台作者发文检索界面

（五）二次检索

二次检索也称为在结果中检索，万方数据知识服务平台快速检索方法的检索结果界面提供二次检索功能，如图 3-55 所示。用户可以对检出文献的标题、作者、关键词及发表时间进行二次限定检索。选择需要限定的字段并输入检索词，点击"结果中检索"按钮即可。

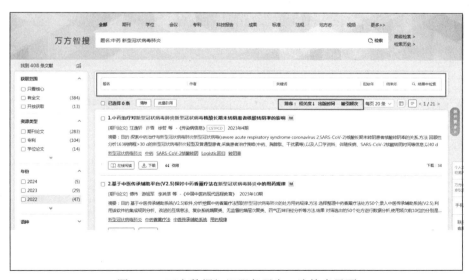

图 3-55　万方数据知识服务平台二次检索界面

四、检索结果管理

1. 检索结果的显示和浏览

检索结果页中通过设置每页显示条数，用户可根据需要自由切换，每页显示 20、30 或

50 条。检索结果的显示形式有 2 种：列表式和详情式，系统默认以详情式显示，如图 3-56 所示，列表式只展示标题、作者、来源、时间等简要信息。排序方法可以选择"相关度""出版时间"和"被引频次" 3 种，系统默认按照"相关度"降序进行排序。此外，系统左侧还提供"资源类型""年份""学科分类""语种""来源数据库""作者""机构"等分组浏览。

2. 检索结果的导出

有两种方法，第一种方法，在检索结果页面点击需要导出文献下边的"引用"按钮，进入文献导出界面，选择导出格式即可，如图 3-56 所示。第二种方法，点击文献题名，进入如图 3-57 所示的界面，然后点击"引用"按钮，即可导出文献信息。

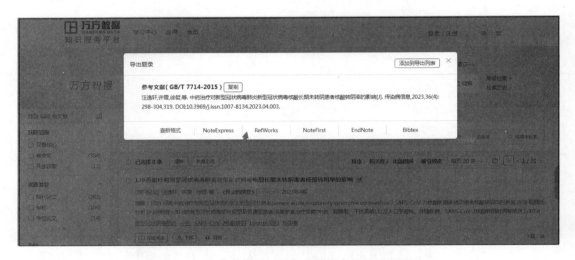

图 3-56　万方数据知识服务平台检索结果导出界面

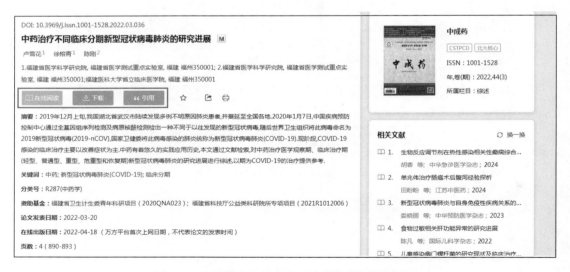

图 3-57　万方数据知识服务平台文献详细信息界面

3. 检索结果的下载

有两种方法，第一种方法，在检索结果界面点击需要下载文献下方的 下载 按钮，进入文献全文下载界面，选择保存路径下载即可。第二种方法，点击文献题名，进入图

3-57 所示的界面，然后点击 ⬇ 下载 按钮，进入文献全文下载界面，选择保存路径下载即可。

【小结】 本节介绍了万方数据知识服务平台的资源概况及其检索方法（简单检索、高级检索、专业检索、作者发文检索和二次检索），以及检索结果的管理：显示、导出和下载。万方数据知识服务平台是国内知名的全文数据库之一，是我们获取文献全文的重要途径，掌握它的使用方法可以帮助我们更好地学习和工作。

练习与思考

1. 检索《中华神经医学杂志》2008 年第 6 期第一篇文章的作者。
2. 用专业检索方法检索乔红梅发表在《临床儿科杂志》上的文章。
3. 以你熟悉的一位老师为例，检索他/她 2000 年至今以第一作者发表的论文。
4. 检索中国科学院大学裴端卿老师指导的研究生完成的学位论文。

（贵州医科大学　汪其英）

第五节　国家科技图书文献中心

学习目标

一、知识目标

1. 能够归纳和总结国家科技图书文献中心收录资源的特点、类型与学科范围。
2. 能够列举国家科技图书文献中心收录资源的服务项目。

二、技能目标

1. 能够根据检索需求编写检索提问表达式，并选择合适的检索模式进行检索；会根据检索结果做出有效的检索策略调整，以获得满意的检索结果。
2. 能够通过 NSTL 获取原文、进行文献下载和编辑。

三、情感、态度和价值观目标

1. 能够在实例检索过程中认识到专业数据库中信息资源的可靠性、准确性和安全性。
2. 养成通过专业数据库查找专业信息的习惯。

案例 3-5

　　乙型病毒性肝炎（乙肝）是较为常见的感染性疾病之一，是由乙肝病毒（HBV）引起的以肝脏炎性病变为主的多器官损伤综合性疾病。其传播广，危害性较大，易形成持续性带病毒状态而转为慢性感染，少数甚至转变为肝硬化、原发性肝细胞癌。鉴于 HBV-DNA 是反映 HBV 存在及活动的确切可靠指标，目前临床上用实时荧光 PCR 来定量检测乙肝患者的 HBV-DNA。某医生想对荧光 PCR 定量检测乙肝患者 HBV-DNA 的临床意义作进一步的研究，他该如何利用国家科技图书文献中心提供的资源呢？

> **问题：**
>   NSTL 的资源有哪些？如何检索？
> **分析：**
>   国家科技图书文献中心收录资源的类型很多，信息资源覆盖中外文理、工、农、医等学科门类，注册后可免费检索并获得文献的线索，还可以通过文献传递的方式低价获取全文。NSTL 提供了多种检索途径，掌握检索方法可有效利用 NSTL 提供的服务。

国家科技图书文献中心（**National Science and Technology Library，NSTL；http: //www.nstl. gov.cn/**）是经国务院批准，于 2000 年 6 月 12 日由科技部、财政部、国家经贸委、农业部、卫生部和中科院等部委联合成立的一个基于网络环境的、公益性的科技信息资源服务机构。由中国科学院文献情报中心、中国科学技术信息研究所、机械工业信息研究院、冶金工业信息标准研究院、中国化工信息中心、中国农业科学院图书馆、中国医学科学院图书馆、中国标准化研究院和中国计量科学研究院等 9 家成员单位组成。作为我国外文科技信息资源保障主体，NSTL 以构建数字时代的国家科技文献资源战略保障服务体系为宗旨，按照"统一采购、规范加工、联合上网、资源共享"的机制全面采集、收藏和开发理、工、农、医等四大领域的科技文献，面向全国提供公益的、普惠的科技文献信息服务。

一、NSTL 资源保障体系

NSTL 已发展成为资源丰富、品种齐全的国家科技文献信息资源保障基地，集中外文学术期刊、学术会议、学位论文、科技报告、科技文献专著、专利、标准和计量规程等类型的文献于一体，形成了印本和网络资源互补的保障格局，目前收集到的文摘数据已达 2.89 亿条、引文数据 3.2 亿条，其中全国独家引文文献 6000 多种。

（一）学术期刊资源

包括中外文印本期刊和电子期刊，学科涵盖基础科学、工程技术、农业科学、医学科学等领域的科技文献信息资源。

（1）中文印本期刊：截至 2020 年，共收录中文科技期刊 19 601 种，涉及论文 8700 万篇，每年保持收录 1 万余种，新增论文 445 万篇；收录的中文期刊覆盖了中国知网 90%、万方数据知识服务平台和维普中文期刊服务平台 100% 的期刊，不同程度地覆盖了北京大学《中文核心期刊要目总览》、南京大学中文社会科学引文索引（CSSCI）、中国科学院中国科学引文数据库（CSCD）、中国科学技术信息研究所"中国科技核心期刊（中国科技论文统计源期刊，CSTPCD）"、中国社会科学院"中国人文社会科学核心期刊"等评价体系收录的核心期刊。

（2）外文印本期刊：截至 2020 年，共收录 3.1 万种期刊，涉及论文 4166 万篇，每年保持收录外文期刊 1.5 万种，覆盖诸如世哲出版公司（SAGE Publications）、泰勒-弗朗西斯出版集团（Taylor & Francis Group）、爱思唯尔（Elsevier）、施普林格（Springer）、威立（Wiley）、电气与电子工程师协会（IEEE）等著名出版社的期刊，涉及出版社 1.1 万家。语种涵盖英、日、法、德、俄等，其中 3267 种为独家收录。

（3）电子期刊：包含购买的网络版现刊 1.3 万多种，19 个回溯数据库涵盖外文期刊 3075

种，这些期刊均面向全国范围开通（公益机构）使用，其中截至 2020 年面向全国免费开通的外文现刊已有 696 种。

（二）会议文献

（1）中文会议：截至 2020 年，共收录 6 万余种会议的会议录，涉及会议论文 292 万篇。每年新增 1000 余种会议的会议录 10 万余篇论文。

（2）外文会议：共收录 21 万种会议的会议录，涉及会议论文 1694 万篇。每年保持收录会议录 1 万余种，涉及会议论文 80 余万篇，外文会议录涉及学协会 15 500 家。其中，2119 套为独家收录，涵盖国防及民用技术领域的会议。

（三）学位论文

（1）中文学位论文：收录 1984 年至今我国 1400 余所高校及科研院所授予的硕士、博士和博士后学位论文 400 多万篇，每年增加论文 30 万篇。学科涉及自然科学各专业领域，其中经济（中图分类号 F）、医药卫生（中图分类号 R）及自动化技术、计算机技术（中图分类号 TP）的学位论文馆藏量分列前三位。

（2）外文学位论文：收藏 ProQuest 公司出版 2001 年以来，电子版优秀硕博士论文 89 万篇，每年新增 4 万篇，涉及自然科学和社会科学领域，涵盖 924 所国外高校及科研机构。工程类、自然科学、社会科学的学位论文馆藏量分列前三位，南加州大学、多伦多大学、曼彻斯特大学等高校的学位论文收藏居前列。

（四）科技报告

包含美国政府 AD、NASA、DE、PB 报告及各技术领域的报告。包含美国著名的国防部和三军系统（AD）、美国国家航空与航天局（NASA）、能源部系统（DE）、农业、商务、环保、海洋等其他政府部门（PB）报告四大科技报告全文 194 万份，包含 38 个大类及 300 多个小类，时间范围覆盖了 1950～2017 年；除此之外，还包含行业报告、市场报告、技术领域报告等，侧重于军事工程技术、民用工程技术、航空和空间技术领域、能源技术及前沿技术的战略预测等内容报告，遍及美、英、欧亚、中东等国家及地区的优势学科领域的技术报告、产业报告、咨询报告、市场报告，涵盖宏观市场信息、防务市场信息等。

（五）专利文献

包括国内外 16 个国家和地区的专利[1985 年以来中国国家知识产权局的所有公开(告)]文献。截至 2020 年，NSTL 收录 5560 万条中外专利文献，其中国内专利包含大陆专利数据 2100 万条、台湾专利 157 万条；国外专利包含 1970 年至今所有公开的发明和实用新型专利文摘，涵盖美国、英国、法国、德国、瑞士、日本、韩国、印度、以色列、俄罗斯、苏联、加拿大等国和 1978 年至今的欧洲专利和世界知识产权组织专利文摘。专利文献的全文服务通过专业数据库以及与国家知识产权局的合作提供原文服务。

（六）中外标准、计量规程

收录来自英国、德国、法国、日本、美国重要学协会标准数据库和中国国家标准数据库。内容涉及科学研究、社会管理以及工农业生产的各个领域。约 18.2 万条数据，其中中文标准 3.7 万条，外文标准文献 14.5 万条。计量规程收藏我国从 1972 年以来公开发行的 2000 多种计量检定规程、计量检定系统技术规范及计量基准、副基准操作技术规范等，涵盖已出版的全部国家计量检定规程及一些部门的计量检定规程，学科范围涉及自然科学各专业领域。标准文献及计量规程的服务方式为以代查代借的方式由中国标准化研究院开展正版标准订购服务。

（七）科技文献专著

收藏了世界知名出版社和重要专业学协会出版的外文科技图书、文集汇编、参考工具书和检索工具书等专著，截至目前收录的图书数据有 68 659 条，大部分图书以英语语种为主，部分包含日、德、法、俄等语种，来源于施普林格（Springer）出版集团的图书居多。对于科技图书专著，NSTL 主要提供其题名、目录、摘要、和部分专著内容评介服务。

二、NSTL 资源服务体系

NSTL 申请和收集的文献绝大部分以文摘的方式，或者以其他方式在 NSTL 网络服务系统上加以报道，供用户通过检索或浏览的方式获取文献线索，进而以文献传递方式获取文献全文加以利用。

截至 2020 年，NSTL 面向中国非营利机构（公立高校、事业单位性质的科研院所、公立医院、政府机关）提供完全免费的数字资源保障——全国开通 696 种外文现刊（分布于 38 个现刊数据库）、3028 种外文回溯期刊（分布于 23 个出版社回溯数据库）、覆盖全球五大学术出版机构 OA 期刊及 26 万册电子图书，如图 3-58、图 3-59。

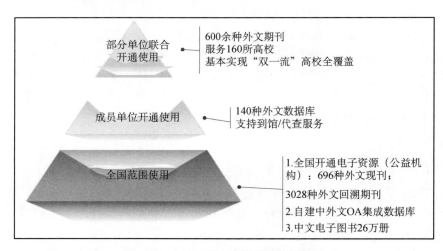

图 3-58　NSTL 数字资源三级保障体系

截至 2021 年，NSTL 已经在全国范围 29 个省市自治区建立 37 个区域服务站，建立了"交通运输""中医药"等 4 个行业服务站，为 30 余个高技术单位提供专题文献服务、40 余个集团提供接口服务，有力提升了地方和行业科技文献信息保障水平。

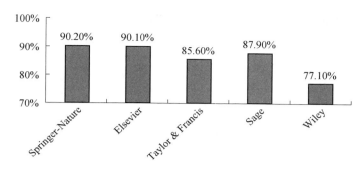

图 3-59　NSTL 覆盖全球五大学术出版机构 OA 期刊情况

自 2012 年 08 月 24 日，NSTL 实行用户分类实名注册使用，用户可根据自身情况，选择注册成为个人用户、国内非营利机构用户或企业机构用户。任何用户都可以进行网络版全文数据库的检索和浏览，国内非营利机构可免费获取网络版全文，但需要提前向 NSTL 提出正式的申请，采取 IP 地址认证方式获取。对于云南、贵州等西部地区的用户，通过 NSTL 的区域服务站主页进行注册，获取全文时可享受西部地区半价优惠。

NSTL 贵阳服务站网址：https://gy.nstl.gov.cn

NSTL 昆明服务站网址：https://km.nstl.gov.cn

NSTL 收费标准见网址：https://nstl.gov.cn/help/zc_ff_sf.html

NSTL 面向个人用户开通"加入申请单""代查代借"等付费服务获取全文，需要登录注册认证账号通过网上支付、邮局汇款、银行转账、直接付费等方式交付预付款，额度不限，也可以申请时网上即时交付。

三、文献检索步骤与检索方法

（一）检索步骤

NSTL 提供了基本检索、高级检索两种方式。其中首页（图 3-60）基本检索方式待检索者输入检索词得到检索结果之后，会出现二次检索按钮，可对检索结果进一步限制；高级检索又分多行表单式检索、编制检索式的专业检索。无论基本检索还是高级检索，其检索过程都遵循以下步骤。

（1）勾选文献类型：提供期刊论文、会议文献、学位论文、科技报告、专利、文集汇编、图书、标准、计量规程等 9 种类型的勾选，检索人员根据需要勾选即可。

（2）输入检索词：①NSTL 基本检索仅能输入一个检索词，且检索框中不可使用 AND/OR/NOT 等逻辑表达词，如果输入则按检索词处理；②高级检索可选择多个检索字段及 AND/OR/NOT 不同逻辑词进行限定，还可设置筛选条件：包括语种、馆藏位置、出版年、查询范围、获取方式等。

（3）点击"检索"按钮执行检索并得到检索结果。

（4）二次检索：如果检索结果过多，可在检索框内输入新的检索词，点击"二次检索"，系统将根据该检索词在前次的检索结果中进行二次筛选，以便提高检准率。

（5）浏览检索结果：在检索结果页点击某一篇文章标题可直接浏览该篇文章的摘要等详细信息，通过每条记录前的复选框，可一次选择多篇文献，可以进行"加入申请单"或"导出"操作。

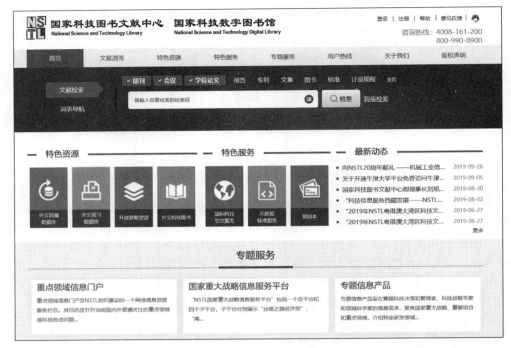

图 3-60　NSTL 主页

（6）获取原文：此项服务为付费服务，需要原文提供服务的用户必须成为该中心的注册用户，进入检索结果页面后，用户可通过在每个标题左边的订购栏中打钩并点击"加入申请单"的方法来订购全文，一次可以同时订购多篇文献的全文。通过单击"查看申请单"，可以看到自己选购的文献，并且可以删除已选购的文献。单击"下一步"可以进入订单生成页面，在这里用户可以选择服务单位、投递方式（自助获取/普通信函/挂号/特快专递/传真/电子邮件），按"下一步"按钮后，进入确认及支付页面。

（二）检索方法

1. 首页基本检索

在首页基本检索框中仅能输入单个检索词。如案例 3-5，检索有关荧光 PCR 检测乙肝病毒方面的文献，由于该基本检索不支持多个检索词的同时检索，可以按照检索词分步进行检索。选择期刊、会议、学位论文等需要的文献类型后，首先输入检索词"荧光 PCR"，点击"检索"按钮即可得到该检索词的检索结果；第二步可在检索框中输入"乙肝病毒"，点击"二次检索"按钮即可得到该检索词的检索结果，在检索结果列表的上方会出现"检索条件：荧光 PCR AND 乙肝病毒"。如图 3-61 所示，共检索到 3184 条文献记录，在文献类型的聚类显示中包含期刊论文 2316 条、学位论文 788 条、会议论文 80 条。

由于该检索平台改版，该页面基本检索不可使用同义词进行逻辑扩展，检索框中仅能输入一个检索词进行检索，因此检索词的选择尤为重要。我们可用不同的检索词及检索策略来说明这一点。如果直接在检索框中输入"乙型肝炎病毒荧光 PCR 检测"，则系统会自动分词检索，我们可得到的检索结果数量为 3862 条；如果将"检测"二字去掉后会得到 4228 条；如果首先输入"乙型肝炎病毒"检索，再用"荧光 PCR"进行二次检索，即"检索条件：乙

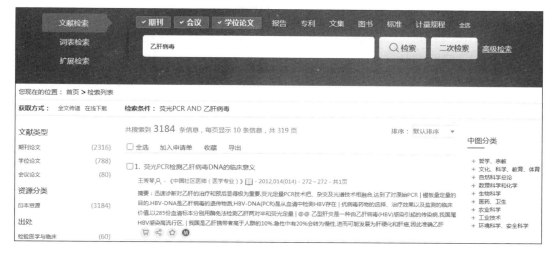

图 3-61 NSTL 主页基本检索结果

型肝炎病毒 AND 荧光 PCR"则会得到 7026 条结果。此时，当我们输入"乙型肝炎病毒"这个较为准确的检索词进行检索时，检索框的下方会出现进一步选择检索词的提示，此时点击下拉列表符号则会出现两个树形表，可根据检索需求进行选择不同范畴的检索词"hepatitis B virus"，此时选中的词即为检索用的主题词（图 3-62）。

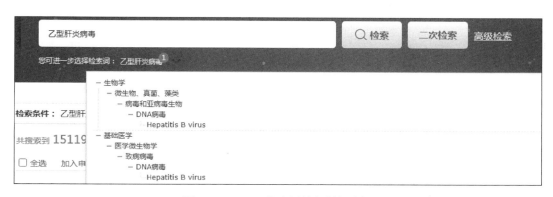

图 3-62 NSTL 检索词的主题词选择

如果我们点击右上角带有序号的检索词，则会列出该检索词的主题词、范畴、同义词，如图 3-62、图 3-63。这些词对检索具有重要的参考作用。

图 3-63 检索词的扩展

2. 高级检索

高级检索是文献检索的高级方式，相比基本检索，可实现多条件的同时组合检索，只需一次检索便可得到检索结果。若需要按特定字段查询可在下拉菜单中选择题名、作者、机构、关键词、主题词、摘要等字段，可供选择的字段随所选数据库的不同有所变化，多库查询时所列出的字段是所选文献类型共有的字段。在检索框中输入检索词，经测试高级检索中的每个检索词输入框也仅能输入一个检索词，检索框之间的逻辑关系可选择"AND""OR""NOT"。

如图 3-64 所示，进入高级检索界面后，案例中的检索策略可这样实现：字段标识均选择"关键词"字段，第一个检索框中输入"乙型肝炎病毒"，在第 2 个检索框中输入"乙型肝炎病毒"，两个检索字段之间的逻辑关系选择"AND"其他筛选条件暂时忽略，单击"检索"完成即可，此时由于检索词均限定于文献的关键词字段中，相较于前面的基本检索，范围大大缩小，于是检索结果仅有 408 条，所有的检索结果中每条记录的关键词字段均出现了我们的检索词，检索结果的页面的检索条件为"关键词<包含>乙型肝炎病毒 AND 关键词<包含>荧光 PCR"；如果我们在检索前把检索词"乙型肝炎病毒"后面的"精确匹配"勾选，则系统不会将该检索词拆分，检索结果为 352 条，检索条件为"关键词<匹配>乙型肝炎病毒 AND 关键词<包含>荧光 PCR"。

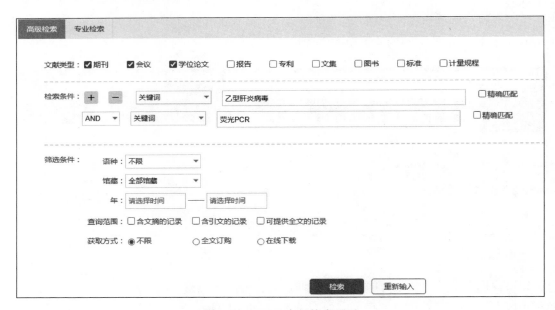

图 3-64　NSTL 高级检索界面

3. 专业检索

专业检索是为专业检索人员或熟悉检索技术的人员执行更为复杂的检索提供的一种检索途径。与"高级检索"不同之处就是检索表达式设置部分，专业检索可以使用字段限定符、布尔逻辑运算符混合使用，且每个字段的检索词使用数量不止一个。

检索表达式的编制可以利用系统提供的可检索字段和逻辑运算符以及相关符号，在文本框中便可编制出特定的查询表达式，使得一次检索便可得到查全率与查准率较为满意的结果。运算符号和用途及举例见表 3-3。

表 3-3　NSTL 运算符号和用途及举例

运算符号	符号说明或用途	举例
：	指定字段查指定值	题名：(万古霉素)，检索题名中出现万古霉素的文献
AND &&	逻辑运算符"与"	院校：(贵州医科大学)　&& 关键词：(氟中毒)
OR ‖	逻辑运算符"或"	乙肝病毒 OR 乙型肝炎病毒 OR 乙肝
NOT ！	逻辑运算符"非"	关键词：(氟中毒 NOT 砷中毒)
( )	用于构成子查询	关键词：(乙肝病毒 OR 乙型肝炎病毒 OR 乙肝)
^	控制相关度检索	题名：(computer^4 media)，用于两词间隔数量控制
[]、{}	两端包含、不包含（可混合使用）	出版年：[2013 TO 2015]；　专利申请日期：{200807 TO 201012}；专利申请日期：[200807 TO 201012]

注意：&& ‖ ! ( ) { } [ ] ^这些字符在系统检索中具有特殊的含义，如果要使用这些字符本身含义，需要利用反斜杠进行转义，比如：\(1\+1\)\:2

表达式中所有的运算符号两端必须有半角的空格，逻辑运算符必须大写，字段的名称必须为系统定义的字段（见图 3-65 检索框右侧的"可检索字段"）。

检索用法举例如下。

（1）字段检索

格式：[字段名]:[(检索内容)]

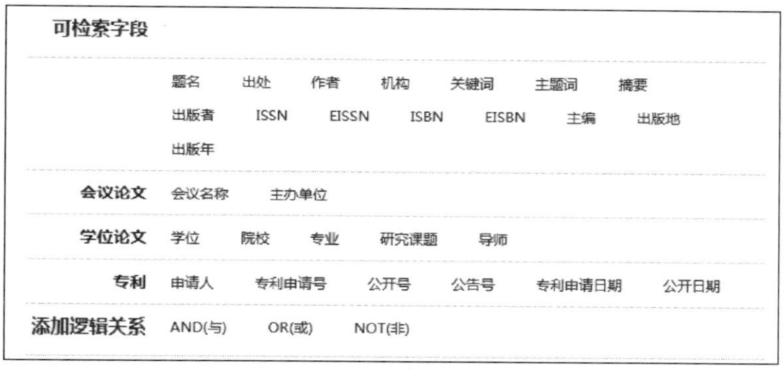

图 3-65　NSTL 可检索字段

举例 1：

关键词: Hepatitis

举例 2：如果检索多个单词即词组时，请用括号包裹，或者将空格用反斜杠(\)转义，单词间默认为 AND 的关系。如需 OR 关系请使用‖或 OR 连接。

关键词：(Hepatitis B)

关键词：(Hepatitis\ B)

关键词：(computer OR PC)

关键词：(computer ‖ PC)

举例 3：不拆词查询，请采用""包裹。

关键词："Hepatitis B virus"

举例 4：复杂的检索式举例。

题名：(Magnorbin OR "Ascorbic Acid" OR vitamin-c)

（2）相关度调整

举例1: computer media,同时希望去让 computer 的相关度更加好,那么在其后加上 ^ 符号和增量值。

题名: (computer^4 media)

（3）多条件检索

举例1：条件间默认为 AND 关系

题名：(氟中毒) 作者:(官志忠)

举例2:

题名：题名:(氟中毒) AND 作者:(官志忠)

举例3:

题名：(氟中毒 OR 砷中毒) AND 作者:(官志忠) AND 关键词:(发病机制)

（4）范围检索

举例1：包含范围检索,如检索某时间段记录,包含头尾。

出版年：[2016 TO 2020]

专利申请日期：[20160710 TO 20210711]

举例2：{}不包含范围检索,如检索某时间段记录,不包含头尾。

出版年：{2013 TO 2015}

专利申请日期：{200807 TO 201012}

举例3：混合使用。

出版年：[2013 TO 2015}

出版年：{2013 TO 2015]

专利申请日期：[200807 TO 201012}

专利申请日期：{200807 TO 201012]

如案例 3-5,检索有关荧光 PCR 检测乙肝病毒方面的文献。利用专业检索途径检索同样可以实现。初次使用专业检索方式的人员,可先在检索框右侧的"可检索字段"中用鼠标进行点击需要的字段及逻辑关系生成检索表达式,点击字段后只需要在括号中填写检索词即可,同一个字段中如有同义词则用逻辑 OR 进行扩展,排除的词用逻辑 NOT 进行连接,如果多个检索词取交集用逻辑 AND 进行连接。

如图 3-66 所示,在检索框中填写的则检索表达式应为：关键词：（乙肝病毒 OR 乙型肝炎病毒 OR 乙肝）AND 关键词：（荧光 PCR OR 荧光定量 PCR OR 定量 PCR）。

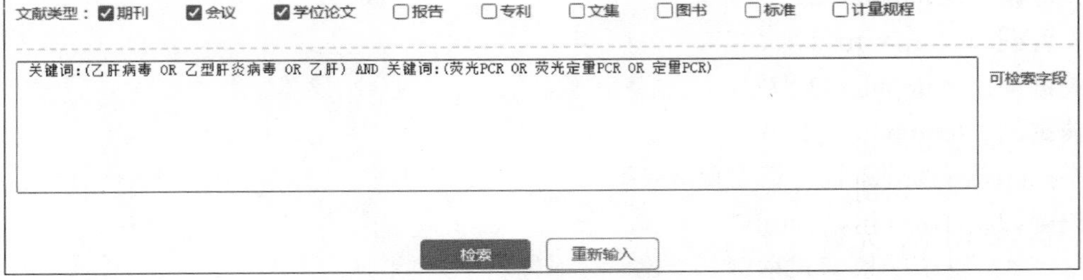

图 3-66 NSTL 专业检索界面

4. 文献浏览

点击首页的"文献浏览"导航菜单，即对期刊、会议、报告、文集汇编、图书、学位论文、专利、标准、计量规程等文献进行浏览，如果浏览期刊则点击期刊即可，可根据需要按刊名字顺浏览，也可以输入期刊刊名、ISSN 等信息进行期刊检索。如需要检索新英格兰医学杂志，在期刊浏览页面鼠标选择 TNE 或者检索框内输入刊名 The New England journal of medicine 或者 0028-4793（ISSN 号）均可检索到该刊，点击刊名后便可按期浏览文献。如图 3-67 所示。

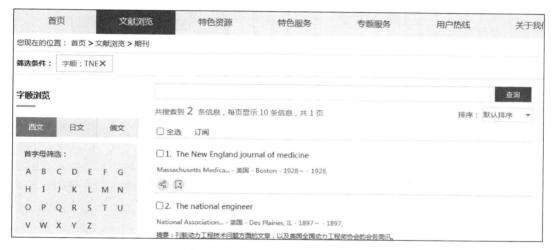

图 3-67　NSTL 期刊浏览、检索界面

四、特色服务项目

除了文献检索和原文提供服务，NSTL 还提供了国际科技引文服务、元数据标准服务、预印本、代查代借、SCOAP^3 高能物理开放获取期刊论文提供及正在建设中的科技知识组织共享、科技实体名称规范服务系统等。各项服务的具体内容如下。

1. 国际科技引文服务

图 3-68 所示，NSTL 建立了**国际科学引文数据库（Database of International Science Citation，DISC）**，以全球出版的 3000 余种核心期刊作为来源期刊，覆盖自然科学、医学、工程技术各领域，在全国范围内为用户提供引文检索、原文传递服务。为用户提供引文检索、原文传递服务，是国家科技图书文献中心投入建设的集文献发现、引文链接、原文传递为一体的服务系统。通过 DISC 的引文检索途径，可以了解关注的科学研究进展和相关文献，扩大相关信息线索，获得更多有价值的文献资源。

2. 元数据标准服务

对元数据规范、元素集、元素及属性进行发布、登记、管理和检索，支持开放环境中元数据规范的发现、识别、调用以及在此基础上的元数据映射、挖掘和复用。主要包括元数据注册、元数据浏览、元数据查询、元数据映射等服务。

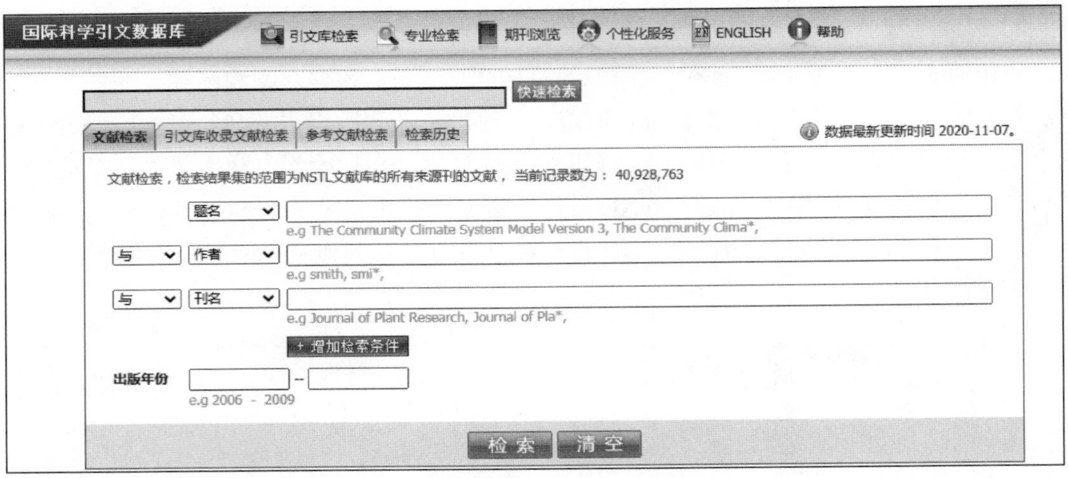

图 3-68 NSTL 引文检索

3. 预印本服务

预印本（preprint）是指科研工作者的研究成果还未在正式刊物发表，而出于和同行交流的目的自愿通过邮寄或网络等方式传播的科研论文、科技报告等文献。与刊物发表的论文相比，预印本具有交流速度快、利于学术争鸣的特点。预印本服务系统由国内预印本服务子系统和国外预印本门户子系统构成，后者因丹麦科技大学图书馆技术信息中心关闭其平台已停止服务。

如图 3-69 所示，国内预印本服务子系统主要收藏的是国内科技工作者自由提交的预印本文章，可以实现二次文献检索、浏览全文、发表评论等功能。收录范围主要包含国内科研工作者自由提交的学术性论著，但不包括科技新闻和政策性文章等非学术性内容。学科涉及自然科学、农业科学、医药卫生、工程技术、图书情报等。

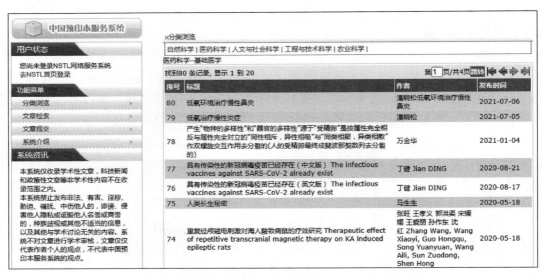

图 3-69 NSTL 预印本服务

4. 代查代借

面向注册用户提供各类型文献全文的委托复制服务，每篇文献按照 NSTL 内收费标准预扣复制费和 2 元服务费，发送原文后按照实际页数和 NSTL 外实际发生费用收取复制费，如未找到所需文献，则退还预扣费用。目前 NSTL 只向中国的预付款用户提供此项服务，西部用户服务费和 NSTL 内代查代借的文献复制费享受半价优惠政策。如果不知道确切的文献出处，可以填写检索主题、关键词和检索要求，工作人员将会在 NSTL 网站范围内进行检索，检索结果将存放在自助中心，用户可以去自助中心查看检索结果，并确认是否需要原文。

5. SCOAP³ 高能物理 OA 期刊论文出版资助

SCOAP³（Sponsoring Consortium for Open Access Publishing in Particle Physics）高能物理开放出版资助联盟，是国际合作推进科技文献开放获取（Open Access，简称 OA）的一大创举和实践的成功典范。它将源自科研教育经费的文献订购费直接用于从源头上组织学术论文的开放出版，保证了学术论文出版即开放获取，保留了作者及其所属机构对论文的著作权，保障了广大科技人员和社会公众对论文内容的无障碍获取、利用、再利用和长期保存，扩展了学术论文支持研究与创新的范围和程度，提升了公共财政经费支持的学术论文产生的社会效益和经济效益，免除了作者和所属机构为发表 OA 论文支付 APC（Article Processing Charge，文章处理费）的各种负担。

目前共有中国、美国、德国、法国、英国、日本等 44 个国家/地区的有关机构、组织和欧洲粒子研究中心（CERN）、国际原子能机构（IAEA）及联合核研究所（JINR）3 个国际组织，代表了 3000 多个图书馆/联盟、大学/联盟、研究机构和资助机构等加入SCOAP³。自 2014 年 1 月 1 日起，由这些机构/图书馆共同出资，将有关期刊发表的高能物理（High Energy Physics，HEP）类论文转为 OA 发表。目前 SCOAP³ 已成功实施到三期（2020～2022 年），年度资助 OA 发表的 HEP 论文占年度全球发表 HEP 论文的90% 以上。

国家科技图书文献中心（NSTL）自 2014 年起代表我国参加 SCOAP³ 联盟，并由 NSTL 文献采购经费全额统一承担了我国参加 SCOAP³ 应分担的 OA 出版费用。

五、专题服务

专题服务主要包括重点领域信息门户、国家重大战略信息服务平台、专题信息产品的服务。

1. 重点领域信息门户

该门户围绕 16 个国家重点领域关注的重要国家、组织、机构发布政策、计划、项目等，自动监测、搜集、遴选、加工信息资源，提供内容浏览、专题定制和邮件自动推送等服务，可帮助用户快速了解和掌握领域内科研发展态势，掌握同行或竞争对手的科技活动动向，发现领域重点及热点主题，把握领域发展概貌，辅助科技决策。是面向科学研究团队、科研管理工作者、情报服务人员等不同人群，可按领域专题定制的知识服务平台。在生物医学领域，比较典型的门户有重大疾病防治重点领域门户、新药创制重点领域门户等。

重大疾病防治重点领域信息门户的遴选源于国家科技重大专项"艾滋病和病毒性肝

炎等重大传染病防治专项",面向"十二五"重大专项承担团队及该领域研究者,提供网络资源监测、信息资源推送及信息情报服务。根据疾病种类将细分为新发突发疾病(新型冠状病毒肺炎)、艾滋病防治、结核病防治、病毒性肝炎防治、心血管疾病防治等子栏目 5 个子栏目领域,并根据基础、临床、疾病防控等不用领域用户的需求进行门户信息组织建设。该门户监测信息源通过专家咨询、用户需求调研及文献计量学方法获得,客观反映了重大传染病防治领域的核心信息来源,包括世界卫生组织(WHO)、美国国立卫生研究院(NIH)、约翰霍普金斯大学、哈佛大学医学院、新发疾病监测网等 200 余家机构,以及 *Lancet*、*AIDS and behavior*、*Journal of Infectious Diseases* 等 100 余种期刊。

新药创制重点领域信息门户的遴选源于国家科技重大专项"重大新药创制专项",目标是整合药物政策信息和创新药物研发信息,实现信息的准确分类、快速定位和便捷获取,为国内新药研发人员提供一站式的知识服务。分为"政策信息""研发动态""内分泌代谢"等子栏目;生物安全门户包含实验室生物安全、人类遗传资源和特殊生物资源流失、生物安全网络监测与评估、外来生物入侵、动植物疫病等子栏目。

2. 国家重大战略信息服务平台

聚焦国家重大需求,面向政府决策(如香山学科会议、应急保障)、重大任务(如精准医学、干细胞与转化)、重大战略专项(如粤港澳大湾区)、创新主体(企业发展宏观环境、市场信息及技术信息分析)提供了集成知识地图、动态跟踪、政策集萃、信息服务和情报产品。

3. 专题信息产品

聚焦国家重大战略、重要项目和重点领域,介绍特定研发领域的进展动态和发展态势,主要包含国家战略及重点领域的简报快报及专题研究报告等产品。

【小结】 NSTL 提供了数量庞大、类型多样的印本和数字资源及各项服务,构成了辐射全国的网络化的科技文献信息服务体系,使用者在使用过程中需要了解其提供的服务,熟悉检索流程,利用网站本身的"帮助"栏目为自己服务,值得注意的是如需获取原文须注册付费使用。

练习与思考

1. 用 NSTL 文献检索系统检索有关非典型肺炎诊治方面的中文期刊、会议文献。

2. 检索中国医科院医学信息研究所馆藏中有关脊髓损伤的学位论文。

3. 利用专业检索查找中心静脉置管并发症的文献、布地奈德(Budesonide)联合孟鲁司特钠(Montelukast sodium)治疗哮喘(asthma)的文献。

4. 检索最新一期 *Neuropsychology* 杂志刊登的所有文献,尝试获取第一篇文章的原文。

5. 利用引文检索系统查询作者 Musso, Didier 发表的关于寨卡病毒(Zika virus)方面的文章,并查看其被引用次数。

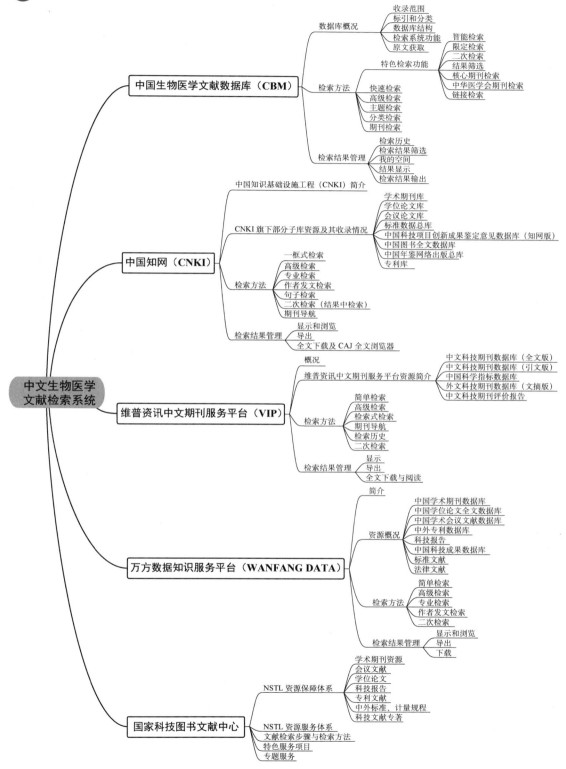

章节思维导图

（贵州医科大学 石东波）

第四章 英文医学期刊文献检索系统

第一节 PubMed 生物医学文献检索系统

 学习目标

一、知识目标

能够总结出 PubMed 检索系统的主要特点、文献来源、数据范围及特色服务。

二、技能目标

能够根据检索需求，灵活运用 PubMed 系统中的 Basic Search、Advanced Search、MeSH database、Clinical Queries 进行检索，并进行免费全文的下载及编辑。

三、情感、态度和价值观目标

1. 能够在实际检索过程中认识到生物医学文献检索系统中信息资源的可靠性、准确性和安全性。

2. 能够感受到生物医学文献检索系统在学习和科研中的重要性，在实际检索中养成科学的检索思维和良好的检索习惯。

    PubMed 是由美国国立医学图书馆（National Library of Medicine，NLM）下属的国家生物技术信息中心（National Center for Biotechnology Information，NCBI）开发的生物医学文献检索系统，自 1996 年免费向全世界开放。PubMed 收录文献主要来自生物医学和健康领域，以及生命科学、行为科学、化学科学和生物工程等相关学科。PubMed 数据每天更新，文献报道速度快，检索功能强大，提供包括全文链接在内的多种外部链接和个性化服务，同时也提供 NCBI 的各种内部链接。截至 2022 年 10 月，累计文献记录超过 3400 万条。PubMed 在 2019 年进行了改版，在平板电脑端和手机端打开 PubMed 时，可以兼容多种屏幕大小。PubMed 主页如图 4-1 所示。网址更新为：https://Pubmed.ncbi.nlm.nih.gov/。

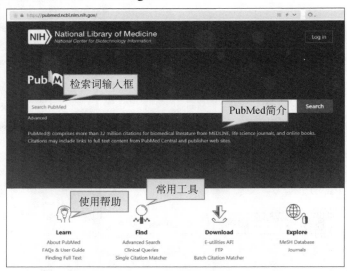

图 4-1 PubMed 主页

案例 4-1

慢性阻塞性肺疾病（COPD）是呼吸系统的常见病和多发病，是指具有气流阻塞为特征的慢性支气管炎和（或）肺气肿，气流阻塞不完全可逆，呈进行性发展，肺功能进行性下降；普米克（Pulmicort）是吸入性类固醇激素，有报道吸入 3h 后即可缓解气道阻塞。国内近年来有部分相关研究显示，COPD 急性加重期使用激素吸入治疗取得了良好的治疗效果。但对于不同肺功能分级的 COPD 患者对此治疗方式的反应是否存在差异尚没有深入的研究，那么，国外在此方面是否有相关研究报道？国际上是否有大样本量的应用普米克治疗 COPD 的随机对照研究、系统评价或临床指南的相关文献？

问题：

可以通过哪些渠道获得国外医学专业研究文献？有关随机对照研究等循证医学文献可以从哪里获得？如何获取？

分析：

本例需获取国外医学专业信息及循证医学文献信息。因此，国外大型专业医学数据库以及循证医学数据库是全面、准确获取相关信息的首选。例如，美国国家生物技术信息中心（NCBI）开发的 PubMed 网上检索系统、Ovid 技术公司开发的 OVID 数据库平台、Elsevier 公司出版的生物医学数据库——EMBASE。

一、PubMed 系统的数据收录范围

PubMed 的文献记录主要有以下几类。

（1）MEDLINE：是 PubMed 的最大组成部分。收录来自全世界 70 多个国家和地区以 40 多种语言出版的 5200 多种生物医学期刊，最早可回溯至 1865 年。现有记录超过 2700 多万条，大约 90% 以上是英文文献，85% 有英文摘要。主题涉及生物医学和健康，还包括生物学、环境科学、海洋生物学、动植物科学以及生物物理学和化学方面。MEDLINE 的一个显著特征是记录使用 NLM 医学主题词（MeSH）进行标引。

MEDLINE 数据库也整合在 OVID、Web of Science、EBSCO、SciFinder 等多个不同类型的数据库平台上，并与这些平台上的其他数据库实现跨库检索。

（2）PubMed Central（PMC）：是 PubMed 的第二大组成部分，是 NCBI 免费的生物医学和生命科学期刊开放获取仓储平台。目前收录了约 3000 种期刊的 700 多万篇全文记录，PubMed 标注为 Free PMC article；PMC 还包括预印本，该预印本报告了 NIH 资助的研究结果。

（3）Bookshelf：PubMed 最后一部分是与生物医学、健康和生命科学相关的电子书、科技报告、数据库及文件等。

二、PubMed 系统的主要特点

1. 自动词语匹配功能

自动词语匹配功能（automatic term mapping）是 PubMed 的特色检索技术，其基本原理是：系统自动对输入的检索词进行概念分析，在多个索引词表（包括 MeSH 转换表、刊名转换表、著者索引及转换表、研究者索引及转换表）中搜索、比对、匹配，并转换为相应的 MeSH 主题词、刊名、短语或著者，再将检索词在所有字段［All Fields］中检索，最后执行"OR"

布尔逻辑运算。如果在上述四个表中都找不到相应的结构，系统会将其拆分为单词后再行转换，单词之间的布尔逻辑关系为"AND"。例如：在检索框中输入检索词"single cell"，PubMed 实际执行的检索式具体转换情况在"检索历史及明细"（History and Search Details）中显示如图 4-2 中#8 所示。

2. 截词检索功能

PubMed 允许使用"*"号作为通配符进行截词检索。这种方式解决检索词的单复数、词尾变化、同一词的拼法变异等问题。如：键入 flavor*，系统会找到那些前一部分是 flavor 的单词（如 flavored，flavorful，flavoring 等），并对其分别进行检索。如果这类词少于 600 个，PubMed 会逐个词检索，若超过 600 个，PubMed 将显示警告信息，要求延长根词来搜索。截词功能只限于单词，对词组无效。如：infection*包括 infections，但不包括 infection control 等。使用截词功能时，PubMed 关闭自动词语匹配功能。

3. 强制检索功能

PubMed 强制检索也称为短语检索，允许使用英文半角双引号将短语作为整体（词组）执行精确检索，不进行短语拆分。短语检索，系统会关闭自动词语匹配功能和 MeSH 扩展功能。含有连词符的短语，或者将短语限制在特定字段如[tw]（文本字段）也可以进行精确检索。例如，同样是检索"single cell"，注意区别不同的输入形式，结果有差异（图 4-2）。

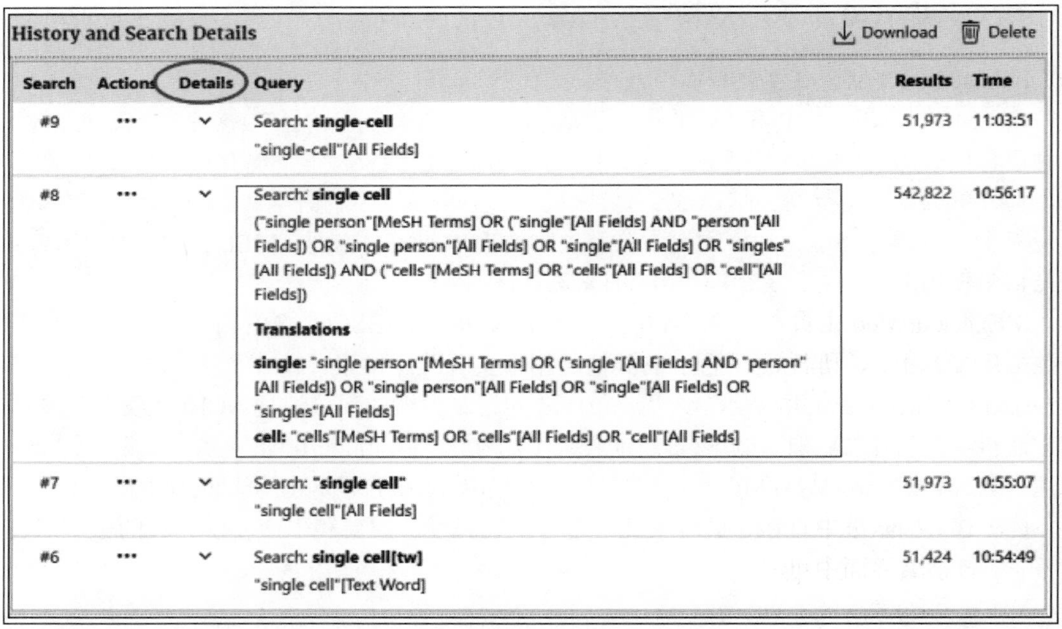

图 4-2　检索历史及明细页面

4. 字段限定功能

PubMed 支持字段限定检索，在基本检索中其形式为检索词后加上带有"[]"的字段标识符号。例如："heart disease[ti]"表示检索文献标题中有 heart disease。在高级检索中使用下拉菜单选择要限定的字段。常用的检索字段标识符如下表 4-1 所示。

表 4-1 PubMed 常用字段

字段标识符	字段名	字段含义
AD	Affiliation	作者工作单位、地址
ALL	All fields	所有字段
AU	Author	作者名
DP	Date-Publication	出版日期
IP	Issue	期刊的期号
TA	Journal	期刊名称
LA	Language	语种
MAJR	MeSH Major Topic	主要主题词，用*号表示
MH	MeSH Terms	主题词
SH	MeSH Subheading	副主题词
PT	Publication Type	出版物类型
TW	Text Word	文本词
TI	Title	文章标题
TIAB	Title/Abstract	标题和文摘

5. 链接功能

（1）链接相关文献。PubMed 的记录提供参考文献（references）、相似文献（similar articles）和被引用文献（cited by）链接。

（2）链接外部资源。"LinkOut" PubMed 提供从检索结果到期刊全文、生物学数据、序列中心等的链接。该功能通过链接上述资源站点的方式来实现。

（3）链接相关图书。点击 "Books"，可参考相关书籍的文摘页。书籍文摘页上的某些短语是超链接，点击短语超链，可连到相关图书的页码表，可在表上找到有关短语。

三、检索方法

（一）基本检索（basic search）

进入 PubMed 主页，默认为基本检索。在检索框中直接输入有实际检索意义的检索词，如关键词、著者、刊名等一个或多个英文单词（大写或小写均可），点击 "Search"，PubMed 执行自动词语匹配检索，返回检索结果。输入检索词时，PubMed 有智能拼写检查及词语自动提示功能，帮助用户正确选词。

案例 4-1 中，如要检索"使用普米克（Pulmicort）对慢阻肺（COPD）的防治作用"方面的文献，检索框中直接输入 "Pulmicort COPD"，点击检索。检索结果如图 4-3 所示。

在该检索界面中可以综合使用自动词语匹配功能、截词检索、强制检索、布尔逻辑检索、字段限定等检索功能。PubMed 支持布尔逻辑检索，AND、OR、NOT 均需采用大写形式。空格默认为逻辑与，其逻辑检索的优先顺序：从左至右依次运算，可以使用圆括号 "()" 来改变运算顺序。

（1）著者检索：一般键入著者姓氏全称和名字的首字母缩写，姓在前，名在后。在著者姓名前后使用双引号，并用著者字段标识——[au]加以限定，如 "smith ja" [au]，那么系统只检索著者字段。2002 年以后的文献，PubMed 可实现对姓名全称的检索，而且姓名排列顺序不限。

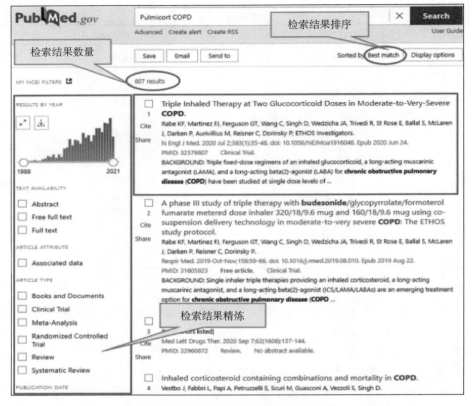

图 4-3　检索结果题录格式显示界面

（2）刊名检索：在检索框中键入刊名全称或 MEDLINE 形式的简称、ISSN 号，例如：
molecular biology of the cell，或 mol biol cell，或 1059-1524，然后检索，系统将在刊名字段
检索，并显示检索结果。如果刊名与 MeSH 词表中的词相同，例如：Gene Therapy、Cell 等，
PubMed 将把这些词作为 MeSH 词检索。在这种情况下，需要用刊名字段标识名字[ta]加以限
定，如"gene therapy[ta]"、"Cell[ta]"。

（二）高级检索（advanced search）

当检索课题比较复杂，检索词有多个、检索表达式包含了多个运算符的时候，我们点击
检索框下方"Advanced"，或者从主页下方 Find 栏目下 Advanced Search 进入 PubMed 高级
检索页面（如图 4-4），可以选择字段和布尔运算符，省去手工编写检索式的麻烦，更方便进
行检索表达式的构建。

高级检索界面主要分为两部分。

1. PubMed 高级检索构建器（PubMed advanced search builder）

应用检索构建器可以很方便实现多个字段的组合检索，提高查准率，结合检索历史的操
作，可完成复杂的布尔逻辑运算。

检索时，先在左侧下拉菜单中选择检索字段（默认为 All Fields，输入检索词，点击右
侧的"Show Index"按钮，系统显示该检索词的相关索引词，可在索引列表中选词。选择布
尔逻辑算符"AND、OR、NOT"后添加（ADD）到检索框。构建的检索式可以通过"Edit"
进行编辑和修改，然后点击"Search"，即可返回检索结果。

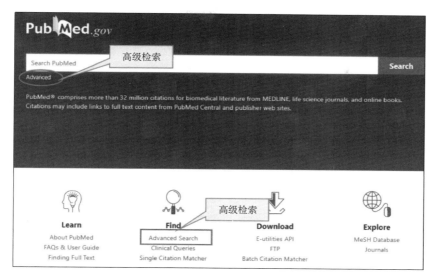

图 4-4　高级检索进入页面

如案例 4-1，通过高级检索，可以限定检索词在特定的检索字段；从 Index 中查看并选择词语便于修改查询方案；通过检索历史进行检索式复合检索（图 4-5）。

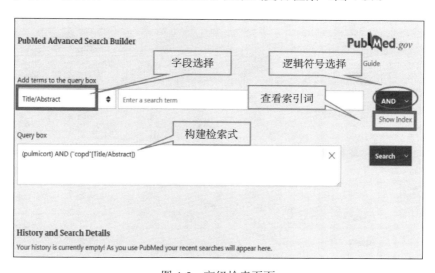

图 4-5　高级检索页面

2. 检索历史与明细（history and search details）

PubMed 执行的每次检索，在检索史中都有记录，每条记录的内容包括检索式序号、检索明细 "Details"、检索式"Query"、检索结果数及检索时间。点击检索序号对应的可操作按钮"Actions"栏的省略号…，可对该检索式进行删除、保存以及添加到检索框再次进行逻辑组配检索。单击 Details，可查看该条检索被 PubMed 自动转换匹配后的检索式。

PubMed 最多保存 100 个检索式，超过 100 个将自动删除最早的检索式。检索历史中的记录将在停止检索 8 小时后消失。

如案例 4-1，检索式(pulmicort) AND ("copd"[Title/Abstract]) 的检索明细是："budesonid" [All Fields] OR "budesonide"[MeSH Terms] OR "budesonide"[All Fields] OR "pulmicort"[All

Fields] OR "budesonide s"[All Fields]) AND "copd"[Title/Abstract]，可见全部字段中才有自动词语匹配功能，限定特定字段后则关闭了该功能。因此要根据检索课题的需求调整字段限定情况。

（三）主题词检索（MeSH database）

《医学主题词表》（*Medical Subject Headings*，MeSH）是对生物医学文献进行分析、标引和检索的权威性词表，即用规范化的医学术语来描述生物医学概念，通常一篇文献可有多个主题词，其中揭示文献重点内容的主题词为主要主题词（major topic headings，论述主题某一特定方面的词称为副主题词（subheadings）。

主题词检索步骤：①在 PubMed 检索框右下角点击 MeSH Database 进入主题词数据库；②输入检索词，点击搜索，即可进入与检索词相关的主题词列表结果界面；③选择所需要的主题词，进入副主题词选择界面，选择合适的副主题词，在需要的副主题词前打钩（副主题词可以是多个，每个副主题词之间是逻辑或（OR）的关系。如不需要选择副主题词或不需要对该主题词进行限定，可选中该词后直接点击"Add to search buider"，把检索词送入检索式编辑器中，再匹配其他所需要的主题词一起进行检索。注意在"Add to search builder"时选择好逻辑组配符"AND\OR\NOT"，最后点击"Search Pubmed"执行检索。

例如，使用主题词检索 COPD，检索结果见图 4-6。

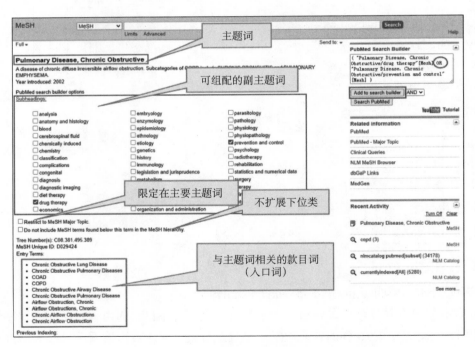

图 4-6　主题词检索页面

PubMed 的 MeSH 数据库实质上是具有检索功能的主题词表，可以帮助用户：①选择规范化的主题词；②组配恰当的副主题词；③将提问词限定在主要主题词（MeSH major topic）；④对所选主题词的下位词不进行扩展检索（默认是扩展检索）；⑤了解主题词在学科分类中的位置，正确选择上位词或下位词来扩大或缩小检索范围（如图 4-7）；⑥了解与所选主题词词义相同或相关的各种表达形式。

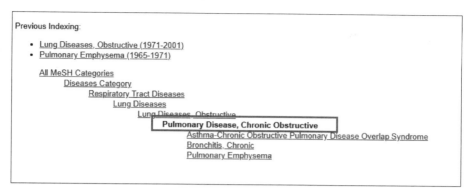

图 4-7 主题词检索页面树状结构表

（四）其他辅助检索

1. 期刊检索（Journals）

基本检索和高级检索虽然能实现特定期刊上文献的查找，但如果想了解期刊的相关信息或刊名全称与缩写的转换，就需要进入 Journals 检索，可查询 NCBI 数据库引用的期刊，包括当前 MEDLINE 索引的期刊和存放在 PMC 中的期刊。期刊基本检索可按照提示输入期刊主题、刊名全称、缩写以及 ISSN 号进行检索。点击刊名浏览该刊的具体信息，还可以检索该刊收录的文献情况。

2. 单篇引文匹配检索（Single Citation Matcher）

当需要了解特定文献在 PubMed 中的收录情况或查找著录信息不全的文献时，利用 Single Citation Matcher 能实现快速定位。通过填表的形式输入刊名、出版年、卷号、期号、页码、作者名、第一作者等组配方式查找特定的文献。例如查找 Challis DE 作为第一作者发表于 Pediatric Research，2000，47（3）：309-315 上的论文，点击"Single Citation Matcher"，输入著者、刊名、卷、年等信息，点击"search"按钮。

3. 批量文献匹配检索（Batch Citation Matcher）

可使用批量文献匹配器来检索多篇文献的 PMID。该功能需要通过特定的格式输入题录信息，格式如下：刊名|出版年|卷|首页页码|作者姓名|你的识别标签|。字段之间必须用竖线隔开，末尾用竖线标识。

4. 临床查询（Clinical Queries）

点击主页面下方的 Find 栏目下中的"Clinical Queries"进入，专供查找某一疾病的诊断、治疗、病因和预后等与临床密切相关的文献。可以选 Broad（敏感性检索，检索结果较宽泛）或 Narrow（特异性检索，检索结果较专指）。

四、检索结果管理

（一）结果显示、排序和输出

1. 显示格式

Display options 下拉菜单可以选择要显示的字段格式（简要 Summary、文摘 Abstract、

PubMed 等)、排序方式（Sort by)、每屏显示数量（Per page)。检索结果默认以简要格式（Summary）显示，主要包括有篇名、作者、摘要片段，出处、PMID 号、免费全文链接（Free PMC article、Free article 或 Free Books & Documents）以及引用和分享按钮。点击 Cite 按钮，可以直接复制引文，选择 AMA、APA、MLA 或 NLM 格式即可。或者下载一个可由许多引文管理程序使用的.nbib 文件（图 4-8)。

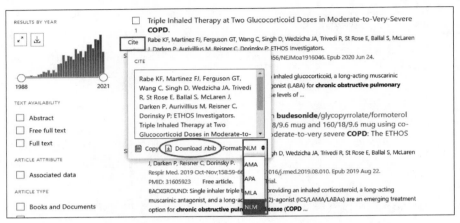

图 4-8　引用格式

Abstract 格式包括的信息除了 Summary 包括的字段信息外，还增加了更详细的信息，如作者地址、关键词、参考文献、相似文献、引文信息、主题词、更多资源链接等。点击某一文献篇名可浏览该文献更详细的信息。新版 PubMed 增加了页面导航以及前后文章预览，在浏览一篇文章时可以快速切换（图 4-9)。

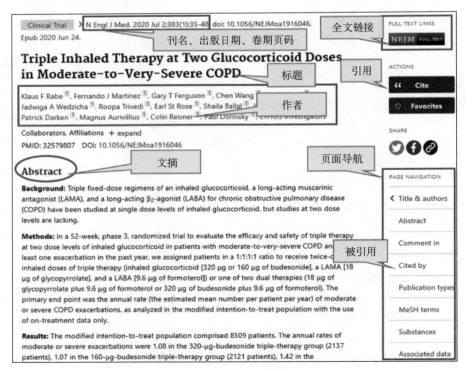

图 4-9　检索结果详细格式

2. 排序方式

利用 Sort by（排序）能有效缩短筛选文献的时间。默认 Best match 排序，按文献的相关度排序，最相关的排在最前面。

3. 结果输出

在检索结果上方有 Save、Email 及 Send to 功能按钮。Save 保存文本到本地磁盘（最多 10 000 条）；Email 发送到邮箱；Send to 可选择将文献转存到 PubMed 的剪贴板 Clipboard、My NCBI 的 Bibliograpy 或 Collections，或者引文管理器。

（二）检索结果精炼

在检索结果页面左栏提供多个过滤器（filters）选项，可对检索结果进一步精炼以达到检索需求。结果页面的默认选项包括文献随时间的变化趋势图、文献状态、文献类型、出版时间等，点击 Additional filters 可增加更多的选项如物种、语种、子集、年龄等等加以选择。在进行过滤限定时，组内不同过滤条件间的逻辑关系是"逻辑或"（OR），每组过滤条件间的逻辑关系是"逻辑与"（AND）。过滤条件一旦选定后一直有效，如要进行其他检索，需点击"Clear all"清除已有过滤条件。

五、获取全文及相关资源

（1）免费全文链接：结果显示页面有醒目红色字体显示 Free PMC article 、Free article 或 Free Books & Documents。

（2）全文链接（full text links）：链接到出版商的网站，获取该文献的电子全文。

（3）Linkout：与互联网上的其他外部资源与服务建立链接，包括在线全文数据库、图书馆馆藏信息、消费者健康信息、研究工具等。如果机构有购买的全文数据库，则可以打开全文。

六、个性化服务定制

通过注册 My NCBI，使用其个性化服务功能（图 4-10）。My NCBI 可以存储检索式、检索结果以及相关书目信息等，可以编制个性化的过滤限定条件，在检索结果页面分组显示。在 My NCBI 中可以直接进行检索，方便用户对检索课题的跟踪以及对检索结果的重复性使用。

（1）Collections（个人文献集）：检索者可建立自己的不同文献集，用以在服务器上存储所需文献，同时可对文献集进行编辑，并与人共享。

（2）My Bibliography（我的书目）：我的书目中的记录信息来自 PubMed 结果导出，可以移动、复制到其他书目中，也可以删除，还可以发送邮件给其他接收者。

（3）Filters（过滤器）：提供个性化的检索结果过滤功能。

（4）NCBI Site Preference（个人偏好设置）：可对 PubMed 的多项参数做个性化设置，如输入检索词时自动提示（Auto Suggest）、检索结果显示设定（Result Display Settings）、检索词高亮（Highlighting）等。

（5）定题服务：PubMed 提供两种定题服务方式：

● Create alert（邮件提醒）：需要注册并登录 My NCBI，保存检索策略，通过邮件定期接收来自 PubMed 的新文献。

● Create RSS：点击 Create RSS，进行 RSS 设置，设置 Feed 名、显示记录数。再点击 Create RSS，则生成 RSS link，将其网址链接复制粘贴到 RSS 客户端建立 RSS 源，以后随时打开 RSS 客户端就可以接收来自 PubMed 的相关的最新文献。

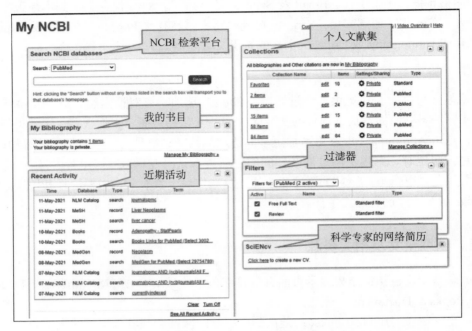

图 4-10　My NCBI 页面

【小结】　PubMed 是使用最广泛的网络免费医学文献检索系统，是医学专业学生必须掌握的信息检索利器，同时，也是学习检索的重点和难点。PubMed 不仅收录了当前国际上重要的医学生物学期刊，而且提供了完备的检索系统，有词语检索、高级检索、主题检索、著者检索、刊名检索等常用检索方法，并且针对临床循证检索，提供专门的临床查询（**clinical queries**）功能。在对本节进行学习时，需要密切结合第二章《信息检索基础知识》中的检索语言和检索技术反复练习，不断实践，才能熟练掌握。

 练习与思考

1. PubMed 的自动词语匹配功能指的是什么？
2. PubMed 的主题检索能实现哪些功能？
3. 利用高级检索途径查找"胆囊切除术并发症"方面的文献。
4. 检索 2010 年以来发表的有关动脉粥样硬化疾病进行基因治疗的文献。
5. 检索最近 5 年有关老年人肝癌预后的综述文献。
6. 检索 2015 年以来发表的有关 TGF-β 或 IL-8 与肺癌关系的实验研究文献。

（西南医科大学　冯　勤）

第二节　Ovid 及 OvidSP

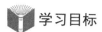 学习目标

一、知识目标

能够总结出 Ovid 及 OvidSP 检索系统的主要特点、文献来源、数据范围及特色服务。

二、技能目标

能够根据检索需求，灵活运用 Ovid 及 OvidSP 系统中的 Basic Search、Find Citation、Advanced Search、Multi-field Search 等功能进行检索，并进行免费全文的下载及编辑。

三、情感、态度和价值观目标

1. 能够在实际检索过程中认识到生物医学文献检索系统中信息资源的可靠性、准确性和安全性。

2. 能够感受到生物医学文献检索系统在学习和科研中的重要性，在实际检索中养成科学的检索思维和良好的检索习惯。

案例 4-2

肥胖和阿尔茨海默病一直是困扰人类的两大健康问题，两者之间是否存在某种联系也是人们一直争论的话题。有同学在查找肥胖与阿尔茨海默病是否有关的资料过程中，发现《世界核心医学期刊文摘（神经病学分册）》2006 年第 2 期上刊登了一篇名为《中年肥胖和血管危险因素与痴呆和阿尔茨海默病的风险》的文章摘要（标题原文：Obesity and Vascular Risk Factors at Midlife and the Risk of Dementia and Alzheimer Disease，著者：Kivipelto M./Ngandu T./Fratiglioni, L.等），文章结论称：中年肥胖与晚年痴呆和阿尔茨海默病（AD）风险的增高相关。该同学想找到该文的全文并仔细阅读。

问题：

如何在 OvidSP 平台上检索到期刊原文并获取全文？

分析：

OvidSP 平台上整合了临床各科专著及教科书（Book@Ovid）、EBM Reviews、MEDLINE、EMBASE、Biosis Preview、IPA（国际药学文摘），以及医学期刊全文数据库等众多医学文献资源，其检索方式有基本检索、引文检索、字段检索和高级检索等，我们只需选择其中一种检索方式，然后把已知信息（文章的篇名和著者）输入到检索词输入框内进行检索即可。

一、Ovid 及 OvidSP 简介

Ovid 公司（Ovid Technologies INC.）是世界上著名的数据库提供商，隶属于全球五大出版集团之一的荷兰威科（Wolters Kluwer）集团旗下的健康出版事业集团，与 LWW、Adis 等公司属于姊妹公司。Ovid 发展到今天，已经成为全球最受欢迎的医学信息平台，服务于全球 150 多个国家和地区，已有用户 1.25 万多个，用户类型有医院、高校、企业和团体机构，其覆盖学科包括医学、护理和卫生专业、行为科学、基础科学、人文与技术等，数据库数量已达到 300 多个。Ovid 与著名的银盘公司（Silver Platter，SP）合并后形成 OvidSP 平台，并将众多优质资源整合其上，通过资源间的链接实现数据库、电子图书和期刊及其他资源在同一平台上进行检索

及浏览。通过其检索平台 OvidSP,可以检索临床各科专著及教科书(Book@Ovid)、EBM Reviews、MEDLINE、EMBASE、Biosis Preview、IPA（国际药学文摘）以及医学期刊全文数据库等。

二、检索方法

OvidSP 平台的网址为：http://ovidsp.ovid.com/,输入网址后进入图 4-11 所示界面,授权用户输入用户名（User ID）和密码（Password）,如果是机构团体用户不需输入用户名和密码,直接点击 login 按钮即可进入图 4-12 所示界面,选择需要的数据库,然后点击 OK 按钮,即可进入 OvidSP 检索平台,如图 4-13 所示。由于各个学校订购权限不同,因此数据库的选择界面也有所不同,该界面显示的是经过授权可以使用的数据库。OvidSP 平台提供基本检索、常用字段检索、检索工具、字段检索、高级检索和多字段检索 6 种检索方式。检索界面语言有英语、法语、德语、日语、西班牙语、韩语、简体中文和繁体中文。

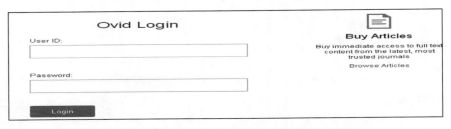

图 4-11　OvidSP 平台登录界面

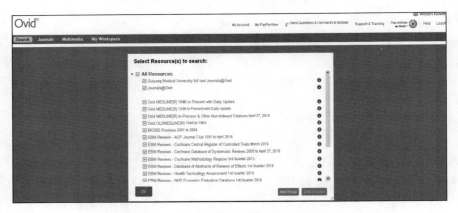

图 4-12　OvidSP 平台数据库选择界面

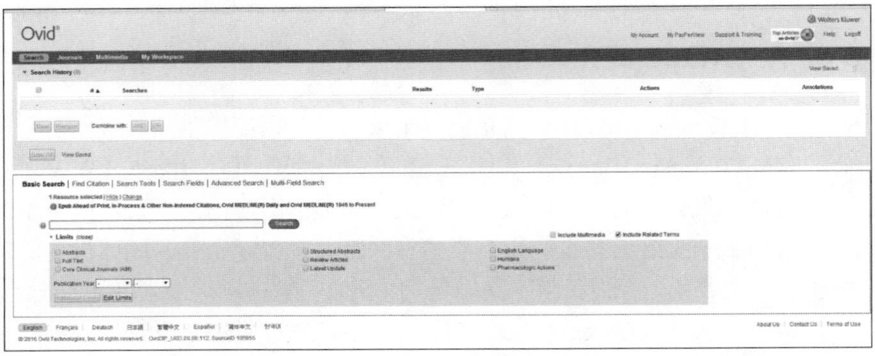

图 4-13　OvidSP 平台基本检索界面

（一）基本检索

基本检索（basic search）是系统默认的检索方式，提供自然语言检索，在该检索方式下，用户可以在检索词输入框内输入检索词、词组或布尔逻辑检索式进行检索，也可以进行字段限定检索，OvidSP 平台字段限定符用".."表示，常用检索字段及代码见表 4-2。字段限定检索的格式为：检索词.字段名.，如要检索著者 Kivipelto M 发表的文献，检索式为：Kivipelto M.AU.。如果需要限定多个字段，可以将多个字段用逗号隔开。例如，检索题名、文摘或关键词字段中含有 DNA 的文献，检索式为"DNA.TI, AB, KW."。系统默认"包含相关词检索"（Include Related Terms），这项功能主要是对检索词的不同拼写形式、同义词、近义词、缩写形式等进行扩展检索，提高查全率。当用户进行字段限定检索时，系统会自动关闭"包含相关词检索"这一功能。此外，系统还提供限定选项（Limits）和包含多媒体（Include Multimedia）两个选项，限定选项使用可以对文献的类型、研究对象、可获取性、出版时间等进行限定。用户还可以点击 Edit Limits 按钮，对限定选项进行编辑，如增加年龄组（Age Group）、动物类型（Animal Type）、期刊主题（Journal Subset）、出版类型（Publication Type）等选项。Additional Limits 按钮主要是对已执行的检索策略设置限定选项，缩小检索范围。

表 4-2　OvidSP 平台常用检索字段及其代码

代码	字段	代码	字段	代码	字段
AB	文摘	IN	机构名称	TX	全文
AU	著者	KW	关键词	TI	题名
RF	参考文献	PG	页码	CT	图标说明
TW	在 TI、AB、CT、TX 四个字段中进行检索	JN	期刊名	PT	出版类型
		YR	出版年	AF	所有字段

OvidSP 平台支持布尔逻辑运算（AND\OR\NOT）和截词检索。无限截词符采用"*"或"$"来表示，如 bacter* 可以检索出 bacteria、bacterium。通配符采用"？"或"#"来表示，其中"#"在单词中必须代表一个字母，而"？"可以代表一个字母也可缺省，如"wom#n"可以检索出"woman"和"women"，"you?"可以检索出"you"和"your"。

在基本检索方式下检索案例 4-2 所需文献，其检索式可以写为：Obesity and Vascular Risk Factors at Midlife and the Risk of Dementia and Alzheimer Disease.TI. AND Kivipelto M.AU.。

（二）引文检索

常用字段检索（find citation）已知文献的部分出版信息时可以使用该检索方式。提供的检索字段有文献题名（Article Title）、期刊名（Journal Name）、著者姓名（Author Surname）、出版年（Publication Year）、卷（Volume）、期（Issue）、文献起始页码（Article First Page）、出版者（Publisher）、期刊唯一标识符（Unique Identifier）和数字对象标识符（DOI）10 个字段，其中刊名和著者姓名可以选择截词检索。著者姓名的输入格式为姓全称在前，名首字母在后。

例如，检索案例 4-2 需要的文献，我们可以在 Article Title 后面的检索词输入框输入文献标题：Obesity and Vascular Risk Factors at Midlife and the Risk of Dementia and Alzheimer Disease，然后在 Author Surname 后面的检索词输入框输入第一著者姓名 Kivipelto M.，然后

点击 Search 按钮即可（图 4-14）。

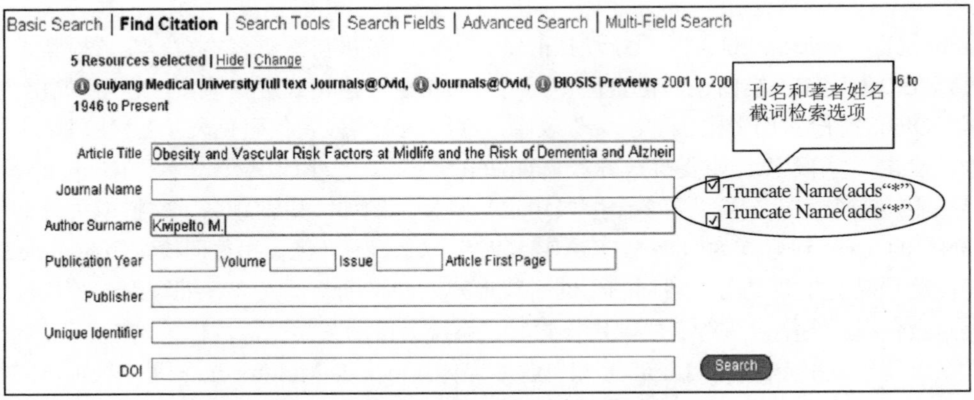

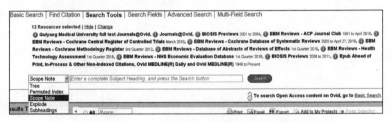

图 4-14　OvidSP 平台引文检索界面

（三）检索工具

检索工具（search tools）的下拉列表有 5 个选项，如图 4-15 所示，分别是树形图（tree）、轮排索引（permuted index）、范围注释（scope note）、扩展检索（explode）和副题名（subheadings）。检索工具主要用于帮助用户了解检索词的相关主题词，以及主题词的定义、注释、适用范围等，还可以进行下位词的扩展检索。

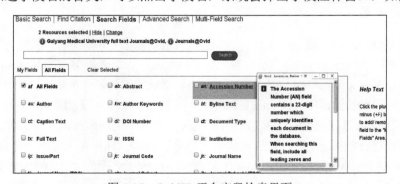

图 4-15　OvidSP 平台检索工具界面

（四）字段检索

字段检索（search fields）是在检索词输入框内输入检索词，然后再选择限定字段来进行检索的一种方法。系统默认在所有字段中进行检索，用户可以根据检索需求选择相应的字段，一次可以选择一个或多个字段，当选择多个字段时，表示检索词出现在任一字段即为命中记录。如果用户不知道字段名的含义，可以点击字段名，系统会弹出字段注释窗口，如图 4-16 所示。

图 4-16　OvidSP 平台字段检索界面

在字段检索方式下检索案例 4-2 所需文献，可以分 3 个步骤来完成。第一步，在检索词输入框内输入文献标题：Obesity and Vascular Risk Factors at Midlife and the Risk of Dementia and Alzheimer Disease，然后选中 ti：Title 前面的复选框，点击 Search 按钮。第二步，在检索词输入框内输入第一著者姓名 Kivipelto M.，然后选中 au：Author 前面的复选框，点击 Search 按钮。第三步，在检索历史区选中第一步和第二步执行的检索式前面的复选框，然后点击逻辑运算符 AND 组配即可，如图 4-17 所示。

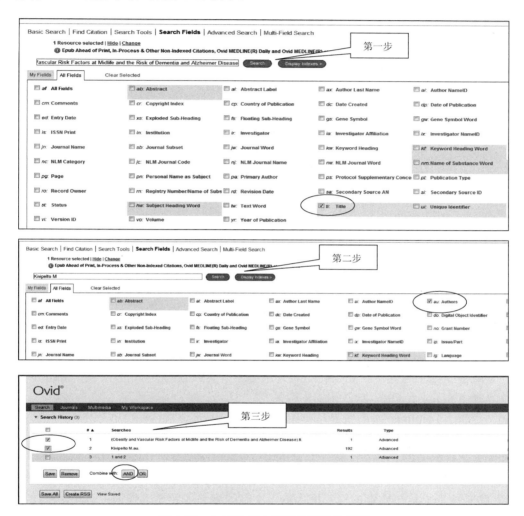

图 4-17　OvidSP 平台字段检索操作步骤

（五）高级检索

高级检索（advanced search）提供关键词（Keyword）、著者（Author）、题名（Title）和期刊（Journal）四种检索途径，每种检索途径下都可以进行限定检索，如图 4-18 所示。

1）关键词检索　在检索词输入框内输入词组短语（可用"*"或"$"进行截词）或布尔逻辑检索式进行检索，系统会在默认字段（mp）中检索，mp 包含了题名、关键词、文摘、全文等多个字段。也可以直接输入检索词及其限定字段进行检索，如"Drug Eruptions.TI. AND Smith.AU."。

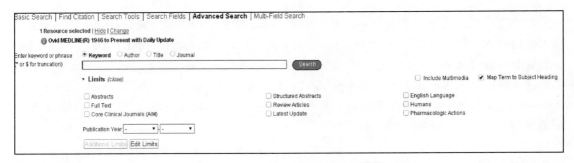

图 4-18　OvidSP 平台高级检索界面

该界面还提供主题词的自动匹配（Map Term to Subject Heading），以便用户从主题途径检索文献（此功能仅在 Ovid MEDLINE 各数据库下提供）。这也是 OvidSP 区别于 Ovid 之所在。以下介绍"Map Term to Subject Heading"功能。

（1）在 Advanced Ovid Search，检索画面中勾选"Map Term to Subject Heading"，选择"Keyword"字段，在检索词输入框内键入检索词，点击"Search"，系统会自动从树状结构或索引典（Tree or Thesaurus）找出相关主题标题，用户可自行选择适合的检索词。

（2）当系统呈现出所输入关键词相关的控制词汇即 MeSH 词时，可以从中选择一个词汇去了解其 Tree or Thesaurus 的结构，以决定所需主题词。

（3）可以在所要的词汇旁边的方块作勾选（select），或者利用下拉式选单选择两个或更多个词汇作布尔逻辑的组合（Combine selections with AND、OR）。

（4）可以勾选 Explode 或 Focus 下方的方块，两者功能说明如下：①扩展功能（explode）。检索该主题词本身及其所有下位词（narrow terms），当需要查询较完整的资料时，建议可选择 Explode 功能。②聚焦功能（focus）。相当于 PubMed 的主要主题词检索。当需查询较准确的文献内容时，建议使用。

（5）点击"Continue"，系统显示可组配的副主题词（subheadings）列表。可通过选择框选择一个或多个副主题词。副主题词间的关系可通过其上方的"Combine selections with"下拉菜单选择 AND 或者 OR。默认为 OR 的关系。

（6）点击"Continue"，系统显示检索结果。

2）著者检索　　主要用于检索某一著者发表的文献，在检索词输入框内输入著者姓名时，姓在前名在后，姓必须是全称，名字可用首字母缩写，姓和名之间用空格隔开，可以进行截词检索。

3）题名检索　　在检索词输入框内输入文献的题名或题名关键词，可用"*"或"$"进行截词。

4）期刊检索　　在检索词输入框内输入刊名全称或刊名的前面部分，用"*"或"$"进行截词，如"diabetes*"，但是不能输入刊名的缩写形式进行检索。

在高级检索方式下检索案例 4-2 所需文献，可以分 3 个步骤来完成。第一步，在检索词输入框内输入文献标题：Obesity and Vascular Risk Factors at Midlife and the Risk of Dementia and Alzheimer Disease，然后选中 Title 字段前面的复选框，点击 Search 按钮。第二步，在检索词输入框内输入第一著者姓名 Kivipelto M.，然后选中 Author 字段前面的复选框，点击 Search 按钮。第三步，在检索历史区选中第一步和第二步执行的检索式前面的复选框，然后点击 AND 组配按钮即可（图 4-19）。

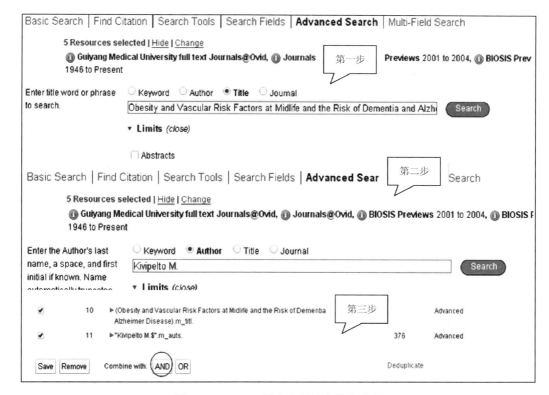

图 4-19 OvidSP 平台高级检索操作步骤

（六）多字段检索

多字段检索（multi-field search）方式下，系统默认提供 3 个检索词输入框，用户可以点击 Add New Row 添加检索词输入框。用户在输入检索词之后，点击右侧的下拉菜单选择字段（系统默认在所有字段中进行检索），多个检索词之间用 AND/OR/NOT 进行逻辑组配，如图 4-20 所示。多字段检索时，限定选项是关闭的，用户可以点击 Limits（expand）把限定选项展开。

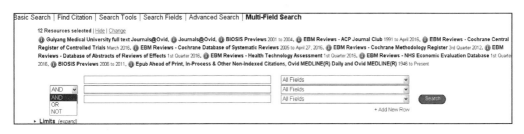

图 4-20 OvidSP 平台多字段检索界面

在多字段检索方式下检索案例 4-2 所需的那篇文献，可以在左侧的检索词输入框内输入文献标题：Obesity and Vascular Risk Factors at Midlife and the Risk of Dementia and Alzheimer Disease，然后在右侧的下拉菜单中选择 Title 字段。在第二个检索词输入框内输入第一著者姓名 Kivipelto M.，然后选择 Author 字段。在左侧选择逻辑运算符 AND，点击 Search 按钮即可。如图 4-21 所示。

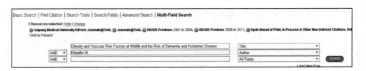

图 4-21 OvidSP 平台多字段检索操作演示

三、检索结果管理

1）检索结果的显示和浏览　　检索结果界面有 3 个区域，分别是检索历史区、检索区和检索结果显示区。在检索历史区，用户可以对多条已执行的检索策略进行"逻辑与（AND）"或"逻辑或（OR）"的组合检索操作，如图 4-22 所示。可以保存（save）或移除（remove）检索策略，去掉重复记录（duplicate），点击 Display Results 按钮显示检索结果。

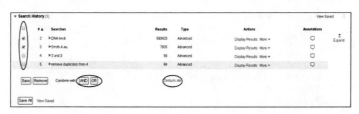

图 4-22　OvidSP 平台检索历史区

在检索区我们可以选择检索方式，输入检索词或逻辑检索式，设置限定条件，如图 4-14 所示。

检索结果显示区显示最近一次检索的结果，用户可以对检索结果的排序方式、出版时间、文献类型、来源数据库、研究主题等进行设置。检索结果默认是以引文（citation）形式显示，用户可以选择按标题（title）或摘要（abstract）形式显示，如图 4-23 所示，也可以点击 Customize Display 自定义显示形式，如图 4-24 所示。点击 Complete Reference 按钮可以查看完整的参考格式，点击 Table of Contents 按钮可以查看期刊目录。OvidSP 平台每页显示结果数的选项有 5、10、25、50 和 100 五个选项。

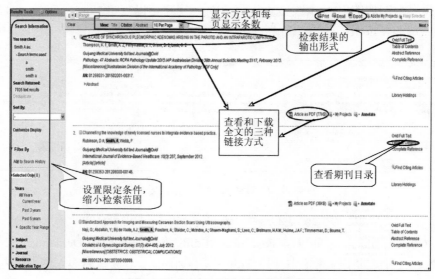

图 4-23　OvidSP 平台检索结果界面

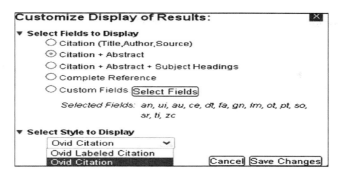

图 4-24　OvidSP 平台"自定义显示"窗口

2）检索结果的输出　　首先选择需要输出的文献（勾选题录序号后面的复选框即可，系统默认输出该页的全部题录信息），输出形式可以选择打印（print）、E-mail 或导出（export），如图 4-25 所示。选择输出形式之后，可以对选项进行设置，如图 4-25 所示，最后点击相应的输出按钮即可（打印、E-mail 和导出的输出按钮分别是 Print Preview、Send Email、Export Citation（s））。

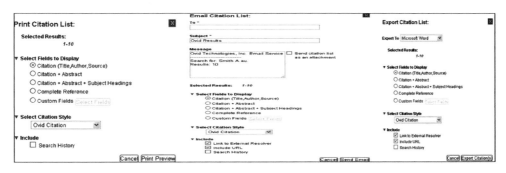

图 4-25　OvidSP 平台检索结果输出选项

3）查看和下载全文　　点击文献题名或检索结果题录下方的 PDF（Pay Per View）按钮或检索结果题录右边的 Ovid Full Text 按钮，如图 4-23 所示，进入图 4-26 所示的界面查看文献全文，点击保存按钮，选择存盘路径下载即可。

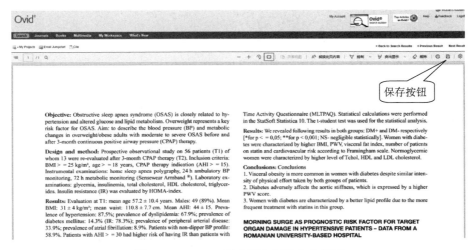

图 4-26　OvidSP 平台网上阅读全文界面

【小结】 Ovid 是目前全球最受欢迎的医学信息平台之一，是我们检索外文医学文献的重要平台，掌握它的使用方法有助于提高我们获取外文文献的能力。本节重点介绍了 OvidSP 平台的六种检索方法、检索结果的限定以及全文的获取。

 练习与思考

1. 检索因美散痛（Methadone）过量而引发休克肺（Shock lung）的文献。
2. 检索甲型肝炎（Hepatitis A）和乙型肝炎（Hepatitis B）的联合疫苗的文献。
3. 检索近 10 年来骨折（fracture）外科手术（surgery）的英文综述文献。
4. 检索李姓作者发表的肾衰竭（renal failure）的护理方面的文献。
5. 检索 2000 以来的钟南山发表的题名中包含 "Chronic Obstructive Pulmonary Disease" 的文献。

（贵州医科大学 汪其英 熊元付）

第三节 外文医学信息资源检索平台 FMRS

学习目标

一、知识目标
能够总结出 FMRS 检索系统的主要特点、文献来源、数据范围及特色服务。

二、技能目标
能够根据检索需求，灵活运用 FMRS 系统八大检索功能进行检索，并进行免费全文的下载及编辑。

三、情感、态度和价值观目标
1. 能够在实际检索过程中认识到生物医学文献检索系统中信息资源的可靠性、准确性和安全性。
2. 能够感受到生物医学文献检索系统在学习和科研中的重要性，在实际检索中养成科学的检索思维和良好的检索习惯。

外文医学信息资源检索平台（Foreign Medical Literature Retrial Service，FMRS），为深圳迈特思创科技公司创办的、方便国人使用的一站式检索服务平台。其全部数据资源基于免费开放的 PubMed 资源、OA 资源以及其他免费资源。平台对网络异构数据进行了有效地整合，2020 版 FMRS 收录外文期刊数量达 10 万种，互联网及镜像版数据库文献每天更新。数据库收录了全部的 PubMed 文摘数据和经过医学情报专家筛选的 33 384 种重要的 OA 期刊，最早回溯至 1806 年。收录覆盖三大评价工具（SCIE 期刊、中科院分区期刊、Scopus 期刊）90% 的期刊。内容涉及医学、医学生物学、药学、药物化学、卫生保健及医学边缘学科等各领域。检索平台通过多种全文获取通道实现全文传递。以简便的申请提交方式，保证期刊全文的传递。

案例 4-3

洛伐他汀（lovastatin）是 20 世纪 80 年代上市的新型调整血脂的他汀类药物，1987 年默克公司率先将其应用于临床便引起关注，90 年代初进入世界十大畅销药行列被誉为治疗心血管系统疾病的里程碑。近年来，随着技术进步、渠道变通，该药市场价格不断下降，身价由"贵族"沦为"平民"。虽然偶有临床报道其罕见的副作用，如横纹肌溶解（rhabdomyolysis）等。但效果好、价格亲民的优势，使它逐渐进入县、乡级医院。某地县级医院欲应用该药作为治疗冠心病（冠状动脉粥样硬化性心脏病，CHD）的常规用药。想尽量全面详细地了解该药应用于冠心病领域的国际研究现况及动态，同时了解近几年该药引起横纹肌溶解的相关临床研究报道。但该院条件有限，不习惯使用全英文检索平台的数据库。希望能找到方便国人使用的中文界面检索平台，检索生物医学类的英文文献并下载部分全文文献。

问题：

    1. 如何通过 FMRS 全面检索国际权威的医学研究资源？

    2. 如何通过 FMRS 快速、准确地找到最相关的临床研究文献？

    3. 如何通过 FMRS 索取全文？

    4. 如何通过 FMRS 快速把握科研动态？

分析：

    本例需详细了解医学领域某方面的国际研究现况（检索考虑偏重查全）及重要的临床研究报道，并能下载部分全文仔细阅读。同时希望能使用中文显示的、支持双语检索的数据库。综上，选择能够提供全文英文医学信息的、方便国人使用的 FMRS 检索平台。首先，利用 FMRS 提供的多种检索途径让检索做到尽量查全。本例检索涉及三个主要概念：洛伐他汀（lovastatin）、冠心病（coronary heart disease）及横纹肌溶解（rhabdomyolysis）。注意在不同检索途径下，检索词的应用。可先阅读近 5 年发表的高质量综述性文献。其次，利用 FMRS 的多种文献评价过滤工具，快速定位高质量的相关临床文献。再次，利用 FMRS 提供的多种文献获取通道，获得全文文献。最后，利用 FMRS 的医学统计功能把握医学科研态势。

一、系统特点

（1）整合期刊资源，实现一站式检索。

（2）全中文界面的英文信息检索系统。

（3）加载 PubMed 功能，直接通过 FMRS 方便获取全文。

（4）提供多项智能化检索（如主题词、文本词、期刊导航、策略检索等）；新增 ICD-10 疾病分类导航检索。

（5）提供题名、摘要中专业词汇的字典辅助功能及中/英文关键词的屏幕点词检索功能。

（6）支持第一作者及第一作者单位、末位作者及末位作者单位检索。

（7）提供循证医学文献、免费全文文献、文种等过滤器。新增检索结果年代可视化过滤器及非 PubMed 文献过滤器。且可按 JCR 分区过滤文献。

（8）提供多维度期刊和文献评价指标。例如：通过 IF 排序、H 指数、SJR 威望指数、Altmetric 热度指标、JCR 期刊分区、中科院 JCR 期刊分区等知识评价工具，快速掌握最前沿、最重要、最有价值的医学信息。

（9）提供可视化统计分析功能发现课题领军人物、核心期刊、热点国家等，帮助寻找合作伙伴、科研研究和课题投稿。

（10）提供信息链接扩展检索功能。

（11）标题、摘要自动机器翻译、有道词典在线划词翻译、PDF 全文翻译等功能。

（12）新增手机网页版功能，多终端检索功能一致。且可链接到医院网站和公众号。

二、基本检索技巧和规则

（1）支持双语检索，既可以用英文检索也可以用汉语检索。

（2）词尾可以使用通配符"*"或"?"检索。例如，检索 flavor*或者 flavor?可以检出以 flavor 为词根的一些词，如 flavored、flavorful、flavoring 等。

（3）支持词组或短语检索，如"liver cancer"，注意使用半角英文状态下的双引号进行检索，汉语的双引号则被过滤。在 FMRS 中，MeSH 词转换表已经包含了许多的词组。例如，输入 fever of unknown origin，FMRS 认为这个词组是一个 MeSH 词。如果一些词组不在 MeSH 词转换表中，检索词组时可以通过使用连字符或双引号两种格式表达，如 kidney-allograft 或"kidney allograft"。

（4）支持词语间使用布尔逻辑运算符的匹配检索。例如，liver AND cancer，这里要注意的是"AND""OR"这样的逻辑运算符需要大写，小写则视为单词。

（5）作者检索按照国际规范输入，即姓前名后，姓全称，名字首字母缩写。例如，李明，Li M；钟南山，zhong ns。

三、检索方法

（一）数据库登录方式

直接登录 http://metstr.com/index.html，选择"外文医学信息资源检索平台（FMRS 普通版）"，输入账号和密码，点击"登录"即可转到 FMRS 首页（图 4-27）。如为包库用户，可直接点击"IP 登录"。

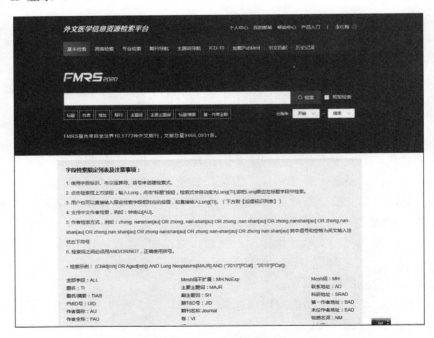

图 4-27　FMRS 检索首页

（二）检索

FMRS 具备标准的强大的检索功能，能帮助医生和医学研究者快速、准确地找到相关的科研文献。如图 4-27 所示，FMRS 首页导航栏中主要提供基本检索、高级检索、专业检索主题词导航检索、期刊导航、历史记录检索、单篇引文匹配器、加载 PubMed、ZCD-10 等检索功能。各检索方式根据检索的不同文献特征设置检索入口。本节重点介绍基本检索、主题词导航检索、高级检索和期刊导航、历史记录检索及加载 PubMed 功能。

1. 基本检索

FMRS 检索首页默认在基本检索状态下。基本检索通常又叫作自由词检索，一般作为检索的入口，既可以实现对全部内容进行检索，还可以选择标题与摘要、标题、作者、地址、期刊主题词等常用的字段（图 4-27）。"智能检索"限定功能，选中后可帮助完成对同义词的扩充和下位类词的扩展检索，未选中则完成对输入词本身的匹配检索。此外，可对出版年进行限定。在此检索途模式下，可实现

（1）使用字段标识、布尔运算符、括号来创建检索式。

（2）在检索框内输入 lovastatin，点击"标题"按钮，检索式会自动变为 lovastatin[TI]，即把 lovastatin 限定在标题字段中检索。

（3）也可以直接输入限定检索字段相对应的后缀，如直接输入 lovastatin[TI]。（可参见主页下方所附"后缀标识列表"）

（4）支持中文作者检索，例如：钟南山[AU]。

（5）作者检索方式，例如：zhong, nanshan[au] OR zhong, nan-shan[au] OR zhong, nan shan[au] OR zhong,nanshan[au] OR zhong, nan-shan[au] OR zhong,nan shan[au] OR zhong nanshan[au] OR zhong nan-shan[au] OR zhong nan shan[au]，其中逗号和空格为英文输入法状态下符号。

（6）检索词之间必须用 AND/OR/NOT，前后空格，并正确使用括号。

例如，案例 4-3 检索涉及的三个主要概念洛伐他汀（lovastatin）、冠心病（coronary heart disease）、横纹肌溶解（rhabdomyolysis）。在该检索途径下需要分别考虑主要检索词的别名、俗名、缩写词、同近义词、相关词及写法变异词等的不同表达方式，词间用逻辑或"OR"连接。如：lovastatin、Mevinolin、"MK-803"、罗伐他汀、明维欣、洛特等；"coronary disease""coronary heart disease""coronary arteriosclerosis""CHD"、冠脉粥样硬化性心脏病等；rhabdomyolysis、RL、rhabdomyolyses、横纹肌溶解症、肌肉溶解等。注意，检索 rhabdomyolys* 可以检出 rhabdomyolysis、rhabdomyolyses 等不同词形，扩大检索范围（即通配符"*"检索）。也可选中新增的"智能检索"功能，帮助完成对同义词的扩充和下位类词的扩展检索。

2. 高级检索

高级检索在基本检索基础上提供更多的字段限定项，包括标题、摘要、刊名、作者、第一作者、末尾作者机构、MeSH 词、ID 号等 30 多个字段，实现字段之间的逻辑组配检索。还可以对研究对象、文献类型、语种、年龄、性别等进行限定。例如，案例 4-3，检索洛伐他丁应用于冠心病治疗，最近 5 年发表在核心期刊上的高质量综述性文献。

检索步骤如下述。

（1）特定字段检索，多个字段间可选择逻辑运算符组配，并通过点击"+"增加检索项。本例主要检索概念是"lovastatin"及"coronary disease"，二者之间是"AND"运算。考虑检索的全面性和准确性，可使用 MeSH 词字段检索（图 4-28）。

（2）使用限定条件和限定项检索。本例可以限定出版年（2016年至今）、可展开文献类型限定项选择"综述"，如图4-29。

（3）点击"开始检索"，进入结果页面，如图4-30。

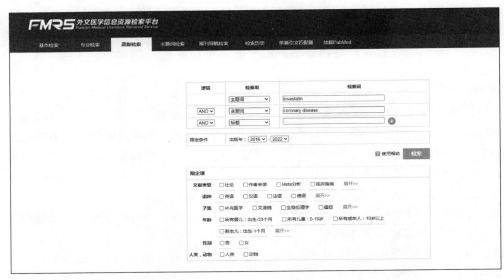

图4-28　FMRS高级检索界面

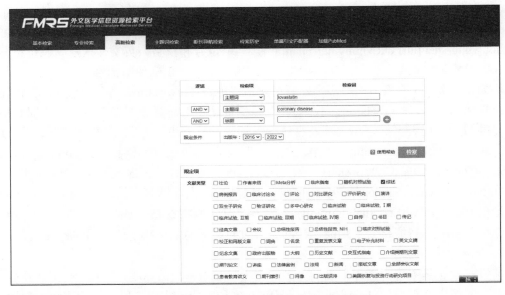

图4-29　FMRS高级检索文献类型限定

3. 主题词检索

FMRS平台提供MeSH主题词检索功能。如图4-31所示，可以通过两个检索入口进入主题词检索页面：①页面左侧的主题词导航树，按学科范畴来选择医学主题词；②检索输入框中直接输入检索词，经自动转化后得到对应的中英文医学主题词。

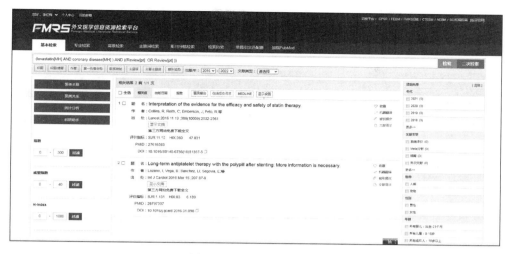

图 4-30　FMRS 检索结果

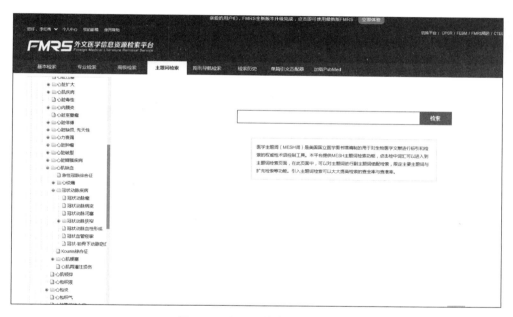

图 4-31　主题词检索入口界面

例如，案例 4-3 以"冠心病"作为主题词直接输入检索框，没有找到对应的医学主题词。可以通过主题词导航，按学科范畴选择：疾病类-心血管疾病-心脏病-心肌缺血。最后得到对应的主题词为"冠状动脉疾病（coronary disease）"。

在主题词检索页面中，可以实现对主题词的副主题词组配检索，限定主要主题词与扩充检索其上位类以及其下位类、副主题词、入口词等功能。引入主题词检索可以大大提高检索的准确性和专指性。

例如，案例 4-3，检索最近 5 年洛伐他汀（lovastatin）在冠心病（coronary disease）领域的治疗应用现况。

检索步骤如下述。

（1）点击导航栏中的"主题词检索"。

（2）在检索框中输入文本词，点击"检索"，查找规范主题词。本例输入"洛伐他汀"系统自动转换规范化主题词"lovastatin（洛伐他汀）"（图 4-32）。

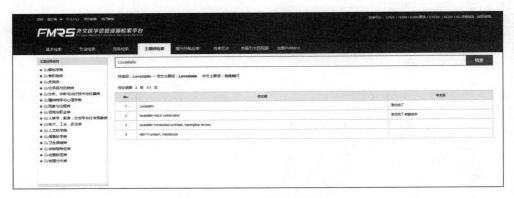

图 4-32　主题词查找界面

（3）点击检索到的主题词，限定年限，选择需要组配的副主题词。本例点击"Lovastatin（洛伐他汀）"超链接进入主题词检索界面（图 4-33）。限定出版年为 2016 年到"至今"。组配副主题词"（Therapeutic Use，治疗应用）"。

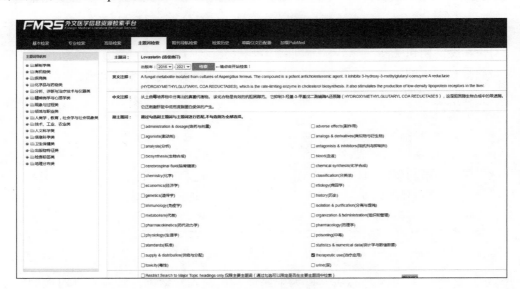

图 4-33　主题词检索界面

（4）选择是否仅限主要主题词（即加权检索）和不扩充检索两项。本例可不用选择此两项，扩大检索范围，但检索结果更全面。

（5）点击"开始检索"，进入结果页面。

注意：此例还需再检索"冠心病"的主题词概念"冠状动脉疾病（coronary disease）"，同时组配副主题"drug therapy（药物疗法）"（步骤同上述）。最后通过"检索历史"将两个检索步骤的结果合并（见"检索历史"部分）。

4. 期刊导航

期刊导航检索，方便即时查阅期刊详细信息，最终满足对所关注期刊及时跟踪阅读的需要。期刊导航检索界面提供多种检索途径（图4-34）。

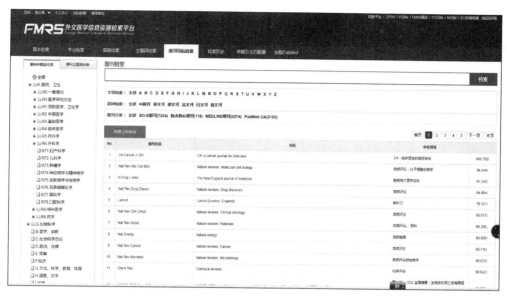

图4-34　期刊导航检索界面

1）按期刊导航目录检索期刊　　依据学科分类基础，便于快速查找某学科分类下各疾病相关期刊。提供期刊中图法分类导航和期刊主题词分类导航检索。例如，案例4-3，如要了解冠心病研究领域的主要期刊有哪些？按中图法分类导航，可检索"内科学-心脏、血管（循环）疾病"；按期刊主题词分类导航，可检索"心血管系统疾病"。得到目前FMRS收录心血管系统疾病研究领域的期刊共664种。其中临床核心刊有5种，SCIE来源刊有249种。可按影响因子排序。影响因子（impact factor，IF）从一个侧面反映了期刊的学术质量及重要性。通过对影响因子的排序，可快速查找某学科的核心期刊。通过该学科的最具影响力的核心期刊的文献刊载情况，可监测学科研究的新动向。（图4-34）。

2）按刊名首字母排序检索期刊　　将收录的所有期刊按刊名首字母的字顺排列，便于模糊了解期刊名称时，按刊名首字母字顺浏览期刊（图4-34）。

3）直接输入刊名、ISSN号等检索期刊　　支持直接输入刊名、刊名中的关键词、分类、ISSN号、语种等检索，可满足仅掌握期刊某项信息时快速定位查找所需的特定期刊（图4-34）。

点击检索结果的任意字段名称超链接，可以进入期刊的详细信息。包括期刊基本信息、影响因子曲线图以及入藏卷期的信息等（图4-35）点击入藏卷期则显示数据库收录的该卷期上的文献。

5. 检索历史（search history & search strategy）

2020版称为历史记录，该功能是检索史与检索策略功能的整合，既可以本地保存检索的每个步骤，又可以对各步骤进行逻辑运算，从而实现复杂检索的目的。用户的每个检索记录都会自动保存在用户个人账号中，下次登录该账号时，检索历史会自动同步到该策略检索栏目中。用户可以通过删除或清除按钮整理检索历史。

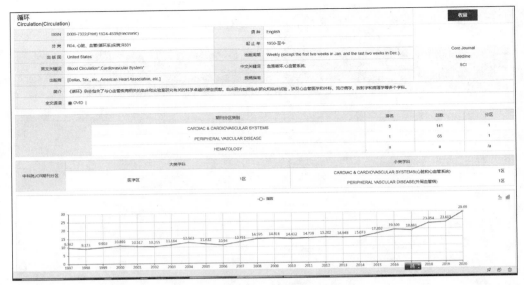

图 4-35　查看期刊详细信息

例如，案例 4-3，检索最近 5 年洛伐他汀在冠心病领域的治疗应用现况。上述已完成了对两个主题词的检索后，检索史已保存在检索历史界面中（图 4-36）。现在需要合并上述两个检索步骤的结果，具体步骤如下述。

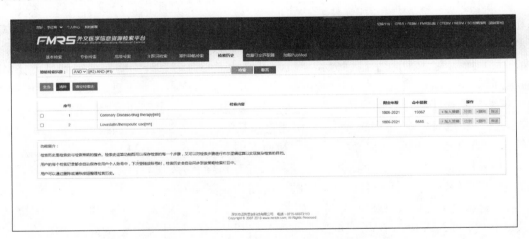

图 4-36　策略检索界面

（1）点击导航栏中的"检索历史"，进入检索界面。

（2）对需要逻辑检索的历史项选择后，在"操作"栏点击"加入策略"。

（3）选择逻辑运算符"AND"，点击"开始检索"。如错选，可点击"清除"。

（4）在检索结果显示界面限定出版年为 2016～2022。

6. 单篇引文匹配器

FMRL 依照布尔逻辑与（AND）检索技能的应用原则，设立该功能。可以方便用户快速检索到特定的文献。用户可以直接输入引文所在的期刊名称、年代、卷期的页码等信息查找，也可输入题名中的关键词来查找。

7. 加载 PubMed

指在 PubMed 中导出其检索结果，再使用 FMRS 的加载 PubMed 检索功能进行检索而获取全文文献。即可将个人保存的 PubMed 检索结果加载到 FMRS 中，以确定其中的文献在国内是否有馆藏，便于更快捷、及时地获取文献全文，同时有效提高国内馆藏资源的利用率。具体操作步骤如下述。

1）导出 PubMed 中的检索结果题录信息　　图示详见 FMRS 数据库中加载 PubMed 使用提示。

（1）点击导航栏中的"加载 PubMed"，进入检索界面。

（2）点击该页上方的"[点击进入 PubMed 检索]"。打开 PubMed，执行一个检索。

（3）导出需要的题录信息：在 PubMed 检索结果中勾选所要的检索结果，找到并点击"Send to"按钮，在弹出的选择项中点选"File"选项，然后再点击"Create File"按钮将结果保存成文本文件（文件后缀名为.TXT）并下载到本地。

2）在 FMRS 数据库中加载 PubMed　　图示详见 FMRS 数据库中加载 PubMed 使用提示。

（1）进入 FMRS 的"加载 PubMed"页面，点击"选择文件"按钮，选择 PubMed 文件导入路径。

（2）选中保存的 pubmed_result.txt 文件，点击"打开"按钮。

8. ZCD-10

疾病分类导航新的 2020 版增加了通过 ZCD-10 疾病分类导航查找到相对应的疾病名称进行检索的功能。

四、检索结果管理

如图 4-37 所示，检索结果界面包括：二次检索、浏览排序、显示设置、机器翻译、精简结果、题录输出、聚类关联和引文统计分析等功能。在页面上方还显示了检索式。

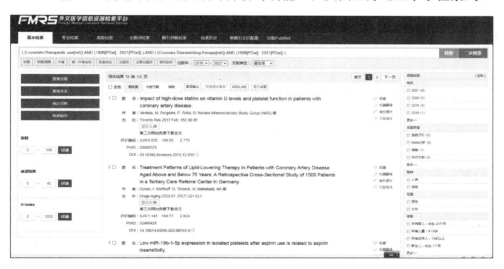

图 4-37　检索结果浏览界面及二次检索框

1）二次检索（图 4-37）　　清除检索框中的检索式，输入新的检索词，选择字段、点击二次检索按钮，即可对当前显示的检索结果进行逻辑与的运算。

2）检索结果浏览（图 4-37）　　　包括显示排序方式、显示设置、显示文摘、机器翻译、文献请求、全文下载链接和链接检索等功能。

（1）显示设置：点击"显示设置"，可设置每页显示的篇数（每页显示数量为 5～100）；设置按不同方式排序包括按相关度排序（默认）、按出版日期排序和按指数排序。

（2）显示文摘和机器翻译（图 4-37）：检索结果默认隐藏文摘，可以点击"显示文摘"按钮显示摘要。系统对题名和摘要设置有"机器翻译"功能，点击后可以显示中文翻译。

（3）超链接检索功能（图 4-37）：检索结果页面对作者、出处、主题词等相关检索点设置有"超链接"功能。如点击作者超链，系统则将在 FMRS 中执行对作者的检索。

3）检索结果排序（图 4-37）　　　可以让检索结果按照相关度、出版日期、影响因子进行排序。"相关度"排序是将检索结果按与检索词的相似程度排序；系统默认按照"出版日期"降序排列，即最早出版的文献最后显示；点击"指数"排序是按期刊 IF 值由高到低排序。

4）精简结果（图 4-37）　　　在 FMRS 中，可以使用过滤器功能来限定检索结果范围，以提升检索效率。FMRS 过滤器主要有指数、威望指数、H-Index、出版日期、文献类型、循证医学、评价工具、语种等。在 FMRS 检索结果页面的右侧栏"精简结果"下点击相应过滤器的选项框时可对当前检索结果进行限定。再次点击则可取消限定。例如，案例 4-3，如何快速定位洛伐他汀引起横纹肌溶解的高质量相关临床研究报道？可以利用检索结果过滤工具，在检索到的结果中快速筛选出循证医学文献和被 SCI 收录或经过同行评议的高质量文献。

注意：如果要使用更多类型的过滤，可以在上一个过滤的基础上，再点击其他的过滤器。当过滤器是被选定状态时，过滤器激活消息将在结果页面显示。如果想关闭过滤器，点击过滤器前面的"×"就会清除该类型限定。

5）题录输出　　　把检索结果的题录保存在一个文件中，并可下载或打印。

（1）在检索结果中，点击题录左边的复选框勾选题录，点击"题录输出"（图 4-38）。

（2）选择一种输出格式以及所需要显示的字段（图 4-38）。

（3）保存文档。

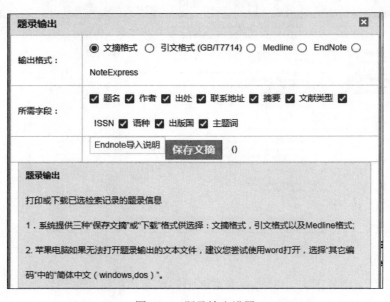

图 4-38　题录输出设置

6）聚类关联和引文统计分析功能 在检索结果显示界面，左侧提供了 FMRS 特有的聚类关联和统计分析功能。聚类关联和聚类关系是 FMRS 利用数据挖掘中的聚类分析和关联技术，对检索结果进行数据挖掘，从而发现数据间的聚簇关系和数据间的潜在关联，以提供用户从不同的聚类角度了解该领域的文献分布和相互关联。统计分析是利用数学及统计学的方法对检索结果进行专项字段的统计分析，进而揭示文献之间、作者之间、地域之间的数量特征和内在变化规律，以帮助用户把握该研究领域的科研趋势。

如案例 4-3，如何通过 FMRS 快速把握洛伐他汀（lovastatin）应用于治疗冠心病（coronary heart disease）领域的国际科研趋势？检索后（过程如上述），得到检索结果 379 篇。点击"聚类关联"，显示系统将所有文献按照"诊断""治疗""手术""疾病"和"药物"进行了聚类，如图 4-39，据此，我们可以了解到，在检索到的相关文献中，涉及最多的诊断方法的是冠状血管造影术和介入性超声检索，分别是 40 篇和 7 篇；药物涉及最多的是洛伐他汀中的斯伐他汀，共有 331 篇文献提及。同学们也可通过可视化按钮点击查看更直观地显示，得出更多的现状和均势分析。点击"统计分析"，系统显示高产出作者、高产出期刊、和主题词，以及国家、省发文分布、年度发文量统计分析，帮助用户了解这个领域的科研动态。如图 4-40 可知，该研究领域的前三位热点期刊分别是《美国心脏病学杂志》《循环》和《欧洲心脏杂志》；发文量最多的前三个国家是美国、中国和德国；发文量最多的作者是 Pedersen，TR；研究的高峰期在 2001～2003 年，随后有所下降。

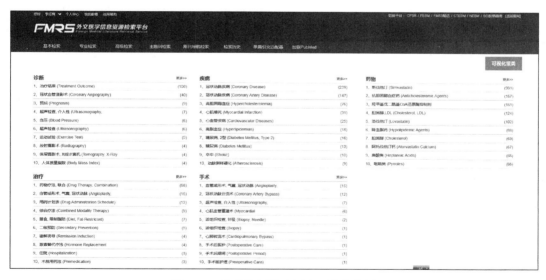

图 4-39 洛伐他汀治疗冠心病聚类分析

五、全文获取方法

FMRS 是文摘型数据库，文献全文可通过检索结果界面揭示全文获取通道或通过文献请求获取（图 4-41）。

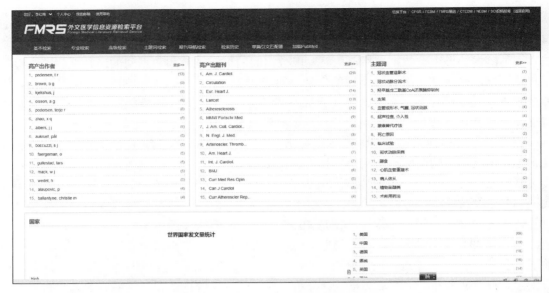

图 4-40 洛伐他汀治疗冠心病统计分析

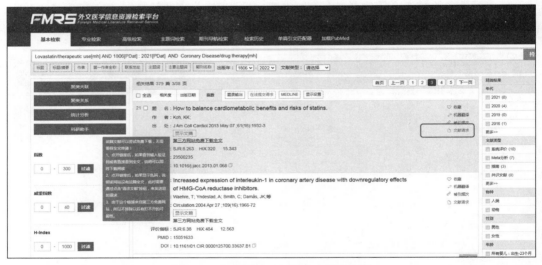

图 4-41 检索结果界面的全文获取通道

1. 第三方网站免费下载全文

点击"第三方网站免费下载全文"（图 4-41），就可以通过 FMRS 提供的下载通道在互联网上免费获取全文。

2. 文献请求

通过邮箱来接受文献传递，具体步骤如下述。

（1）点击"文献请求"按钮，进入馆际互借页面。

（2）填写电子邮件地址：选择需要的文献，在个人信箱输入框中输入个人可用的电子信箱地址（必填），点击"我已阅读并同意遵守"全文请求提交规定"并点击"确认提交"（图 4-42）。

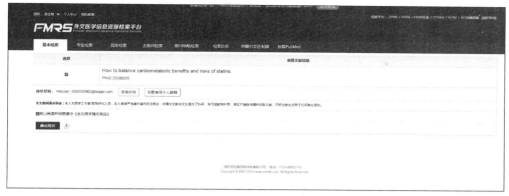

图 4-42　全文请求页面

（3）登录个人邮箱查收全文文献：成功提交后，国内资源馆将在 24h 之内将您提交的文献传递到上述填写的电子邮箱地址。

（4）"加入收藏"功能：使用机构账号可能每天只能提交一定数量的文献，如果今天的下载量满了，可以点击"点击保存"，以便下次登录时直接打开该文件再进行馆际互借请求。

【小结】　FMRS 是一个基于免费开放的 PubMed 资源、OA 资源，以及其他免费资源建立的、方便国人使用的、一站式中文界面的外文医学信息检索服务平台。收录的期刊文献内容涉及生物医学方面的各个领域。平台支持双语检索并提供包括主题词检索在内的多项智能化检索方式（如检索历史、PubMed 加载等）。此外还增加了字典辅助翻译、屏幕点词检索、鼠标即指、在线翻译、过滤器、统计分析等附加功能。检索平台通过多种全文获取通道实现全文传递。以简便的申请提交方式，保证期刊全文的传递。

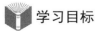 练习与思考

1. 用 PubMed 数据库查找出你最感兴趣的一篇文献，用 FMRS 索取全文。说明该文是否被 SCI 收录，并列出 PubMed 中与该文相关的文献。

2. 找出你所学专业影响因子排名前三位的杂志。浏览排名第一位的杂志在最近一年发表的文献，了解国际最新研究动态。

3. 分别利用文本词检索、主题词检索、复合检索途径查找甲状腺功能亢进护理方面的相关临床文献。

（昆明医科大学　廖　芮　王华平）

第四节　SpringerLink 数据库

学习目标

一、知识目标

能够总结出 SpringerLink 数据库的主要特点、文献来源、数据范围。

二、技能目标

能够根据检索需求，灵活运用 SpringerLink 数据库检索功能进行检索，并进行免费全文

的下载及编辑。

三、情感、态度和价值观目标

1. 能够在实际检索过程中认识到生物医学文献检索系统中信息资源的可靠性、准确性和安全性。

2. 能够感受到生物医学文献检索系统在学习和科研中的重要性，在实际检索中养成科学的检索思维和良好的检索习惯。

案例 4-4

生活方式的现代化和健康意识的滞后，人们的体力活动逐渐减少，高热量、高脂肪和高蛋白、低纤维素等不合理膳食的摄入增加导致超重和肥胖。长期持续肥胖者，糖尿病发病率明显增高，可高达普通人群的 4 倍之多。可见，肥胖与糖尿病"密不可分"。

问题：

某位健康专栏的外文编辑想撰写有关这方面的科普文章，向你咨询如何在图书馆下载一些质量较高的、有关"肥胖与糖尿病"的外文电子图书提前阅读。

分析：

本例需要下载医学类的、高质量的外文电子图书。可以考虑利用 SpringerLink 数据库完成。本例检索涉及的两个主要概念是肥胖（obesity）与糖尿病（diabetes）。

一、数据库概况

SpringerLink 是德国施普林格（Springer）公司通过互联网提供学术期刊及电子图书的全文在线检索服务系统。自 1996 年推出以来，SpringerLink 已是全球最大的在线科学技术和医学类在线全文电子数据库平台。数据库包括了 6 种类型文献：期刊、丛书、图书、参考工具书、实验室指南以及回溯文档（在线回溯数据库）；资源涵盖 24 个学科，其中医学学科数量最多；以及 2 个特色数据库，即中国在线科学图书馆和俄罗斯在线科学图书馆。SpringerLink 平台整合了 Springer 的出版资源，收录文献超过 800 万篇，其中 SCI 源刊占 70% 以上。收录电子图书超过 16 万种，最早可回溯至 19 世纪 40 年代。数据库资源收录及学科数量分布详见表 4-3 和表 4-4。

表 4-3 数据库资源收录情况（截至 2021 年 5 月）

资源种类	收录数量/种
在线期刊（journals）	3 704
电子书（books）	283 338
电子丛书（series）	6 746
实验室操作指南（protocols）	62 589
在线参考工具书（reference works）	1 551

表 4-4 期刊学科数量分类前 15 种（截至 2021 年 5 月）

学科	期刊数量/种
医学&公共卫生（Medicine & Public Health）	838
生命科学（Life Sciences）	381

续表

学科	期刊数量/种
工程学（Engineering）	286
数学（Mathematics）	224
生物化学（Biomedicine）	218
物理学（Physics）	181
化学（Chemistry）	168
计算机科学（Computer Science）	155
地球科学（Earth Sciences）	141
社会科学（Social Sciences）	134
商务管理（Businesses and Management）	121
心理学（Psychology）	119
材料科学（Materials Science）	116
经济学（Economics）	111
教育学（Education）	91

二、SpringerLink 平台的特色服务

SpringerLink 于 2013 年开始启用新的检索平台。新平台提供了以下特色服务。

（1）PDF 预览功能：读者可以浏览电子图书各个章节，在确认内容后下载。

（2）语义链接功能：一种由软件驱动的新型电子文献语义分析服务。可特别为 SpringerLink 用户提供符合最初检索需求的文献列表。"相关文献"功能可以为用户提供额外的与文献最为类似的其他内容，并提供这些文献最便捷的访问方式，远远胜过一般简单的关键字搜索功能。

（3）Online First™功能：可提供在出版印刷之前经过同行评议的文章。文章可以通过数字对象标识符（DOI）进行检索和引用，让 Online First™加速了研究成果的传播，并使研究人员更快地掌握最新的重要研究成果。

（4）Open Choice 功能，使作者能够自行选择出版模式，任何人士在任何地点都可以免费检索并访问作者的文章。

（5）提醒服务（SpringerAlerts）：读者可根据作者、主题、关键字或出版标准来选择出版物的免费提醒服务。

（6）弹性的认证方式：用户可以通过 IP 认证或一般的 Athens 和 Shibboleth 认证方式来使用 SpringerLink。

（7）图书馆员管理功能：这些管理功能包括管理成员、建立外部链接、增加机构标志以及查看统计报告等功能。使采购和馆藏管理更加轻松，并改善客户服务品质和降低成本。

（8）COUNTER 使用统计：提供符合 COUNTER 标准的使用报告，使您了解 SpringerLink 平台中各产品使用状况。可供下载的报告还包括 ISSN 或 ISBN 等书目资料。详细了解读者的需求将有助于满足用户的需要，并优化馆藏。

三、检索方法

(一) 数据库登录方式

主页以不同的颜色来识别用户。橙色代表匿名用户；紫色代表可识别用户。因此在"隐匿用户"状态下直接登录 http: //link.springer.com/进入 SpingerLink 平台的主页后只能检索文献，但无下载全文的权限。

当在可识别的 IP 范围内登录 http: //link.springer.com 时，该用户将自动识别为该机构的一部分。同时，用户登入时所用的邮箱和密码也可以进行识别。因此作为校园网的"可识别用户"（IP 限定）首次登录 SpingerLink 检索平台主页后需要注册账户后才能正常下载订购权限内的全文。如图 4-43 所示，步骤如下：①点击注册/登录（Sign Up/Login in）；②注册并建立账户（sign up to create an account）；③在任何地点登录到收藏页面。

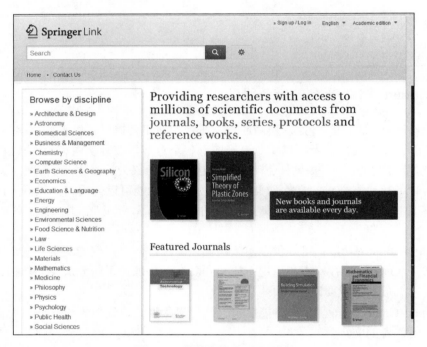

图 4-43　数据库登录/注册页面

(二) 数据库主页构成

如图 4-44 所示，SpingerLink 检索平台主页分为三个功能区：检索区、浏览区和内容显示区。检索功能区提供快速检索、高级检索及检索帮助；浏览区提供按学科或内容进行浏览；内容显示区提供数据库 5 种类型文献：期刊（journals）、图书（books）、丛书（series）、实验室指南（protocols）、参考工具书（protocols and references）的超链接，点击后可进入相应资源检索界面。此外还显示近期的下载列表（recent activity），以及特色期刊和图书（featured journals and books）的封面。这些内容均有超链接功能。任何时候只要点击" Springer Link "图标，即可返回 SpingerLink 检索平台主页。例如，案例 4-4，可选择点击"books（图书）"或"series（丛书）"超链接，直接进入到图书或丛书的检索界面。

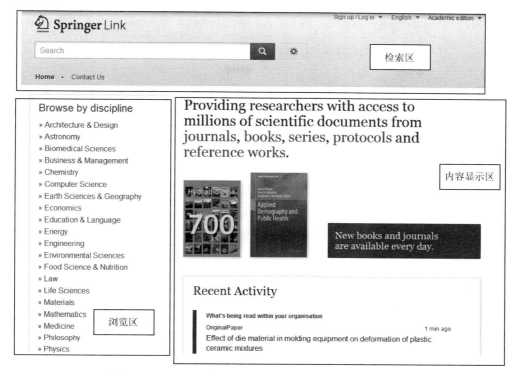

图 4-44　SpringerLink 检索平台主页（可识别用户的界面）

（三）检索

1. 快速检索（quick search）

主页检索区的检索框中直接输入检索词，提供类似 Google 关键字检索的功能。检索时还具有自动建议拼写功能。例如，案例 4-4，如图 4-45 输入"diabe"，系统自动出现相关的建议搜索内容的提示。可以直接选择"obesity and diabetes（肥胖与糖尿病）"的自动建议拼写内容，进入结果页面。

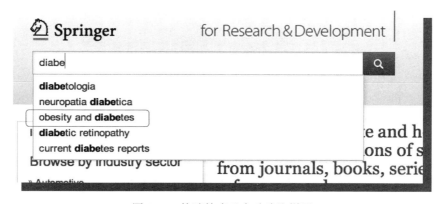

图 4-45　快速检索及自动建议拼写

2. 高级检索（advanced search）

快速检索框后点击" ⚙ "Open search Options 图标，显示"高级检索（Advance Search）"

或"检索帮助（Search Help）"选项。点击"Advanced Search"进入高级检索界面（图 4-46）。

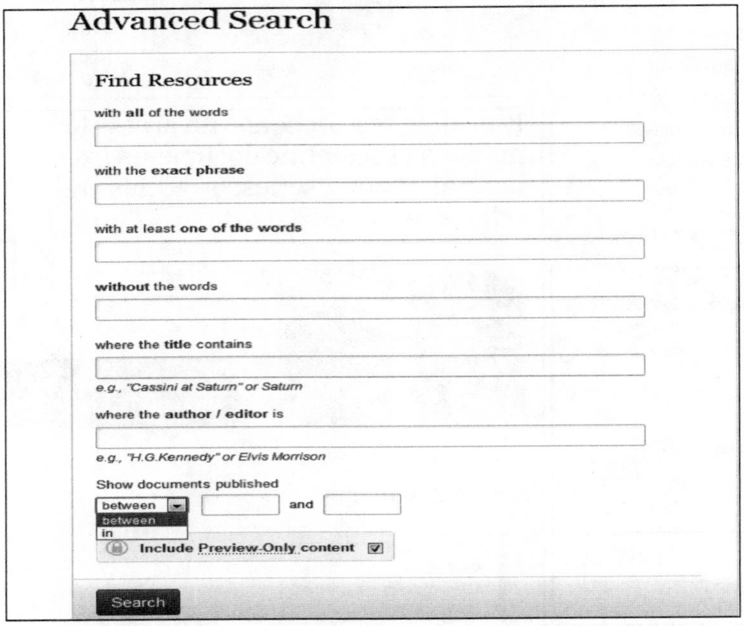

图 4-46　高级检索

如图 4-46 所示，通过使用高级搜索选项可进一步缩小搜索范围。高级检索提供了多个检索限定选择：①"with all of the words"（包含全部检索词，即模糊检索）；②"with the exact phrase"（精确匹配）；③"with at least one of the words"（包含至少一个检索词）；④"without the words"（不包含该检索词）；⑤"where the title contains"（标题包含……）；⑥"where the author/editor is"（作者/编者是……）；⑦限定出版年"Show documents Published"between/in。限定完成后，点击"Search"键进入检索结果页面。案例 4-4，检索"obesity and diabetes（肥胖与糖尿病）"，如需要准确地检索出相关的最新内容，检索偏重查准、查新。可将"obesity and diabetes（肥胖与糖尿病）"放在第 5 项，即"where the title contains"（标题包含……）中检索（注意：第 5 项比第 2 项的检索范围更窄，但更准确）；再将出版年限定为最近 3 年，即"between 2013 and 2016"。

3. 浏览检索

可按学科或内容进行浏览（browse）（图 4-44）。①按学科浏览（browse by discipline）：在主页左栏中，浏览功能按学科分类，如点击某个学科，您将会进入到该学科的结果页面；②按内容的类型浏览（browse resources）：在学科分类浏览框的下方，可以找到详细的内容类型，如（期刊）文章（articles）、图书（books）章节（chapters）、参考工具书（reference work entries）、实验室指南（protocols）。案例 4-4，按学科浏览选择"medicine（医学）"类；按内容的类型浏览选择"图书（books）"或"章节（chapters）"。

四、检索结果管理

如图 4-47 所示，分别介绍检索结果的显示、浏览、全文下载等检索结果的管理办法。

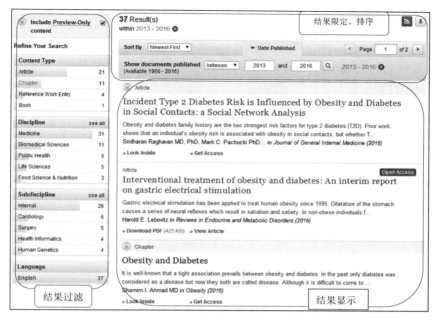

图 4-47　检索结果页面

1. 检索结果的显示和浏览（图 4-47）

系统默认显示所有类型的检索结果，如果只想看到权限范围内（即已订购）的搜索结果，取消黄色框"Include Preview-Only Content（含仅可预览内容）"上的勾选。在检索结果界面右侧找到检索结果列表，分别显示出每条检索结果的文献类型、标题、作者、出处等信息。带有""图标表示该条结果为"Preview-Only Content"（仅可预览内容）。不提供全文下载权限。OA 资源的记录在其右侧显示"Open Access"图标。

1）浏览期刊（journal）（图 4-48）　　检索结果界面中点击该条期刊记录的刊名或右侧刊封面图标，链接进入该期刊的浏览界面。点击该期刊简介（Description）下方的蓝色条状按钮"卷/期浏览（Browse Volumes & Issues）"，后跳转到本刊的"卷（Volume）/期（Issue）导航"的检索入口。在期刊浏览页面还显示了刊名、ISSN 号、期刊简介、最新文章列表、期刊主题词等信息。此外，在页面右侧还会显示该刊收录的论文总数及可下载的 OA 文献数量。如果要搜索相关文章，可以在该期刊内检索，检索结果将以列表形式显示，跳转到新的页面。案例 4-4，如要查找相关的期刊论文，可在"Current Obesity Report"期刊中再查找有关 Diabetes（糖尿病）的论文。如图 4-48 所示，在该期刊浏览页面右上方的刊内检索框中输入"Diabetes"点击检索，进入刊内检索结果的列表页面。即可获得该刊发表的、与糖尿病相关的全部论文的列表。

2）浏览文章（article）　　点击某篇文章题录下方的"View Article"可在线以 HTML 格式浏览全文（图 4-47）；点击某篇文章标题进入文章浏览页面，如图 4-49 所示，不仅提供该文的全文下载和在线浏览，还有出处、篇名、作者、摘要、文章主题、关键词、机构等信息；此外，通过超链接功能可以打开相应的检索内容，如作者作品链接、相关文章链接（related content）、补充材料（supplementary material）链接、参考文献（reference）链接等。

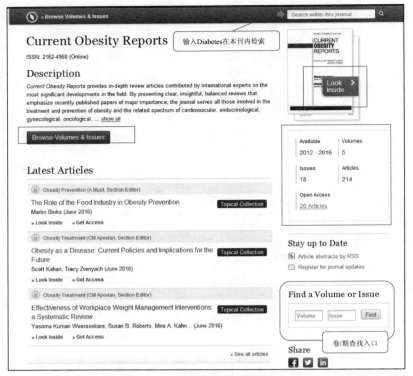

图 4-48　期刊浏览页面

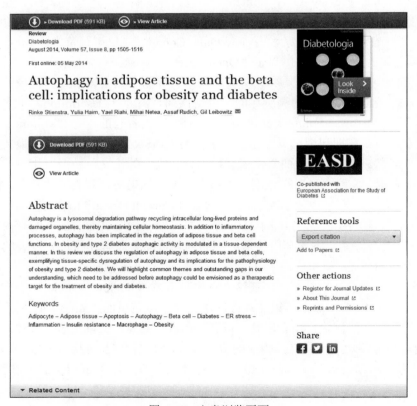

图 4-49　文章浏览页面

3）PDF 预览功能　　新版 SpringerLink 平台提供文献 PDF 格式的预览功能。不同文献类型点击其标题超链接进入浏览页面后，点击页面右侧的"Look Inside"图标（图 4-48 和图 4-50），即可预览文章的两页内容。在预览后再确定是否下载。

2. 检索结果排序（图 4-47）

检索结果可按相关度（relevant）排序、发表时间由新到旧（newest first）排序或由旧到新（oldest first）排序。

3. 检索结果过滤（refine your search）（图 4-47）

可按不同方式聚类检索结果，如文献类型（content type）、学科（discipline）、语言（language）、发表的期刊等。选择聚类的形式后，检索结果列表上方会显示相应的过滤条件。点击"Date Published"可限定出版时间的范围。输入页码可跳转到任何页面。案例 4-4，高级检索的结果包括了各种类型的文献（过程如上述）。在页面右侧选择"Chapter（章节）"及"Book（图书）"。筛选后得到一本 Joel Faintuch 等撰写的题名为"Obesity and Diabetes"于2015 年出版的图书。

4. 检索结果导出

①检索结果列表右上方，点击"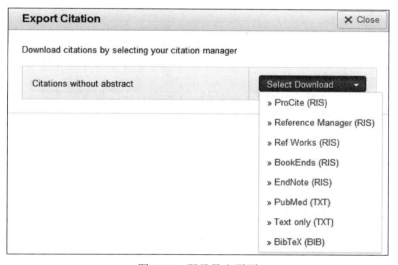"图标，可将结果通过 RSS 推送；②点击箭头可以导出最多 1000 条检索结果的 CSV 格式的 EXCEL 文件；③点击文章浏览页面右下方"Other Actions"提供的"Export Citations"超链接，进入题录导出页面（图 4-50），即可以按不同格式导出该条题录，以适应不同的文献管理软件的需要。

图 4-50　题录导出页面

5. 全文下载

检索结果列表中有权限的期刊文献提供全文下载。点击该条记录下方的"Download PDF"可直接下载全文（图 4-47）。

【小结】　　SpringerLink 是科学技术和医学类在线全文电子数据库平台。资源包括了 6 种类型文献：期刊、丛书、图书、参考工具书、实验室指南以及回溯文档（在线回溯数据库）；内容涵盖 24 个学科，其中医学学科数量最多。平台界面提供了 Google 化的快速检索、高级检索及浏览检索三种方式。由于收录外文文献类型多样、质量高、检索简单易用，故当检索者对医学外文文献的类型需求多样，且更习惯使用网络检索的方式的时候，SpringerLink 通常是一个很好的选择。

 练习与思考

1. 利用高级检索途径查找 2021 年发表的，标题有乳腺癌（breast cancer）的相关文献。选择浏览并下载最新发表的一部电子图书。

2. 按学科或内容浏览 SpringerLink 数据库收录的医学和生命科学类期刊的数量（包括 medicine、biomedical science、life science、public health 等学科）。

3. 用 SpringerLink 平台检索出你最感兴趣的一本期刊，说明该刊的 ISSN 号和该刊最新一期的卷期号、出版年及该期发表的论文数量；列出该刊最新发表的一篇论文标题。

（昆明医科大学　廖　芮　王华平）

第五节　ClinicalKey

学习目标

一、知识目标

能够总结出 ClinicalKey 的资源类型和特点。

二、技能目标

能够根据检索需求，灵活运用 ClinicalKey 检索功能进行检索，并浏览和下载临床相关研究。

三、情感、态度和价值观目标

1. 能够在实际检索过程中感受到临床研究证据的多样性和重要性。

2. 能够在实际检索中养成科学的检索思维和良好的检索习惯。

案例 4-5

小明是某医科大学二年级临床专业的学生，最近他父亲感觉腹胀、消化不良，排便习惯改变，还出现了黏液脓性血便。父亲 3 年前查出有多发性结肠息肉，已做手术摘除，这次出现以上症状，再次至医院就诊，肠镜检查后医生考虑是结肠癌，建议立即手术及相应治疗。小明很担心爸爸的病情，希望能快速全面地查找到最新、最权威的资料了解结肠癌的相关信息。

问题：

1. 从哪里可以快捷、全面地搜集到专业权威的学术资料？

2. 如何搜集？

分析：

小明是医科大学二年级的学生，还没有系统学习临床医学专业课程和检索课程，使用专业的数据库检索有一定的困难。但小明又急需了解结肠癌的临床专业知识和治疗方法。结合 ClinicalKey 的特点，可以通过检索该信息服务平台快速地获得类型多样、内容全面的临床相关信息。

一、概述

ClinicalKey（简称 CK）是荷兰爱思唯尔（Elsevier）出版公司于 2012 年 4 月推出的医学综合信息服务平台。此平台基于爱思唯尔几乎全部的医学内容开发，针对用户需求，建立了全新的医学分类法系统，旨在帮助用户使用最短的时间、最简洁的方式找到最想要的资源。

目前，CK 包含了 12 种文献类型的资源，即 1100 多种图书，其中 95% 以上被 Doody Core Titles 收录，包含《格氏解剖学》《西氏内科学》和《坎贝尔骨科手术学》等圣经级的参考书；600 多种权威医学期刊，包括 *The Lancet*、*JACC*、*Brain Research* 等顶级期刊；1.7 万多个内外科视频；300 多个 Procedures Consult Videos 医疗操作视频；380 多万张高质量医学影像和图片；1400 多种疾病主题专论；1500 多篇 First Consult Monographs 循证医学专论；3000 多种 Gold Standard 药物专论；4500 多篇权威协会诊疗指南；1.5 万多份患者教育手册；2000 多万条 *MEDLINE* 期刊医学文摘；1.2 万多个来源于美国国立卫生研究院在全球范围的临床试验。

爱思唯尔合并医学分类法（Elsevier merged medical taxonomy，EMMeT）是爱思唯尔公司独有的自主知识产权的分类法，是实现 ClinicalKey 智能检索的核心技术。EMMeT 是在美国国立医学图书馆一体化医学语言系统（UMLS）基础上开发，整合了现行多种标准化的医学分类法和主题词表，包括医学主题词表（MeSH）、医学系统命名法——临床术语（systematized nomenclature of medicine——clinical terms，SNOMED CT）、临床药学标准术语（RxNorm）、国际疾病分类（ICD）、医学观测指标标示符逻辑命名与编码系统（LOINC）等。EMMeT 拥有 25 万个核心临床概念，超过 100 万个英文医学词汇。爱思唯尔医学图书情报专家团队根据 EMMeT 对爱思唯尔旗下权威医学内容包括图书、期刊、影像、录像、药物专论等进行分层标引（在段落层面和文章层面），即创建了 CK 智能内容（smart content）。CK 是目前唯一具有智能内容的医学数据库，与传统医学搜索引擎相比，其检索结果相关性更强。

CK 的特点包括：①内容全面综合，可提供期刊、图书等 12 大类资源，用户在同一平台下无界限获取全面资源；②内容权威，所有内容源自爱思唯尔、美国国立卫生研究院和专业协会，用户无需反复核对从不同医学信息库中得到的检索结果；③检索界面简单直观，方便友好，个性化检索功能、定制功能、幻灯片（PPT）制作工具和邮件分享功能进一步节省检索时间，提高信息分享效率；④检索准确快捷，所有内容根据 EMMeT 进行标引，支持语义检索，显著减少用户检索时间，更快捷提供最相关的答案。

二、检索方法

登录网址：https://www.clinicalkey.com，进入数据库主页，主页提供英文、德文、葡萄牙文、中文等多种语言检索界面，如图 4-51 所示，以下介绍以英文显示界面为例。

ClinicalKey 提供浏览和检索两种检索功能。

（一）浏览

平台的所有界面均提供按文献类型浏览的链接。有图书（books）、期刊（journals）、药物专论（drug monographs）、临床指南（guidelines）、患者教育（patient educations）、多媒体（multimedia）、操作视频（procedures videos）等类型的文献。点击各文献类型链接，即可进入相应的界面。各文献类型浏览的方法类似，只是过滤器有所不同。

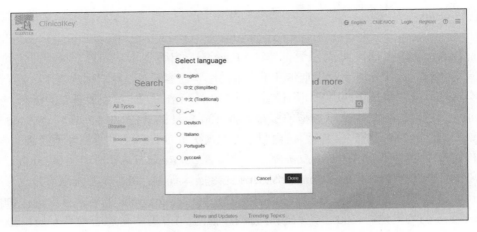

图 4-51　ClinicalKey 主页

　　点击图书链接即可进入图书浏览界面，如图 4-52 所示，系统按书名的首字母顺序列出了 ClinicalKey 平台全部图书的书名，同时还给出系统推荐的特色图书的封面和名称。通过医学专科过滤器（filter）可以选择感兴趣的专科，获得相应专科的图书，使用医学专科过滤器时可以同时选择多项；为了快速获取需要的图书，可以在"Browses Books"下的检索词输入框中输入部分或者完整的书名进行检索。点击需要的书名链接，即可进入图书目录页，点击相应章节名称链接即可打开图书阅读正文内容。

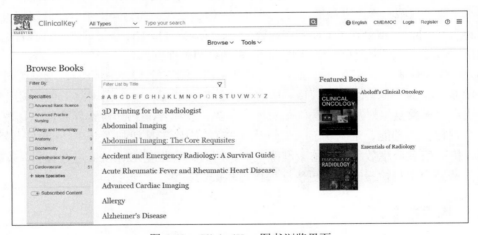

图 4-52　ClinicalKey 图书浏览界面

　　点击期刊链接即可进入期刊浏览界面，如图 4-53 所示，同图书浏览一样，系统按刊名的字顺列出了全部期刊的刊名，给出推荐的特色期刊的封面和名称，提供医学专科过滤器筛选期刊。选择期刊后，可点击年、卷、期浏览期刊中的文章，也可在检索词输入框中输入需要检索的内容，在期刊中阅读相关内容的文章。

（二）检索

　　进入 ClinicalKey 主页后，即可在检索词输入框中输入检索词进行智能检索。检索时，可在检索词输入框中输入完整或者部分单词/短语、缩略语、作者姓名、图书/期刊名称进行检索。但需要注意，ClinicalKey 检索平台不支持布尔逻辑检索、截词检索等特殊检索技术，仅支持短语检索。

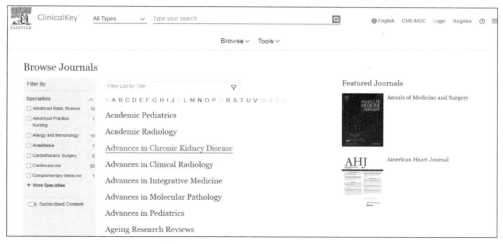

图 4-53 ClinicalKey 期刊浏览界面

在输入检索词的过程中，系统会自动弹出与该检索词相关的检索列表，供用户选择，列表内容包括建议词、相关检索词、图书和期刊名称及作者姓名等四类，如图 4-54 所示。

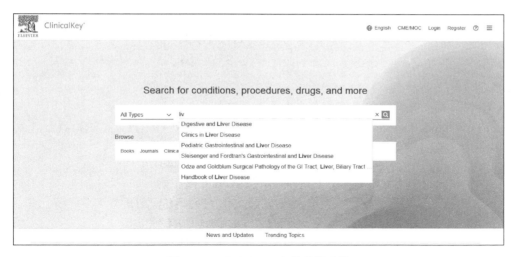

图 4-54 ClinicalKey 自动建议功能

三、检索结果管理

检索结果界面可以显示检出文献总量，包含各种文献类型，案例 4-5 检索结果如图 4-55 所示。检索结果内容是以题录的形式显示，包括文献的题名、出处和著者等，文献列表可以按相关度和出版日期排序，默认的是按相关度排序。检索结果界面提供 4 个过滤器对结果进行限定筛选，分别是：资源类型、医学专科和出版日期。列表中的文献题录提供链接以选择打印或发送邮件，点击任意一篇文献题目，可进入该文献的细览界面，可以保存、打印或发送邮件，如果检索结果为图片，系统还提供添加到幻灯片输出方式。

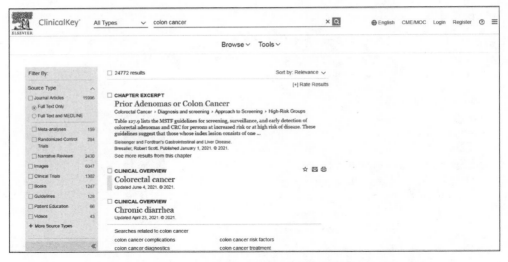

图 4-55　ClinicalKey 检索结果界面

【小结】　外文全文数据库 ClinicalKey，内容全面综合，可提供期刊、图书等 12 大类资源，用户可在同一平台上获取内容权威的资源；检索界面简单直观，个性化检索功能、定制功能、PPT 制作工具和邮件分享功能进一步节省检索时间，提高信息分享效率；支持语义检索，显著减少用户检索时间，更快捷提供最相关的答案。是获得有关疾病、药物、诊断方法等临床信息的重要数据库。

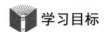 练习与思考

1. ClinicalKey 包含哪些类型的全文？各有什么特点？

2. 请在 ClinicalKey 中检索关于利用实时荧光定量 PCR（RT-PCR）法检测血清微 RNA（miRNA）在乳腺癌患者中的表达的相关文献。

3. 请在 ClinicalKey 中检索关于结直肠癌增殖和迁移的调控机制的文献。

（西南医科大学　罗　彬）

第六节　其他外文全文数据库

学习目标

一、知识目标

能够列举出 ScienceDirect、Wiley Online Library、Karger、ProQuest 和 EBSCOhost 数据库的资源类型和特点。

二、技能目标

能够根据检索需求，灵活运用各检索功能进行检索，并浏览和下载相关信息。

三、情感、态度和价值观目标

1. 能够在实际检索过程中感受到专业数据库的多样性和重要性。

2. 能够在实际检索中养成科学的检索思维和良好的检索习惯。

案例 4-6

　　癌症的发病包括遗传、环境、职业等因素，如果对致癌因素做一个细分，第一位的就是生活方式。因此癌症被很多科学家定义为生活方式病，即提出了"生活方式癌"的概念，警世大众要注意生活方式。目前从我国癌谱发病情况来看，排前十位的癌症，包括肺癌、肝癌、乳腺癌、胰腺癌等，都是和生活方式密切相关的。

　　越来越多的人认识到，生活方式的差异可导致癌症发生的危险因子不同。某医科大学的学生想获得关于乳腺癌（breast cancer）发病和预后与体育锻炼（physical activity）相关的外文全文文献，特别是一些癌症领域顶级期刊的全文文献进行阅读和学习。

问题：

　　1. 从哪些数据库可以获取外文全文文献，这些数据库有何特点？

　　2. 如何获取癌症领域顶级期刊的文献？

分析：

　　本例为获取外文全文文献，除之前介绍的 PubMed 等外，还可以选择的外文全文数据库有 ScienceDirect、Wiley Online Library、Karger、ProQuest 和 EBSCOhost 等。如果想获得癌症领域顶级期刊的全文文献，可以选择《临床医师癌症杂志》等期刊。

一、ScienceDirect

（一）概述

　　爱思唯尔（Elsevier） 是荷兰一家全球著名的学术期刊出版商，创建于 1580 年，是欧洲历史最悠久、规模最大的出版集团之一。每年出版大量的学术图书和期刊，大部分期刊被 SCI、SSCI 和 EI 收录，是世界上公认的高质量学术期刊。近几年该公司将其出版的 2500 多种期刊和 1.1 万种图书全部数字化，即 ScienceDirect 全文数据库，并通过网络提供服务。

　　ScienceDirect 数据库的特点：收录期刊种类多，学科覆盖广，内容涉及四个大类，涵盖 24 个学科领域；期刊质量高，有 1500 多种期刊被 SCI 收录，800 多种被 EI 收录；检索功能强大；为用户提供个性化定制服务。

（二）检索方法

　　登录网址 https://www.sciencedirect.com 进入 ScienceDirect 的主页，数据库提供检索和浏览两种检索途径，如图 4-56 所示。

1. 浏览

（1）**按学科分类浏览（browse publications by subject）**：ScienceDirect 数据库主页上列出理科与工程学（Physical Sciences and Engineering）、生命科学（Life Sciences）、健康科学（Health Sciences）以及社会学与人文科学（Social Sciences and Humanities）四个类目，点击学科类目名称即可浏览该主题的书刊信息，书刊信息按题名字顺排列。各学科的书刊之间可能会有交叉和重复。

（2）**按书刊题名字顺浏览（browse by publication title）**：数据库主页上将所有书刊按字顺排列，点击相应的字母即可浏览该字母开头的书刊信息。浏览时还可以根据需要进行资源类型（如期刊、图书、丛书、手册和参考书）的限定选择。

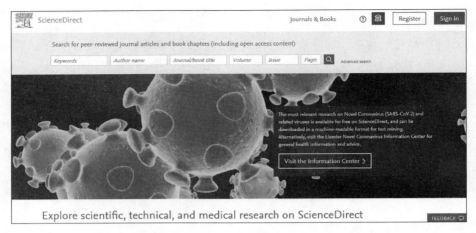

图 4-56　ScienceDirect 主页

2. 检索

（1）**快速检索（quick search）** 在数据库几乎所有界面都设有快速检索区，可在检索词输入框中输入检索词进行检索，可选择的字段包括：关键词（keywords）、著者姓名（author name）、期刊/图书名称（journal/book title）及卷（volume）、期（issue）、页码（page）等字段等。检索时可选择其中一项或几项进行检索，不同字段之间的关系为 AND。

（2）**高级检索（advance search）** 点击数据库主页上的"Advance Search"链接即可进入高级检索界面，如图 4-57 所示。高级检索界面默认在全部资源（all sources）类型中检索，也可以根据需要只选择期刊、图书或参考书等类型。高级检索提供两个检索词输入框，可以输入单词、词组或布尔逻辑检索表达式进行检索。两个检索词输入框的字段限制选项均默认为 all field，也可根据需要进行特定字段的限定，如文摘/题名/关键词（abstract，title，keyword）、作者（author）、来源刊名（source title）、国际标准刊号/书号（ISSN/ISBN）、机构名称（affiliation）等。此外，高级检索还提供学科主题范围、文献类型、出版日期等限定条件，可进行更精确的检索。

检索案例 4-6 中的内容，可以选择高级检索，然后在检索词输入框中分别输入 breast cancer 和 physical activity 点击"Search"进行检索。如果检索出来的内容过多，可根据需要选择合适的限定条件再次进行检索。

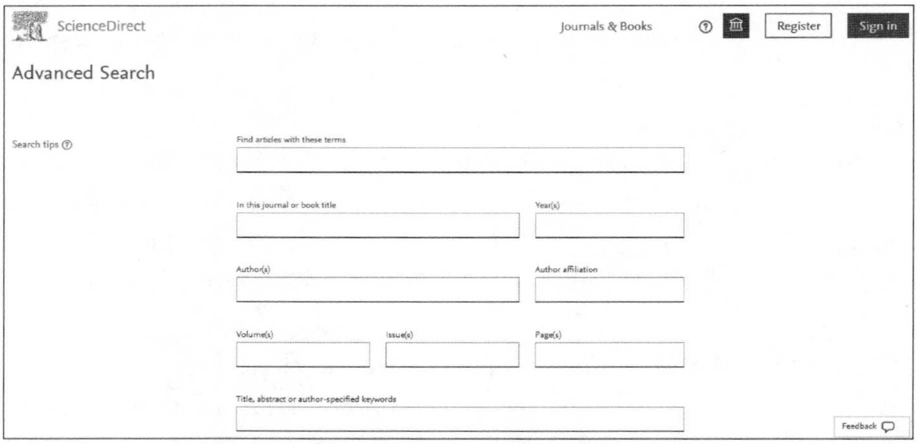

图 4-57　ScienceDirect 高级检索界面

（三）检索结果管理

检索结果界面的显示包括检索式和检出文献数，如图 4-58 所示。检出记录的显示可按检索结果的相关性（relevance）或出版年限（date）来排序，检索结果文献列表以题录形式显示，包括文献题目、出处、著者及预览，提供 PDF 全文、相关文献（related article）和相关参考文献（related reference work article）的链接。对需要的记录进行标记，点击"export citation"或"E-mail article"，标记的记录可以进行输出、E-mail、原文订购等处理。输出格式可以进行内容和导出格式的设定。对有些标有全文链接的记录，可以点击"PDF"文件标识来获取全文，平台提供批量下载 PDF 全文的功能，但每次下载不能超过 20 篇文献。

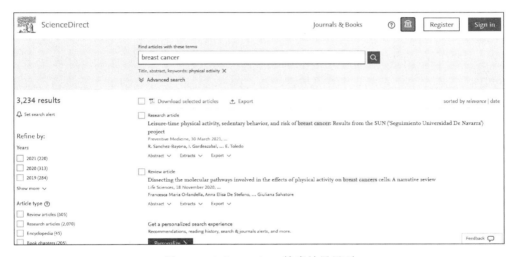

图 4-58　ScienceDirect 检索结果界面

二、Wiley Online Library

（一）概述

美国著名出版商约翰威立国际出版公司（John Wiley & Sons Inc.）创建于 1807 年，是全球知名的出版机构。2007 年，John Wiley 与另一家国际知名学术出版机构 Blackwell 公司合并，称为 Wiley-Blackwell。2010 年 8 月，Wiley-Blackwell 正式向全球推出新一代在线资源平台 Wiley Online Library。

Wiley Online Library 平台内容覆盖了生命科学、健康科学、自然科学、社会与人文科学等全面的学科领域。收录了来自 1600 多种由同行评审的学术期刊，22 000 多本在线图书以及 250 多种多卷册的参考工具书、丛书系列、手册和辞典、实验室指南和数据库的 400 多万篇文章，并提供在线阅读。其中大部分期刊是被 SCI、SSCI 和 EI 收录的核心期刊，包括《临床医师癌症杂志》（CA：*A Cancer Journal for Clinicians*）等著名期刊。

（二）检索方法

登录 https://onlinelibrary.wiley.com/进入 Wiley Online Library 主页，系统提供浏览和检索两种检索功能，如图 4-59 所示。

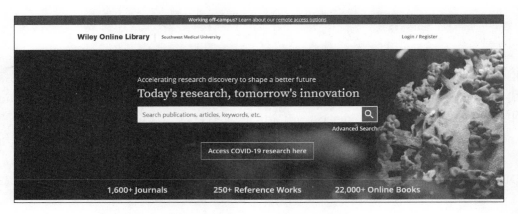

图 4-59　Wiley Online Library 主页

1. 浏览

1）按字母顺序浏览　　可在主页中通过点击"Brows All Titles 按钮"区域按字母顺序浏览出版物，或点击任一页面上的出版物标签"Publications"进行浏览。无论通过特定字母范围还是浏览所有出版物，其页面布局是一样的。

2）按主题浏览　　Wiley Online Library 将全部资源分为 17 个学科主题，主题下细分专题，点击主题或专题名称后，进入浏览界面。

2. 检索

Wiley Online Library 平台检索功能强大，支持布尔逻辑检索、截词检索、短语检索、邻近检索等多种检索技术，包括基本检索和高级检索两种检索途径。

1）**基本检索（basic search）**　　Wiley Online Library 平台的每个界面中都提供基本检索途径，基本检索提供在出版物（publications）、文章（articles）、关键词（keywords）等途径中进行检索。默认的是在所有内容中检索，即对该平台上的期刊论文、在线图书、参考工具书及数据库条目的所有检索字段（如题名、著者、著者地址、文摘、关键词等）进行检索；选择"Publication title"则对平台上的期刊名、电子书名及实验室指南等的标题进行检索。

2）**高级检索（advanced search）**　　在主页点击"Advanced Search"即可进入高级检索界面。高级检索提供多个检索条件的逻辑组配和字段限定检索，还可以对检索年限进行限定。检索时，在检索词输入框中输入检索词或含有布尔逻辑运算符的检索式，检索字段默认任何地方（anywhere），可通过下拉菜单选择标题（title）、著者（author）、摘要（abstract）、关键词（keywords）、资助机构（funding agency）、作者单位（author affiliation）等字段。如果进行多个检索条件的组配检索，在检索字段中直接使用布尔运算符 AND（也可以是+或&）、OR 和 NOT（也可以是−）注意布尔逻辑运算符必须是大写形式。

检索案例 4-6 中的内容，可以选择高级检索，然后在检索词输入框中分别输入 breast cancer、physical activity，以及癌症领域顶级期刊《临床医师癌症杂志》的缩写 CA，点击"Search"进行检索，如图 4-60 所示。如果检索出来的内容过多，可根据需要选择合适的限定条件再次进行检索。

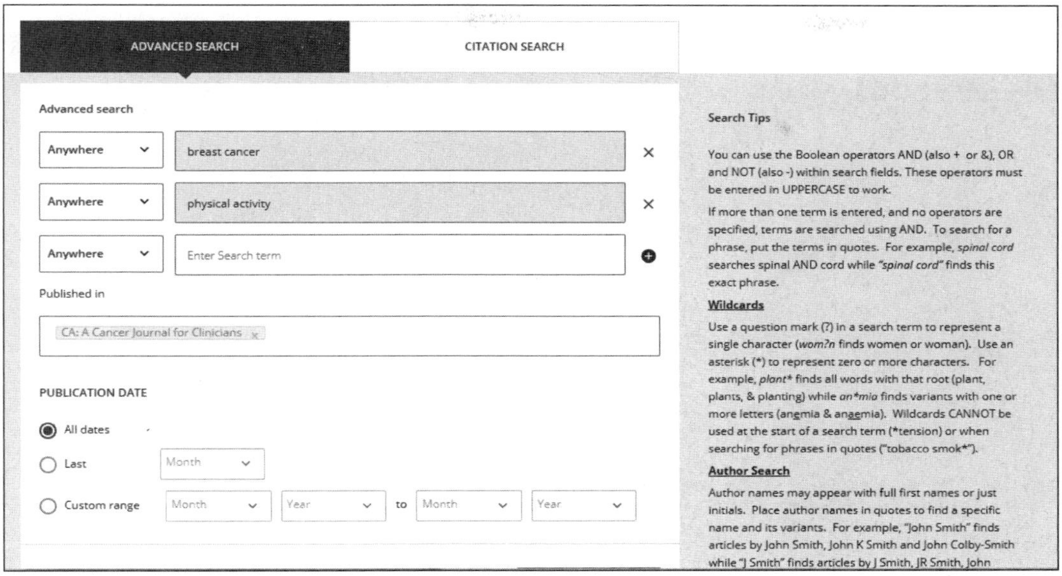

图 4-60 Wiley Online Library 高级检索界面

（三）检索结果管理

检索结果界面给出了检出的文献数和详细的检索策略。文献列表以题录的形式显示，题录的内容包括选择框、篇名、出处、来源和著者，题录下提供文摘、PDF 全文、参考文献的链接，点击文献题目可以链接到文献细览页面。检索结果默认按相关度（relevance）排序，点击"Date"可以按日期进行排序。检索结果的输出文件格式有纯文本、RIS（Procite，Reference Manager）、EndNote、Bib Tex、Medlars 及 RefWork 等。

如果对检索结果不满意，可以点击检索结果界面的"Edit search"链接，返回高级检索界面，重新编辑或修改检索策略，再次检索。

三、Karger

（一）概述

Karger 出版社是瑞士一家医学出版社，成立于 1890 年。Karger 的出版物以医学为主，是世界上为数不多、完全专注于生物医学领域的出版社，也是世界上享有盛名的医学出版社之一。Karger 每年出版 100 余种期刊（包括 22 种在线开放存取期刊、附属期刊以及病案报告，绝大部分被 SCI 收录）、40 种丛书和每年为数不少的专著，主要为英语出版物，涵盖了传统医学和现代医学的最新发展，且多数都在线上优先发行。

Karger 收录 1998 年至今的所有电子期刊和电子书，所有期刊都是经过同行评审后发表的，内容包括所有医学的分支学科，涵盖基础和临床研究。许多 Karger 期刊和丛书在医学领域具有悠久的出版历史，如 *Dermatology*、*Cardiology*、*Chemical Immunology and Allergy* 等。

（二）检索方法

Karger 提供浏览和检索两种检索途径，如图 4-61 所示。

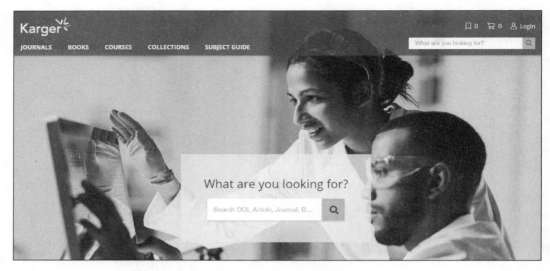

图 4-61　Karger 主页

1. 浏览

数据库提供按字顺浏览和按学科浏览两种方式。

点击主页上的"JOURNALS"或"BOOKS"链接即可对期刊和图书按字母顺序进行浏览。在图书浏览页有新书信息（book news）、丛书（book series）、非丛书（non-serial books）、综合索引（complete title）、多媒体（multimedia）等种类资源，可根据需要选择所要阅览的内容。

点击主页上的"SUBJECT GUIDE"学科指南链接，系统列出生物医学主题和次主题以及相关的科学领域，点击具体的学科名称，就可以浏览该学科的 Karger 出版物。

2. 检索

数据库主页提供检索词输入框，在框中输入检索词或检索表达式，回车即可完成检索。如图 4-62 所示。可执行各种设置和限制，以获取精确的检索结果和相关内容。

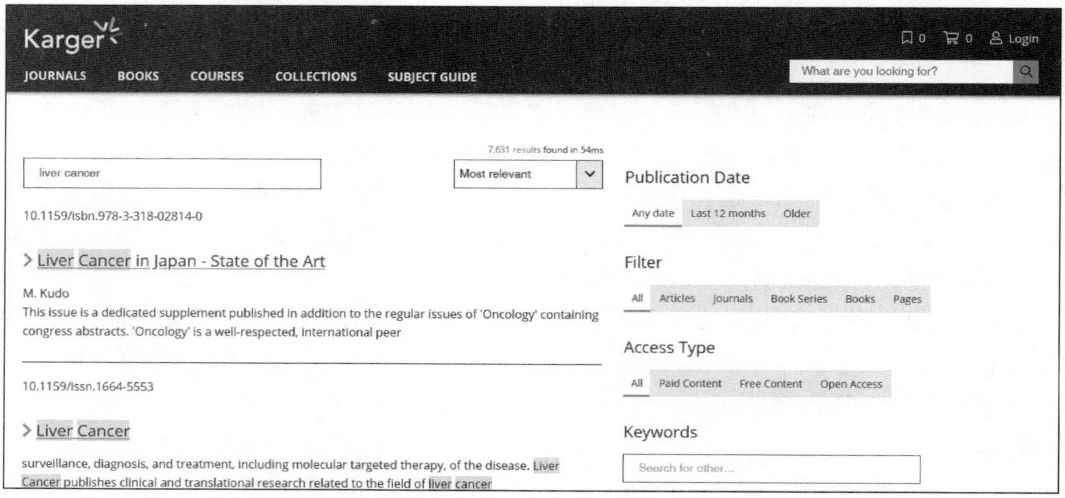

图 4-62　Karger 检索结果页面

（三）检索结果管理

检索结果以列表的形式显示，提供文献的题录、摘要和全文信息。文献可按出版时间和相关性进行排序。在线注册个人账号后可使用的特殊服务和工具有：我的医学信息通报（my alerts）、我的选择（my selection）、我的订单（my orders）、我的订阅（my subscription）、按次付费购买（pay-per-view）等。

四、ProQuest

（一）概述

ProQuest Information and Learning 公司通过 ProQuest 平台提供 60 多个文献数据库，包含文摘题录信息和部分全文。自 2012 年起，原剑桥科学文摘（Cambridge Scientific Abstracts，CSA）平台的数据库全部合并到 ProQuest 平台。这些数据库涉及商业经济、人文社会、医药学、生命科学、水科学与海洋学、环境科学、土木工程、计算机科学、材料科学等广泛领域，包含学位论文、期刊、报纸等多种文献类型。ProQuest 检索平台主要包含的数据库有以下几种。

1. ProQuest Research Library（简称 PRL，原名 ARL）

PRL 是 ProQuest 公司开发的综合性学术研究数据库。该库是 ProQuest 平台上的数据库之一，内容覆盖商业经济、教育、历史、传播学、法律、军事、文化、科学、医学、艺术、心理学、宗教与神学、社会学等领域。收录综合性期刊和报纸 4000 多种，其中多数刊近年来的文章有全文。

2. ProQuest（健康与医学大全）

收录了 1389 种重要的基础医学、临床医学及卫生健康方面的专业期刊，其中 1141 种是带有完整全文或图像的全文刊。全文期刊数量是 200 多种。

3. PQDT 博硕士论文文摘数据库

PQDT（ProQuest Dissertations & Theses）是美国 ProQuest 公司出版的博硕士论文数据库。该数据库是世界著名的学位论文数据库，也是目前世界上最大和最广泛使用的学位论文数据库。它收录欧美 2000 余所大学文、理、工、农、医等领域的博士、硕士论文的摘要及索引，内容覆盖理工和人文社科等广泛领域，是学术研究中十分重要的参考信息源。每年约增加 4.5 万篇博士和 1.2 万篇硕士论文摘要。

（二）检索方法

ProQuest 提供基本检索、高级检索、出版物检索和浏览四种检索方式。执行检索命令前，可对检索的数据库进行限定，选择一个或多个数据库检索，还可以选择检索的学科范围，如健康与医学、科学与技术、历史、商业等，如图 4-63 所示。

1. 基本检索

基本检索是 ProQuest 的默认检索方式。直接在检索词输入框中输入检索词或词组即可进行检索，检索时系统提供自动检索建议功能，支持逻辑运算符"AND"和"OR"的运算。可以通过全文文献、同行评审和学术期刊对输入的内容进行检索范围的限定。

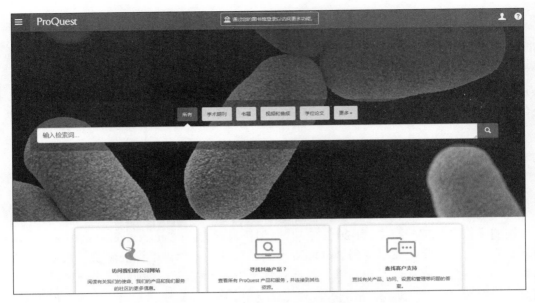

图 4-63 ProQuest 主页界面

2. 高级检索

高级检索提供多个检索词输入框，可对检索词输入框中的内容进行字段限定，检索词输入框之间可进行布尔逻辑运算，可根据需要选择全文文献、同行评审、学术期刊、出版日期、出版类型等进行限定检索。

3. 出版物检索

在出版物检索界面，全部出版物按字顺排列，可点击浏览出版物，也可在检索词输入框中输入期刊标题的全称或部分内容进行检索，还可以使用出版物类型、出版物主题、语言等多种限定检索。每种出版物名后标注有是否提供全文。

4. 浏览

ProQuest 提供按主题和地点浏览两种方式，可通过该检索途径浏览各数据库的主题和特色内容。

（三）检索结果管理

检索结果以列表的形式显示，文献可按相关性和出版时间进行排序，默认按相关性排序。检索结果界面提供全文文献、同行评审、学术期刊、出版物类型等选项对结果进行限定，缩小检索范围。系统提供多种输出方式，有打印、发送邮件、导出/保存等。

五、EBSCOhost

（一）概述

EBSCOhost 平台系统是美国 EBSCO 公司的三大系统之一，在此平台上提供多种 EBSCO 自己的全文数据库和其他著名信息提供商提供的数据库。目前有近 60 个数据库，其中全文数据库 10 余个，涉及自然科学、社会科学、人文和艺术等多种学术领域。其中两个主要全文数据库是：Academic Search Complete（ASC）和 Business Source Complete（BSC）。

1. 学术期刊集成全文数据库（Academic Search Complete，ASC）

该数据库是原有学术期刊集成全文数据库（Academic Search Premier，ASP）的升级版本，涵盖工商、经济、信息技术、人文科学、社会科学、医药、通信传播、教育、艺术、文学、通用科学等多个领域。提供超过 1.2 万种期刊索引和摘要，近 8500 多种全文期刊，其中包括 7300 多种同行评审期刊。它为 100 多种期刊提供了可追溯至 1975 年或更早年代的 PDF 过期案卷，并提供了 1000 多个题名的可检索参考文献。

2. 商业资源数据库（Business Source Complete，BSC）

是该公司原有商业资源电子文献全文数据库（Business Sourse Premier，BSP）的升级版本。该数据库是行业中使用最多的商业研究数据库，与商业相关的所有主题范围几乎均包括在内。涉及的主题范围有国际商务、经济学、经济管理、金融、会计、劳动人事、银行等。收录 3000 余种期刊索引和摘要，其中 2300 种为全文期刊（包括 1100 多种同行评审全文期刊）。另外收录 *Business Monitor International*，*Country Watch Incorporated*，*Datamonitor PLC* 等 1400 种知名出版社的国家/地区报告全文及 1 万多种非刊全文出版物（如案例分析、专著、国家及产业报告等。）BSP 提供可追溯至 1965 年的全文（最早可回溯至 1922 年）及可追溯至 1998 年的可检索参考文献。

（二）检索方法

登录网址 https://search.ebscohost.com/，进入数据库主页，可以选择"Language"切换到不同语言的检索界面，提供选择的语言有英文、法文、德文、西班牙文、简体中文和繁体中文等。主页可以选择所要检索的数据库，如图 4-64 所示。

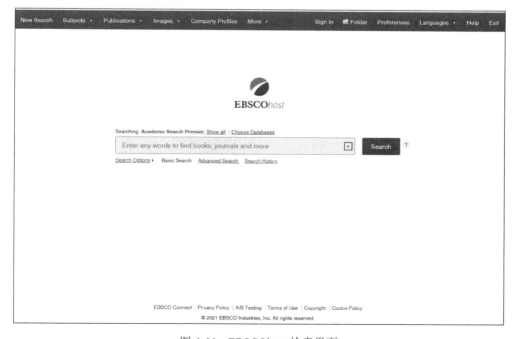

图 4-64　EBSCOhost 检索界面

EBSCOhost 平台提供多种检索功能，默认的是基本检索。如果选择多个数据库检索，检索方式有基本检索、高级检索和视觉检索三种途径。

1. 基本检索（basic search）

直接在检索词输入框中输入检索词或者检索表达式进行检索，可选择限制条件对检索结果进行限定，提高检索结果的专指性。

2. 高级检索（advance search）

提供多个检索词输入框，检索词间可进行逻辑组配，每个检索词输入框后都有可选择的字段对检索词进行限定，提供检索词输入框的条件限制选项，可根据需要选择结果。

3. 视觉检索（visual search）

视觉检索是 EBSCO 数据库推出的较具特色的检索方式。不同于常见的传统检索界面。检索结果以交互式的可视图的方式排列，提供多种对结果筛选的条件，根据需要可选择不同的筛选条件直至找到所需文献。

（三）检索结果管理

检索结果以文献列表形式显示，可将检索结果按来源分为学术期刊、杂志、报纸查看。在检索结果界面，可针对当前的检索结果进行二次检索；检索结果可按出版日期（date）、或相关性（relevance）排序；查看全文有 HTML 格式或 PDF 格式。可将检索结果添加至个人文件夹、打印、发送邮件、保存、分享到网络等。

【小结】 本节主要介绍了 ScienceDirect、Wiley Online Library、Karger、ProQuest 和 EBSCOhost 等常用外文全文数据库的基本情况、检索方法与检索结果的管理等，为同学们进行外文文献的检索以及全文获取提供帮助。

练习与思考

1. 利用 ScienceDirect 查找肺放射性损伤研究的全文文献。
2. 利用 Wiley Online Library 检索近 5 年与肺炎治疗相关的文献。
3. 利用 ProQuest 平台查找甲状腺癌基因治疗方面的博硕士论文。

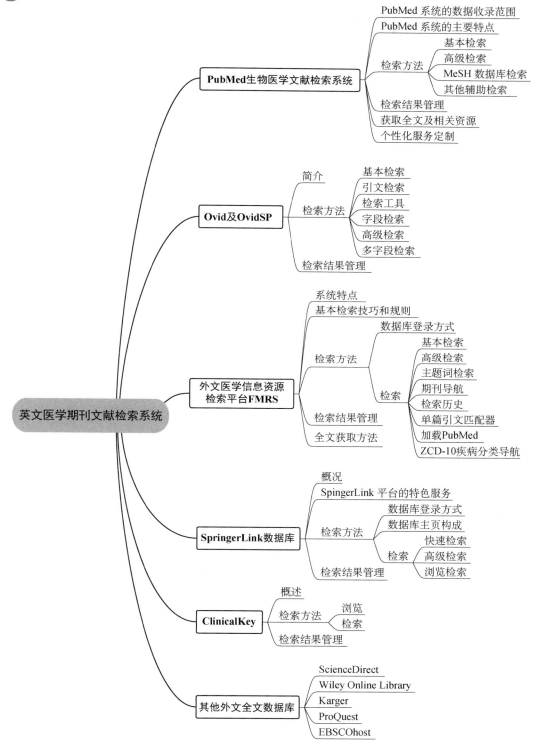

章节思维导图

PubMed生物医学文献检索系统
- PubMed 系统的数据收录范围
- PubMed 系统的主要特点
- 检索方法
  - 基本检索
  - 高级检索
  - MeSH 数据库检索
  - 其他辅助检索
- 检索结果管理
- 获取全文及相关资源
- 个性化服务定制

Ovid及OvidSP
- 简介
- 检索方法
  - 基本检索
  - 引文检索
  - 检索工具
  - 字段检索
  - 高级检索
  - 多字段检索
- 检索结果管理

外文医学信息资源检索平台FMRS
- 系统特点
- 基本检索技巧和规则
- 检索方法
  - 数据库登录方式
  - 检索
    - 基本检索
    - 高级检索
    - 主题词检索
    - 期刊导航
    - 检索历史
    - 单篇引文匹配器
    - 加载PubMed
    - ZCD-10疾病分类导航
- 检索结果管理
- 全文获取方法

SpringerLink数据库
- 概况
- SpingerLink 平台的特色服务
- 检索方法
  - 数据库登录方式
  - 数据库主页构成
  - 检索
    - 快速检索
    - 高级检索
    - 浏览检索
- 检索结果管理

ClinicalKey
- 概述
- 检索方法
  - 浏览
  - 检索
- 检索结果管理

其他外文全文数据库
- ScienceDirect
- Wiley Online Library
- Karger
- ProQuest
- EBSCOhost

英文医学期刊文献检索系统

（西南医科大学 罗 彬）

第五章　网络免费学术资源

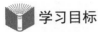 学习目标

一、知识目标

1. 能够概述网络学术资源的概念、类型和分布。
2. 能够列举网络学术资源的特点。
3. 能够列举重要学术搜索引擎的特点和特色检索功能。
4. 能够列举各类信息要求所使用的网络资源类型。
5. 能够解释"开放存取"的来源和意义。

二、技能目标

1. 能够通过 HONSelect、百度学术搜索引擎获得特定的医学信息所在的网站。
2. 能够根据特定的信息需求选择合适的网络资源检索到满意的结果。
3. 能够有效地获取期刊文献、图书、卫生统计数据、图像数据并下载/输出。

三、情感、态度和价值观目标

1. 充分了解开放存取的网络学术资源的特点和意义、充分认识它们的优势和局限性。
2. 在日常学习、研究中有意识地、审慎地利用网络资源，建立对学术前沿的权威性。

　　网络免费学术资源，是指在互联网上可以免费获得的具有学术价值的电子资源的总称。内容涉及社会科学、自然科学各领域，内容丰富、形式多样。学术研究成果和学术经验通过免费的方式可以传播得更加快捷和广泛，在很大程度上改变了人们的工作、学习交流和科学研究的方式。同样，免费的网络生物医学信息资源在生物医学各领域，如医学教育、科研、医疗过程及专业交流方面也日益扮演着重要的角色。了解这类资源在网络上的分布、特点和获取方法，能够帮助我们迅速了解学术研究的前沿，有效提高学习、工作和研究的效率。

第一节　概　　述

> **案例 5-1**
>
> 　　芹芹的妈妈发现芹芹非常好动，注意力也不集中，怀疑自己的孩子得了多动症，来向在医学院学习的你请教，希望在带孩子去医院之前获得帮助。你通过翻阅教科书了解到一些多动症的基本知识：多动症，即注意缺陷多动障碍（attention deficit hyperactivity disorder，ADHD），成人和儿童均可患病，但行为障碍一般始发于儿童期。其基本特征为注意力不恰当发育，易冲动和活动过度。你希望通过网络获得更多信息，包括病因、症状、并发症、饮食建议、危害、预防与治疗相关知识、最新研究进展等。
>
> **问题：**
>
> 　　1. 从哪里可以方便、快捷地搜集到足够的、类型全面的学术资料，这些资料分布在哪些网站？

> 2. 网络学术资源有何特点?
>
> **分析:**
>
> 　　本例为搜集用于患者教育的资料,形式需要形象、生动;内容需要浅显、易懂,又要新颖、权威,有一定的学术性。通过网络免费的学术信息检索可以快速地获得形式多样、内容全面的相关信息;但内容的真实性和权威性需要经过一定的评价和筛选;在利用网络信息时,也要注意信息使用的伦理规范。

　　网络学术资源是指以数字化形式记录的,以多媒体形式表达的,存储在网络计算机磁介质、光介质以及各类通信介质上的,并通过计算机网络通信方式进行传递和再现的、有学术价值的信息内容的集合。本节对网络学术资源检索的概念、其在网络上的分布及特点进行概述。

一、网络学术资源检索的概念

　　网络学术资源检索是指检索者通过网络检索软件,提出查询请求并获得网络学术资源的过程。检索软件是基于网络的分布式特点开发和应用的,即数据分布式存储,大量的数据可以分散存储在不同的服务器上;用户分布式检索,任何地方的终端用户都可以访问存储数据;数据分布式处理,任何数据都可以在网上的任何地方进行处理。目前,很多的学术资源是由网站免费提供的,所以,除了网络连接费以外,检索者往往不需要支付任何资源的费用。

二、网络免费医学资源的分布

　　传统的学术信息是由出版机构或学术研究机构将科研成果以期刊、图书、专利等形式发表。在网络环境下,学术信息的发布者、发布形式及发布类型都发生了深刻变化,医学信息的来源也呈现出多样化的特点。案例 5-1 中,如果用"注意缺陷多动障碍"或"attention deficit hyperactivity disorder"在网络上搜索,会发现相关的医学信息资源非常多,而免费资源则分布在以下资源中。

(一)数据库资源(database resource)

　　数据库资源主要是指由数据开发商或学术出版机构开发的,通过计算机网络通信方式发行并提供使用的文献型数据库、事实型数据库和数据型数据库。这一类资源多数用于商业目的,是收费的,但大多数开发商或运营商也提供了部分资源的免费查询和获取。尤其在"开放存取"运动的影响下,许多原来收费的资源也逐渐对公众开放。针对案例 5-1,同学们可通过这一类资源查找到关于"注意缺陷多动障碍"相关的学术性较强的研究文献的摘要、定义及相关统计数据。

1. 文献型数据库(literature database)

　　可以是文摘库、引文库等,如由传统数据库网络化而来的文摘库 DIALOG,PubMed、Ovid、中国生物医学文献数据库(CBM),提供文献计量和引文信息的 SCI,中国科学引文数据库 CSCD 等二次文献库。也可以是提供文献全文的一次文献库,国内的,如 CNKI 的中国学术期刊网络出版总库、中国博士论文全文数据库等,维普期刊资源整合服务平台,万方数据;国外的如 Springer-Link、ProQuest Medical Library、EBSCO、Wiley 在线期刊等。数据库一般通过镜像站服务和网络包库服务两种模式提供使用。除 PubMed 外,二次文献数据库一般需付费使用。国内的全文库一般都提供免费检索,如需要下载全文,则需要注册或付费。需要加以说明的是专利文献,由于其法律上的特殊性,专利文献数据库不属于商用数据库,而是直接由各国专利机构和世界专利机构通过网络提供检索和全文下载。

2. 事实型数据库(factual database)

网络中的事实型数据库主要提供百科知识、具体事实、基因序列、药物结构、医学图像、病理切片等信息。例如,提供百科知识检索的中国知网"百科",提供植物药信息的"中国植物志",提供生物学事实信息的 NCBI 下属的系列数据库,如基因序列库(GenBank)、核酸序列库(nucleotide database)、蛋白质结构库(protein structure)等,多数可免费使用。

3. 数据型数据库(numerical database)

数据型数据库主要提供各种统计数字、参考值、科学测量数据、科学观测数值等。例如,提供世界各国发展数据的"世界银行公开数据",提供世界卫生统计数据的 GHO,美国卫生部疾病预防和控制中心的 National Center for Health Statistics,中国国家统计局"统计数据"。来自于国家或政府机构的统计数据一般都可免费查询。

（二）网络公开信息资源（online public information resource）

在网络上公开的信息资源的总称,用户一般都可免费使用,有些需进行注册。案例 5-1 中,同学们可利用学术搜索引擎或医学专业搜索引擎找到提供"注意缺陷多动障碍"的相关网站进而获得有关学术资料,也可利用专业网站获得相关新闻、图像、医学社区论坛、患者教育的资料。

1. 搜索引擎(search engine)

搜索引擎是网上具有检索功能的网页。其功能是接受用户的提问,通过采集网页信息,为查询者提供相关信息所在的网址。其特征是自动搜索采集网页信息,自动标引,数据量大,关键词检索功能强,查全率高,查准率低。除了综合性的搜索引擎,网上不少学术搜索引擎和医学专业搜索引擎能滤掉普通搜索结果中大量的垃圾信息,是快速查找学术信息的不可或缺的网络工具。例如,Google Scholar,百度学术是免费学术搜索工具,可以帮助用户快速查找学术资料,包括来自学术出版商、学术站点学者主页的论文、图书、专利、会议、标准和技术报告等。医学搜索引擎 HONselect 可以搜索可信的医学网站、医学文献、临床试验、医学新闻及医学图像资源等。医学 OA 期刊搜索引擎 FreeMedicalJournals 提供开放存取的 5088 种医学电子期刊的搜索。

2. 专业学术网站(professional academic website)

一般由政府、教育机构、学术团体、国际组织、商业机构甚至个人等建立和维护,提供医学领域或医学某专业领域的学术和学术教育资源。由商业机构提供的网站,在提供产品信息的同时,也会提供相关领域的文献、视频和教育教学等资料。例如,生物帮(bio1000)以生物产品为中心,提供生物学产品技术、文献数据库、技术文档、教学视频、公开课、专业软件教程和软件下载的免费服务。在专业学术网站中,有些是综合性的医学网站,如美国国立卫生研究院的网站（NIH）、美国国立医学图书馆（NLM）等,提供了卫生信息和数据库、生物学伦理和生物技术资源、资助项目和医学新闻等医学综合信息。世界卫生组织（WHO）提供全球公共卫生资讯、政策、统计数据、出版物等的查询和下载。WebMD

提供了及时的医学新闻、丰富的患者教育资源、医学图像和动画，以及医学社区论坛。梅奥诊所（MayoClinic）提供了面向患者的疾病诊断、治疗知识、就医信息，以及面向专业人员的临床研究信息及出版信息等。医脉通（medlive.cn）、医纬达（Univadis）专门面向临床医生和医学专业学生，提供医学资讯、学术进展、国内外会议的热点报道、专家访谈、视频、PPT、病例读片、期刊文献的下载、相关科室的国内外临床指南（包括部分指南的解读和翻译）的免费下载。中国研学资源网（http://www.yxres.com）提供各种专业视频教程、开放课程、学术论文等的下载。也有的是专科性的，如中国免疫学信息网（immuneweb）主要为免疫学及生物医学研究人员提供北美著名大学免疫学专业研究生项目、德国慕尼黑大学基因中心提供的"细胞因子百科全书"的查阅和专业书籍下载、生命科学论坛、生物医学课程视频及课件的下载。Cochrane（Cochrane collaboration）则通过对各地随机化分组、有对照的临床试验的所有结果进行总结、保存和传播，为医学研究者和临床医生提供最新医学研究证据，推进循证医学思想和循证医学证据在全球的广泛传播。

3. 专业学/协会网站（professional society/association website）

医学各专业协会的网站一般由从事相关专业诊疗的医护人员、医学各领域著名专家学者、相关企业，以及热心医疗卫生事业的各界人士参与。提供相关专业的宣传普及、疾病的防治、患者教育、新闻、会议、医疗咨询等信息和服务。有的内容偏重科普、培训消息等，学术性不是很强。例如，中华糖尿病协会（http://www.zhtnbxh.org）提供糖尿病相关知识的普及教育、科普及新闻视频、专家答疑等栏目服务。中国儿科医师网（http://www.zgek.org）提供了小儿各种常见病的科普及预防护理知识。中华医学会（http://www.cma.org.cn）提供学术活动、学术会议信息，麾下医学期刊信息，继续医学教育项目，医学科技项目的评价、评审信息，医学科学技术决策论证信息，培训资料和课件的下载等。也有学术性较强的，如美国放射学会（American College of Radiology，ACR）、美国医学遗传学与基因组学学会（American College of Medical Genetics and Genomics，ACMG）、美国胃肠病协会（http://www.gastro.org）、美国牙科协会（http://www.ada.org）等提供了医师培训资源，制作和发布临床指南等较专业的学术信息。

4. 电子出版物资源（electronic publication resource）

电子出版物资源包括电子图书、电子期刊、电子报纸等。往往一种出版物或一系列出版物成为一个网站，有些可以免费下载，有些必须是会员方可下载。出版物网站可以由传统的出版商如 Elsevier、Springer 将一些经典的教材、著作和图谱，制成电子书发行，如西氏内科学、格氏解剖学等。电子期刊也是如此，大量传统期刊建立了自己的网站，在网上提供检索、阅览、下载、论文提交等服务，还有很多期刊由原来的订阅方式改为开放存取，提供用户免费阅读和下载，如 *Science*、*New England Journal* 等，还有一些是新创办的开放存取电子期刊，如 *PLoS* 系列期刊，由于其获取方便、质量高而逐渐受到业界的关注。还有另外一类 EXE 格式的电子期刊，突破了 PDF 格式的静态局限，利用超媒体技术，把声音、文字、图像和视频融合在一起，形成图文并茂的期刊新形式，目前仅见于一些娱乐、时尚、家装的杂志，尚未见到这种格式的专业期刊。目前，网上的电子报纸也有不少，各大传统报纸都发行了自己的网络版，如 *Science Daily*、*International Medicine World Report* 等，国内亦有健康报、中国医学论坛报等。

5. 数字图书馆（digital library）、智慧图书馆（smart library）、智能图书馆（intelligent library）

数字图书馆是借鉴传统实体图书馆的资源组织模式、借助计算机网络通信等高新技术，以存取知识为目标，运用知识分类和精准检索手段，有效地对信息进行整序，从而向读者和用户提供比传统图书馆更为广泛、更为先进、更为方便、不受时空限制的服务。数字图书馆是传统图书馆在信息时代的发展，它不但包含了传统图书馆的功能，向社会公众提供相应的服务，还融合了其他信息资源（如博物馆、档案馆等）的一些功能，提供综合的公共信息访问服务。国际上有许多组织为此做出了贡献，国内也有不少单位提供了数字图书馆服务，如中国国家数字图书馆（http://www.nlc.cn）、超星数字图书馆等。随着科技的进步，数据驱动、移动互联、人工智能、虚拟现实和互联网+的发展趋势亦深刻影响着图书馆的发展，数字图书馆逐渐向以互联、高效、便利为特征，以绿色发展和数字惠民为本质追求的智慧图书馆和智能图书馆转型，为大众提供更加融合、互动、可视、泛在、智能的信息服务。

6. 医学导航库（medical navigation database）

学科导航库是较深层次的网络信息资源开发利用模式。国外许多医学专业学会及教育机构，已建立医学导航库。国内如中国科学院"国家科学数字图书馆项目"（CSDL）的子项目生命科学学科信息门户中的医学门户，在建设中强调资源的有效性、权威性、稳定性、综合性和独特性。中国高等教育文献保障体系（CALIS）根据各校重点学科建设的需要进行统筹规划和分工，组织建设高校图书馆重点学科导航库，其中设有医学资源导航子目录。学科导航库的特点是专业性、易用性、准确性和时效性。但是严格来说，这种整合只是将庞杂的信息资源进行了排序整合，还算不上真正意义上的资源整合，读者仍需要通过导航系统分别访问每个数字资源系统。

（三）交互学习资源（interactive learning resource）

1. MOOC（慕课）资源（massive open online course，大型开放网络课程）

我们可以将 MOOC 理解为一种在线开放课程资源，也可以理解为一项知识全球化的开放运动和一种全新的在线教育模式。不同于传统的网络公开课或精品课，MOOC 有固定的开课和结课时间，需要学生定期上交作业和完成考试。完成了整门课程，学生可以拿到一张国际证书（部分课程不提供证书），证明自己的专业能力。2012 年，美国顶尖大学陆续设立网络学习平台，在网上提供免费开放的课程。随着 Coursera、Udacity、edX 三大课程平台的兴起，MOOC 理念在全球广泛传播，给更多的学生提供了系统学习的可能。这三大平台的课程全部针对高等教育，有自己的学习和管理系统，能够让学习者通过注册学习特定的课程，免费地获得系统的教育。目前国内已有众多高校加入这些平台，提供用户注册学习。中国大学 MOOC（慕课）是由网易与爱课程网合作推出的在线教育平台，提供教育部国家精品开放课程，面向大众提供中国知名高校的 MOOC 课程。智慧树是由上海卓越睿新数码科技有限公司提供的大型学分课程运营服务平台。相对于 MOOC SPOC（small private online course）则由各个大学或教育联盟提供特定开放对象的课程学习。如全国医科院校研究生院联盟的 SPOC 平台为联盟成员提供研究生学分课程。

2. 论坛和博客（forum & blog）

论坛是一种交互性强、内容丰富而及时的 Internet 电子信息服务系统，用户在 BBS 站点上可以获得各种信息服务、发布信息、进行讨论、聊天等。通过参与或浏览专业论坛，可以获得较新颖、前沿的学术信息，如丁香园是目前国内规模最大的、最受专业人士喜爱的医学、药学、生命科学专业网站。其旗下的丁香园论坛（http://www.dxy.cn/bbs/newweb/pc/home）为专业人员提供交互的讨论平台，包括临床医学、药学、论文写作、公共卫生、基础科研、考试求职、休闲热点等版块等。医学教育网旗下的论坛（http://bbs.med66.com）栏目包括医师考试、执业药师考试、卫生职称考试、医学其他考试、专业讨论区等。医学全在线（http://bbs.med126.com）也提供了类似的功能。

博客（blog，为 web log 的混成词），指以网络作为载体，简易迅速便捷地发布自己的心得，及时有效轻松地与他人进行交流，同时又具有丰富多彩的个性化特点的一种网页或网络日志。有的博客因其作者及内容的专业性，如专注于评论特定的课题或新闻，或专注于发布特定专业内容的文章和评论，往往蕴藏着新颖独到的见解、精妙的议论和思想观点，为我们提供了难得的、丰富的学术资源。

（四）移动学术资源（mobile academic resource）

得益于云端技术、智能设备的迅猛发展，越来越多的使用者习惯于各类移动服务以及通过移动设备获得学术资源。移动医疗，就是通过使用移动通信技术如掌上电脑、移动电话和卫星通信来提供医疗服务和信息，具体到移动互联网领域，则以基于安卓和 iOS 等移动终端系统的医疗健康类 App 应用为主。目前已有较多移动医疗 APP，主要提供同行学术交流、专业信息服务，寻医问诊、预约挂号、购买医药产品等服务。例如，中国最大的医学网站丁香园推出了丁香园、丁香医生等移动医疗 APP 软件；医脉通推出的"临床指南"APP，定期更新来自各国各专业学会的临床指南与资讯；杏树林推出的"病历夹"APP，帮助医生用智能手机快速方便地记录、管理和查找病历资料，为医生建立一个安全存储病历资料的云空间。迈特思创公司推出的"FMRS"为医生随时提供临床医学证据。

另外，微信公众号微信小程序也是颇具特色的移动医疗模式，不仅开发成本远低于移动 APP，且依托微信数亿的用户，使其在推广方面更具有得天独厚的优势。当前有不少医疗机构开发了自己的公众号，提供了专业资讯。同时开发微信小程序用于预约就诊、复诊安排等服务。

传统的文献检索系统也相应地开发了移动终端检索平台，经典文献检索数据库如 PubMed 等早已推出相关的移动文献检索与阅读器，CNKI 也推出了手机版及全球学术快报 APP，以满足用户对文献检索从传统的检索上升到适合手机、平板电脑的阅读模式等的需求。

三、网络学术资源的特点

案例 5-1 中，当我们把"注意缺陷多动障碍"或"attention deficit hyperactivity disorder"作为关键词输入一个搜索引擎（如 Bing）的检索词输入框，并点击"检索"按钮时，发现搜索到的网络信息非常丰富，同样，对某一主题来说，网络学术信息也是丰富多样的，并有如下特点。

1）信息的多样性和新颖性　　从表现形式上，有文本的，有图片的，也有视频的、音频的；从来源上，有政府部门、教育机构、研究机构、公司企业、社会社团或者个人发布的；

从内容上看，有科学技术领域的研究信息，也有患者的保健常识；有严肃的学术主题，也有经验、新闻等。相对于传统的媒体或载体，网络信息具有较强的新颖性和及时性。很多重要的事件和学术研究成果会在网上及时地播报。

2）信息的开放性和交互性　　网络提供了一个开放自由的空间，一些学术团体和研究机构提供了大量免费资源；同时一些个人的见解、研究心得、观点也可以在网站、论坛或博客上发布，检索者不仅可以检索和浏览到相关信息的内容，也可以通过直接参与讨论发表意见或通过提问获得帮助。这些都为我们提供了大量的灰色文献和难得的第一手资料，但这种开放性和交互性也使得一些学术性不高或伪学术信息在网上泛滥，因此在利用网络信息时必须加以评价和鉴别。

3）信息使用的低成本性和传播范围的广泛性　　网络学术信息大部分都是免费可得的，这种低使用成本，促进了网络学术信息的传播和利用，相对于传统的媒体或载体，受众更加广泛。

4）信息组织的局部有序性和整体无序性　　网络信息来源于不同的组织或个人，一般来说，每一个网站都遵循一定的规则和方式来组织、发布信息，即局部有序，但整个网络信息的组织和发布却缺乏统一的管理和标准，网页的出现、更迭和消亡随时发生，无法控制，因此信息检索的完整性、全面性和系统性难于保证。

【小结】　伴随着计算机网络技术的飞速发展，网络学术资源日益丰富起来。其中大量的网络免费学术资源使学术研究的成果及经验得以更加广泛和迅速地传播，也改变着我们的学习、交流、工作和科研方式。同样地，大量的网络免费生物医学资源在医学教育、学术研究、疾病诊疗及专业交流等若干生物医学领域也日益扮演着重要的角色。免费生物医学资源主要分布在以下电子资源中：数据库资源（包括文献型数据库、事实型数据库及数据型数据库），网络公开信息资源（包括搜索引擎、专业学术网站、专业学/协会网站、电子出版物和数字图书馆、医学导航库），交互学习资源（包括 MOOC 资源、论坛和博客），以及移动学术资源。了解免费生物医学资源的分布及特点，并能够有效地检索到这些资源将在很大程度上帮助于我们快速了解学术研究的前沿，提高学习、工作和科研的效率。

练习与思考

1. 根据网络学术资源分布情况，我们可以从哪些途径获取免费的学术信息？
2. 网络学术资源有什么特点？

（昆明医科大学　李红梅　张　琳）

第二节　学术搜索引擎

案例 5-2

2016 年 5 月，大学生魏则西患滑膜肉瘤（synovial sarcoma）去世，生前在"知乎"网上记录了自己求医的经历，其中关于某搜索网站及某医院的相关内容引发广泛关注。21 岁的魏则西罹患滑膜肉瘤晚期，先后前往北京、上海、天津和广州等多地求医，医生均告其治愈的希望不大。他用某搜索网站查询治疗方法，排在搜索结果首位的是某医院的生物免疫疗法。他随即与该院联系，被告知"这个技术是斯坦福大学研发出来的，有效率达到百分之八九十"。在该院治疗一年多，先后做了 4 次生物免疫疗法的治疗，花了 20 多万元后，他得知这项号称引进自斯坦福大学的世界最先进技术，在美国 20 年前就被淘汰了，目前国际上被认可的方法是靶向药物疗法。但此时，他已错过了最佳的治疗时间。魏则西的求医经历使某搜索网站的竞价排名体系受到巨大的质疑。

问题：
1. 如何在互联网上获得医学学术资料而非广告，甚至是虚假的广告信息？
2. 搜索引擎的基础技术包括哪些环节？为什么说排名算法是最关键的环节？

分析：
了解搜索引擎的排名机制，选择专业的、权威的学术搜索引擎可以快速地获得形式多样、内容全面的、真实性和权威性高的医学信息，但仍然需要经过一定的评价和筛选。

网络资源浩瀚纷杂，分布各异，如何能快速、准确地找到案例 5-2 中关于"滑膜肉瘤"患者教育知识、诊断、治疗资料等有关信息所在的网址或网页？网络**学术搜索引擎（academic search engine）**正是一种能够通过 Internet 接受用户的查询指令，并向用户提供符合其查询要求的学术信息资源网址的系统。

一、概述

搜索引擎既是用于检索的软件，又是提供查询、检索的网站。所以，搜索引擎也可称为 Internet 上具有检索功能的网页。自 1993 年英国 NEXON 公司开发出网络检索工具 AliWeb（Archie-Lide Index of the Web）以来，数以万计的网络搜索引擎涌现出来，成为检索网络信息不可或缺的工具。

搜索引擎的基础技术，包括分词、文档分类、特征提取、索引、存储、检索和排序等一系列技术环节。在这些环节中，排序是和用户最相关的一个关键环节。一般来说，用户往往只会关注排在前面的几条查询结果。如果搜索引擎已经将用户希望的网页检索出来了，但是却将这些网页排在若干页后，用户几乎不可能浏览到该网页。所以，对搜索引擎而言，采用什么样的算法，如何优化检索结果，是非常关键的。PageRank 是著名的搜索引擎 Google 采用的一种算法策略，根据每个网页的超级链接信息计算网页的一个权值，用于优化搜索引擎的结果。PageRank 的缺陷在于不考虑链接的价值，这对通用搜索引擎比较合适，但对主题相关的垂直搜索引擎而言并不是很好的策略。HITS（Hyperlink Induced Topic Search）算法则是一种经典的专题信息提取策略，能够提高垂直查准率。常用的算法还有 Direct Hit 算法、Hilltop 等。

在案例 5-2 中，被人诟病的正是该网站的竞价排名算法。普遍认为该网站搜索的排名影响了魏则西择医，从而导致其受到病情和经济方面的双重影响。该网站竞价排名机制存在付费竞价权重过高、商业推广标识不清等问题，影响了搜索结果的公正性和客观性，容易误导检索者；另外该网站竞价排名还被指过多地人工干涉搜索结果，引发垃圾信息，涉及恶意屏蔽，被指为"勒索营销"。2020 年 12 月，该网站又被指通过搜索框不断将流量导向其自家某产品，引发了公众对其信息公平性与商业道德的强烈质疑。因此，搜索网络信息时，尤其是学术类的信息，选择可靠的搜索引擎是非常重要的。学术搜索引擎是搜索引擎中比较特殊的一类。

其特点是搜索的资源以学者、学术著作、期刊论文、国际会议、专利等学术信息为主而过滤掉广告、娱乐及一些垃圾信息。随着新一代搜索引擎的快速发展，学术搜索引擎开始向个性化、智能化、数据挖掘分析等特色方向发展。

eBizMBA.com 是一个利用反向链接（inbound link）、Google Page Rank、Alexa 排名及 Compete.com 和 Quantcast.com 提供的流量等指标来对互联网上的网站进行统计分析，每月发布各类专题网站排行榜的一个商业网站。其排行榜中的一个分类就是"15 个最流行的搜索引擎"。其排行榜未必能反映真实的情况，但从某种程度上也能体现一类网站的热门和受欢迎程度，同学们可据此作为搜索引擎及网站选择的参考。

二、学术搜索引擎的分类和使用方法

（一）学术搜索引擎的分类：按检索内容可划分为

1）综合性的学术搜索引擎　　是综合学术信息检索系统，搜索时不受主题和数据类型的限制。此类搜索引擎的杰出代表是 Google Scholar。值得注意的是，搜索引擎并非搜索整个网络，而是只搜索那些与其建立了联系的网站。

2）专业性的搜索引擎　　是专业信息机构根据学科专业特点，经过人工筛选和评价，将网络资源进行整理编排的专业性信息检索工具。针对性较强，适用于专业人员查找专业信息，如 HONselect。

3）专门性的搜索引擎　　也称为垂直搜索引擎，是针对性地为某一特定领域、某一特定人群或某一特定需求提供的一种学术信息搜索服务，可以说是搜索引擎的延伸和行业化应用细分。是相对于综合性搜索引擎的信息量大、查询不准确、深度不够等提出来的新的搜索引擎服务模式，其特点就是"专、精、深"，且具有行业色彩。例如，以图片找图片的搜索引擎 360 识图（https://st.so.com）、医学图片搜索引擎（https://openi.n/m.nih.gov）、中文字体搜索引擎（http://www.zhaozi.cn/）等。

（二）学术搜索引擎的使用方法

学术搜索引擎的种类很多，搜索的范围和内容不尽相同，工作方式也有差异，但其基本原理是相同的，使我们在利用学术搜索引擎检索信息时可以遵循一些共同的原则和技巧。

1. 明确检索目的，选择合适的搜索引擎

搜索信息之前，首先应当明确自己的检索目的，弄清自己要得到的信息的类型，是学术研究资料，还是科普知识？是获取知识，还是要求某种产品或服务？根据需求的性质和学科范围来挑选合适的搜索引擎，是快速准确获得所需信息的先决条件。

2. 提炼检索词

即从自己的检索需求中找出代表检索内容的名词、术语。搜索引擎一般也接受句子检索，但效果不是太好，所以最好是词或词组。连词、介词、副词、疑问代词，如"and""to""how""what"，或一些词意太泛的词如"web""homepage""relationship"等，中文对应的如"和""如何""什么""网页""关系"等，一般不作为检索词，搜索引擎在搜索时这些词都将被忽略。

3. 用好逻辑命令

当检索词多于一个时，就要用到逻辑运算符。搜索引擎基本上都支持逻辑运算，常用的是"+"号和"−"号，或与之相对应的布尔逻辑命令（Boolean）是 AND、OR 和 NOT。用好这些命令符号可以大幅提高我们的搜索准确性。

4. 使用高级检索功能

一般可进行检索词间关系的限定，如包含全部检索词 all these words（AND）、包含至少一个检索词 any of these words（OR）、不包含检索词 none of these words（NOT）、包含精确检索词 this exact word or phrase（精确匹配、固定短语）。

语种限定：即对检索到的信息进行语言的过滤。

位置限定：限定检索词出现在命中记录的位置，如标题、网页、文本、网址或链接中。

网站或域名限定：针对网站或特定的域名进行搜索。

类型限定：限定命中记录为某种格式，如在 Google 中就可以限定为 pdf、ps、dwf、kml、kmz、xls、ppt、doc、rtf、swf。

三、综合性的学术搜索引擎

（一）CNKI 学术搜索

1. 概述

CNKI 学术搜索（http://scholar.cnki.net），如图 5-1 所示，由中国知网推出，是一个基于版权合作，将各类国际学术资源，包括期刊，会议论文、学位论文，专利，标准，图书等整合在一起，提供免费题录检索服务的学术资源统一发现平台。其目的是加快国际学术资源在中国的传播。目前已与 530 多家国际出版社达成合作。CNKI 学术搜索有以下六大特点。

1）资源基于版权合作　　CNKI 学术搜索上发布的所有资源都来自于与出版社的版权合作，没有获得出版社的正式授权，资源不会在 CNKI 学术搜索上发布。合作者如 Elsevier、Springer、Taylor & Francis、ProQuest、Wiley、PubMed、Cambridge University Press 等，都是国际最具影响力的出版社。

2）全球最大的读者群　　面向 2 万多的机构用户、2000 多万的个人用户提供免费的学术资源检索服务，日均检索量达 1000 多万次。

3）跨库、跨语言检索　　基于一系列数字出版技术，能够对中文、外文学术资源进行跨库、跨语言的一站式文献检索，是统一的内容发现平台。

4）中外文语言辅助翻译　　基于机器翻译技术，CNKI 学术搜索将外文文献的重要内容自动翻译成中文，包括：题名、关键词、文献中出现的重要学术术语等，帮助中国读者快速浏览、理解文献内容。

5）建设统一的知识网络　　通过智能标引和深度知识挖掘，揭示和发现中外文文献之间存在的相互引用、内容相似等各类固有关系，建设全球统一的知识网络，帮助读者全面、系统、快速发现要找的内容。

6）发布简单快捷　　合作的出版社只需提供原始数据，之后的发布工作都将由 CNKI 完成。CNKI 在收到出版社的数据 2 天之内，将数据发布到 CNKI 学术搜索，对外提供服务。

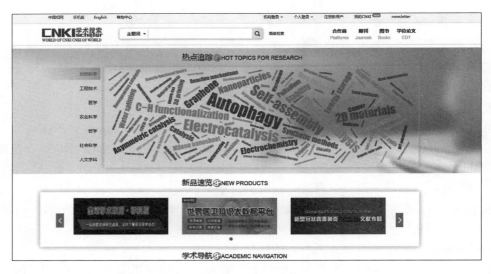

图 5-1　CNKI 学术搜索主页

2. 检索方法

CNKI 学术搜索提供一框式检索，即基本检索和高级检索两种检索方法。

1）一框式检索（基本检索）　案例 5-2 中，在主页的检索词输入框内直接输入检索词 "Synovial Sarcoma" 或滑膜肉瘤，选择主题词、题名、关键词或摘要字段点击代表"检索"的问号图标即可显示检索到的网站列表，如图 5-2 所示。

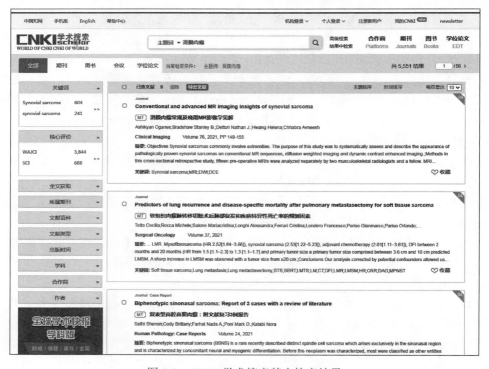

图 5-2　CNKI 学术搜索基本检索结果

系统默认以空格隔开的关键词间为逻辑与关系。如要检索"滑膜肉瘤的治疗"，只需输入"滑膜肉瘤 治疗"或"Synovial Scarcoma Therapy"即可。检索结果可按时间或主题排序，左边的过滤器可对结果进行核心评价、全文获取、所属期刊、文献语种等筛选。该界面检索框的右侧提供了合作商、期刊、图书、学位论文四个子集的检索入口。

2）高级检索 用户可进行多个字段的组配检索，可进行时间和学科范围的条件限定检索。字段包括主题词、题名、关键词、摘要、DOI、作者、机构、文献来源、ISSN/ESSN、ISBN/EISBN，检索词间逻辑关系包括并含、或含、不含。可选择精确或模糊两种匹配方式（图 5-3）。

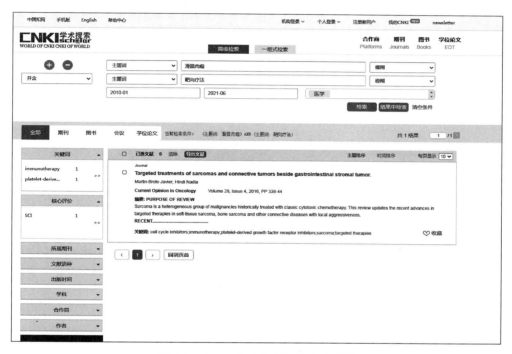

图 5-3 CNKI 学术搜索高级检索页面

（二）Baidu 学术

1. 概述

Baidu 学术（http://xueshu.baidu.com/），如图 5-4 所示，于 2014 年 6 月上线，是百度旗下的免费学术资源搜索平台，致力于将资源检索技术和大数据挖掘分析能力贡献于学术研究，优化学术资源生态，引导学术价值创新、为海内外科研工作者提供全面的学术资源检索和最好的科研服务体验。提供学术期刊文献、会议论文和学位论文专利、图书等学术资源的搜索。检索结果显示论文的基本信息、版本、摘要和关键词，以及被引用量和来源，并提供参考文献、引证文献、全文下载的链接。信息主要来源于国内全文数据库中国知网、万方数据、维普资讯及国外的一些数据库如 Elsevier、Springer、Wiley、NCBI 等。此外，百度学术构建了包含 400 多万个中国学者主页的学者库和包括 1.9 万个中外文期刊主页的期刊库。提供对学者研究动态、学术研究发展动态的检索。使用百度学术搜索可以对检索结果进行后限定，包括对时间、学科领域及是否来源于核心期刊、获取方式、文献类型、作者、机构等进行筛选。还可以对文献的相关性、被引用频次以及发表时间等进行排序。

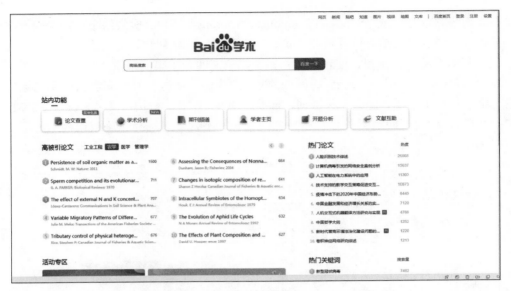

图 5-4　Baidu 学术主页

2. 检索方法

百度学术主要提供学术首页、学术搜索、学术服务三大服务。其中，学术主页提供站内功能及常用数据库导航入口，推送"高被引论文""学术视界"等学术资讯，开放用户中心页面。学术搜索支持用户进行文献、期刊、学者三类内容的检索，并支持高校&科研机构图书馆定制版学术搜索。学术服务支持用户"订阅"感兴趣的关键词，"收藏"有价值的文献，对所研究的方向做"开题分析"，进行毕业论文"查重"，通过"单篇购买"或者"文献互助"的方式获取所需文献，在首页设置常用数据库方便直接访问。

学术搜索是百度学术提供的基础功能，也是用户使用频率最高的功能，主要包括文献检索、期刊频道学者主页三个维度。文献检索有基本检索和高级检索两种检索方法。

1）基本检索　　在检索词输入框中输入检索词，可以是关键词、主题词、文献标题、DOI 或参考文献格式表现的一串内容。如"滑膜肉瘤"，点击"百度一下"按钮，即可进行检索，检索结果如图 5-5 所示，检索结果按默认的相关度排列，用户也可选择按被引量或时间排序在页面左边提供过滤器及经过系统过滤器筛选的各类信息数量，点击可链接到相应的信息。检索结果显示每篇文献的被引用量及来源链接，点击则可链接到相关的信息。

当需要多个检索词组配检索或在特定字段检索时，系统默认以空格隔开的关键词间为逻辑与关系。

2）高级检索　　点击检索词输入框左侧的"高级检索"，系统展开高级检索菜单，提供"包含全部检索词""包含精确检索词""包含至少一个检索词出现检索词的位置""作者""出版物"和"发表时间"语言检索范围的限定检索。

（三）Google 学术（http://scholar.google.com.hk）

据统计，谷歌学术拥有大约 1.6 亿学术文献资源。除了其学术资源覆盖量大，其被广泛使用的很重要的功能是其帮助用户找到免费资源。来自学术著作出版商、专业性社团、预印本、各大学及其他学术组织的经同行评论的文章、论文、图书、摘要和文章。搜索结果进行排序，跟 Google Web 搜索一样，最有价值的参考信息会显示在页面顶部。Google

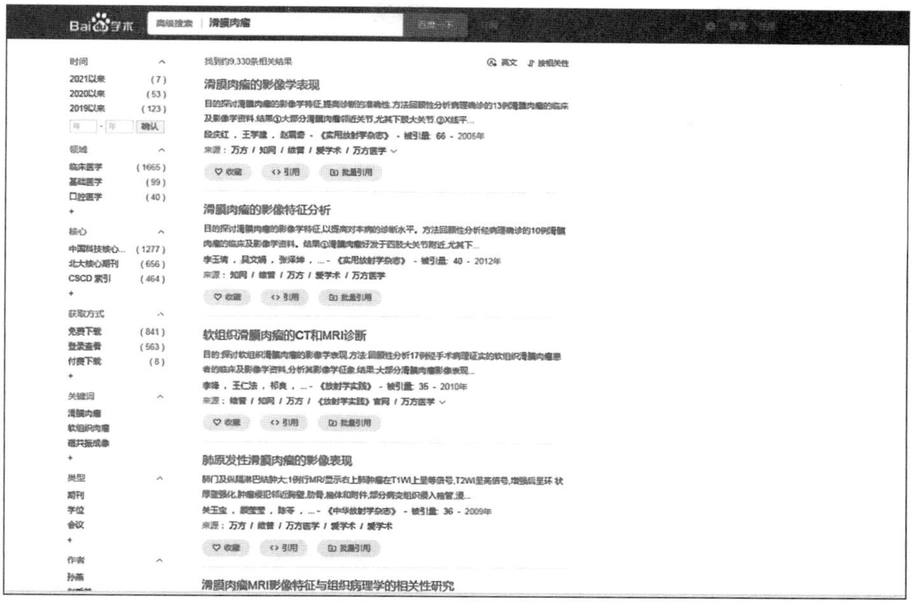

图 5-5　Baidu 学术搜索结果

排名技术会考虑到每篇文章的完整文本、作者、刊登文章的出版物、文章被其他学术文献引用的频率等。结果提供标题、作者、简介及相关引文、相关文献、收藏单位的链接。近来，Google 学术推出了新的学术指标（Google Scholar Metric）对出版物的综合整体实力进行评价，有望与出版物的传统评价指标"影响因子"相比肩。

（四）Bing 学术（http://cn.bing.com/academic）

微软必应搜索是国际领先的搜索引擎，其中"必应学术"为中国用户提供全球学术数据库资源的搜索，包括 Elsevier、Springer Nature、Wiley、PubMed 等。学科覆盖自然科学、科技及医学（STM）各领域的 15 大类超过 200 个子类的最优内容。案例 5-2 中，当我们把"滑膜肉瘤"或"synovial sarcoma"作为关键词输入搜索后，可以获得有关学术信息，结果可按相关性、时间和引用数排序。

四、医学搜索引擎

（一）HONselect（http://www.hon.ch/HONselect/index.html）

1. 概述

为瑞士日内瓦国际性非营利性组织 HON（健康在线基金会）（http://www.hon.ch）（图 5-6）推出的系列医学搜索引擎之一。健康在线基金会的起源可以追溯到 1995 年 9 月在瑞士日内瓦举行的一个名为"使用因特网与万维网进行远程卫生保健"的会议。会上，来自于 11 个国家的远程医学领域的最著名的专家，包括医学家、信息学家、远程医疗专家、研究员，以及来自世界卫生组织（WHO）、欧洲粒子物理研究所（CERN）等组织的专家一致赞成建立一个常设机构，其宗旨为了促进在网上发布有用的和可靠的卫生信息，并使其得到适当和有效的利用。HON 网站在之后 6 个月，即 1996 年 3 月发布。20 多年过去了

www.hon.ch 成为最早的，也是最受尊敬的，既为普通用户又为医学专业人员提供可靠的在线健康医护信息的门户网站之一。其建立的 NOH 准则（NONcode）也成为最古老的、最有价值的在线健康信息质量标记。这一网站健康信息质量评价方案已被 8000 多个网站使用。

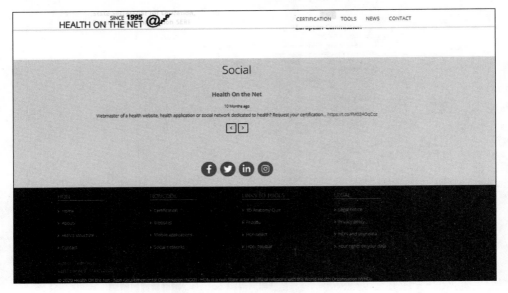

图 5-6　HON 健康在线基金会主页

HON 建立的搜索引擎提供英语、法语等多种语言的网页界面，其经典搜索引擎（classic search engines）MedcodeHunt 提供对可信医学网站，即经 Hon 准则认证的网站资源（约 8300 个网站）的搜索；Medselect 提供医学术语（包括 33 000 个医学主题词）检索，及相关医学信息的精确检索。此外，HON 还推出了其他一系列针对不同信息需求的搜索引擎，如试验搜索引擎（experiment search engine）WRAPIN；Question Answering System。专题搜索引擎（thematic search engine），如 HON 媒体（HONmedia），涉及 2000 主题近 7000 幅医学图像的搜索，此内容详见本章第三节；又如罕见疾病搜索引擎，提供了对罕见疾病和罕见疾病用药的相关信息搜索。HON 准则认证是一个自愿的过程，经认证的网站均有 HONCODE 的印章标志，所以并不是所有的高质量的医学网站都经过认证，搜索引擎 Khresmoi for Everyone 不仅可以搜索带有 HONCODE 印章的网站，同时也可以搜索来自于德国、澳大利亚、英国等国家的高质量医学网站。

2. 检索方法

从 HON 主页点击 HONselect 即可进入检索页面，如图 5-7 所示。

HONselect 是一个针对医药卫生领域的不同种类的网络信息资源的多语种搜索引擎，功能很强大。其特色是不仅允许用户查询美国国立医学图书馆（NLM）的医学主题词表 MeSH（medical subject heading，MeSH）中 33 000 多个医学主题词的树状等级结构和释义，而且使用 MeSH 来组织网络信息资源，将五个分散的数据库整合在一起，提供整合的信息资源。其整合的数据库包括：医学主题词（MeSH terms）、权威学术文献（authoritive scientific article）、医学新闻（healthcare news）、相关网站和多媒体资源（web sites and multimedia）。

HONselect 提供常用主题词分类检索和医学术语检索两种途径，如图 5-7 所示。

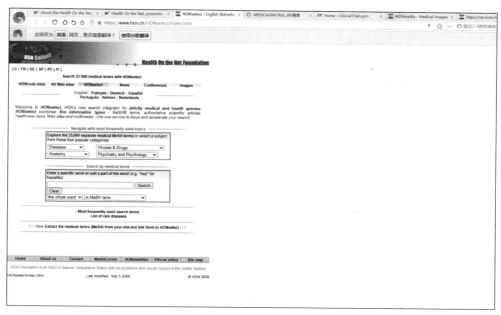

图 5-7 HONselect 主题词分类检索和医学术语检索界面

（1）浏览主题词表（explore the 33 000 separate MeSH term）：点击该链接，可检索 33 000 个医学主题词的完整的树状结构表（MeSH）。其默认状态下"疾病"类主题词表是打开的，逐层点击即可浏览所有下位主题词及资源列表。

（2）常用主题浏览检索（navigate with most frequently used topics）：HONselect 将所有主题词整合在四个主要类目下，包括：疾病（disease）、解剖学（anatomy）、病毒与药物（viruse & drug）、精神病学与心理学（psychiatry and psychology）。可通过下拉菜单选择常用的某一类主题，进而查看有关主题词的树状结构表，系统自动将其转换为相应的主题词进行检索并显示检索结果。案例 5-2 中，查找滑膜肉瘤的相关信息，在疾病（disease）栏目下未发现"synovial sarcoma"，则可点击其他主题（all other topics）在相应学科分类树下找到"synovial sarcoma"并检索（逐级点击 Diseases→Neoplasms→Neoplasms by Histologic Type→Neoplasms, Connective and Soft Tissue→Sarcoma→synovial sarcoma），检索结果（部分）如图 5-8 所示，包括主题词的定义（definition）、同义词［synonym（s）］、下位词（narrow terms）、相关参见（see also）、synovial sarcoma 相关网站资源（web resources for"synovial sarcoma"）、医学图像（medical images）、将要举行的医学会议（medical conferences/events）、临床试验（clinical trials）、synovial sarcoma 所属的主题词等级结构表［Broader term（s）］，以及 MEDLINE 收录的有关文献，点击进一步检索所需要副主题词，如"surgery"，则显示在 PubMed 中检索到的文献信息。在网站资源中，有些是带有红色 HONcode 标识的，表示该网站是经认证的可信医学网站。医学图像、医学会议的检索结果显示为"No results"表示该搜索引擎已不再提供医学图像和医学会议的检索；医学新闻和临床试验的检索结果也显示为"No results"，但用户仍可通过点击"more health news"获得更多新闻；通过点击"clinical trials.gov"链接进入美国临床试验库进行临床试验的检索。

（3）医学术语检索（search by medical terms）：可在检索词输入框内输入检索词，如 synovial sarcoma 点击"Search"，系统显示词表中与之相关的主题词，可进一步在词表中选择主题词"synovial sarcoma"进行检索。结果显示（部分）如图 5-8 所示。

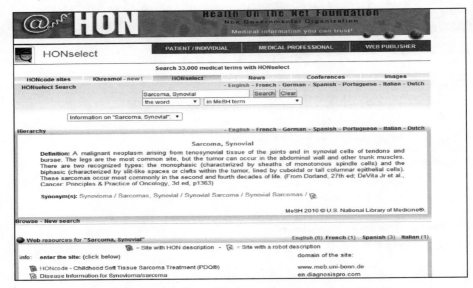

图 5-8　HONselect 检索结果

（二）OPEN-i

1. 概述

Open-i［Open Access Biomedical Image Search Engine（https: //openi.nlm.nih.gov）］是一个生物医学图像资源搜索引擎，可以对开放存取的生物医学资源中的图像进行搜索。插图在科学出版物中的重要性是众所周知的。在对研究人员和教育工作者的信息需求调查中发现，学术期刊文章中的表格和图像，通常是研究人员扫描或阅读的第一部分。如何在下载、打开全文之前，就能快速地将期刊文章和其他文件中的插图、图像，存储在数据库中的图像以及作为电子健康记录中的患者病例图片快速地有效地检索出来呢？

Open-i 目前提供了来自约 120 万篇 PubMed Central®文章的超过 370 万张图片；来自于 NLM 医学历史收藏的 7470 张胸透片，3955 份放射学报告，67 517 张图像，以及来自于大学医院网络系统的 2064 张矫形插图。

2. 检索方法

Open-i 搜索可以使用文本查询和图像查询来完成，如图 5-9 所示。

1）文本查询　　输入描述图片的关键词进行检索。例如，要检索案例 5-2 中滑膜肉瘤的相关图像资料，只要在输入框里输入"synovial sarcoma"，点击检索图标，即可检索到 387 幅图片。图 5-10 显示的是列表视图的文本搜索结果，用户也可选择预览视图。在列表视图下，每条信息提供图片（像）和图片（像）来源信息，包括篇名、作者、刊名及出版时间、图题和注释。点击图片，则可进一步获得该文章的更多图片，以及文章的摘要和主题标引内容。检索结果可以进一步作限定检索，包括来源文献类型限定、图片（像）类型限定、所属子集限定、来源（数据库）限定、许可限定、专业限定、检索字段限定。其中，来源文献类型限定，系统提供了包括摘要、图书综述、病例报告、放射学报告等在内的 24 种文献类型。图片（像）类型限定，系统提供了 CT 扫描图、X 线、MRI、PET、超声图等 9 种类型。所属子集限定，包括基础科学、临床期刊、伦理学、系统综述、X 线胸片及图片的具体类型（包括广告、解剖图、插图、卡通图等 25 种类型）。来源（数据库）限定，包括 PubMed Central、印第安纳医科大学 X 线胸片、USC 矫形外科、美国国立医学图书馆等。许可限定，包括许可、非商业目的许可、非商业目的许可但禁止演绎、非商业目的许可但需要保持一致。专业限定，包括肿瘤、心脏病学、口腔、皮肤病学等 35 个专业学科。字段限定，包括标题、注释、摘要、主题词、作者、图注 6 个字段。

2）图像查询　　可通过上传图片，从而查找更多类似图片。

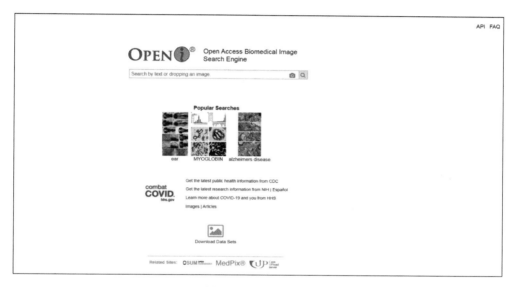

图 5-9　Open-i 主页

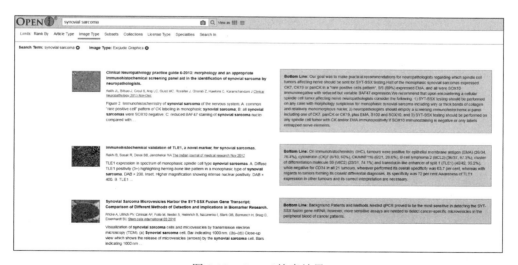

图 5-10　Open-i 检索结果

（三）其他医学搜索引擎

1. Healthlinks（http://www.healthlinks.net）

Healthlinks 为全球卫生保健消费者和医学研究人员提供医疗卫生相关的服务、产品、医学教育、医学出版物、医院信息、就业等信息的查询。主页提供关键词查询和由医学专家编辑的医学网络资源目录浏览。

2. Medscape（http://www.medscape.com/）

Medscape 是美国著名的专业医学搜索引擎网站，成立于 1994 年，由功能强大的通用搜索引擎 AltaVista 支持，可检索图像、声频、视频资料，至今共收藏了 30 个临床学科的文献、1 万多种药物和疾病的相关资料。Medscape 是互联网上免费提供临床医学全文文献和继续医学教育资源（CME）的重要网站，同时还可浏览每日医学新闻，免费获取 CME 各种资源，免费获取"Medpulse"，同时网上查找医学词典和回答用户咨询，提供根据疾病名称、所属学科和内容性质（会议报告、杂志文章的全文或摘要等）的英文按 26 个字母顺序进行分类检索（The Medscape Index）。

3. MedExplorer（http://www.medexplorer.com/）

MedExplorer 是创立于 1995 的医学信息资源搜索引擎。该引擎主要收录了美国和加拿大的医学资源，有少量其他国家和地区的资源。提供分类目录浏览和目录检索的功能。

4. Healio（http://www.healio.com）

Healio 是一个致力于为医学专业人士提供专深临床信息的网站。提供分类目录浏览和关键词检索的功能。其信息资源被划分为 26 个大类，包括青少年医学、美学、变态反应与免疫学、心血管介入、心脏病学、内分泌学等，当点击某个类别后，系统提供医学新闻、视频资料、问答栏目、教育资源、参考资料、博客、同行评议期刊及图书相关信息。

Internet 上的医学搜索引擎还很多，在此仅撷取具代表性的几个网站加以介绍，随着互联网信息呈指数增加，搜索引擎将向着智能化、精确化、交叉语言检索、多媒体检索、专业化等适应不同用户需求的方向不断发展。

【小结】　学术搜索引擎实际上是一种能够通过 Internet 接受人们的查询指令，提供符合其查询要求的学术信息资源网址的系统。提供的资源包括学术著作、期刊文献、国际会议、专利信息、参考资料、视频等，并能同时过滤掉广告类、娱乐类以及其他垃圾信息。常用的综合性学术搜索引擎如 CNKI 学术搜索、Baidu Scholar、Google Scholar、Bing 学术等，医学搜索引擎如 HONselect、Open-i、Healthlinks、Medscape、MedExplorer 等。了解和掌握这些学术搜索引擎的主要特点并有效地利用它们将有助于我们快速获得多样化的学术信息。

练习与思考

1. 学术搜索引擎的特点是什么？

2. 如何检索冷凝蛋白（cryoglobulin）与冷凝球蛋白血症（cryoglobulinemia）的定义？通过哪些渠道可以获得更多的相关信息以及全文资料？

3. F Zaja 所著关于"Efficacy and safety of rituximab in type Ⅱ mixed cryoglobulinemia"一文共被引用了多少次？网上是否提供该文的免费阅读？

4. 如何获取标题中含有 Alzheimer's disease 的文章中的有关图片资料？

（昆明医科大学　李红梅）

第三节　网络免费学术资源获取与利用

互联网络上提供了大量的免费资源，其中不乏新颖、重要的学术研究成果，是收费学术资源的重要补充。由于这类资源分布广泛、类型各样、数量庞大、彼此交叉重复，使我们在找寻某个特定信息时，往往无所适从，不知从何开始。如何准确地获取特定类型的学术信息呢？一般的方法是：①通过综合性的学术搜索引擎；②通过医学专业搜索引擎；③直接访问专题网站。以下就几个特定的检索主题（期刊、图书、统计资料和图像资源）为例进行介绍。

案例 5-3

胰腺癌（pancreatic cancer）是一种恶性程度极高预后极差的肿瘤，由于其特殊的化学抵抗和结缔组织增生反应，使得药物很难通过纤维组织屏障到达肿瘤，目前尚无有效的治疗方法。某同学通过观看 TED 演讲了解到，一个叫 Laura Indolfi 的科学家发明了一种药物洗脱装置（drug delivery devices），可用于胰腺癌治疗，能够有效阻止癌症的扩散和转移，并使药物特异性地作用于患病的位置。如果该方法应用于临床，则有望有效治疗胰腺癌。该同学对此很感兴趣，希望能找到 Laura Indolfi 发表的文献从而更确切了解其所做的研究，并进一步获得更多的研究信息。

问题：

1. 可以通过哪些途径获取期刊论文的摘要或全文？如何获取？
2. 关于胰腺癌药物治疗方面有无相应的图书或教材？
3. 如何获得更多胰腺癌相关的统计和图像信息？

分析：

问题 1：检索的目的为获得期刊摘要或全文，可通过学术搜索引擎找到文献的链接；或直接进入所刊载期刊的网站查看是否为开放存取期刊，如能先通过 PubMed 等数据库查到该文发表的期刊及年卷期，则更加便捷。检索词可以为：pancreatic cancer（MeSH：pancreatic neoplasms），Laura Indolfi（作者姓名）。

问题 2：检索目的为获得有关图书或教材，可通过图书搜索引擎找到图书的线索，或直接进入电子图书馆。

问题 3：可以通过 WHO 的统计信息系统获得各成员国的卫生统计数据，也可进入各国的政府相关网站获得医疗卫生统计数据；图像和视频信息可通过搜索引擎的图像栏目来获得，或者进入专业网站获得相关图像或视频。

一、开放存取期刊全文的获取

开放存取（open access，OA），发端于 20 世纪 70 年代的"学术期刊危机"（期刊出版垄断和价格持续上涨，学术的自由交流受到阻碍），兴起于 90 年代，是国际科技界、学术界、出版界、信息传播界为推动科研成果网络自由传播和利用而发起的运动。所以，开放存取也可以理解为一种学术信息共享的自由理念和出版机制。即作者发表研究成果和学术文章，不是用于获得金钱回报，而是传播、交流思想和研究成果；同时，开放存取又是基于订阅的传统出版模式以外的另一种出版形式，即一种"发表付费，阅读免费"的出版形式。通过新的数字技术和网络化通信，任何人都可以及时、免费、不受任何限制地通过网络获取各类文献，包括经过同行评议过的期刊文章、参考文献、技术报告、学位论文等全文信息，用于科研教育及其他活动。这种出版形式具有以下两个特征：①作者和版权人允许用户免费获取、拷贝或传播其数字化信息，其前提是尊重其版权。②完整的论著存储在至少一个稳定、可靠的网络服务器中，以确保免费阅读，不受约束地传播和长期的数据库式储存。OA 期刊，即基于 OA 出版模式的期刊，既可能是新创办的电子版期刊，也可能是由已有的传统期刊转变而来。开放获取期刊大都采用作者付费，读者免费获取方式。新创办的电子版期刊有不少是由同行评议的，其影响因子也在逐年升高。OA 期刊的出现，给我们的学习研究带来极大的便利。可通过以下方法来获得发表在这些期刊上的文献。

（一）通过期刊数据库查找文献的线索

中文期刊全文的数据库如中国学术期刊（网络版）（CAJD）、中文科技期刊数据库（VIP）、万方数据资源系统-数字化期刊子系统（WANFANGDATA）是目前国内较为著名的提供期刊免费检索及有偿全文下载的数据库网站，用户可通过它们查到相关文献的线索（如标题、作者、发表的年卷期、页码等信息）及摘要，以便在下一步的全文查找中有更详细的信息。

提供外文期刊全文的数据库有：Ovid、SpringerLink ScienceDirect ProQuest，以及 EBSCOhost 的 Academic Search Premier（ASP）、Karger、ClinicalKey 等，这些数据库都能在查到文献的线索及摘要同时提供 OA 期刊的链接。对于案例 5-3 问题 1，我们也可利用 PubMed 查找到作者所撰写的相关论文，明确其所刊载的期刊及卷、期和页码，以便进入 OA 期刊的网站时，能够快速找到该文。

（二）通过综合性的学术搜索引擎或医学搜索引擎找到文献的链接

学术搜索引擎跟大多数的学术期刊数据库和期刊网站建立了链接关系，可以迅速搜索到来自期刊、图书、专利等学术出版物上的论文、章节等学术信息，并过滤掉非学术类的信息，向查询者提供期刊的网址或文章的链接。如案例 5-3 问题 1，可以通过以下方法查找。

（1）在 CNKI 学术搜索、Bing 学术百度学术等学术搜索引擎（详见本章第二节）的检索词输入框中输入作者的姓名"Laura Indolfi"，即可查到该作者的文献。点击作者的一篇关于胰导管腺癌治疗方法的文献标题："A Tunable Delivery Platform to Provide Local Chemotherapy for Pancreatic Ductal Adenocarcinoma"可进入摘要界面，获得该文的摘要，所登载的期刊名称、年、卷、期和页码（Biomaterials，2016 Jul，93：71-78），在"全部来源"下可看到全文所在的数据库（ScienceDirect，PubMed 等）。该文所在的期刊是一本 OA 期刊，点击全文链接可下载全文阅读。

（2）也可进入文章所在期刊网站主页，点击"前一期"（previous issue），"现期"（current issue），"后一期"（next issue）选项卡来选择所需要的卷期。有些期刊则有"存档"（archive）栏目，可看到其"按期归档"（archive by issue）下列出了该刊提供的各年卷期的列表，以及是否提供免费下载的标识。如用户已知目标文献的卷期页码，可直接按顺序找到该文，如尚不知道卷期信息，则可利用网页右上角或上端的检索框（提供基本检索和高级检索），输入检索词，即可在本刊中查找到相关文献。如图 5-11 所示。找到所需文献的标题，点击"Download PDF"下载全文，或"Article Preview"浏览摘要。

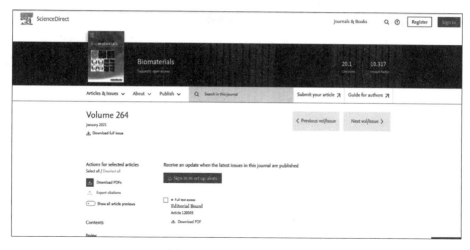

图 5-11　Biomaterials 期刊

（三）通过专门性的 OA 期刊搜索引擎查找期刊的链接

1. Free Medical Journals（FMJ）

Free Medical Journals（http: //www.freemedicaljournals.com），如图 5-12 所示，建立于 2000 年，提供免费的医学电子期刊网站链接服务。从开始的数百种期刊到目前的 4832 种期刊，Free Medical Journals 不断见证着 OA 的活力，以及自由获取科学知识——这种出版的新标准对医学实践的重要影响。

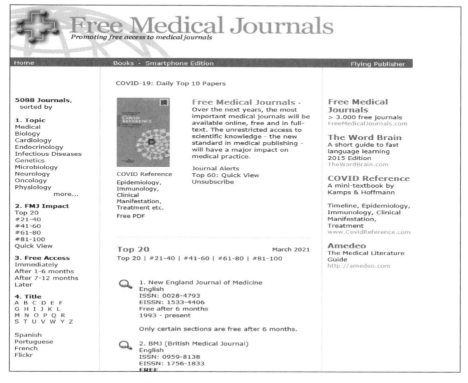

图 5-12　Free Medical Journals 主页

FMJ 提供了 5 个检索的入口。

（1）按主题检索期刊。FMJ 所有期刊归于 90 个主题，点击某个主题时，将显示该主题下的所有期刊。每种期刊提供刊名、语种、ISSN 号/EISSN、期刊提供免费的方式及免费年限等信息。

（2）按 FMJ 影响因子排名浏览期刊。分前 20 名、21～40 名、41～60 三栏查找。

（3）按提供免费的方式浏览期刊，分为"即刻"（immediately）、"1～6 个月以后"、"7～12 个月以后"、"更长时间之后"四栏查找。

（4）刊名首字母索引。

（5）葡萄牙语、西班牙语和法语免费期刊浏览。

在 5-3 案例中问题 1，要找寻 Laura Indolfi 发表在 PLoS One 的文章，只要在刊名首字母索引中点击字母 P，进入 P 开头的刊名列表，按字顺找到"PLoS One"，点击刊名，即可进入期刊主页。在期刊主页的检索框内输入 Laura Indolfi 则可找到有关文献并下载。

2. Directory of Open Access Journals（DOAJ）

DOAJ（http: //www.doaj.org）见图 5-13，由瑞典隆德大学图书馆（Lund University Library）创建于 2003 年，是一个综合开放的期刊导航网站。目的就是让用户能够"阅读、下载、拷贝发布、打印，研究或链接到这些期刊的全文"。

DOAJ 对准入期刊进行严格的质量控制，期刊均经同行评议或符合编辑质量控制。2016 年 5 月，DOAJ 移除了约 3300 种期刊，原因是这些期刊未按要求及时递交申请和更新信息。因此期刊种类较 2015 年少，目前，共有来自 126 个国家的 16 456 种期刊加入。

检索者可在 DOAJ 主页提供的检索框中输入检索词，检索相关期刊和（或）文章。可选择检索字段（提供所有字段、标题、主题领域、ISSN 号、出版者等字段），左栏的过滤器可进一步限定检索词所在期刊、领域、出版年、语种等。检索结果可按相关度、加入 DOAJ 的先后顺序、出版时间先后顺序排列。点击 DOI 链接即可进入期刊页面下载全文。

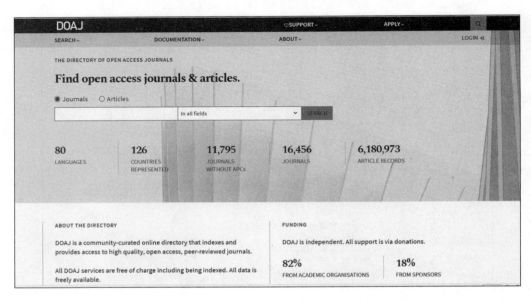

图 5-13　DOAJ 主页

3. PubMed Central（PMC）

PMC（http://www.ncbi.nlm.nih.gov/pmc/），由美国国立卫生研究院（NIH）下属的国立医学图书馆（NLM）及国家生物技术信息中心（NCBI）建立和维护的免费数字化生物医学和生命科学期刊文献存档系统。只要符合 PMC 编辑标准的期刊都可以自愿加入到这个系统中，到 2021 年 6 月，已达到 10 733 种，其中包括全刊参与（full participation）期刊 2475 种，这些期刊中的每篇论文都可提供免费的下载，有些可回溯至创刊年；NIH 存档（NIH Portfolio）期刊 332 种，提供由 NIH 支持的论文全文免费下载；选择存档（selective deposit）期刊 7926 种，由出版商选择提供部分论文的免费下载。用户可以用 MeSH 词检索，也可进行特定字段检索，并且可以在 "Search History" 界面进行提问表达式之间的逻辑运算，检索规则同 PubMed，这在全文数据库中是很难得的。同时系统提供刊名字顺表，用户可浏览也可以检索特定期刊，或检索发表在特定期刊上的文献。

4. BioMed Central（BMC）

BioMed Central（http://www.biomedcentral.com），是英国一家独立科学技术和医学出版社，秉承 "开放存取" 才能有助于科学研究的高效传播的理念，致力推动开放存取这种新的出版模式。BioMed Central 的 300 种同行评议期刊，包括其自身出版的、以 BMC 开头的 65 种期刊，涵盖临床医学、卫生及生物学领域。所有原创研究文章在发表之后立即可以在网上永久性免费访问。所有文章都经过严格的 "公开同行评议" 即要求评审人员在评论上签名，以保证质量。文章发表前的记录（包括提交的版本、评审人员的报告和作者的答复）也连同文章一并刊出。

BMC 提供基本检索和期刊浏览功能。可按刊名字顺浏览（journals A-Z）及按学科主题分类浏览（subject areas）查找。

5. 中国科技论文在线

中国科技论文在线（http://www.paper.edu.cn）是经教育部批准，由教育部科技发展中心主办，针对科研人员普遍反映的论文发表困难，学术交流渠道窄，不利于科研成果快速、高效地转化为现实生产力而创建的科技论文网站。可提供国内优秀学者论文、在线发表论文、各种期刊论文的检索和下载。其主要栏目有以下几种。

"首发论文"，即采用 "先发布，后评审" 的方式，提供学术论文的发布和交流。此栏目包含了 44 个学科的预印本文献，可下载全文。

"优秀学者"，是为我国各领域的优秀学者建立的个人学术专栏，介绍其研究方向、主要学术成就、发表的学术论文等。

"自荐学者"，此栏目为年轻学者展示、交流其研究成果和学术论文提供了一个良好的平台。

"名家推荐"，各领域的专家为读者推荐的国内外精品论文，提供其完整题录信息以及摘要和全文的链接。

"科技期刊"，提供国内各大学学报论文的检索和全文下载。可按期刊学科分类、刊名字顺或关键词检索。

"热度世界"，提供研究热点、研究进展和新闻等信息。

"专题论文"，发布各领域学术会议信息、会议论文。

"博士论坛"，发布各年举办的博士论坛的信息，包括论坛主题、日程安排、论文展示等。

"OA 资源平台"，集合了国内外各学科领域 OA 期刊的海量论文资源和 OA 仓储信息，并提供学科、语种等多种浏览方式。本平台提供多种检索功能，可按照论文题目、期刊题目、作者姓名、作者单位、出版社等多种字段进行高级检索，或进行全文检索，方便科研工作者从海量资源中快速而准确定位所需论文。

"招聘信息"，为各高校、研究所提供发布招聘信息的平台。

在该网站上发布文献的电子印本必须先进行免费注册。

（四）通过期刊网站或数字图书馆

1. The Public Library of Science（PLoS）

PLoS（http: //PLoS.org），是一个由科学家和临床医生建立的非营利性组织，也是一个致力于推动全球范围的科学和医学文献免费获取的公共资源系统，其目标是创办国际一流水平的期刊并提供开放获取。自 2003 创建第一份期刊 *PLoS Biology* 至今，共出版了 12 种期刊，主题涉及生物学、医学、遗传学、病原学等，全部都是 OA 期刊，且均由同行严格评议，在该网站主页下方列出了 12 种期刊的链接，点击可进入最近一期的浏览和检索界面。右上角为检索区，提供基本检索，若点击"Advanced Search"则可进入高级检索，进行多字段的布尔逻辑组配检索，并且可以选择检索的期刊范围（filter by journal）（全部 PLoS 期刊或是某本期刊中）、主题范畴（filter by subject category）和文献类型（filter by article type）。

2. 国家科技图书文献中心（National Science and Technology Library，NSTL）

NSTL（http: //www.nstl.gov.cn）可供检索的期刊中外文期刊 16 719 种。另外还提供会议文献、科技报告、学位论文、专利等文献的检索。

其他资源涉及中外文学位论文、学术会议、标准及专利。

用户通过 http: //www.nstl.gov.cn 进入国家科技图书文献中心主页，检索方法见前述有关章节。非注册用户可进行检索，阅读文摘，注册用户则可在查阅文摘的基础上请求全文服务。

二、免费电子图书的获取

（一）通过综合类学术搜索引擎

百度学术（http: //xueshu.baidu.com）。在其检索框内直接输入一个主题或图书、章节名称，如输入"pancreatic heoplasms"，检索结果显示的信息列表中，标有[图书]的即为提供全文的图书信息。也可在检索结果页面采用左档的文献类型过滤器，限定检索结果为"图书"，从而将图书类资源快速筛选出来。

（二）通过图书搜索引擎

1. CNKI 学术搜索——图书

中国知网的国际图书资源库（https: //scholar.cnki.net/book/seareh）是中国知网通过与全世界 110 余家知名的出版机构建立版权合作提供 100 万余册图书的检索。版权合作机构包括施普林格自然（Springer Nature）、威利（Wiley）、博睿（Brill）等学术出版集团；剑桥大学出版社（Cambridge University Press）、麻省理工学院出版社（MIT Press）等高校出版机构；美国计算机协会（Association for Computer Machinery）、英国皇家化学协会（Royal Society of Chemistry）等学协会组织；国际货币基金组织（International Monetary Fund）等国际组织，以及缪斯项目（Project Muse）、期刊存储（JSTOR）等学术资源集成平台。图书涵盖自然科学、社会科学、工程技术、医学、经管、人文艺术等各领域。

2. Thieme

Thieme（http: //thieme.com）是一家国际医学和科学出版商，也是少数几家仍由家族拥有的出版公司之一。主要为卫生专业人员和学生提供服务，至今已超过 125 年。目的是为促进临床实践的最新进展，发布最新的研究发现，倡导医学教育，并以其书籍、期刊和电子产品的高质量和教学性质而闻名。Thieme 提供广泛的医学科学书籍，重点是神经外科、耳鼻喉科、骨科、眼科、放射学、补充和替代医学、听力学和语言病理学。Thieme 除了每年出版 70 种新书外，还出版 140 多种传统印刷版和电子版医学和科学期刊，其中一些是代表专业协会印刷的，以及数十种在线产品。

（三）通过开放图书网站

1. Bookshelf

Bookshelf（http: //www.ncbi.nlm.nih.gov/books）是美国国家生物技术信息中心网络资源的重要组成部分，提供了超过 1219 种生物学、医学和生命科学的图书和教材、7252 份科技报告和其他学术文献电子图书的浏览检索和内容阅读。

2. free books 4 doctors（FB4D）

FB4D（http: //www.freebooks4doctors.com）由 Amedeo 公司建立，即创建免费期刊 free Medical Journals 的同一家公司。提供了 375 种电子图书，主要是经典医学教材的免费阅读，部分可提供免费 PDF 格式下载和 MP3 下载。

主页提供 5 种图书检索途径，即图书主题（topic）检索，FB4D 影响因子（FB4D impact）排行榜检索，语种（language）检索，出版年（year）和星级（stars）检索。

3. Bartleby.com

Bartleby.com（http: //www.bartleby.com）由 Bartleby 出版公司创立于 1993 年，是一个提供免费图书在线阅读和下载的平台，包括莎士比亚全集、圣经、格氏人体解剖学、哈佛经典收藏作品等世界最有影响力的系列著作。号称解剖学圣经的《格氏解剖学》（*Gray's Anatomy*）自 1858 年问世以来，已经过 40 次修订、再版。该网站收录了经典版——1918 年第 20 版。Bartleby 版的格氏人体解剖学电子版提供主题索引、图文并茂，包含了 1247 幅高质量的解剖学图片。

（四）直接访问数字图书馆或电子图书网站

1. 中国国家数字图书馆

中国国家数字图书馆（http: //www.nlc.cn/）是国家总书库，国家书目中心，国家古籍保护中心，国家典籍博物馆。其馆藏宏富，品类齐全，全面入藏国内正式出版物，也入藏国内非正式出版物，如学位论文、博士后研究报告、图书馆学专业资料、年鉴资料，馆藏文献已达 3244.28 万册（件），居世界国家图书馆第五位，并以每年近百万册（件）

的速度增长。外文书刊购藏始于 20 世纪 20 年代，123 种文字的外国文献资料约占馆藏的 40%，是国内最大的外文文献收藏馆，并大量入藏国际组织和政府出版物，是联合国资料的托存图书馆。随着信息载体的变化和电子网络服务的兴起，国家图书馆不仅收藏了丰富的缩微制品、音像制品，还拥有了大量数字资源。20 世纪 90 年代起开始跟踪研发数字图书馆。2001 年 11 月，经国务院批准，国家数字图书馆工程立项，由国家图书馆组织建设。目前网络公开访问资源包括：中国古代典籍、哈佛大学哈佛燕京图书馆善本特藏资源、东京大学东洋文化研究所汉籍全文影像数据库、中华古籍善本国际联合书目系统、宋人文集、数字善本、馆藏中文图书数字化资源库（该库包含图书 17 万多种，涉及各个学科，可以在线阅读）、民国图书、工具书在线（提供 8 个中文工具书数据库与 7 个西文数据库的在线导航与检索）。每个数据库提供分类浏览和检索功能。如在线阅读则需要注册。

2. 超星读书

超星读书（http://book.chaoxing.com/）于 2000 年 1 月，由北京世纪超星公司与广东中山图书馆合作开通，目前已成为一个由全国各大图书馆支持的庞大数字图书馆展示推广平台。内容涉及文史哲、医学、计算机、建筑、经济、金融、环保等几十个专业。通过与图书作者签订合约的方式提供授权作者图书的阅览。实行免费浏览、会员制两种服务模式。免费读者可通过网页阅读、超星浏览器阅读及下载方式阅读部分图书或章节。会员制则是通过购买超星阅读卡，注册为会员，则可在一年内将图书馆的书下载到本地计算机上进行离线阅读。提供两种检索途径：书名关键词检索，分类类目检索。

三、卫生统计资料的获取

卫生统计数据是医药卫生研究的重要结果也是医疗决策的重要依据，各国的卫生统计数据可通过国际组织如世界卫生组织的网站发布，也可通过各国的统计局或卫生部的网站发布。

（一）世界卫生组织数据

世界卫生组织（WHO）数据（Data）（http://www.who.int/）是世界卫生组织向全球提供各种医学统计指标、疾病的监测数据、全球性卫生统计数据、流行病学数据的一个检索系统。如图 5-14 所示。

在 WHO 主页点击"Data"栏目，可在下拉菜单中看到"Data"提供的数据系统："全球卫生估计（Global Health Estimates）"，提供最新的致死、致残原因估计数据；"死亡率"，提供不同年代、不同国家、不同年龄、性别的死亡率数据；"世界卫生观察站"，提供卫生领域各项统计指标统计数据、各主题的相关统计数据；"数据集（Data Collections）"，提供了不同主题的统计数据和报告，如：卫生从业人员统计、人口统计、HIV/AIDS 信息与数据、精神病死亡率统计、免疫接种统计等，以及疾病负担计划、国际疾病分类法及 WHO 术语信息系统、全球酒精数据库、基因组与世界卫生等与卫生和卫生统计有关的信息资料。

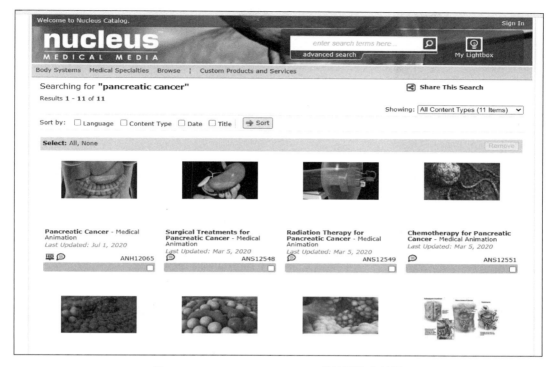

图 5-14　Nucleus Medical Media 关键词检索结果

GHO 页面下方列出了该系统下的 50 多个医疗相关数据库，涉及死亡率疾病负担等范围广泛的指标清单。可按主题、分类、指数、国家等进行选择，查询世界各地卫生相关统计数据和其成员国的国家统计数据和卫生概况。

（二）世界银行公开数据

世界银行公开数据（https://data.worldbank.org.cn/）提供免费获取世界各国的发展数据。可从关键词搜索，也可按国家或指标浏览数据。指标按类分为健康、公共部门、城市发展、社会发展等 20 个类别。例如在健康类别下，提供"0～14 岁的人口总数""死因""免疫接种率"等指标的统计数据。主要资源还包括"数据目录"，提供一系列世界银行数据集，包括数据库、格式化表格、报告和其他资源；"DataBank"，包含各种主题时间序列数据的分析和可视化工具；"微数据"，提供通过对家庭、商业机构或其他机构的抽样调查获得的数据。另外，还有"可持续发展目标地图集""国际债务统计""国际比较项目""全球消费数据库"等 9 个资源，提供非常丰富、详细的统计数据。

（三）进入各国政府网站

1. 中华人民共和国国家卫生健康委员会

中华人民共和国国家卫生健康委员会（http://www.nhc.gov.cn/），"统计数据"栏目可提供我国卫生事业各项统计资料，包括卫生机构、从业人员、医疗服务、卫生支出、疾病控制与公共卫生等各方面，以公报、月报、季报、年报、专题、统计提要及统计年鉴的形式公布。

2. 美国疾病控制与预防中心

美国疾病控制与预防中心（Centers for Disease Control and Prevention，CDC）（http://www.cdc.gov/nchs/）是发布全美国家卫生各项统计信息的权威网站。点击"Diseases & Conditions"栏目下的"Data & Statistics"即可看到按主题排列的各项统计报告，包括公众健康状况、医疗卫生保健系统、疾病监测、生物医学和卫生服务研究等各领域的数据信息，资源非常丰富。

3. 英国国家政府网

英国国家政府网站提供了包括英国国家统计局（Office for National Statistics）在内的所有政府机构的信息（https://www.gov.uk），点击"Departments and Policy"栏目下的"Research and Statistics"即可进入统计信息检索界面，提供英国国家医疗卫生统计数据的查询。

四、免费生物医学图像、视频资源

网络上的医学图库资源主要有实体相片、计算机模拟图片、显微镜下图片、各种放射学图谱等。视频则有录像、动画等。按内容可分为解剖学、生理学、病理组织学、寄生虫学、外科手术、皮肤病皮损及眼底图谱等。这些资料可通过搜索引擎找到，通过专业搜索引擎及专业图库网站也可获得专业图像资源。

（一）利用搜索引擎的图像栏目

一般综合搜索引擎，如 Baidu 等，都有"图片/像"栏目，点击相应按钮可进行检索。大多数的图片搜索引擎都是根据输入的关键词来搜索图片的，也有一些图片识别搜索引擎，可以通过图片来搜索图片。如医学图片搜索引擎（https://Openi.nlm.nih.gov）可以用文本搜索，也可以以图找图，通过输入本地硬盘上的图片或者输入图片网址，即可自动帮你搜索相似图片。其主要用途有：①发现图片的来源与相关信息；②研究追踪图片信息在互联网的传播；③找到高分辨率版本的图片；④找到图片的不同版本。百度推出"识图"（http://shitu.baidu.com）和 360 识图（https://st.so.com），也是基于图片识别技术，搜索出与上传图片相似的图片资源及信息内容。

（二）利用专业图像数据库/网站

1. HON 媒体

HON 媒体（HONmedia）是 HON 通过人工编制方式建立的独立媒体库，该库包括了 6800 幅图片及视频，以及美国多所医学院校网站和网络媒体资源，可以通过 HONselect 搜索引擎（https://www.hon.ch/HONselect/index.html）搜索到。

HONmedia 提供关键词检索和分类主题检索两种方法。

（1）关键词检索：可以通过关键词首字母索引检索；也可在输入框内输入检索词"pancreatic cancer"直接进行检索。命中图像资料显示出其所属的主题类别、图像标题、图像来源。图像可点击放大、打印或下载。如图 5-15 所示。

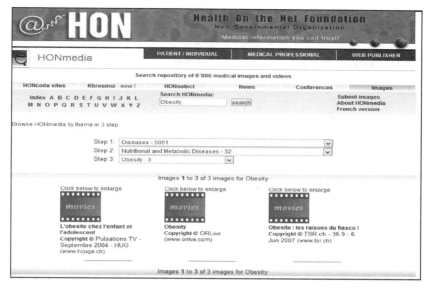

图 5-15　HONmedia 关键词检索及分类主题检索

（2）分类主题检索：通过 HON 提供的主题分类三步骤进行检索。第一步（Step1），通过下拉菜单选择大类（分为解剖学、有机体、疾病、化学制剂和药品等十一大类；第二步（Step2），选择下位类；第三步（Step3），选择术语。

2. Nucleus Medical Media

Nucleus Medical Media（http://catalog.nucleusinc.com），由 Nucleus Medical Media 公司于 1997 年创建并维护，提供 20 000 幅经医学专业人士制作、审核的医学各类医学插图、医疗动画、交互式多媒体，图像清晰精美，标注详细。可按人体各系统分类导航进行检索，也可用关键词检索，包括基本检索和高级检索，高级检索可对图像类型进行限定检索（插图、动画、图像素材、解剖模型图等）。案例 5-1，要检索其所涉及的图片，只要在检索框内输入"pancreatic cancer"，即可找到相关图片或视频资料，如图 5-16 所示。

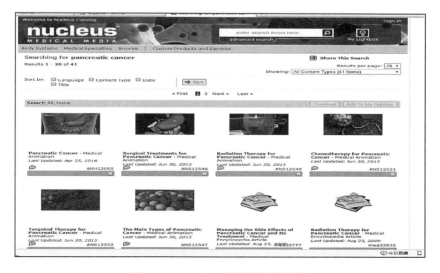

图 5-16　Nucleus 关键词检索结果

3. Open-i 搜索

由美国 NLM 创建，提供对开放存取的生物医学资源中心图片/像进行搜索。搜索范围和检索方法详见本章第二节。

4. 中药图像数据库

由香港浸会大学（HongKong Baptist University）中医药学院与大学图书馆共同创办的中药材图像数据库（http: //library.hkbu.edu.hk/electronic/libdbs/mmd/index.html）及药用植物图像数据库（http: //library.hkbu.edu.hk/electronic/libdbs/mpd/index.html）提供了有关中药和药用植物的图像信息，分中文版和英文版，并免费开放。

5. 在线中国植物志（http: //www.cn-flora.ac.cn）

中国是全球植物多样性最丰富的国家之一，全球 36 个热点地区主要或部分在我国境内的有四个，《中国植物志》收录了 312 科 3328 属 31 362 种植物。近年来，基于分子系统学研究结果，维管植物科属范畴发生了很大变动，植物的形态特征形成了丰富的图像资源。在线中国植物志收集、汇总、整理整合了中国维管植物的多样性信息，以植物志的形式提供在线查阅。

（三）利用医学专业网站

（1）WebMD（http: //www.webmd.com/）提供了丰富的患者教育资源 PPT、医学图像和动画资料。

（2）NIH（https: //www.nih.gov）其"News and Events"下设 images 栏目，为用户提供 NIH 相册，包括医学新闻、医学人物、医学研究等图片和视频。

【小结】 互联网提供了类型多样的、内容新颖的、重要的免费学术资源，是收费学术资源的重要补充。这些资源分布广泛、类型多样、数量庞大，同时也有内容交叉重复，使用者很可能迷失在信息的海洋中，如何准确有效地获得某一类学术研究信息呢？以下是常用的几个步骤：①使用综合性的学术搜索引擎；②使用专业的医学搜索引擎；③直接访问专业学术网站。

练习与思考

1. 通过哪些方法可以获得 Anderson M 所撰写的关于"pancreatic cancer"的文献全文？

2. 如何查找"戒烟"（smoking cessation）的可信网络信息、国际会议信息或临床试验？

3. 查找并比较 2020 年中国、美国、印度三国死于道路交通事故的人数和死亡率。

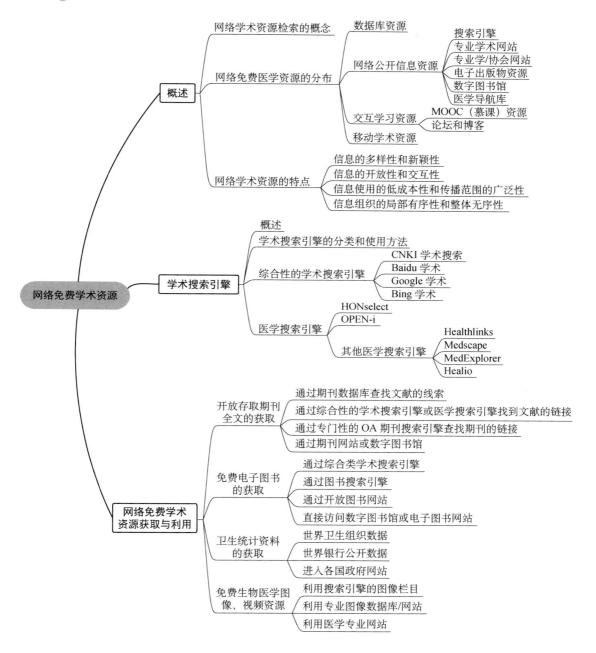

章节思维导图

（昆明医科大学　李红梅；曲靖市妇幼保健院　李　咏）

第六章　特种文献和专类信息检索

📖 **学习目标**

一、知识目标

1. 能够阐述会议文献的概念及特点。

2. 能够列举出会议文献的类型（按出版顺序划分、按出版形式划分）。

3. 能够说出国内外常见的会议文献数据库及检索工具。

4. 能够概述学位论文的概念、特点及作用。

5. 能够说出国内外常见的学位论文数据库。

6. 能够归纳专利文献的概念和特点。

7. 能够列举出国内外专利信息检索系统。

8. 能够说出标准文献的概念、特点、作用及用途。

9. 能够列举出标准文献的类型（按标准的适用范围划分、按标准的性质划分、按标准的成熟程度划分）。

10. 能够列举出国内外标准文献的检索系统。

二、技能目标

1. 能够根据检索要求，运用会议论文检索系统和搜索引擎检索到相关会议文献信息，并进行有效的文献下载和编辑。

2. 能够根据检索需求，运用学位论文数据库进行学位论文的检索和免费全文的下载。

3. 能够根据检索需求，运用专利论文数据库进行专利文献的检索。

4. 能够运用常见的标准文献数据库进行标准文献的检索。

三、情感、态度和价值观目标

1. 能够感受到特种文献（会议文献、学位论文、专利文献、标准文献）在科研、学习和生活生产中的重要作用。

2. 能够根据实际的检索需要，选择合适的数据库进行会议文献、学位论文、专利文献、标准文献的检索，树立合理合法使用信息的意识。

特种文献包括会议文献、学位论文、专利文献、标准文献、科技报告、政府出版物等。以前由于这些文献不公开发行或一般图书馆收藏不全，不易获得，也称"难得文献"。另外这些文献都具有一定的特殊性，所以也统称为特种文献。这类文献包含着大量的有价值的信息。随着计算机和网络通信技术的发展，大量的专类数据库应运而生，本章主要介绍一些常用的生物医学领域中的特种文献和生物学、药学信息数据库的检索方法。

案例 6-1

　　某老师想知道国内外即将召开的遗传学会议的相关信息，他想借此了解国内外遗传学（genetics）的新技术和方法，同时想结交业内更多的学者，请试着用所学到的知识帮助他查询遗传学相关的会议信息和会议文献。

问题：

　　1. 通过会议消息和会议文献是否可以了解遗传学领域的前沿动态？

　　2. 国内外常用的会议预告信息网站和相关数据库有哪些？

　　3. 检索会议文献常用的检索方法和检索字段有哪些？

分析：

　　会议信息是科研人员了解医学领域最新发展状况的一个重要情报源。目前国内外每年都要召开大量的生物医学会议，一些新问题、新见解、最新研究成果或进展都会在会议上首次提出，通过会议信息的检索可以快速掌握学科动态、发展趋势、国内外领军人物及同行的研究进展。

　　可检索的相关数据库或网站有很多，如中华医学会网站、Doctor's Guide to Internet、HON 会议信息、NSTL 和 ISTP 等。

第一节　会议文献检索

一、概述

　　学术会议是指各种学会、协会、研究机构、学术组织等主持举办的各种研讨会、学术讨论会等与学术相关的会议。专业人员可借助学术会议交流思想、传递信息、相互启迪与借鉴。据有关统计，1895 年全球只召开了 3 次国际会议，1909 年超过 100 次，而目前全世界每年召开的学术会议约 1 万个，正式发行的各种专业会议文献有 5000 多种。在医学领域，如中华医学会组织召开的学术会议，2008～2010 年每年都达到 250 个以上。

（一）定义

　　会议文献（conference literature）是指在各类学术会议上形成的资料和出版物，包括会议论文、会议文件、会议报告、讨论稿等。其中，会议论文是最主要的会议文献，许多学科中的新发现、新进展、新成就以及所提出的新研究课题和新设想，都是以会议论文的形式向公众首次发布的。

（二）特点

　　会议文献具有以下特点：专深性，与会者几乎都为某一特定研究领域的专家或者正在从事该研究的专业人员；连续性，大多数学术会议都是连续性召开，会议文献连续出版；新颖性，传递新产生的但未必成熟的科研信息，对学科领域中最新发现、新成果等重大事件的首次报道率最高，是人们及时了解有关学科领域发展状况的重要渠道。因此，会议信息在科技信息源中的重要性和利用率仅次于期刊文献，是学术引证文献的一个重要来源。

（三）类型

　　会议文献的类型：按出版时间的先后可分为会前、会间和会后三种类型。

　　1. 会前文献（preconference literature）

　　会前文献一般是指在会议进行之前预先印发给与会代表的会议论文预印本（preprint）、会议论文摘要（advance abstract）或论文目录。包括会议通知、程序单、论文摘要或全文。

2. 会间文献（literature generated during the conference）

有些论文预印本和论文摘要在开会期间发给参会者，这样就使得会前文献成了会间文献。此外，还有会议的开幕词、讲演词、闭幕词、讨论记录、会议决议、行政事务和情况报道性文献，均属会间文献。

3. 会后文献（post conference literature）

会后文献主要指会议后正式出版的会议论文集。它是会议文献中的主要组成部分。会后文献经过会议的讨论和作者的修改、补充，其内容会比会议前文献更准确，更成熟。会后文献的名称形形色色，常见的如下：会议录（proceeding）、会议论文集（symposium）、学术讲座论文集（colloquium papers）、会议论文汇编（transactions）、会议记录（records）、会议报告集（reports）、会议文集（papers）、会议出版物（publications）、会议摘要（digest）等。

另外，学术会议的类型，按照会议名称及其性质可分为：常会（general assembly）、年会（annual meeting）、报告会（congress conference，convention）、小型学术专业讨论会（symposium，colloquium）；按照组织形式和规模可分为：国际性会议、全国性会议、地区性会议、学会或协会会议和同行业联合会议。

（四）会议文献的出版形式

会议文献的出版形式主要由图书、期刊、科技报告、视听材料、在线会议等。

1. 图书

以图书形式出版的会议文献，通常为会议录（proceedings），多数以会议名称作为书名，也有另加书名，将会议名称作为副书名的。

2. 期刊

除以图片形式出版的会议录以外，相当部分的会后文献在有关学术期刊上发表，特别是有关学会、协会主办的学术刊物，如美国的机械工程师协会、电气与电子工程学会等均出版有固定的期刊，专门刊登单篇的科技会议论文。这些期刊往往以"transaction"（汇刊）的形式命名。

3. 科技报告

部分会后文献被编入科技报告，如美国四大科技报告。

4. 视听材料

国外有些学术会议直接将开会期间的录音、录像等视听材料在会后发售，以达到及时传递信息的目的。

5. 在线会议

当前许多学术会议都在互联网上开设了自己的网站，有的学术会议直接通过互联网召开。

二、医学会议预告信息的检索

参加学术会议有助于促进学术交流、共享科研成果、掌握专业发展动态，为进一步的专业研究和学术交流积累信息。及时获悉学术会议信息，即获取学术会议召开的时间、地点、主题和会议征文通知等内容，是撰写学术会议论文、参加学术会议的指南，通过网络形式发布会前信息已成为一种趋势。

（一）国内医学会议预告信息

1. 中华医学会网站

中华医学会网站（http://www.cma.org.cn）是中华医学会组织学术交流活动、开展继续医学教育的学术网站。通过主页"学术交流"下的"会议通知"，可获取由中华医学会各分会、中华医学系列期刊编辑部以及音像社主办的学术会议信息，包括会议介绍、日程、地点、征文以及会议网站链接等多项内容。通过"会议计划"，按年度和会议类别浏览学术会议计划，包括申报单位、会议名称、重要内容和目的、会议时间和地点、参会人数、会期以及联系人和联系方式等信息。注册会员还可以利用网站提供的"学术会议计划申报""学术会议计划查询"栏目，发布和查询会议信息。

2. 医脉通

医脉通会议（http://meetings.medlive.cn/）专门面向临床医生和医学生，致力于"做医生的临床决策好帮手"。发展至今，网站已经聚集了 100 多万用户，积累了大量的医学信息资源。医脉通医学会议包含了国内外会议的热点报道、专家访谈、视频、PPT，足不出户即可享受学术大餐。网站内会议首页提供了推荐会议、专题推荐、会议预告等。会议专题可从内科、外科、专科、其他等 43 个学科查找相关国内外会议信息。网站同时提供发布会议功能。

3. 好医生会议

好医生会议（http://www.haoyisheng.com/hy）主要为医护人员提供业内信息及远程教育服务。其学术会议中心栏目提供会议快讯、近期会议、重点会议推荐展示、按学科浏览会议专题、会议现场视频直播、学术会议专家讲座视频、会议课件下载等信息。可按学科、按时间浏览或检索会议信息。会议信息主要包会议名称、地点、日期、参会在线报名、征稿等内容。注册用户可通过 E-mail 及时获得有关会议信息。

4. 丁香会议

丁香会议（http://meeting.dxy.cn/）是丁香园网站提供的国内外医学信息汇集平台。丁香园是中国领先的数字医疗健康科技企业，通过专业权威的内容分享互动、丰富全面的医疗数据积累、高质量的数字医疗服务，连接医生、科研人士、患者、医院、生物医药企业和保险企业。成立 20 年来，服务上亿大众用户，并拥有 550 万专业用户，其中包含 210 万医生用户，占国内医生总数的 71%。

丁香会议包含频道首页、会议预告/会议快讯/视频播报/专家视点/精彩幻灯/会议专题/论坛等。会议从内科、外科、其他临床专业、基础与生命科学、药学、公共卫生、学习科研、展会、其他等进行分类，涵盖了临床医学的各个学科和科研的各个方面的会议。

5. MedSci

MedSci（http://www.medsci.cn）由上海北岸信息技术有限公司开发，是医学教育与临床研究学术服务提供商，主要提供科研教育培训、国内外医学学术会议消息等。学科分为 47个类目，主要涉及临床医学、基础医学和公共卫生等学科。检索途径多，提供广泛的国内外医学会议信息，可以输入中英文单个关键词进行检索，不能输入复合逻辑表达式。可浏览包括上海、北京、南京、广州、武汉、天津和重庆等 7 个城市的会议信息。同时还可在网站上发布会议信息。

（二）国际医学会议预告信息

1. AllConferences

AllConferences（http: //www.allconferences.com）收集各种会议、展会的信息，并对收集的网页按主题分类，医学会议信息是该网站重点收录内容，用户可按照主题目录浏览，也可直接键入关键词快速检索或者选择高级检索，高级检索可按关键词（keyword）、国家（country）、城市（city）、地点（venue）、组织名称（organization name）分别检索。检索结果有即将召开的会议信息，也有已经召开的会议信息。每条结果有会议名称、地点、时间、联系方式和会议简介，有的还提供会议的 URL。通过主页上的"Submit a Conference"，可以免费发布会议预告信息。

2. Medical Conferences

Medical Conferences（http: //www.medicalconferences.com）由英国医学会议公司（medical conferences comp）创建，网站报道了近 100 个国家的约 7000 个即将举行的医学会议，每日更新。点击主页上的"SEARCH"图标可进入会议检索界面，用户可使用关键词、会议名称、会议地点及开会时间检索信息。如需会议详细信息，用户须免费注册，向会议组织者提交个人信息后，由会议的组织者将会议的详细信息传送到用户的电子邮箱。

3. Doctor's Guide to Internet

Doctor's Guide to Internet（http: //www.docguide.com）简称 DGI，是著名的美国医学信息检索站点。该网站的**会议资源中心（Congress Resource Centre，CRC）**，专门收集正在召开的和即将召开的世界各国医学会议信息，每年报道的会议有 5000 多个。可按分类浏览和关键词检索会议信息，还可通过"Submit your Congress/Conference"栏目，向 CRC 免费发布会议信息。会议资源中心提供三种检索方式：一是基本检索，在检索词输入框中键入关键词或时间、地址名词，便可检索到相关的会议信息，如在检索词输入框中键入"China"，检索出即将在中国召开的会议信息。二是浏览检索，可按会议所属专业（specialty）、会议日期（date）、会议地点（location）逐层点击浏览会议信息。三是高级检索，可用布尔逻辑运算符 AND、OR、NOT 以及短语检索、截词检索。在搜索框内键入检索词或者检索表达式后进行检索，可获得所需要的会议名称、开会日期、会议地点、联系人、电话及 E-mail 地址等会议信息。此外，每一条会议信息下都有会议召开地点的天气、航班、旅游、饮食、住宿、订票、货币汇率等信息。

4. 学术会议网医学会议预报

学术会议网医学会议预报（http: //www.medical.theconferencewebsite.com）是专为用户提供免费查询国际上医学会议信息及继续医学教育课程的一站式网站，设有基本检索、高级检索两种途径。用户可在检索词输入框内键入会议名称全称或缩写、会议地点、会议日期，查询包括会议的名称（conference name）、地点（location）、时间（starts、ends）等信息。点击会议名称链接，可获得会议网站链接（view conference website）、会议举办地地图链接（view map of conference location）等更为详细的会议信息。此外，用户可通过导航栏（navigation）的"ADD A CONFERENCE"，发布会议信息。注册会员，还可通过 E-mail，及时获得最新的会议信息。

5. Doctor's Review Meetings

Doctor's Review Meetings（http：//www.doctorsreview.com）由加拿大魁北克蒙特利尔 Parkhurst 出版公司建立，它提供了全球 209 个国家和地区的医学会议和医学教育材料，是深受医生和患者欢迎的一个会议网站。检索途径多，检索方便灵活。关键词检索时，可以输入单个词组，也可以输入带有逻辑运算符的复合表达式。网站除了提供会议信息外，还包括会议举办城市的自然景观等旅游信息，非常具有人文情怀。用户可在网站上发布会议信息。

想查找案例 6-1 中遗传学（genetics）相关的会议信息，在以上网站中直接搜索遗传学或 genetics，即可找到国内外遗传学相关的会议信息，一般包含会议主题、会议名称、会议时间、会议地点、联系人方式、举办单位等信息。

三、会议文献的检索

（一）国内会议论文检索

1. 万方数据（中国学术会议论文库）

中国学术会议论文库（China Conference Paper Database，CCPD）收录了 1982 年以来，国家一级学会、协会、研究会在国内组织召开的全国性学术会议论文，是国内收集学科最全、数量最多的会议论文数据库。包括自然科学、工程技术、农林、医学等社会科学各领域，每年的会议数量达上千个，累计 25 万篇全文。它由中国科技信息研究所、中国医学科学院医学信息研究所、中国农业科学院文献中心、林业部科技情报所共同研制，由万方数据股份有限公司通过万方数据资源系统上网，向社会提供服务。支持基本检索、高级检索和专业检索，"AND"表示逻辑与，"OR"表示逻辑或，"NOT"表示逻辑非。专业检索表达式用（）括起来才能进行检索。高级检索字段包含的检索字段，如图 6-1 所示。

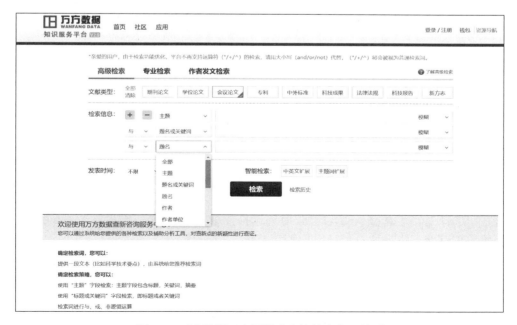

图 6-1 万方数据（中国学术会议论文库）界面

在 CCPD 中检索案例 6-1 所要的信息，检索关于国内外遗传学（genetics）的新技术和方法，高级检索中，在默认的"全部"检索字段后键入"技术""方法"和"遗传学"，运算符选择 OR 和 AND，时间选定 2019 年至今，帮助限定到最近三年的会议论文，检索结果，如图 6-2 所示。同时也可以通过数据库获取相关作者的信息。

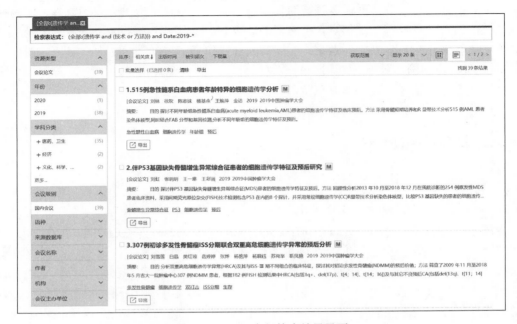

图 6-2　CCPD 高级检索结果界面

2. CNKI 国内外重要会议论文全文数据库

中国知网数据库之一，重点收录 1999 年以来，中国科协系统及国家二级以上的学会、协会，高校、科研院所，政府机关举办的重要会议以及在国内召开的国际会议上发表的文献。其中，国际会议文献占全部文献的 20% 以上，全国性会议文献超过总量的 70%，部分重点会议文献回溯至 1953 年。截至 2021 年 5 月，已收录出版国内外学术会议论文集 3 万余本，累积文献总量 300 万余篇。

该数据库提供了初级检索、高级检索、专业检索、作者发文检索、句子检索、一框式检索等多个检索方式，以及主题、篇名、关键词、摘要、全文、论文集名称、中图分类号、会议时间、会议名称、支持基金等多个检索字段供检索者选择使用，且多个字段之间可以进行逻辑运算，如图 6-3 所示。

在 CNKI 国内外重要会议论文全文数据库中检索案例 6-1 所要的信息，在"主题"检索字段键入"技术""方法"和"遗传学"，"技术"和"方法"之间选择逻辑运算符 OR，与"遗传学"之间选择逻辑运算符 AND，会议时间选择 2019～2021 年，结果如图 6-4 所示。在检索结果界面可以看到作者信息，被引次数等信息。

3. 国家科技图书馆文献中心中文会议论文库

国家科技图书馆文献中心（National Science and Technology Library，NSTL）中文会议论文库（http://www.nstl.gov.cn）收录了 1985 年以来我国国家级学会、协会、研究会以及各部委等组织召开的全国性学术会议论文。涵盖自然科学各领域，每年的会议数量达到上千

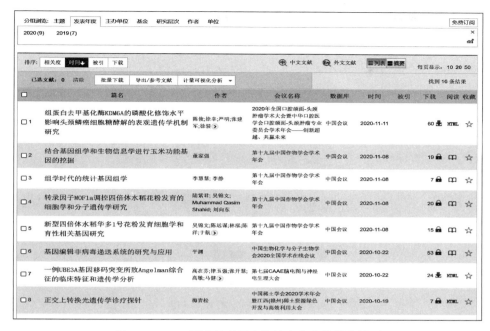

图 6-3 CNKI 国内外重要会议论文全文数据库界面

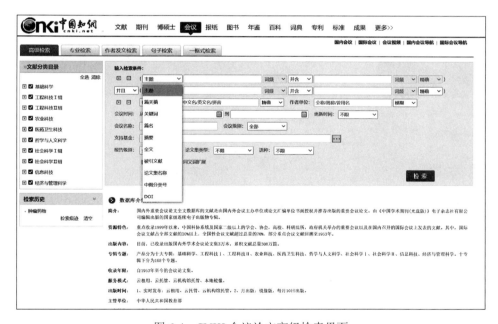

图 6-4 CNKI 会议论文高级检索界面

个。该库由中国科学院文献情报中心、中国科技信息研究所等 9 个单位共同研制。可以通过题名、作者、关键词、会议名称、ISBN 等检索字段查询会议内容，并可通过文献传递的形式获取全文，如图 6-5 所示。

案例 6-1 在 NSTL 中文会议论文库中的检索结果如图 6-6 所示，可以通过"主题词"字段检索，获得的文献包含标题、作者、会议时间、地点、会议名称等信息。

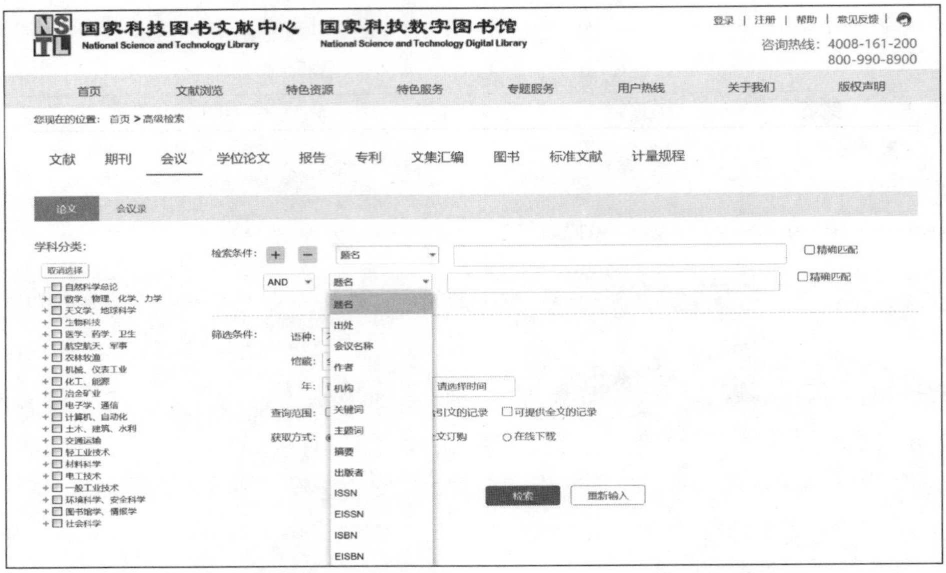

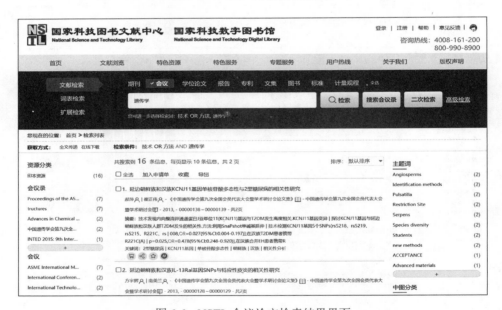

图 6-5　NSTL 中文会议论文库

图 6-6　NSTL 会议论文检索结果界面

（二）国外会议论文检索

1. CPCI-S 国际会议文献检索系统

美国科学情报研究所（ISI）运用 Web of Science 的检索平台将 ISI Proceeding 的两个版本科技会议录索引（Index to Scientific & Technical Proceeding，ISTP）和社会科学及人文科学会议录索引（Index to Social Sciences & Humanities Proceeding，ISSHP）整合到一起，并于 2008 年 10 月后正式更名为会议论文引文索引（Conference Proceeding Citation Index-Science，CPCI-S）。该库收录了 1990 年以来 6 万多个会议的 350 多万篇科技会议论文，每年新增量超过 3.85 万篇，同时还收录 1999 年迄今的文后参考文献。内容覆盖包括农业、环境科学、生物化学、生物学、生物技术、医学、工程、计算机科学、化学、物理在内的 250 个学科。提供综合全面、多学科的会议论文资料，包括会议名称、主办机构、地点、论文篇数、论文摘要、参考文献等会议信息及会议文献信息，是科研人员了解和查找世界上权威会议文献最主要的检索工具。数据库每周更新。

2. OCLC ProceedingsFirst 国外会议论文检索系统

该系统包括 PaperFirst（国际学术会议论文索引）和 ProceedingFirst（国际学术会议录索引）两个会议论文数据库，收录了 1993 年以来世界范围的研讨会、专题会、学术报告会、座谈会、博览会等各种会议的论文题录信息，包括**英国不列颠图书馆文献提供中心（British Library Document Supply Center，BLDSC）**出版的会议论文及资料。PaperFirst 收录会议论文 650 余万条记录。ProceedingFirst 收录会议论文 19 余万条记录。两个数据库的检索途径与字段基本相同，均提供基本检索、高级检索和专家检索等途径，关键词、作者、会议名称、会议地址、会议日期等 27 个检索字段。会议论文题录主要包括作者、论文题名、资料来源、语种、会议名称等内容。数据每 2 周更新一次。

3. 美国会议论文索引数据库

美国会议论文索引数据库（http://www.csa.com/factsheets）是《会议论文索引》（CPI）的网络检索平台，是剑桥科学文摘的一个子库。该数据库收录 1982 年以来的世界范围内的会议和会议文献的信息。提供会议论文和公告会议的索引。每 2 个月更新一次。

以上三个国外会议论文检索数据库，须付费使用。

【小结】　会议文献能反映某学科或专业领域内最新进展和发展趋势，主题内容新颖，学术性强，技术方法创新，是传递科技信息、交流科技成果与经验方面的重要信息源。使用文中的工具，可以查到会议录或会议论文的题目等信息。如果想进一步阅读原文，除了向发行单位订购或和作者本人联系外，还可以利用当地图书馆的馆藏目录、各大图书馆或情报所的馆藏目录和联合目录，查得馆藏索引号，以此来借阅或复制会议文献。

练习与思考

1. 举例说明，如何通过网络获取艾滋病的国内外学术会议预告信息？以及如何通过会议注册系统，提交参会论文？

2. 查询国内外即将召开的医学遗传学会议有哪些？将在哪些城市举办？是否有您感兴趣的主题内容？

（昆明医科大学　刘　敏）

第二节　学位论文检索

案例 6-2

　　毕业在即，某临床专业的学生开始撰写学位论文，他想知道现阶段其他人在肿瘤药物（antineoplastic drug）耐药性（multidrug resistance）领域的研究成果，请帮助他检索有关肿瘤药物耐药性方面的可靠信息。

> **问题：**
> 　　1. 除通过期刊文献、会议文献可以了解专业领域的研究情况，学位论文是否也能反映出专业领域现阶段的研究进展？
> 　　2. 学位论文的检索系统或数据库有哪些？
> 　　3. 学位论文特殊的检索字段有哪些？
>
> **分析：**
> 　　学位论文是指硕、博士研究生在导师指导下为获得学位完成并获论文答辩通过的学术研究论文，一般能代表专业领域内的研究进展。目前学位论文主要由各高等院校或科研机构收藏，或是由相关机构广泛收集建立学位论文数据库。可检索的相关数据库或网站，国内如 CNKI、万方等，国外如 ProQuest、NDLTD 学位论文库等。

学位论文（dissertation）是指为获得所修学位，按要求被授予学位的人所撰写的论文。根据《中华人民共和国学位条例》的规定，学位论文分为学士论文、硕士论文、博士论文三种。目前数据库收集的学位论文主要是针对硕士和博士学位论文。由于学位论文选题较新颖，并且是在参考大量前人研究的基础上，加入一些创新点完成的，所以利用价值较高。但同时存在来源分散，一般由各高校或科研机构收藏，所以在获取上存在一定难度。

一、国内学位论文检索

（一）CNKI 中国博硕士学位论文全文数据库

CNKI 是目前国内相关资源最完备、高质量、连续动态更新的数据库。包含**中国博士学位论文全文数据库（China doctoral Dissertation Full-text Database，CDFD）**和**中国优秀硕士学位论文全文数据库（China Master's Theses Full-text Database，CMFD）**。收录 1984 年以来的全国 501 家培养单位的博士学位论文和 780 家硕士培养单位的优秀硕士学位论文，截至 2021 年 5 月共计 400 万余篇。可通过检索、高级检索、专业检索、一框式检索和句子检索获取所需的博硕士论文。学科领域涉及十大专辑，如图 6-7 所示。

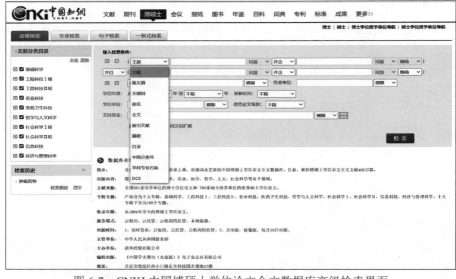

图 6-7　CNKI 中国博硕士学位论文全文数据库高级检索界面

案例 6-2 中，某学生想了解现阶段其他人在肿瘤药物（antineoplastic drug）耐药性（multidrug resistance）领域的研究成果，我们可以在 CNKI 中国博硕士学位论文全文数据库高级检索界面，在"主题"检索字段后键入"肿瘤药物"和"耐药性"，逻辑关系选择 AND（此数据库中为并含），现阶段的研究成果可以通过时间限定来实现，这里我们以近五年为例，检索结果如图 6-8 所示。

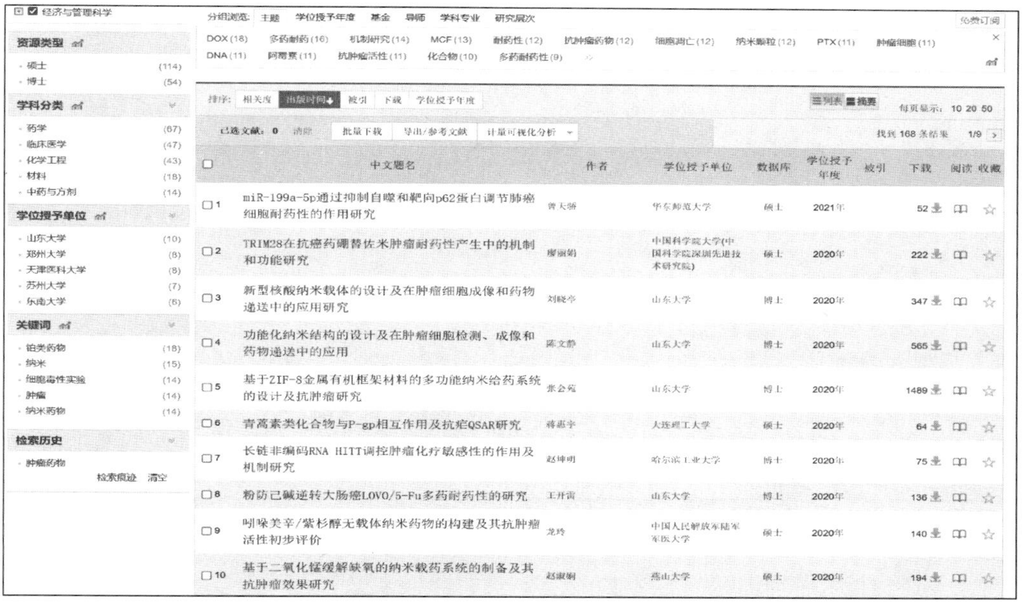

图 6-8　CNKI 博硕士学位论文高级检索结果界面

（二）万方数据中国学位论文全文数据库

中国学位论文全文数据库（China Dissertation Database，CDDB）是万方数据系列数据库之一，该库提供的学位论文是文摘资源。由国家法定的学位论文收藏机构——中国科技信息研究所提供。收录自 1980 年以来我国自然科学领域各高等院校、研究生院校以及研究所的硕士、博士以及博士后论文 683 万余篇，年增 30 万篇，并逐年回溯，与国内 900 余所高校、科研院所合作，占研究生学位授予单位 85%以上，涵盖理、工、农、医、人文社科、交通运输、航空航天、环境科学等各学科。在万方主页，单击"学位"，进入学位论文浏览页面。支持基本检索、高级检索和专业检索三种检索方式，如图 6-9 所示。

案例 6-2 在万方数据 CDDB 高级检索中的操作，在"全部"检索字段后键入"肿瘤药物"和"耐药性"进行模糊检索，逻辑关系选择 AND（此数据库中为与），现阶段的研究成果可以通过时间限定来实现，这里我们以近五年为例，检索结果如图 6-10 所示。

（三）NSTL 中文学位论文

国家科技图书文献中心（National Science and Technology Library，NSTL）的中文学

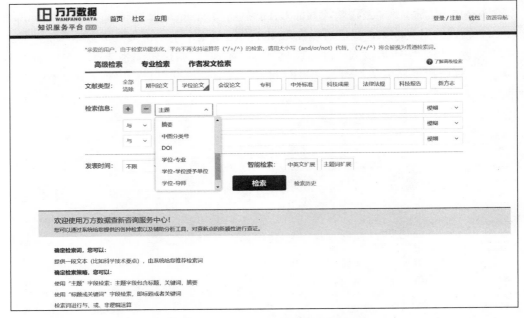

图 6-9　万方数据 CDDB 高级检索界面

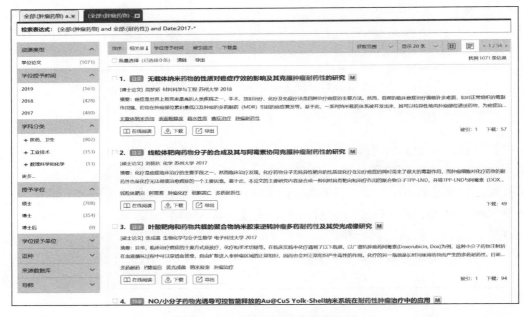

图 6-10　CDDB 高级检索结果界面

位论文数据库主要收录了 1984 年至今我国高等院校、研究生院及研究院所发布的硕士、博士和博士后的论文。学科范围涉及自然科学各专业领域，并兼顾社会科学和人文科学。该数据库提供了题名、关键词、作者、导师、学位、专业等 11 个字段的检索，并支持布尔逻辑运算，如图 6-11 所示。需通过文献传递的形式获取全文。

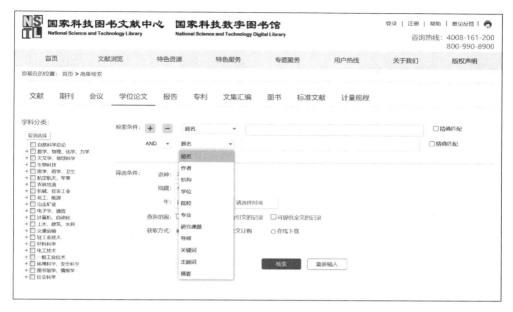

图 6-11　NSTL 中文学位论文检索界面

（四）中国国家图书馆博士论文数据库

中国国家图书馆学位论文收藏中心是国务院学位委员会指定的全国唯一负责全面收藏和整理我国学位论文的专门机构；也是人事部专家确定的唯一负责全面收藏博士后研究报告的专门机构。20 多年来，中国国家图书馆收藏博士论文近 20 多万册。此外，该中心还收藏部分院校的硕士学位论文，以及我国台湾地区博士学位论文和部分海外华人、华侨学位论文。提供了标题、论文作者、学位授予单位、出版时间字段的检索，并支持布尔逻辑运算中的逻辑与、逻辑或的检索，如图 6-12 所示。

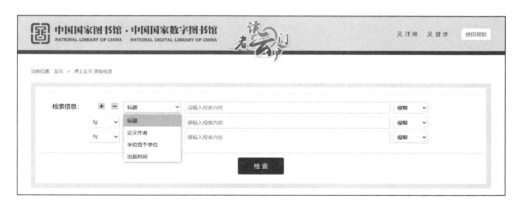

图 6-12　中国国家图书馆博士论文数据库检索界面

（五）CALIS 学位论文中心服务系统

CALIS 学位论文中心服务系统（http://etd.calis.edu.cn）收录包括北京大学、清华大学等全国著名大学在内的 83 个 CALIS 成员馆的硕士、博士学位论文。目前硕士、博士学位论文数据逾 384 万条，其中中文数据约 172 万条，外文数据约 212 万条，数据持续增长中。该系统采用 e 读搜索引擎，检索功能便捷灵活，提供简单检索和高级检索功能，可进行多字段组配检索，也可从资源类型、检索范围、时间、语种、论文来源等多角度进行限定检索。系统能够根据用户登录身份显示适合用户的检索结果，检索结果通过多种途径的分面和排序方式进行过滤、聚合与导引，并与其他类型资源关联，方便读者快速定位所需信息，如图 6-13 所示。

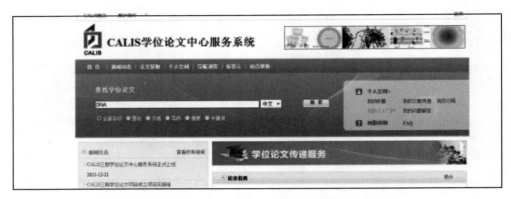

图 6-13　CALIS 学位论文基本检索界面

（六）读秀学位论文数据库

该数据库提供中文学位论文的题录信息检索，可通过文献传递的方式获取全文。基本检索界面提供标题、作者、授予单位、关键词及导师字段的模糊和精确匹配检索。数据库提供的高级检索可对基本检索的字段进行逻辑运算，可更准确地检索相关信息，如图 6-14 所示。如需全文可通过馆际互借发送相关请求邮件获取。

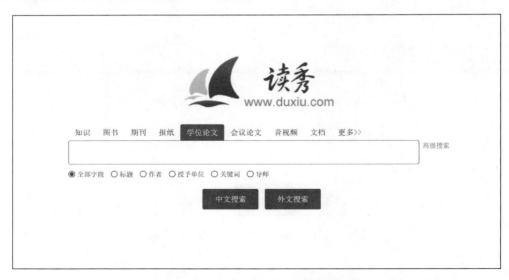

图 6-14　读秀学位论文数据库检索界面

二、国外学位论文检索

（一）ProQuest 学位论文检索系统

ProQuest 博硕士论文数据库（ProQuest Dissertations & Theses, PQDT，原名 PQDD），由美国 ProQuest Information and Learning 公司出版，是世界著名的学位论文数据库。ProQuest 公司是美国国家图书馆——国会图书馆指定的唯一收藏全美博硕士论文的馆外机构；同时也是加拿大国家图书馆指定收藏全加拿大博硕士论文的机构。该库属于文摘索引型数据库。收录 1861 年以来欧美 1700 多所大学文、理、工、农、医等领域的 270 多万篇学位论文。PQDT 数据库内容每周更新，平均每年新增论文条目约 7 万篇。

为满足国内高校及研究机构对欧美博硕士论文的需求，教育部 CALIS 组织国内部分高校、研究结构等近 130 个成员联合采购 ProQuest 的部分学位论文全文（PDF 格式），建立了"ProQuest 学位论文全文检索系统"。该库目前已收录 21 万余篇全文，包括自然科学和社会科学各领域。

ProQuest 学位论文全文检索系统主页的汉化界面，提供的检索方式主要有：基本检索、高级检索以及学科导航浏览等。高级检索提供标题、摘要、学科、作者、导师、学校、来源等多个字段的逻辑组配检索，如图 6-15 所示。

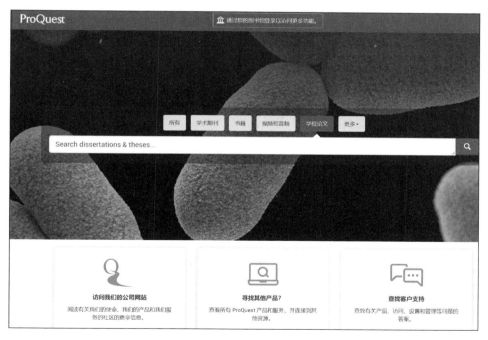

图 6-15　ProQuest 学位论文检索界面

（二）NDLTD 学位论文库（http: //www.ndltd.org）

美国网络学位论文数字图书馆（Network Digital Library of These Dissertations，NDLTD），是由美国国家自然科学基金支持的一个网上学位论文共建共享项目，为用户提供免费的学位论文文摘，还有部分可获取免费的学位论文全文。目前全球有 170 多家图书馆、

7 个图书馆联盟、20 多个专业研究所加入了 NDLTD，其中 20 多所成员已提供 7 万条学位论文文摘数据库，大约有 3 万条可以链接到全文。参与共建学校通过共享免费获取全文。覆盖的地域范围较广，有德国、丹麦等欧洲国家，也有中国香港等。NDLTD 比 PQDD 的学位论文少，可以作为国外学位论文的补充资源利用。

三、学位论文网络资源

（一）麻省理工学院机构知识库

麻省理工学院机构知识库 DSpace@MIT（http://dspace.mit.edu/ handle /1721.1/7582）是麻省理工学院（MIT）的教学科研成员提供保存、共享和检索数字研究成果的平台，旨在稳定长期地保存本校的电子研究成果。数据实时更新，互联网用户可以浏览和下载大部分文献全文（绝版图书和有特殊要求的文献不能免费获取）。该知识库是一个多学科的综合机构库，以理科和工科为主，兼顾少量人文社会科学。内容包括会议论文、图像、同行评审的学术文章，预印本，技术报告，论文，工作论文，研究数据集等。 这个集合已超过 90 000 件高质量作品被认为是世界上最重要的学术资源库之一，平均每月下载量超过 100 万次（图 6-16）。

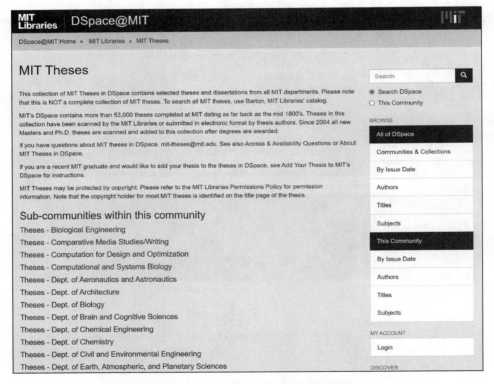

图 6-16　麻省理工学院机构知识库检索界面

（二）OhioLINK 电子论文中心

ETD 中心（https://etd.ohiolink.edu/）收录了俄亥俄州参与 OhioLINK 的学校的在校生、硕士与博士的论文，包含所有论文摘要，也能获取授权过的全文。共有资源 57 000 多（图 6-17）。

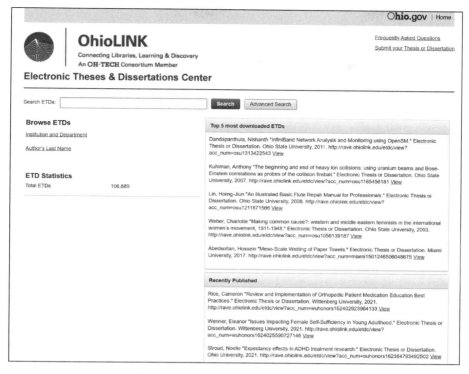

图 6-17　OhioLINK 电子论文检索界面

（三）加拿大学位论文联合目录

加拿大图书馆和档案馆[Library and Archives Canada（LAC）]旗下的加拿大学位论文联合目录（https：//www.bac-lac.gc. ca/eng/services/theses/Pages/theses-canada.aspx），该合集包含了加拿大人共享的文献遗产，跨越了整个加拿大的历史，包括各种形式的资料（图 6-18）。

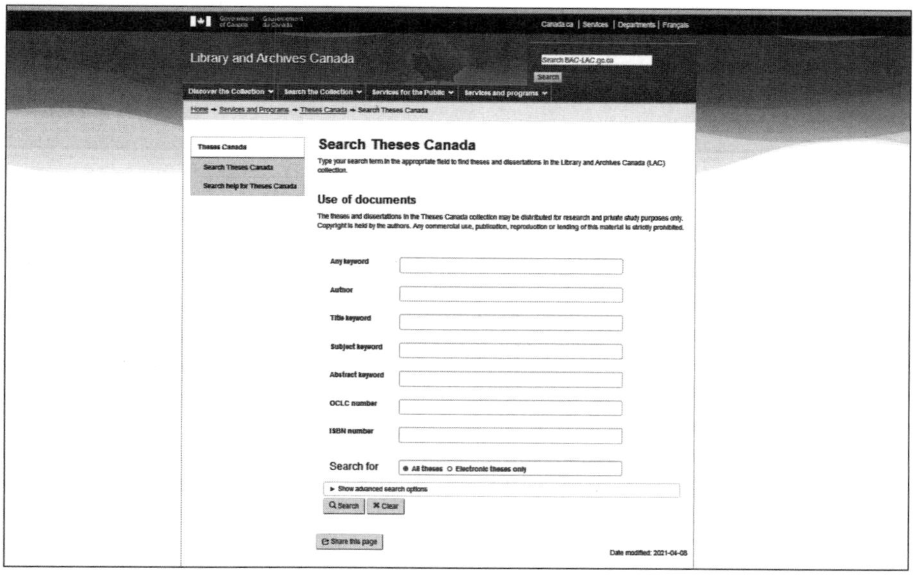

图 6-18　加拿大学位论文联合目录检索界面

（四）OATD

开放获取论文（Open Access Theses and Dissertations，OATD，https://oatd.org/）收录全世界 49 个国家 1100 所学院、大学和研究所 500 万余篇学位论文，可免费下载（图 6-19）。

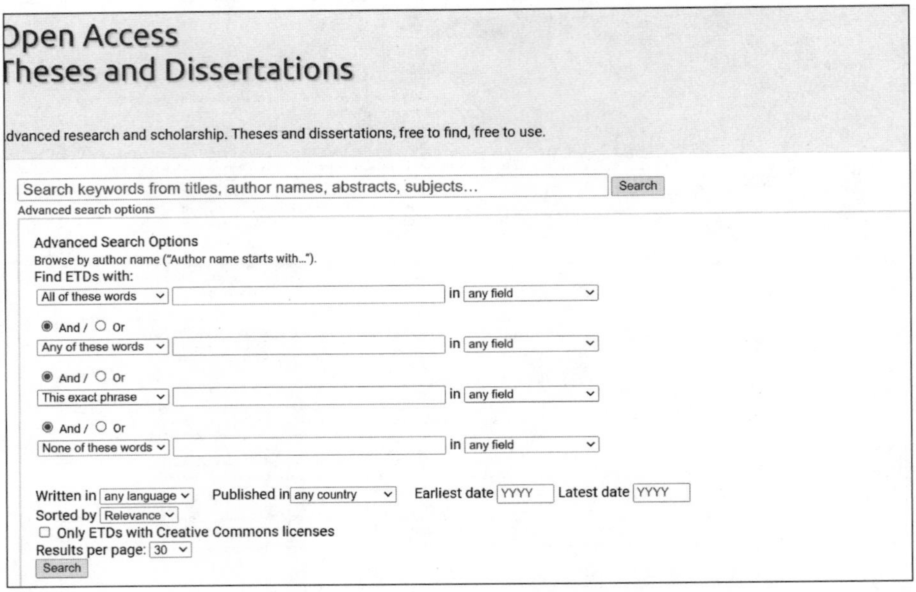

图 6-19　OATD 检索界面

【小结】　学位论文选题新颖，理论性、系统性较强，论证详实可靠。用户使用网站或文摘型数据库只能检索到论文的题录或文摘信息，要想获得学位论文的原始文献，可向国家法定的学位论文收藏机构（如国家科技图书文献中心、中国科技信息研究所、社科院信息研究中心等），或学位授予单位的图书馆索取全文。个人用户或集团用户都可以通过我国高校或情报机构，如北京大学图书馆、清华大学图书馆、武汉大学图书馆、复旦大学图书馆等地区信息中心馆的文献传递处请求文献传递服务，以获取学位论文原始文献。

练习与思考

1. 通过哪些数据库可以查找到国内博士学位论文？

2. 查询近两年国内外免疫学专业的博士学位论文，并对比国内外论文的研究主题方向有何差异？研究方法有何差异？

（昆明医科大学　刘　敏）

第三节　专利文献检索

案例 6-3

现有正泰集团股份有限公司诉宁波保税区斯达电气设备有限公司乐清分公司、施耐德电气低压（天津）有限公司等侵犯实用新型专利权纠纷案。原告请求法院判令：斯达分公司、施耐德公司立即停止侵犯正泰股份公司专利号为 ZL97248479.5 的实用新型专利权的行为；斯达分公司赔偿正泰股份公司损失 50 万元；施耐德公司赔偿正泰股份公司损失 3.35 亿元。被告：该专利不具专利性，所披露的技术方案早已在国内外公开，是公知技术，提请复审委该专利无效。复审委判定：该专利有效，驳回"专利无效"请求。2009年 4 月正泰与施耐德达成庭外和解，施耐德向正泰支付 1.57 亿余元补偿金，并且达成一系列全球和解协议。

问题：

1. 什么是专利？专利的类型？有何特点？这些资料分布在哪些网站？
2. 如何获取专利信息避免专利侵权？

分析：

专利已逐渐成为企业与企业之间竞争的制高点，在面对国外企业对中国市场的冲击时，善用知识产权维护企业的权益，一个小的技术点也可能带来巨大的经济效益。通过国内或国外专利信息检索可以快速地获取最新科技动态及研究成果；目前相关研究有哪些、是否重复研发、是否抵触他人专利权等。注意在不同检索途径下检索词的应用。

一、知识目标

1. 能够归纳专利文献的概念、特点和作用。
2. 能够列举专利信息检索的种类。

二、技能目标

1. 能够根据检索需求有效地选择合适的国内外专利数据库检索相关信息。
2. 能够熟练运用常用专利检索技巧。

三、情感、态度和价值观目标

1. 树立学以致用、理论联系实际的能力。
2. 培养开拓精神和独立学习、举一反三的能力。
3. 培养分析和综合能力，树立勇于质疑的创新精神和积极的创业意识。

专利文献具有技术性、经济性和法律性的特点，内容新颖、广泛，实用性强。专利文献内容从生活必需品到高精尖技术，甚至到产品工艺、设备、包装等，几乎无所不包。据统计，世界上 90%～95%的发明创造成果首先以专利的形式发表。因此，专利文献是当今信息社会不可缺少的重要信息源。

一、概述

（一）专利及专利文献的概念（patent & expounds the patent literature）

专利（patent）一词来源于拉丁语 Litterae patentes，意为公开的信件或公共文献，是中世纪的君主用来颁布某种特权的证明，后来指英国国王亲自签署的独占权利证书。时至今日，"专利"一词主要包括以下三方面含义：①专利权，受到专利法保护的权利；②受专利法保护的发明，获得专利权的发明创造；③专利文献，即受到专利法保护的技术范围的法律文件。

根据世界知识产权组织的定义，专利文献是指包括已出版或未出版的已经申请或被确认为发明、发现、工业品外观设计和实用新型的研究、开发、设计和试验成果的有关资料，以及保护专利所有人、发明人及工业品外观设计和实用新型注册证书持有人权利的有关资料的总称。狭义的专利文献专指发明人或申请人申请专利时提交并由专利局出版的某种发明的技术说明书即专利说明书或发明说明书。这里涉及的专利文献为后者。

（二）专利的类型（types of patent）

1. 发明专利（utility patent）

发明是指对产品、方法或者其改进所提出的新的技术方案。发明专利并不要求其是经过实践证明可以直接应用于工业生产的技术成果，可以是一项解决技术问题的方案或是一种构思，具有在工业上应用的可能性。体现新颖性、创造性和实用性。

2. 实用新型专利（utility model patent）

实用新型专利是指对产品的形状、构成或者其结合所提出的适于实用的新的技术方案。实用新型的技术方案更注重实用性，其技术水平较发明而言，要低一些，多数国家实用新型专利保护的都是比较简单的、改进性的技术发明，可以称为"小发明"。

3. 外观设计专利（design patent）

外观设计是指对产品的形状、图案或其结合以及色彩与形状、图案的结合所作出的富有美感并适于工业应用的新设计。外观设计专利的保护对象，是产品的装饰性或艺术性外表设计，这种设计可以是平面图案，也可以是立体造型，更常见的是这二者的结合，授予外观设计专利的主要条件是新颖性。

除上述我国现有的 3 种专利类型外，其他国家还有植物专利（plant patent）、防卫性专利（defensive patent）。

（三）国际专利分类表

《国际专利分类表》（international patent classification，IPC）是根据 1971 年签订的《国际专利分类斯特拉斯堡协定》编制的，是目前唯一国际通用的专利文献分类和检索工具。此表每 5 年修订一次，现在使用的为第 8 版。IPC 体系采用等级结构。IPC 分为 5 级类目，从大到小依次为部（section）、大类（class）、小类（sub-class）、主组（main-group）和小组（sub-group）。IPC 表共有 9 个分册，前 8 个分册分别为 A～H 等 8 个部，如表 6-1 所示；而第 9 分册为使用指南，为大类、小类和主组的索引，并对 IPC 的编排方式、分类原则和分类法进行了说明。在分类号中，大类以两位阿拉伯数字表示；小类以字母表示；主组与小组均以阿拉伯数字表示，二者以斜线分开。例如，"聚焦超声经食管消融左心房治疗心房颤动的装置及方法"的主分类号为 A61B18/04，其中 A 为部"人类生活必需"，A61 为大类"医学或兽医学；卫生学"，A61B 为小类"诊断；外科；鉴定"，A61B18/00 为主组"向人体或从人体传递非机械形式的能量的外科器械、装置或方法"，A61B18/18 为小组"采用加热"。

表 6-1 国际专利分类表各部的内容划分

部代码	内容	部代码	内容
A 部	人类生活必需	E 部	固定建筑物
B 部	作业；运输	F 部	机械工程；照明；加热；武器；爆破
C 部	化学；冶金	G 部	物理
D 部	纺织；造纸	H 部	电学

　　根据 IPC 协议，IPC 仅对发明和实用新型专利文献（包括出版的发明专利申请书，发明证书说明书，实用新型说明书和实用证书说明书等）进行分类，而对外观设计专利的分类需要使用国际外观设计分类法（也称为洛迦诺分类法）进行分类。

二、专利文献的特点

（一）内容新颖广泛

　　许多国家的专利法明确规定，专利文献上所阐述的发明内容，必须是没有在国内外出版物上公开发表过的，因而技术领域中最先进的发明创造总是最早公开发表在专利文献上。同时，专利文献内容极其广泛，涉及所有应用技术领域，从生活用品到复杂的高尖技术产品，几乎无所不包，因此，专利文献是获取技术信息的最方便有效的渠道。

（二）格式统一、分类科学

　　各国专利说明书虽然语种不同，但都是按照国际统一格式出版，基本上都是由扉页、说明书、权利要求书、附图等几部分组成，采用国际通用的 INID 代码标识著录项目，如[19]代表国别，[51]代表国际专利分类号，[32]代表优先权申请日等。因此，即使在不懂专利原文的情况下，通过标准的著录项目也能迅速识别申请人、发明人、专利权的授予等有关信息。其次，各国专利说明书与权利要求书在结构编排上也大致相同，方便查阅各国专利文献。而且随着国际专利分类法（IPC）的建立和推广，各国专利都使用了统一的分类标记，使专利文献拥有了一整套科学的分类体系，从而为采用统一的专利分类号检索专利文献提供了极大的便利。

（三）报道速度快、时效性强

　　由于专利法规定专利权授予最先申请者，发明人一旦取得科研成果必然要抢时间申请，另外，专利法对专利文献的公开也有严格的时间规定，因此，专利文献已成为报道最新发明创造最快捷的途径。同时，报道迅速也缩短了科技成果转化为生产力的时间，使得科技成果尽早面向社会，加速了科技成果的交流速度。

（四）内容详尽、具体，实用性强

　　各国专利法明确规定，专利文献必须具体、清晰、完整地阐述发明，达到同行业的普通专业人员能够看懂、实施该项发明的程度。因此，一般专利文献不仅叙述完整、详尽，而且有具体应用举例以及详细的附图，帮助用户理解技术方案的内容，也体现了专利文献的实用性。

三、专利文献的检索

　　专利文献是指主管机构对专利申请受理并审查合格后，定期出版的各种官方出版物的总称，如专利说明书、专利申请公开说明书、专利公报、专利索引等。由于专利文献能够反映最新科技动态及研究成果，长期以来一直受到科研技术人员、企业经营者的重视。检索与分析专利文献已成为科研人员极其重要的工作之一。无论是企业开发新产品，还是科研人员申请专利，都要先了解本行业最新的研究现状，如目前相关研究有哪些、是否重复研发、是否抵触他人专利权等，而这些都离不开专利检索。

（一）国内专利信息检索系统

中国国家知识产权局目前提供了中国专利的三个免费检索站点：国家知识产权局主办知识出版社制作维护的中华人民共和国国家知识产权网站（https：//www.cnipa.gov.cn），国家知识产权局专利检索咨询中心主办的中国专利信息网检索系统（https：//www.patent.com.cn），国家知识产权局专利局主办的中国专利网（http：//www.cnpatent.com），以下介绍国家知识产权网站的专利信息检索。

1. 国家知识产权网站（SIPO）专利检索及分析系统

SIPO（http：//pss-system.cnipa.gov.cn/sipopublicsearch/portal/uiIndex-pubservice.shtml）提供的专利信息数据库收录了 103 个国家、地区和组织的专利数据，以及引文、同族、法律状态等数据信息，其中涵盖了中国、美国、日本、韩国、英国、法国、德国、瑞士、俄罗斯、欧洲专利局和世界知识产权组织等。

专利检索作为本系统的核心服务之一，主要基于丰富的专利数据资源提供多种检索模式和浏览模式。在专利检索中，可以进行查新检索、侵权检索、产品出口前检索等业务操作，为了提升检索效率，还可以通过多种检索辅助工具辅助构建检索式、完善检索思路；可以通过多种浏览辅助工具快速定位专利的核心技术，挖掘技术背后的信息。在系统首页面中，可以通过点击"专利检索及分析系统"图标进入到专利检索服务中，您可根据检索需求使用相应的功能服务，如图 6-20 所示。

如本例 6-3 需检索专利号为 ZL97248479.5 的专利，点击专利检索页中的常规检索，选择"自动识别"或者"申请号"在检索框中输入 ZL97248479.5，点击检索即可得到专利号为 ZL97248479.5 标题为"一种高分断小型断路器"，IPC 分类号：H01H71/50；H01H73/00 的专利文献，点击"查看文献详细信息"即可得到其专利全文。

专利分析子系统面对不同层次的用户提供专业化、智能化的分析方式，通过专业的专利数据分析模型，快速、准确、全面地在海量专利数据中分析出潜在的信息关系和完整的专利情报链，帮助公众有效地利用专利资源。分析子系统为专利分析人员提供多种分析方式和分析工具集，分为管理分析库、快速分析、定制分析、高级分析、管理分析结果五大功能。

2. 中国专利公布公告查询系统

中国专利公布公告查询系统（http：//epub.cnipa.gov.cn）收录了自 1985 年 9 月 10 日以来公布公告的全部中国专利信息，包括发明公布、发明授权、实用新型专利的著录项目、摘要、摘要附图，其更正的著录项目、摘要、摘要附图，及相应的专利单行本（包括更正）；外观设计专利的著录项目、简要说明及指定视图，其更正的著录项目、简要说明及指定视图，及外观设计全部图形或外观单行本（均包括更正）；事务数据。中国专利公布公告查询系统提供高级查询、IPC 分类查询、LOC 分类查询和事物数据查询四种检索方法。

1）高级查询　　高级查询可查询列表中所示的著录项目、摘要或简要说明数据，默认为对发明公布、发明授权、实用新型、外观设计四种专利进行查询。查询结果默认按照公布公告日降序排列。

高级查询页面有公布（告）日、申请（专利）号、申请（专利权）人、地址、分类号、名称、摘要/简要说明、专利代理机构、代理人等 19 个检索入口，如图 6-21 所示。该检

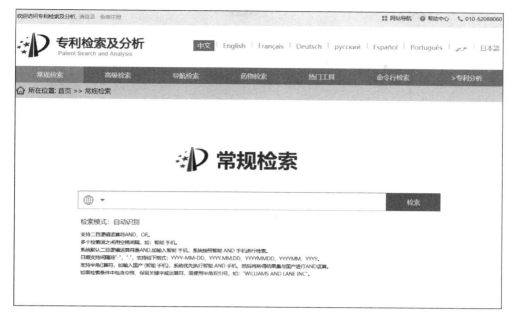

图 6-20　专利检索及分析界面

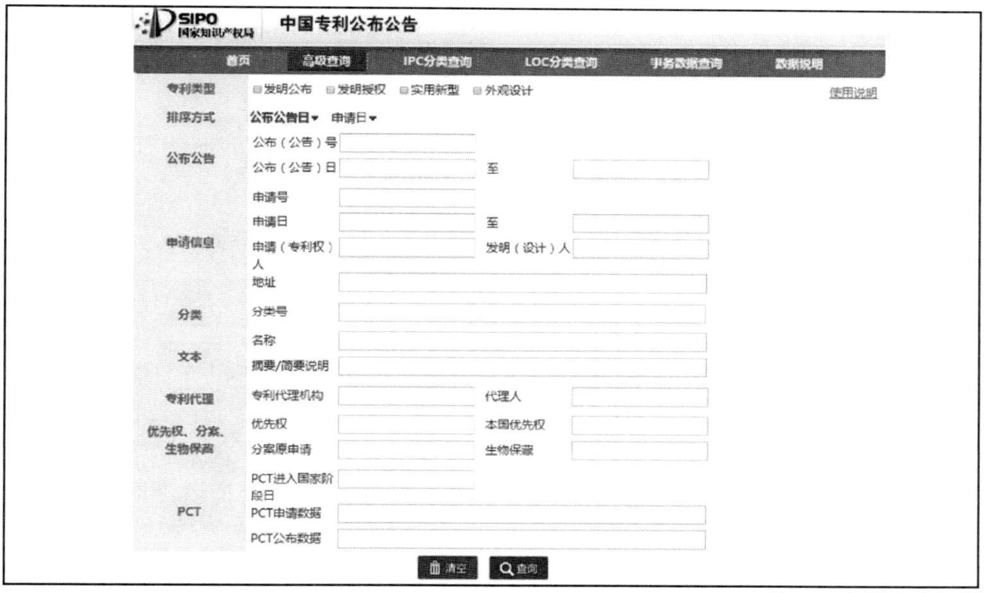

图 6-21　中国专利公布公告查询系统界面

索页面支持布尔逻辑运算式检索；支持？代替 1 个字符，%代替多个字符的查询。系统不区分英文字母大小写，每一个检索入口都支持前方匹配，申请号可实行模糊检索，模糊部分位于申请号起首或中间，位于申请号末尾时模糊字符可省略。

2）IPC 分类查询　　用户可通过在分类查询入口输入关键词或分类号获得相关分类号或分类号的含义；其次可通过点击分类号树状结构（IPC 国际专利分类法）查询需要的分类号，IPC 分类检索可实现对国际专利分类表的查询功能，并且可以在限定某一分类领域文献的基础上，结合其他字段进行检索。在选择分类表各级分类位置的同时，系统会自动将该选定的分类位置显示在页面上"分类号"输入框。此时，检索结果便限定在了属于该分类位置的所有专利文献。如果在其他检索字段输入框中输入检索条件，就可以进行多字段的逻辑"乘"检索了。这种检索方式适用于同一类的族性检索，因此检索具有同一类属的相关专利较为方便。如本例 6-3 涉及 IPC 分类号 H01H71/50，"基本电气元件"在 IPC 分类中属 H 大类"电学"下"H01"。如图 6-22 所示。

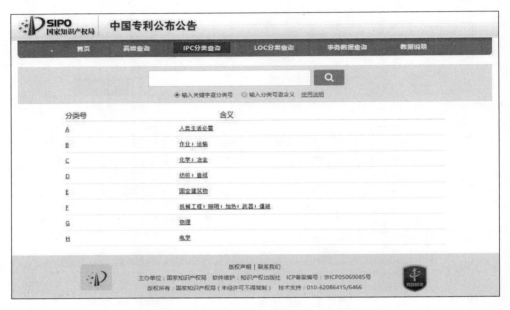

图 6-22　IPC 分类查询界面

　　SIPO 提供了专利数据库符合检索条件的所有专利的申请号和专利名称列表。每页显示记录数为 20 条，可以逐页下翻，查看全部检索结果。单击某件专利名称将进入该专利的题录与文摘显示页面。

　　3）LOC 分类查询　　用户可通过在分类查询入口输入关键词或分类号获得相关分类号或分类号的含义，如医疗。亦可通过点击分类号树状结构查询需要的分类号。如果需要重新确定分类号，可再次点击"IPC 分类查询""LOC 分类查询"或"返回"。确定分类号后，点击"选择"，则进入"高级查询"界面，直接查询或配合其他条件进行查询。

　　4）事物数据查询　　事物数据查询可以对专利类型、事务数据类型、申请号、事务数据公告日、事务数据信息进行查询。检索界面支持？代替 1 个字符，%代替多个字符进行查询。

　　3. 中国知网专利全文数据库
　　中国知网专利全文数据库包含中国专利全文数据库（知网版）和海外专利摘要数据库（知网版）。其中海外专利摘要数据库（知网版）包含美国、日本、英国、德国、法国、瑞士、世界知识产权组织及欧洲专利局六国两组织专利；专利相关的文献、成果等信息来源于 CNKI 各大数据库。可以通过申请号、申请日、公开号、公开日、专利名称、摘要、分类号、申请人、发明人和优先权等检索项进行检索，国内专利一次性下载专利说明书全文，国外专利说明书全文链接到相关专利局网站，该数据库提供高级检索、快速检索和专业检索三种检索途径。如图 6-23 所示。

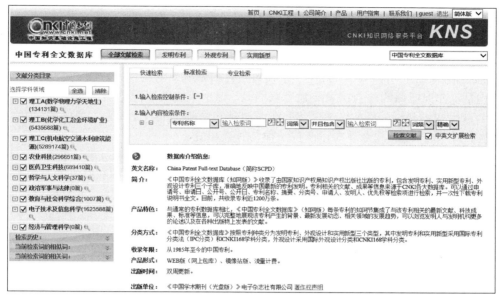

图 6-23 中国知网专利全文数据库检索界面

中国知网专利数据库独有的专利知网节，通过整合科技研究与创新发明信息，揭示专利核心技术、研究背景、应用动态、分布走势，帮助检索者评价或判断专利技术的创新水平。

中国知网专利检索与分析系统（http://pta.cnki.net）可检索包括中国、瑞士、美国、日本、德国、英国、法国、世界知识产权组织、欧洲专利等世界主要国家和地区的专利文献。拥有快速检索、专业检索、图片检索和高级检索四种方式，支持上传图片检索、字段检索、同义扩展、上下位词扩展、中英文扩展检索、事务数据信息检索，尤其是图片检索功能，用户上传任一专利或预申请专利的图片，即可进行该图片的相似图片检索。实现了基于全文的文字检索模式和基于内容的图片检索模式相结合，可以对图片及字段信息分别进行检索。输入字段的同时自动生成检索表达式，并可在表达式编辑区对检索表达式进行人工编辑，完成复杂的检索功能，大大提高了检索效率。

4. 万方中外专利数据库

万方中外专利数据库（Wanfang Patent Database，WFPD）包括中国专利文献、国外与国际组织专利两部分，收录了国内外的发明、实用新型及外观设计等，内容涉及自然科学各个学科领域，是科技机构、大中型企业、科研院所、大专院校和个人在专利信息咨询、专利申请、科学研究、技术开发及科技教育培训中不可多得的信息资源。每年增加约 25 万条，中国专利每两周更新一次，国外专利每季度更新一次。可以通过 IPC、专利名称、摘要、申请号、申请日期、公开号、公开日期、主分类号、分类号、申请人、发明人、主申请人地址、代理机构、代理人、优先权、国别省市代码、主权项和专利类型等检索项进行检索，提供专利全文下载。检索结果按国际专利分类（IPC 分类）、发布专利的国家和组织、专利申请的日期进行分类。

（二）国外专利检索系统

1. 世界知识产权组织专利数据库

世界知识产权组织（WIPO）是由"国际保护工业产权联盟"（巴黎联盟）和"国际保护文学艺术作品联盟"（伯尔尼联盟）于 1967 年 7 月 14 日在瑞典的斯德哥尔摩共同缔约建立的一政府间国际组织。1974 年 12 月，它成为联合国系统下的第 14 个专门机构，总部设在瑞士日内瓦，在美国纽约联合国大厦设有联络处。该组织主要职能是负责通过国家间的合作促进对全世界知识产权的保护，管理建立在多边条约基础上的关于专利、商标和版权方面的 23 个联盟的行政工作，并办理知识产权法律与行政事宜。

WIPO 提供世界多个国家的专利数据库服务，其中包括：PCT 国际专利数据库、中国专利英文数据库、美国专利数据库、加拿大专利数据库、印度专利数据库和欧洲专利数据库等，这些数据库在 WIPO 主页（https://www.wipoint/portal/zh）上都有链接，并且提供检索和浏览两种检索方法。

2. 美国专利检索数据库

美国专利商标局（USPTO）（http://www.uspto.gov）成立于 1802 年，是掌握全国专利及商标申请以及核准手续的重要机关，隶属于美国商务部，它的主要职责为发明家和他们相关发明提供专利保护、商品商标注册和知识产权证明。该数据库分为授权专利数据库、申请专利数据库和失效专利数据库三部分；授权专利数据库提供 1790 年至今各类授权的美国专利，包括 1790 年至今的图像说明书，1976 年至今的全文文本说明书（附图像链接）；申请专利数据库只提供 2001 年 3 月 15 日起申请说明书的文本和图像。失效专利数据库只能够提供专利号检索途径。该库提供快速检索、高级检索和专利号/公开号检索。

美国专利检索数据库（http://patft.uspto.gov）主要包括快速检索（quick search）、高级检索（advanced search）、专利号检索（patent number search）、数据库内容、帮助等。

1）快速检索（quick search）　　通过快速检索页面可以同时使用两检索词检索美国专利全文数据库，如图 6-24 所示。

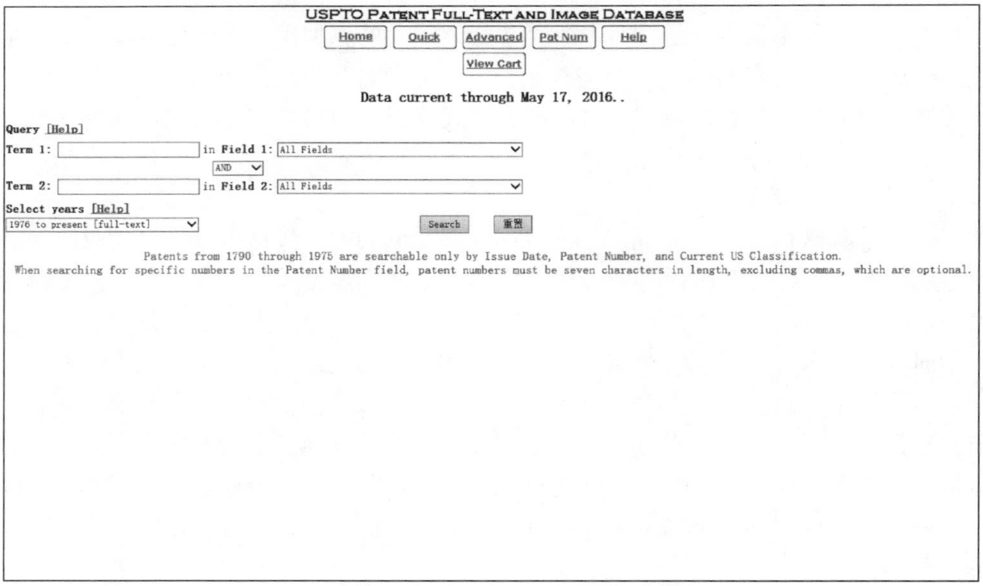

USPTO PATENT FULL-TEXT AND IMAGE DATABASE

Home　Quick　Advanced　Pat Num　Help

View Cart

Data current through May 17, 2016..

Query [Help]

Term 1: [　　　] in Field 1: [All Fields　　　]
　　　　　[AND　]
Term 2: [　　　] in Field 2: [All Fields　　　]

Select years [Help]
[1976 to present [full-text]　]　　　[Search]　[重置]

Patents from 1790 through 1975 are searchable only by Issue Date, Patent Number, and Current US Classification.
When searching for specific numbers in the Patent Number field, patent numbers must be seven characters in length, excluding commas, which are optional.

图 6-24　快速检索界面

具体分 7 个步骤：①选择年度或年度范围（select years），可以通过下拉菜单进行；②在 Term1 框中输入检索词；③在 Term1 框右边的 Field 1 下拉菜单中选择所需的字段，如 Title、Issue Date 等；④选择逻辑运算符（AND OR 或 ANDNOT）；⑤在 Term 2 中输入另一检索词；⑥在 Term 2 右边的 Field 2 下拉菜单中选择所需的字段；⑦点击 Search。

例如，要检索降血脂药吉非罗齐的制备方法。可以在 Term1 中输入 gemfibrozil 检索字段选择为 Title，选择逻辑运算符 AND，在 Term2 中输入 preparation（或 prep$），检索字段也选择为 Title，选择年度范围为 All years，点击 Search 即可得专利号为 5，654，476 标题为 *Process for the preparation of gemfibrozil* 的专利，点击其标题即可得到有关吉非罗齐制备方法的专利全文，检索结果如图 6-25 所示。

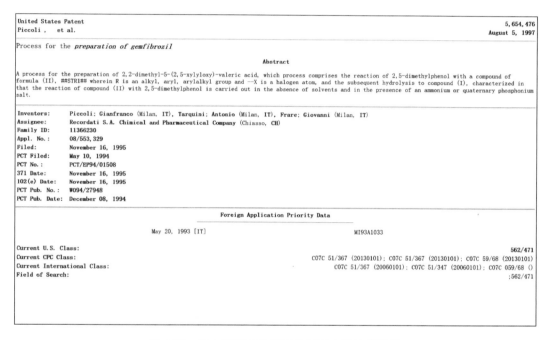

图 6-25　降血脂药吉非罗齐的制备方法检索结果

2）高级检索（advanced search）　　高级检索是相对快速检索而言的，它具有相当的灵活性，适用于复杂的专利检索。具体分三个步骤：①选择检索年度或年度范围；②在 Query 文本输入框中输入检索要求；③点击 Search。

在高级检索中，允许使用嵌套的逻辑表达式，用户可以利用两个以上的逻辑运算符（OR AND ANDNOT）创建和执行检索，从而得到较为精确和完整的检索结果。

阿托品的英文名可以是 atropine 也可是 apropt，如果想检索有关阿托品片的有关专利，可以输入 table$ AND（atropine OR aropt），将得到所有包含有 table$ 和 atropine 或者是包含有 table$ 和 aropt 的所有专利。

3）专利号检索（patent number search）　　目前，许多论文的参考文献都是报道的专利号，对于已知专利号的专利，用专利号检索非常方便简单，如图 6-26 所示。

①在检索框内输入专利号，如果有一个以上的专利号，用空格隔开，不必用逗号或词头

大写；②点击 Search 键即可得到检索结果。

例如，检索专利号为 4066753 的美国专利，点击专利检索页中的专利号检索项（Patent Number Search），在 Query 框中输入 4066753，点击 Search 即可得到专利号为 4066753 标题为 *Neomycin and paromomycin derivatives* 即新霉素和巴龙霉素衍生物，点击标题即可得到其专利全文。

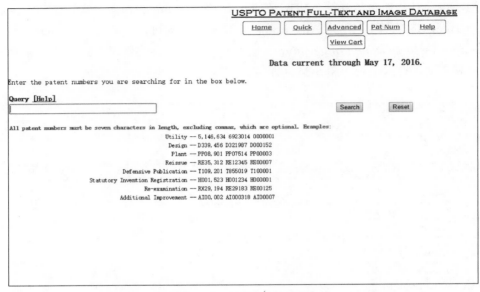

图 6-26　专利号检索界面

【小结】　专利信息是科技创新的源泉，专利工作对鼓励发明创造、推广应用新技术以及引进国外先进技术的重要作用越来越引起人们的重视，广大科技人员迫切想了解专利、专利制度、专利申请及审批、技术转让、专利文献及检索等有关知识；国外综合性的专利检索可选择德温特专利情报数据库（Derwent Innovations Index，DII）、世界知识产权组织（WIPO）专利数据库、美国、欧洲、日本等专利全文库。国内专利查询可选择中华人民共和国国家知识产权网站、中国知网专利数据库或万方中外专利数据库。这些资源将在很大程度上帮助我们提高工作效率，避免重大漏检；同时可以查证新点子，验证产品开发计划；节省时间和资金，避免重复他人的劳动；避免法律纠纷。

练习与思考

1. 专利的三层含义是什么？
2. 专利基本的特征包括哪些？
3. 检索美国的公司或个人在中国申请的疫苗方面的专利。
4. 简述一个完整的国际专利分类号的组成结构。

（昆明医科大学　王　欣）

第四节　标准文献检索

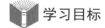 学习目标

一、知识目标

1. 知晓标准文献的基本知识（定义、性质、特点）、能列举标准文献的分类（按标准使用范围划分、按标准法规性划分）。

2. 能列举常用检索标准文献的数据库。

3. 知晓国际标准化组织及 ISOIS09000 标准族的内容范畴、中国标准的等级及编号。

二、技能目标

1. 能使用中国标准服务网等数据库进行标准文献的检索。

2. 能有效阅读检索出的标准文献。

三、情感、态度和价值观目标

1. 逐步形成综合分析问题的素质与能力。

2. 树立良好的团队意识及合作精神。

3. 提高自学能力和独立创新能力。

案例 6-4

圆珠笔（ball point pen），或称原子笔，是一种人们广泛使用的书写工具。曾经，"中国竟然造不出小小的圆珠笔笔珠"成为网民热议话题。中国年产圆珠笔 400 多亿支，已是当之无愧的制笔大国，但大量的圆珠笔笔头的"球球"却需要进口。笔头上球座体的生产，无论是设备还是原材料，长期以来都掌握在瑞士、日本等国家手中。

问题：

1. 中国不能造出圆珠笔笔头的因素有哪些？

2. 圆珠笔笔头标准是什么？可以从哪些途径获取相关材料？各区域、各国家、各地区标准有何差异？

分析：

实际情况是否如上所述呢？实际上，万宝龙、派克等国际知名制笔企业在中国都有代工厂，这证明就工艺水平来说，目前国内一些知名企业的产品不比国外的差。但由于核心技术缺失，我们从生产加工到国际标准制定都缺乏主动权。技术标准的出现使我们意识到知识产权比知识本身重要，技术标准比技术本身重要；技术标准是技术成果的权力化、规范化。掌握核心技术，主导国内、国际行业标准制定，争夺国际标准话语权迫在眉睫。本例所涉及标准为"圆珠笔笔头"，应注意检索词的应用。

标准文献有利于企业或生产实现经营管理统一化、制度化、科学化。标准文献反映的是当前的技术水平，国外先进的标准可以为我们提高工艺技术水平、开发新产品提供参照。另外，标准文献还可以为进口设备的检验、装配、维修和配置零部件提供参考。因此，标准文献可以说是世界重要的情报资源，它为整个社会提供了协调统一的标准规范，在它的规范指导下人类的生产生活在一定范围内获得最佳秩序。

一、标准文献的定义

为了在一定范围内获得最佳秩序，经协商一致制定并由公认机构批准，共同使用和重复使用的一种规范性文件［GB/T 20000.1—2002（标准化工作指南第 1 部分：《标准化和相关活动的通用词汇》）］。标准文献又称"标准化文献"，是指与标准化活动有关的一切文献。具体说，标准文献是指按照规定程序制定并经权威机构批准的，在特定范围内执行的规格、规程、规则、要求等技术性文件。

狭义的标准文献指按规定程序制定，经公认权威机构（主管部门）批准的一整套在特定范围（领域）内必须执行的规格、规则、技术要求等规范性文献，简称标准。广义指与标准化工作有关的一切文献，包括标准形成过程中的各种档案、宣传推广标准的手册及其他出版物、揭示报道标准文献信息的目录、索引等。

二、标准文献的分类

（一）按使用范围划分

1. 国际标准（international standard）

国际标准是指国际标准化组织（ISO）、国际电工委员会（IEC）和国际电信联盟（ITU）制定的标准，以及国际标准化组织确认并公布的其他国际组织制定的标准。国际标准在世界范围内统一使用。

2. 区域标准（regional standard）

区域标准又称为地区标准，可用 DB 表示。泛用指世界某一区域标准化团体所通过的标准，如非洲地区标准 ARS、欧洲标准 EN 等。

3. 国家标准（national standard）

由国家标准化主管机构批准发布，对全国经济、技术发展有重大意义，且在全国范围内统一的标准。国家标准的年限一般为 5 年，过了年限后，国家标准就要被修订或重新制定，以跟上世界同类标准的变化和适应人们生产生活的需求，因此，标准是种动态信息。如我国国家标准 GB、美国国家标准 ASME、德国国家标准 DIN 等。

4. 行业标准（industry standard）

行业标准是在没有国家标准而又需要在全国某个行业范围内统一技术要求的情况下制定和实施的标准。行业标准由归口部门统一管理，行业标准的归口部门及其所管理的行业标准范围，由国务院有关行政主管部门提出申请报告，国务院标准化行政主管部门审查确定，并公布该行业的行业标准代号。如我国医药行业标准 YY、中医药行业标准 ZY 等。

5. 地方标准（local level standard）

对没有国家标准和行业标准而又需要在省、自治区、直辖市范围内统一的工业产品的安全、卫生要求，可以制定地方标准。地方标准由省、自治区、直辖市标准化行政主管部门制定，并报国务院标准化行政主管部门和国务院有关行政主管部门备案，在公布国家标准或者行业标准之后，该地方标准即应废止。例如，地方标准 DB、云南省地方标准 DB53。

6. 企业标准（corporate standard）

企业范围内需要协调、统一的技术要求，管理要求和工作要求所制定的标准，是企业组织生产和经营活动的依据，如美国波音飞机公司标准 BAG 等。

（二）按成熟度划分

1. 强制性标准（compulsory standard）

强制性标准是具有法律属性，在一定范围内通过法律、行政法规等手段强制执行的标准。根据《国家标准管理办法》和《行业标准管理办法》，下列标准属于强制性标准：药品、食品卫生、兽药、农药和劳动卫生标准；产品生产、贮运和使用中的安全及劳动安全标准；工程建设的质量、安全、卫生等标准；环境保护和环境质量方面的标准；有关国计民生方面的重要产品标准等。

2. 推荐性标准（recommendatory standard）

推荐性标准又称为非强制性标准或自愿性标准。是指生产、交换使用等方面，通过经济手段或市场调节而自愿采用的一类标准。这类标准，不具有强制性，任何单位均有权决定是否采用，违反这类标准，不构成经济或法律方面的责任。应当指出的是，推荐性标准一经接受并采用，或各方商定同意纳入经济合同中，就成为各方必须共同遵守的技术依据，具有法律上的约束性。

三、标准文献的特点及作用

（一）标准文献的特点

（1）权威性。标准文献是以科学技术和实践经验为基础，一般由国际组织、国家机关、行业组织等制定和发布，因而具有权威性。

（2）统一编号、格式一致。每个国家对于标准的制定和审批程序都有专门的规定，并有固定的代号，标准格式整齐划一，即"标准代号+顺序号+颁布或修订的年份"格式表明。

（3）措辞严谨，采用专门的出版发行渠道。

（4）具有约束性。标准文献是从事科学研究、科学试验、工程设计、生产建设、商品流通、技术转让和组织管理的共同依据，在一定条件下具有某种法律效力。

（5）具有时效性。标准文献只以某时间阶段的科学、技术和经验的综合成果为基础，需要适应科技发展不断地修订、补充、替代或废止。各国的标准化机构都对标准使用周期及标准复审周期作了严格规定。通常标准平均时效为 3 年，标准复审周期为 3～5 年。

（二）标准文献的用途

（1）了解各国经济政策、技术政策、生产水平、资源状况和标准水平。

（2）科研、工程设计、工业生产、企业管理、技术转让、商品流通中，采用标准化的概念、术语、符号、公式、量值和频率等有助于克服技术交流的障碍。

（3）采用国内外先进的标准可改进产品质量，提高工艺水平和技术水平。

（4）鉴定工程质量、校验产品、控制指标和统一试验方法的技术依据。

（5）简化设计、缩短时间、节省人力、减少不必要的实验、计算，能够保证质量、降低成本。

（6）利于企业或生产机构经营管理活动的统一化、制度化、科学化和文明化。

四、标准文献的检索

（一）国内标准信息检索系统

1. 国家标准文献共享服务平台

国家标准文献共享服务平台（http://www.cssn.net.cn）由国家市场监督管理总局牵头，

中国标准化研究院主办。主要收录了 60 多个国家、70 多个国际和区域性标准化组织、450 多个专业学（协）会的标准，以及全部中国国家标准和行业标准共计 60 多万件。此外，还收集了 160 多种国内外标准化期刊和 7000 多册标准化专著。点击该网主页的资源检索，用户可以使用标准号、标题词、关键词等检索途径。主页还提供期刊检索专著检索和技术法规检索，如图 6-27 所示。

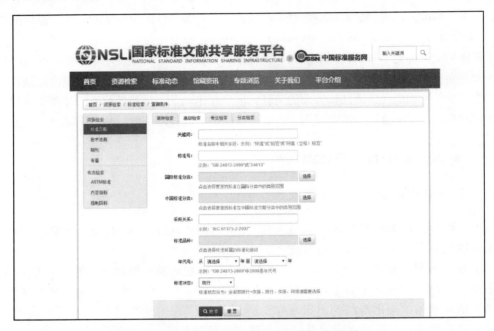

图 6-27　国家标准文献共享服务平台界面

如案例 6-4 需查询圆珠笔笔珠相关标准文献，可在简单检索选项卡检索框内输入"圆珠笔笔头"点击检索得到结果，点击订购即可获得相关文献；或在高级检索、专业检索、分类检索中进行查询。

2. 中国知网标准数据总库

中国知网标准数据总库是国内数据量最大、收录最完整的标准数据库，分为中国标准题录数据库（SCSD）、国外标准题录数据库（SOSD）、国家标准全文数据库和中国行业标准全文数据库。

其中，中国标准题录数据库（SCSD）收录了所有的中国国家标准（GB）、国家建设标准（GBJ）、中国行业标准的题录摘要数据；国外标准题录数据库（SOSD）收录了世界范围内重要标准，如国际标准（ISO）、国际电工标准（IEC）、欧洲标准（EN）等标准的题录摘要数据；国家标准全文数据库收录了由中国标准出版社出版的，国家标准化管理委员会发布的所有国家标准；中国行业标准全文数据库收录了现行、废止、被代替以及即将实施的行业标准。

用户可以通过标准号、中文标题、英文标题、中文关键词等检索项进行检索。CNKI 标准数据总库特有的标准知网节激活标准及相关研究文献的关联，透视标准的制定情况及发展趋势，有助于检索者理解其制定背景、过程和技术细节，如图 6-28 所示。

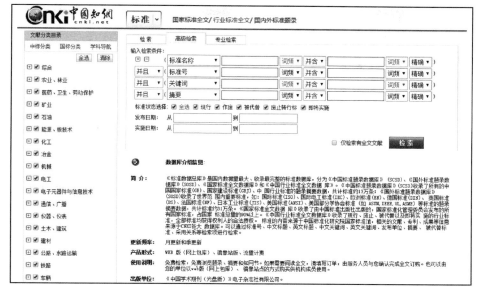

图 6-28　CNKI 标准数据总库检索界面

3. 万方数据知识服务平台——中外标准文献库（WFSD）

WFSD（https://s.wanfamgdata.com.cn/advanced-search/standard）综合了由国家技术监督局、住建部情报所、建材研究院等单位提供的相关行业的各类标准题录 200 余万条，其中包括中国标准、国际标准以及各国标准等。数据库为保证资源的实用性和实效性数据每月进行更新。数据库可通过题名、关键词、日期、标准发布单位等多个字段独立或进行布尔逻辑的运算检索，并且该数据库可按标准分类进行检索，方便快捷，如图 6-29 所示。

4. 国家标准化管理委员会

中国国家标准化管理委员会（http://www.sac.gov.cn/）（中华人民共和国国家标准化管理局）是国务院授权的履行行政管理职能，统一管理全国标准化工作的主管机构。在其机构的网页上可对国家标准、国家废止标准等相关标准信息进行检索，如图 6-30 所示。

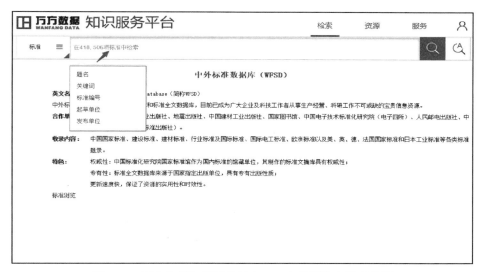

图 6-29　万方数据知识服务平台——中外标准文献库界面

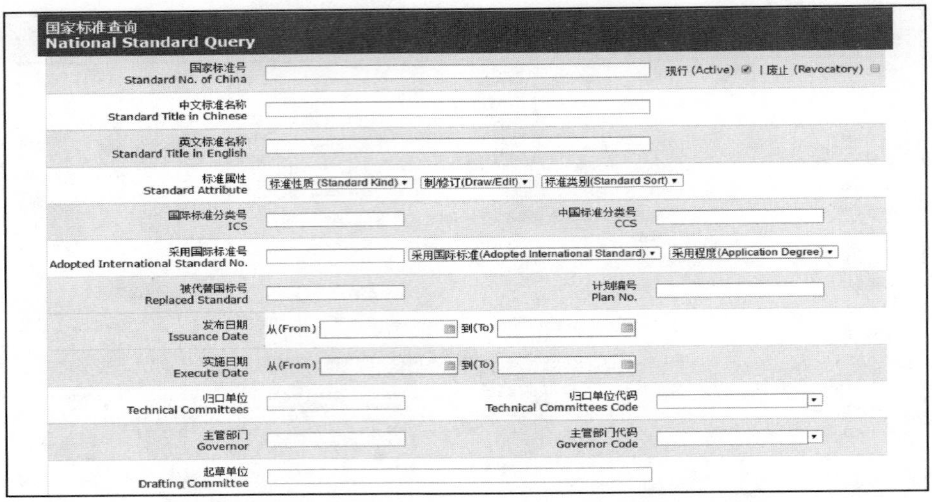

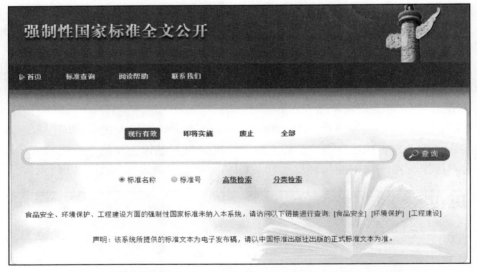

图 6-30　中国国家标准化管理委员会——国家标准目录查询系统界面

国家强制标准网站既提供了按关键词检索的标准检索及全文检索，又提供了按标准号、标准中英文名称、发布或结束时间以及实施或结束时间的高级检索。所有检索结果均可在线阅读（图 6-31）。

图 6-31　中国国家标准化管理委员会——强制标准高级检索界面

（二）国际标准信息检索系统

国际标准化组织（International Organization for Standardization，简称 ISO）（http://www.iso.org），成立于 1946 年，是世界上最大的非政府标准化专门机构，其网站发布有关标准的文献和信息，并提供检索、扩展检索、浏览等服务，如图 6-32 所示。

ISO 的宗旨是"在世界上促进标准化及其相关活动的发展，以便于商品和服务的国际交换，在智力、科学、技术和经济领域开展合作"。ISO 提供了基本和高级检索两种方式检索 ISO 的所有标准，检索内容包括已出版的标准、发展中的标准及已撤销的标准。检索入口包

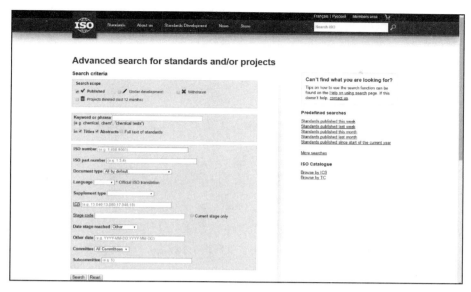

图 6-32　国际标准信息检索系统

含关键词、标准名称、ISO 标准号、国际标准分类号、标准颁布时间、委员会代码、语言等。检索结果提供相关标准的类号、名称、标准号、版次、页数、编制机构、订购全文的价格等信息。

【小结】　标准文献可按其适用范围分为不同级别，如国际标准、区域标准、国家标准、行业标准、地区标准和企业标准等。检索目的不同，对标准文献的需求也不同，例如，使用标准者只需要最新的标准，而制定标准者则需广泛参考相关领域不同范围和不同年代的标准文献。近年来，很多著名的标准机构都在互联网上设立了站点，如国际标准化组织（ISO）、美国国家标准学会（ANSI）、英国标准化组织（BSI），世界卫生组织（WHO）的网站上也可以查找到一些医学方面的标准；国内标准检索系统则有国家标准文献共享服务平台、CNKI 标准数据总库、万方数据知识服务平台——中外标准文献库等，使得标准检索变得更加快捷和便利。

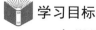 练习与思考

1. 简述国内外标准文献的检索途径分别有哪些。
2. 标准文献的特点有哪些？

（昆明医科大学　王　欣）

第五节　药学信息检索

学习目标

一、知识目标

1. 能列举出药学信息的大致内容、药学信息的价值和作用。
2. 能列举出药学信息检索常用的数据库。

3. 能列举 SciFinder Scholar 收录信息的范围和特点。

二、技能目标

1. 能根据检索需求选择合适的数据库或检索平台，并检索到所需要的信息。

2. 能使用 SciFinder Scholar 检索到所需要的药学信息。

三、情感、态度和价值观目标

1. 能够感受到药学信息在科研、学习和生活生产中的重要作用。

2. 树立合理合法使用信息的意识。

案例 6-5

小明是某医学院校临床药学的高年级学生，最近他所在学校为了促进临床药学专业学生的学习积极性，提高其专业素质，考验学生的理论知识与技术技能在实际情境中的应用能力，决定在学校开展药学技能竞赛。小明积极投入，全面备赛。他着手准备对药师应具备的理论知识和相关专业技能进行系统复习，首先需要熟练、透彻地掌握药房各类药品，尤其是新引进的药品信息，内容包括：各种中西药品的成分、含量、规格，药品的别名，本院现有治疗某种疾病的药品分别有哪些，药品的价格，生产批号与有效期及其区别，药品在临床医学中的使用情况及其副作用，药品的拉丁文简写，药品产地，服药注意事项，孕妇服药禁忌，药品含量计算等。

问题：

1. 小明从哪里可以方便、快捷地搜集到足够的相关药品文献及资料，这些资料分布在哪些网站？

2. 如何根据所需要的信息选择对应的检索途径？

分析：

在医学实践中，临床药师需要的不仅仅是临床医学文献，更多的是药物治疗的最佳临床科学证据，其中药学信息的有效检索和合理利用是至关重要的。熟练掌握药学信息检索思路与方法，可使医药工作者在获取药物相关信息时更加系统、准确。

一、美国《化学文摘》

《化学文摘》(*Chemical Abstract*，CA)，是药学领域信息检索首推的一个重要工具，也是世界最大的化学文摘库，被誉为"打开世界化学化工文献的钥匙"。CA 于 1907 年创刊，**由美国化学协会化学文摘社（Chemical Abstract Service of American Chemical Society, CAS of ACS）**编辑出版，其特点为收藏信息量大、收录范围广，涉及内容几乎包括了化学家感兴趣的所有领域，如无机化学、有机化学、分析化学、物理化学、高分子化学等，除此之外还收录了与化学相关的冶金学、地球化学、药物学、毒理学环境化学、物理学及生物学等诸多学科领域。每周报道 1 万条左右的文摘，年报道量约为 77 万篇，其中约 12 万篇为专利文献。除此之外，CA 还收录报道学位论文、会议文献、科技报告、存档资料和图书（包括视听资料）等，涉及世界 200 多个国家和地区 60 多种文字，所收录资料占世界化学化工文献总量的 98%左右，其中 70%的资料来自美国以外的国家和地区。

CAS 推出了四种产品：**印刷型检索刊（chemical abstract, CA）、光盘数据库（CD-ROM）、**

国际联机数据库（online CA file）以及网络数据库（SciFinder）。1998 年推出了 SciFinder 的学术版——SciFinder Scholar 专供学术研究使用。

（一）概述

SciFinder Scholar 检索平台整合了 MEDLINE 医学数据库、欧洲和美国等 30 多家专利机构的全文专利资料以及化学文摘 1907 年至今的所有内容，涵盖的学科包括应用化学、化学工程、普通化学、物理、生物学、生命科学、医学、聚合体学、材料学、地质学、食品科学和农学等诸多领域。通过 SciFinder Scholar 检索平台可以获得以下数据库的信息。

1. CAplus^{SM}（文献数据库）

CAS 的主要数据库，始自 1907 年包括来自 150 多个国家，超过 10 000 份期刊和 61 个专利发行机构的专利（含同族专利）文献、会议记录、科技报告、图书、学位论文等，涵盖化学、生化、化工及相关学科，还有尚未完全编目收录的最新文献。目前，该数据库收录了大约 3200 万条，每日更新 3000 条以上，文献追溯至 1800 年，引用文献追溯至 1996 年，是世界上最大、最广为科学家使用的化学化工资料库。

2. CAS Registry^{SM}（物质信息数据库）

世界上最大的化学物质数据库，收录了 1957 年以来在 CAS 登记的全部化学物质以及物质的各种名称和化学特性，追溯至 1900 年，其中包括有机化合物、生物序列、配位化合物、聚合物、合金、片状无机物。Registry 包括了在 CA 中引用的物质以及特定的注册。目前已有 5100 多万种有机或无机化合物及 6100 多万条生物序列资料，每日更新，且每种化学物质有唯一对应的 CAS 注册号。该数据库包括所有化合物的实验和计算特性，提供 2200 万种 CAS 物质的 21 种计算特性数据，其中包括 NMR、IR 及 MS 图谱。

3. CASREACT$^®$（化学反应数据库）

提供 1840 年以来 CA 收录的有机化学期刊和专利中多达 2200 万条的单步或多步有机化学反应、有机金属反应、无机反应以及生化反应等资料。目前已有超过 1100 万个可通过结构检索获得的反应资料，每周更新 30 000～50 000 条记录，是全球最大的反应数据库。

4. CHEMCATS$^®$（化学品商业信息数据库）

收录了全世界各国 900 家供应商的 1000 种目录以及 2300 多万种化学品的供应资料，信息数达 3900 多万条，并提供厂商的联系方式、价格情况、运送方式、质量等级等订购信息。

5. CHEMLIST$^®$（管控化学品信息数据库）

收录从 1979 年至今已备案或被管控的 100 个管制化学品目录及其相关信息，每周更新约 50 条，包括物质特征、详细目录、来源、许可信息以及法律、管理等信息，目前包含 24 万多种备案及被管控物质，分别来自 13 个国家和国际组织。

6. MARPAT$^®$（马库什结构专利信息数据库）

CA^{SM}/CAplus^{SM} 数据库中收录的所有专利都是 MARPAT 的标引来源，共计超过 500 000 条包含马库什结构专利的引文。收录了从 1988 年至今 CAS 的专利（包括 1987 年至今的日本部分专利）中包含的 110 多万个可检索的马库什结构；1984～1987 年的英文专利以及 1986～1987 年的法国和德国的部分专利；源自 1961～1987 年间 INPI（国家工业产权局）数据的其他记录；以及 2000 年 1 月 10 日后公布的俄罗斯专利和 2008 年至今公布的韩国专利。但不包括：合金、金属氧化物、无机盐、金属间化合物和聚合物。

7. MEDLINE®（美国国立医学图书馆数据库）

该数据库是美国国立医学图书馆编撰的世界上最具权威的生物医学数据库，文献追溯至 1949 年，涵盖 70 多个国家为 5200 多种生物医药期刊，收录的文摘数为 1800 多万条，每周更新 5 次。

SciFinder Scholar 检索平台下的数据库相互关联，形成了强大的检索系统，正是由于 SciFinder 拥有非常强大的信息来源和完善的检索系统，所以它被广泛地运用于化学化工、材料、制药、生物技术领域的研发环节。

（二）检索方法简介

使用网络版 CA 之前必须注册账号，邮箱不建议用 QQ 邮箱，另外在 SciFinder Scholar 的检索结果中，很多物质提供 3D 视图，如需查看，则需下载并安装 ViewerLite。

SciFinder Scholar 提供了多种检索途径，分别为以下几种。

1. Explore

Explore 检索包含了 **Explore Literature（文献检索）**、**Explore Substance（物质检索）**、**Explore Reaction（反应检索）**及 **Explore Sequence（序列检索）**四种检索。

1）Explore Literature　　提供了**研究课题（Research Topic）**、**作者（Author Name）**和**团体作者（Company Name/Organization）**三种检索途径的选择。

2）Explore Substance　　包含**化学结构（Chemical Structure）**、**分子式（Molecular Formula）**两种检索途径的选择。

在输入分子式时须注意以下规则。

（1）同一组分子中的元素必须有明确的分割符号，可以用数字和空格进行分割。

（2）对于不含 C 的物质，按照字母顺序书写分子式。

（3）对于含 C 的物质，CH 写在前面，其他按字母顺序书写。

（4）对于多组分物质，用"."将不同组分分开，组分排列顺序依照 C 数的降序，C 数相同时，按 H 数的降序排列，H 数一样时，按第三个元素的字母顺序排列，以此类推。

（5）聚合物用括号表示，括号外用 n 或 x 表示。

（6）注意区分大小写。

3）Explore Reaction　　可通过**反应结构（Reaction Structure）**进行检索。

4）Explore Sequence　　检索可通过**核苷酸或蛋白质序列（Nucleotide or Protein Sequence）**进行。

2. Locate

（1）Locate Literature：Bibliographic Information 以期刊名称、作者名称、出版年份查找文献；Document Odentifier 以文件识别号（如专利号、CA 文件号等）查找文献。

（2）Locate Substances：以化学名、CAS 登记号等信息查找物质。如果已知某种化学物质的化学名称、CAS 登记号或者是化学药物的通用名（登记在册）等均可通过 Locate Substances 途径检索到所需化学物质的相关文献。

3. Browse

Browse 检索同样用于检索化学相关的信息，主要提供期刊浏览检索，在该检索界面我们可以预览所有的期刊，并可标记和显示自己喜爱的期刊名。

4. Keep Me Posted（KMP）

KMP 及时推送可设置个性化的文献和物质更新通知，并在更新时收到 SciFinder 发送的电子邮件，具有以下功能：快速访问书目信息、摘要以及原始全文文档；所选研究课题将自动获得更新；并按照要求保持每日、每周或每月进行更新。通过 KMP 功能使用者可在第一时间了解研究课题的最新进展。

（三）检索结果管理

1. 文献的保存

获得所需检索结果之后，可以通过 Save As 存储为两种文件格式。

（1）rtf 文件：此文件可打印、修改（与 word 文档类似），但须注意每次存储文献数量不得大于 50 条，且存储的文件名称、所属文件夹都需要用英文命名。

（2）sfr 文件：此类型的文件只支持在 SciFinder 中查看，每次存储的文献数量不能大于 1 万条。

2. 记录信息的提示

CA 数据库的每条记录都包含了很大的信息量，通常把一条记录分为题录和索引两个部分。

（1）题录部分：题录信息包含题目、作者、同族专利等，如果原文作者撰写的摘要不足以反映文献内容，CAS 文献编辑人员会根据文献内容重新撰写摘要。

（2）索引部分：由 CAS 编写，为文献做一个科学的学科分类，列举文献中的重要概念，包括新的发现和理论、文献中出现的所有物质、该文献谈及的重点和补充词、对该文献的补充说明。

二、中国中医药学信息检索

（一）搜索引擎

搜索引擎是广泛收集网络信息，针对所采集信息组织建立索引库，并提供检索的工具。目前各种搜索引擎已成为用户查找网络信息资源的主要工具。

1. 综合性搜索引擎

综合性搜索引擎是我们在获取所需信息时必不可少的渠道之一，常用的有 Google、百度、微软必应等。

Google 学术搜索（Google Scholar）是一个可以免费搜索学术文章的网络应用，其功能非常强大，搜索准确性极高。很多学术文献都可以通过 Google 学术搜索获取。2010 年谷歌退出中国，目前暂无法使用。

百度学术与百度百科中也有大量关于中医药学词条的解释，检索者可根据所得解释进一步查找相关中医药学的信息。在搜索结果页面，还设置了关联搜索功能，方便查询和输入关键词有关的其他方面的信息。但百度百科对部分词条的解释在规范性和准确性上存在一定的争议，所以建议检索者在有一定的专业背景的基础上合理、适当地利用此类综合性搜索引擎。

微软必应（Microsoft Bing），原名必应（Bing），是微软公司于 2009 年 5 月 28 日推出，用以取代 Live Search 的全新搜索引擎服务。为符合中国用户使用习惯，Bing 中文品牌名为"必应"。必应不仅是一个搜索引擎，更深度融入微软几乎所有的服务与产品中，成为继 Windows、Office 和 Xbox 后的微软品牌第四个重要产品线。在 Windows Phone 系统中，微软也深度整合了必应搜索，通过触摸搜索键引出，可直达必应的网页、图片、视频、词典、翻译、资讯、地图等全球信息搜索服务。目前必应已成为欧美的第二大搜索引擎。

2. 专业性搜索引擎和网站

1）医药网（http://www.pharmnet.com.cn）　　医药网是目前国内客户量最大、数据最丰富、访问量最高的医药信息平台之一。旗下的医药搜索功能拥有强大的医药专业数据库，数据量大，更新及时，是与上海市中医文献馆合力打造的中医药专业平台。该网站提供了大量的医药信息可供检索，并设有多种目录，可满足不同需求的检索者检索相关的医药卫生信息。

2）植物通（http://www.zhiwutong.com）　　中药材中植物药占大部分，在检索时必须对药材来源进行确定，所以植物种属的准确定位在对植物药的检索过程中就显得尤为重要。我国幅员辽阔，多民族多地区的文化相互交融又独立共存，植物药中同名异物和同物异名的现象较为常见，植物的拉丁学名是世界上通用的博物名称，其命名原则有着严格的规范，使用规范的命名在对植物药进行检索更为方便。该网站可通过拉丁名或中文名进行植物的检索，如图 6-33 所示，同时增加了同物异名/别名物种检索功能，方便检索者使用。

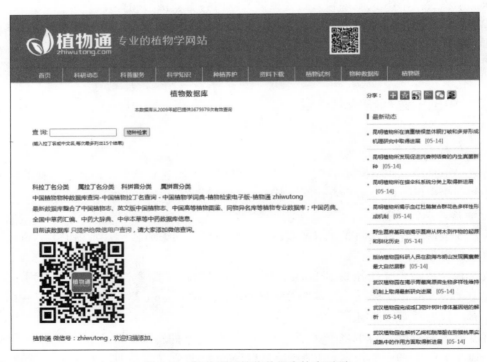

图 6-33　植物通网植物数据库检索页面

3）中国医药信息网（http://www.cpi.ac.cn）　　中国医药信息网是由国家药品监督管理局信息中心建设的医药行业信息服务网站，始建于 1996 年。网站共建有 20 余个医药专业数据库，主要内容包括政策法规、产品动态、市场分析、企事业动态、国外信息、药市行情等。现已成为国内外医药卫生领域不可缺少的重要信息来源，并逐步成为食品药品科学监管信息支持中心、食品药品信息数据分析及发布中心、食品药品监管信息化技术支持中心、食品药品信息检索和咨询中心。每日发布最新医药信息，内容涵盖食品药品相关的政策法规、产品信息、市场信息、企事业动态、海外信息等内容。是查询中医中药方面信息的重要信息资源。

例如，案例 6-5，在获取各种中西药品的相关文献及资料时，选择专业性强、信息覆盖面广的网站进行查询尤为重要。上文介绍的医药网、植物通网及中国医药信息网则是医药工作者获取各类药品信息的重要途径，此类网站于主页设有专用检索入口，并基于该网站所侧重的信息面对检索通道进行了详细分类，检索者在查找所需信息时可用常规检索规则，根据检索需求缩小检索范围，得到更加全面、精确的检索结果。

（二）数据库及电子期刊

目前主要有四大期刊数据库提供相关药学文献信息的检索，分别为：中国生物医学文献数据库（http://sinomed.ac.cn）、CNKI 学术期刊库（http://CNKI.net）、万方数据资源系统电子化期刊（http://wanfangdata.com.cn）、维普中文期刊数据库（http://cqvip.com）。

三、药学组织及政府网站

（一）国内药学组织

1. 国家药品监督管理局

国家药品监督管理局（National Medical Products Administration；https://www.nmpa.gov.cn），隶属于国家市场监督管理总局。负责药品（含中药、民族药）、医疗器械和化妆品的安全监督管理、标准管理、注册管理、质量管理、上市后风险管理、监督检查以及对外交流与合作，以及制定执业药师资格准入制度，指导监督执业药师注册工作。

用户可通过首页"飞行检查"了解对药品、医疗器械、化妆品企业进行飞行检查的情况通告；通过首页"科普知识"获取药品、医疗器械、化妆品相关科普知识及视频；通过首页"查询"版块进入药品、医疗器械、化妆品详细信息的检索，内容包括各种法律法规、部门规章、规范性文件、公告、飞行检查的情况通告、召回信息、不良（反应）事件通报信息、科普知识及视频、数据库查询等。

例如，案例 6-5，在该网站"查询-药品"界面检索输入框键入需要查询的药品名称，即可对各类国产药品及进口药品信息进行详细查询，其查询结果皆为国家药品监督管理局登记在案的最新信息，具有一定的权威性。

2. 中国药学会

中国药学会（Chinese Pharmaceutical Association，CPA；http://www.cpa.org.cn）成立于1907 年，是中国最早成立的学术性、公益性、非营利性的法人社会团体之一，是国际药学联合会、亚洲药物化学联合会成员，以及中国科学技术协会的团体会员（图 6-34）。

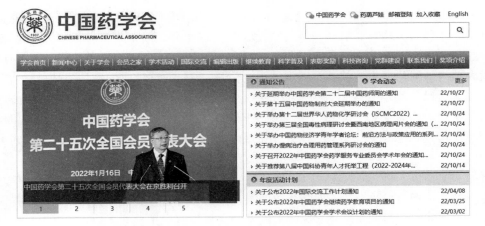

图 6-34　中国药学会主页

其主要任务是开展药学科学技术学术交流；编辑出版、发行药学学术期刊；发展同世界各国及地区药学团体、药学工作者友好交往与合作；举荐药学科技人才；表彰、奖励在科学技术活动中取得优异成绩的药学工作者；普及推广药学以及科学技术知识；反映药学工作者意见和要求，维护药学科技工作者合法权益；接受政府委托，承办与药学发展及药品监管有关活动，组织药学科技工作者参与国家有关项目科学论证和科技与经济咨询等活动。

（二）国外药学组织

美国食品药品监督管理局（U.S. Food and Drug Administration，FDA；http://www.fda.gov）为直属美国健康及人类服务部管辖的联邦政府机构，其主要职能为负责对美国国内生产及进口的食品、膳食补充剂、药品、疫苗、生物医药制剂、血液制剂、医学设备、放射性设备、兽药和化妆品进行监督管理，通过及时帮助各种产品安全有效地进入市场，并对它们使用后的安全性进行监测，从而促进和保护大众健康，制定相关法律和科学指导以保护消费者。FDA 在美国乃至全球都有着极其巨大的影响，它的信誉和专业水准深得诸多专家和广大民众的信赖，时至今日，FDA 已成为全球食品药品消费者心中的权威医药管理机构。

FDA 网站内容丰富，提供了 FDA 新闻、食品、药品、生物制品、毒物学等方面的信息，同时也可在其网站上对相关资料、规章、法律等进行查询，是医药工作者不可或缺的重要信息来源。

四、专利信息

专利信息是一种重要的科技信息源，具有技术性和法律性，内容新颖，范围广泛、系统性强且较为实用，是广大科研人员信息查询的重要来源。我国 1993 年试行药品专利，目前药品专利信息已成为药学工作者的重要信息来源之一。

【小结】　药学是信息密集型专业，药学信息涵盖了药学各个学科、各个专业领域的内容。通过药学信息检索并合理应用药学文献，可以提高药学人员的技术水平和专业素质，为药品的研制、生产、经营、使用及监督管理发挥积极的作用。通过药学信息服务，我们可以达到促进合理用药、改善药物治疗效果、体现药师自身价值的目的，其特点集中表现为以知识为基础、以高科技为依据。如今药学信息服务已逐步成为社会各方面的需要，正确掌握药学信息的检索方法也成为医学信息检索者的必备技能之一。

 练习与思考

1. SciFinder Scholar 检索平台包含哪些子数据库？这些子数据库分别收录了哪方面的信息？

2. 小明父母在药店销售员推荐下购买了据说是美国进口的保健品，作为一名临床药学专业的学生，小明应该访问哪些权威网站以确定该保健品的真实信息？

（西南医科大学　朱　烨）

第六节　生物信息检索

 学习目标

一、知识目标

1. 能列举出查找生物信息数据库的方法。

2. 能列举常用的生物信息数据库及其收录范围和特点。

二、技能目标

1. 能根据检索需求选择合适的数据库或检索平台，并检索到所需要的信息。

2. 能使根据检索需求使用三大核酸序列数据库检索到所需要的核酸序列。

三、情感、态度和价值观目标

1. 能够感受到生物信息在科研、学习和生活生产中的重要作用。

2. 树立合理合法使用信息的意识。

> **案例 6-6**
> 　　砷是人类工业生产中使用到的重金属元素，砷及其化合物也是世界卫生组织所属的国际癌症研究所（IARC）认定的一类致癌物。有职业暴露研究者对砷甲基化转移酶AS3MT 的基因突变，以及其编码的特殊蛋白质很感兴趣，想针对这个进行一个课题研究，请帮助他查找相关可靠信息。
> **问题：**
> 　　1. 从哪些数据库可以查找到案例中想找的信息？
> 　　2. 检索时有哪些检索字段或策略？
> **分析：**
> 　　AS3MT 是砷在体内代谢过程中起到关键作用的酶之一，如何查找它的序列号、突变位点、编码蛋白质等信息对这个课题的前期调研至关重要，所以找到可靠的信息是课题

成功的第一步。可以参考网站或数据库，如三大核酸数据库 GenBank、ENA、DDBJ，以及 UniProt 和 PDB 等蛋白质数据库。

生物信息学（bioinformatics）是一门新兴的交叉学科，包含生物信息的获取、处理、存储、处理、分析、解释和应用等所有方面，综合运用数学、计算机科学和生物学的各种工具，来阐明和理解大量数据所包含的生物学意义。生物信息数据库是生物信息学的一个重要组成部分，随着生物信息学的飞速发展，生物信息数据库的种类和数据量也随之增加，功能日趋完善，在人类基因组计划、基因组学、生物信息学发展中起着非常重要的作用。

一、生物信息数据库的种类

生物信息数据库，是指在计算机存储设备上合理存放且相互关联的生物信息集合。根据收录的信息内容主要分为以下五类。

（一）序列数据库

主要收录序列数据，是最基本的生物信息数据库。根据序列分子类型不同，又可分为：DNA 序列数据库，如 GenBank（http://www.ncbi.nlm.nih.gov/genbank/）、ENA（http://www.ebi.ac.uk/ena/）、DDBJ（http://www.ddbj.nig.ac.jp/）等；RNA 序列数据库，如非编码 RNA 数据库（the Non-coding RNA Database，ncRNAdb, http://biobases.ibch.poznan.pl/ncRNA）、微小 RNA 数据库（the MicroRNA Database，miRBase, http://www.mirbase.org/）等；蛋白序列数据库，如通用蛋白质资源（the Universal Protein Resource，UniProt, http://www.uniprot.org）等；基因组序列数据库，如酵母基因组数据库（the Saccharomyces Genome Database，SGD, http://www.yeastgenome.org/）、鼠基因数据库（Mouse Genome Informatics，MGI，http://www.informatics.jax.org/）等。

（二）结构数据库

主要收录蛋白质、多肽的三维结构（X 射线和磁共振测定的）数据，以及酶、病毒、碳水化合物和核酸的晶体结构数据库，如蛋白质结构数据库（the Protein Protein Data Bank，PDB，http://www.rcsb.org/pdb/home/home.do）、核酸结构数据库（the Nucleic Acid Database，NDB，http://www.ndbserver.rutgers.edu/）、剑桥结构数据库（Cambridge Structural Databases，CSD，http://www.ccdc. Cam.ac.uk/Solutions/CSDSystem/Pages/CSD.aspx）等。

（三）图谱数据库

主要收录基因组图谱数据，如遗传图谱、物理图谱、转录图谱和序列图谱，如 NCBI 的基因组图谱（http://www.ncbi.nlm.nih.gov/genome）、EBI 的 Ensembl（http://www.ensembl.org/index.html）、UCSC 基因组浏览器数据库（UCSC Genome Browser Database，http://genome.ucsc.edu/）等。

（四）突变数据库

主要收录基因突变以及多态性数据库，有综合性和特殊位点突变数据库两种。综合性突变数据库收录多种类型的突变或多态性数据库，如单核苷酸多态性数据库（Single Nucleotide Polymorphism Database，dbSNP，http: //www.ncbi.nlm. Nih.gov/projects/SNP/）、人类基因突变数据库（Human Gene Mutation Database，HGMD, http: //www.hgmd.org/）等；特殊位点数据库主要收录某一位点或某一特殊类型的基因突变和多态性数据，如人类肿瘤 *p53* 突变数据库（*p53* Mutation in Human Cancer，http: //p53.free.fr/）、APC 基因突变数据库（http: //www.umd.be/APC/）等。

（五）文献数据库

主要收录各种与生物信息有关的文献，如 PubMed （http: //www.ncbi.nlm.nih.gov/pubmed）、在线人类孟德尔遗传数据库（Online Mendelian Inheritance in Man，OMIM，http: //www.omim.org/）等。

二、生物信息数据库的查找方法

（一）查专业杂志

1994 年开始，《核酸研究》（*Nucleic Acids Research*）每年第一期是生物信息学数据，是获取生物信息学数据库最新情况的一个重要途径。

（二）专门数据库目录的网站

从 2000 年开始，出版 *Nucleic Acids Research* 的牛津大学出版社设立了一个数据库目录。该目录所收录的数据库分成 Major sequence repositories（主要序列数据库）、Comparative Genomics（比较基因组学）、Genomic database（基因组数据库）、Mutation database（突变数据库）、Protein database（蛋白质数据库）、Srodatabase（结构数据库）等 18 个大类，可按字顺或分类查找，并且可以立即链接到所需要的数据库。

（三）查询著名的生物信息学中心

一些著名的生物信息学中心不仅自己建立和维护大量的生物信息数据库，而且一般在网上提供资源导航。如美国国家生物技术信息中心（NCBI 创建和维护的许多著名的生物信息学数据库，如 GenBank、dbEST、dbGSS、dbSTS、dbSNP 等。欧洲生物信息学中心的 EBI 搜索。国际上许多生物信息中心建有生物信息和基因组信息资源网络导航系统，如美国 OAK Ride 国家实验室人类基因组信息资源导航系统和英国基因组图谱中心（HGMP）的 Genome Web，详细列出了世界各地基因组中心、基因组数据库，图谱资源、实验材料、基因突变、连锁分析、遗传疾病以及生物信息学公司实验操作规程、网络教程等几百个网址。

三、常用生物医学数据库

（一）核酸序列数据库

核酸序列是了解生物体结构、功能、发育和进化的出发点。国际上权威的三大核酸序列数据库是美国国家生物技术信息中心（NCBI）的 GenBank、欧洲生物信息研究所的 ENA、日本遗传研究所（NIG）的 DDBJ，它们收录了所有已知的核酸序列及相关的文献和生物学注释。三个数据库相互合作，形成国际核酸序列数据库协作体（International Nucleotide Sequence Database Collaboration，INSDC）每天交换数据，以保持最新最全的数据，各数据库中的数据基本一致，仅在数据格式上有所差别，对于特定的查询，三个数据库的检索结果基本一致。

1. GenBank

GenBank（https://www.ncbi.nlm.nih.gov/genbank/）是由**美国国家生物技术信息中心（National Center for Biotechnology Information，NCBI）**管理和维护的综合性公共核酸序列数据库，包括所有已知核酸序列和蛋白质序列，以及与它们相关的文献和生物学注释。数据来源于测序工作者提交的序列数据、由测序中心提交的大量 EST 序列和其他测序数据以及与其他机构协作交换的数据。

GenBank 的数据可以从 NCBI 的 FTP 服务器上免费下载完整的库，或下载积累的新数据。NCBI 还提供广泛的数据查询、序列相似性搜索以及其他分析服务，用户可以从 NCBI 的主页上找到这些服务。

每条 GenBank 数据记录包含对序列的简要描述、它的科学命名、物种分类名称、参考文献、序列特征表以及序列本身。序列特征表里包含对序列生物学特征注释，如编码区、转录单元、重复区域、突变位点或修饰位点等。所有数据记录被划分成若干个子库，如细菌类（BCT）、病毒类（VRL）、灵长类（PR）、啮齿类（ROD）以及 EST 数据、基因组序列数据（GSS）、高通量基因组序列数据（HTG）等 19 类，其中 EST 数据等又被分成若干子库。

完整的 GenBank 数据库包括序列文件，索引文件以及其他有关文件。序列文件是最常用的，其基本单位是序列条目，包括核苷酸碱基排列顺序和注释两部分。序列文件由单个的序列条目组成。序列条目由字段组成，每个字段由关键字起始，后面为该字段的具体说明。有些字段又分若干次子字段，以次关键字或特性表说明符开始。每个序列条目以双斜杠"//"作结束标记。序列条目的格式非常重要，关键字从第一列开始，次关键字从第三列开始，特性表说明符从第五列开始。每个字段可以占一行，也可以占若干行。若一行中写不下时，继续行以空格开始。

序列条目的关键字 LOCUS（代码），DEFINITION（说明），ACCESSION（编号），NID（核酸标识符），KEYWORDS（关键词），SOURCE（数据来源），REFERENCE（文献），FEATURES（特性表），BASE COUNT（碱基组成），ORIGIN（碱基排列顺序）。

索引文件是根据数据库中作者、参考文献等子段建立的，用于数据库查询。

检索案例：以查找 X01714 为例说明如下。

从 NCBI 的主页（http://www.ncbi.nlm.nih.gov/）选择 GenBank 数据库。Nucleotide 数据库就是 GenBank 数据库，然后在搜索条中直接写入这条序列对应的数据库编号 X01714，点击"搜索"，如图 6-35。结果返回编号为 X01714 的序列在 GenBank 中详细记录，见图 6-36-1 至图 6-36-6。从这条记录的标题我们得知，dUTPase 是脱氧尿苷焦磷酸酶（deoxyuridine 5′-triphosphate nucleotidohydrolase），编码它的基因叫 *dut* 基因，所属物种是大肠杆菌。下面是关于这个基因的详细注释，我们逐条浏览一下。

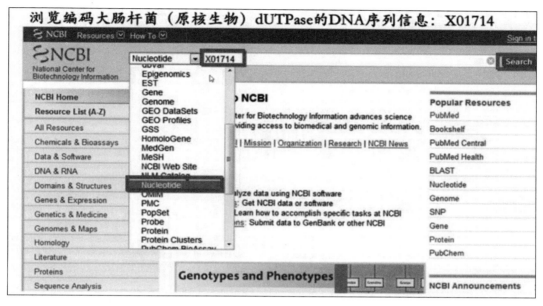

图 6-35　GenBank 检索主页

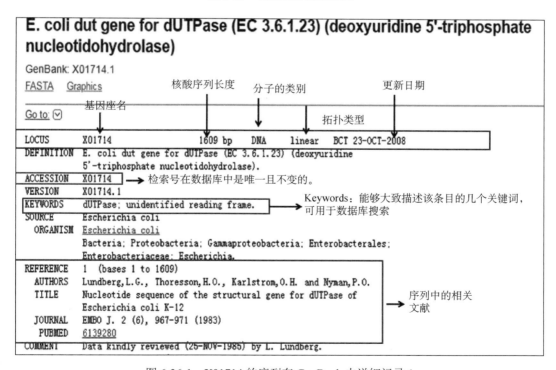

图 6-36-1　X01714 的序列在 GenBank 中详细记录 1

```
COMMENT     Data kindly reviewed (25-NOV-1985) by L. Lundberg.
FEATURES             Location/Qualifiers
     source          1..1609
                     /organism="Escherichia coli"
                     /mol_type="genomic DNA"
                     /db_xref="taxon:562"
     regulatory      286..291
                     /regulatory_class="promoter"
                     /note="-35 region"
     regulatory      310..316
                     /regulatory_class="promoter"
                     /note="-10 region"
     misc_feature    322..324
                     /note="put. transcription start region"
     regulatory      330..333
                     /regulatory_class="ribosome_binding_site"
                     /note="put. rRNA binding site"
     CDS             343..798
                     /note="unnamed protein product: dUTP-ase (aa 1-151)"
                     /codon_start=1
                     /transl_table=11
                     /protein_id="CAA25859.1"
                     /db_xref="GOA:P06968"
                     /db_xref="InterPro:IPR008180"
                     /db_xref="InterPro:IPR008181"
                     /db_xref="PDB:1DUD"
                     /db_xref="PDB:1DUP"
                     /db_xref="PDB:1EU5"
                     /db_xref="PDB:1EUW"
                     /db_xref="PDB:1RN8"
                     /db_xref="PDB:1RNJ"
                     /db_xref="PDB:1SEH"
                     /db_xref="PDB:1SYL"
                     /db_xref="PDB:2HR6"
                     /db_xref="PDB:2HRM"
                     /db_xref="UniProtKB/Swiss-Prot:P06968"
                     /translation="MKKIDVKILDPRVGKEFPLPTYATSGSAGLDLRACLNDAVELAP
                     GDTTLVPTGLAIHIADPSLAAMMLPRSGLGHKHGIVLGNLVGLIDSDYQGQLMISVWN
                     RGQDSFTIQPGERIAQMIFVPVVQAEFNLVEDFDATDRGEGGFGHSGRQ"
```

Source：说明该序列的来源，据此可以分辨出该序列来源于克隆体还是基因组，当前序列全长来源于大肠杆菌的基因组DNA

图 6-36-2　X01714 的序列在 GenBank 中详细记录 2

```
浏览编码大肠杆菌（原核生物）dUTPase的DNA序列信息：X01714
ORIGIN
        1 cagagaaaat caaaaagcag gccacgcagg gtgatgaatt aacaataaaa atggttaaaa
       61 acccgatat cgtcgcaggc gttgccgcac taaaagacca tcgaccctac gtcgttggat
      121 ttgccgccga aacaaataat gtggaagaat acgcccggca aaaacgtatc cgtaaaaacc
      181 ttgatctgat ctgcgcgaac gatgtttccc agccaactca aggatttaac agcgacaaca
      241 acgcattaca cctttctgg caggacggag ataaagtctt accgcttgag cgcaaagagc
      301 tccttggcca attattactc gacgagatcg tgacccgtta tgatgaaaaa aatcgacgtt
      361 aagattctgg acccgcgcgt tgggaaggaa tttccgctcc cgacttatgc cacctctggc
      421 tctgccggac ttgacctgcg tgcctgtctc aacgacgccg tagaactggc tccgggtgac
      481 actacgctgg ttccgaccgg gctggcgatt catattgccg atccttcact ggcggcaatg
      541 atgctgccgc gctccggatt gggacataag cacggtatcg tgcttggtaa cctggtagga
      601 ttgatcgatt ctgactatca gggccagttg atgatttccg tgtggaaccg tggtcaggac
      ......
     1381 aagccagatc ctggccttct gtgaaggtat gctgtcacgt tttgtccgca
     1441 ataccgcccg acggatgatt ttgacgcccg ctggccgcta attgcggcca
     1501 tatgacgccg gatgacttt catccggcga gtttctttaa acgccaaact
     1561 ggccttaacc gccgccagat gttccgccat tccggcttc tcttccagg
//
```

最后一个条目 ORIGIN 记录的是核酸序列，并以双斜线"//"作为整条记录的结束符。

图 6-36-3　X01714 的序列在 GenBank 中详细记录 3

2. ENA

欧洲生物信息学研究所（European Bioinformatics Institute） 管理和维护的 ENA（https://www.ebi.ac.uk/ebisearch），是国际三大核酸序列数据库之一，创建于 1982 年。ENA 整合了原始的序列数据、组装信息和功能注释，主要收集欧洲产生的核酸序列数据。每一条核算序列记录包括概览、来源特征、其他特征、组装、参考文献、序列六个部分。

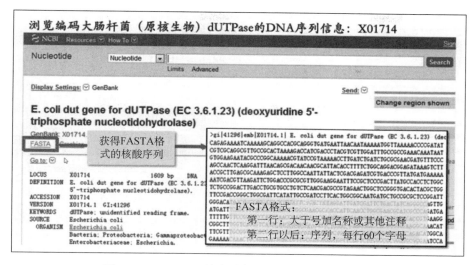

图 6-36-4　X01714 的序列在 GenBank 中详细记录 4

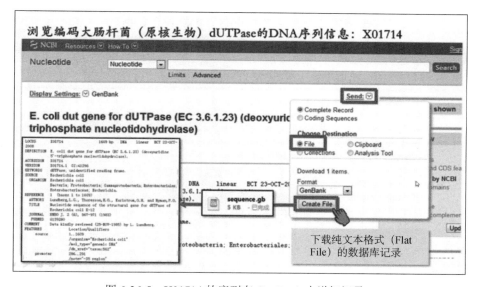

图 6-36-5　X01714 的序列在 GenBank 中详细记录 5

ENA 数据可以通过交互方式和编程方式进行搜索和检索，并使用 ENA 浏览器进行可视化。提供如下检索方式，如图 6-37。

（1）Text Search（自由词搜索）：通过 ENA 主页上使用 EBI 搜索对 ENA 数据执行自由文本检索。

（2）Advanced Search（高级搜索）：定制检索表达式检索。

（3）Cross-reference Search（交叉引用搜索）：ENA Xref 服务保存对链接到 ENA 记录的许多外部数据资源的交叉引用。这些交叉参考源既包括 EMBL-EBI 同事运营的服务（如 UniProt 和 Ensembl），也包括 EMBL-EBI 外部运营的服务（包括 SILVA 和 RFAM）。

（4）Sequence Similarity Search（序列相似性搜索）：提交一个核苷酸序列，并接收所有公共 INSDC 组装和注释序列记录的摘要，其中包含序列相似区域。

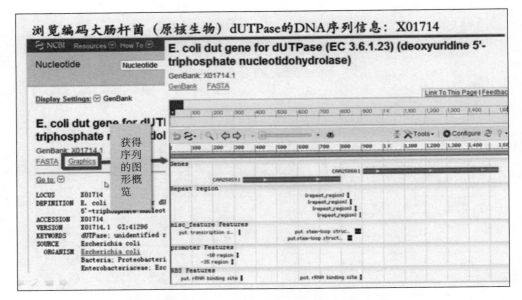

图 6-36-6　X01714 的序列在 GenBank 中详细记录 6

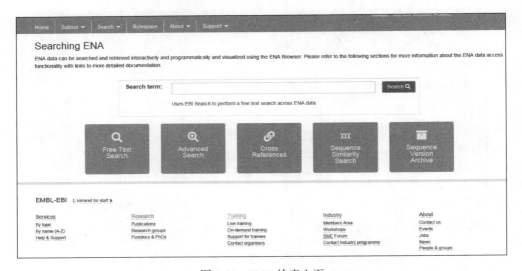

图 6-37　ENA 检索主页

（5）Sequence Versions Archive（序列版本存档）：序列版本档案保存了 INSDC 提交的序列的所有公开版本，包括其发布的原始日期。使用序列的存取号搜索序列的完整历史，并以 FASTA 或 EMBL 文件格式查看序列。

EBI 搜索的数据资源包括：基因组和蛋白质组水平的核苷酸和蛋白质序列；从化学物质到大分子复合物的结构；基因表达实验；二元水平的分子相互作用以及反应图和途径模型；功能分类；生物本体论；疾病；以及涵盖生物医学科学和相关知识产权的综合文献库。

3. DDBJ

DDBJ（DNA data bank of Japan，http://www.ddbj.nig.ac.jp）日本核酸数据库（图 6-38），创建于 1986 年，由日本国立遗传学研究所的生物信息中心（CIB/DDBJ）管理和维护。作为

一个国际性的核酸数据库，它主要负责收集亚洲地区的核酸数据，并与 NCBI 的 GenBank 和 EBI 的 ENA 相互协作，同步更新。并采用与 GenBank 一致的数据库格式。

该中心与美国国家生物技术信息中心（NCBI）和欧洲生物信息学研究所（EBI）合作，从高通量测序平台收集带有注释，原始测序数据和比对信息的核苷酸序列，以及研究和样品信息。这种协作框架被称为国际核苷酸序列数据库协作（INSDC）。DDBJ 所有资源均可从以下网址获得 https://www.ddbj.nig.ac.jp，数据可从 ftp://ftp.ddbj.nig.ac.jp 下载。

DDBJ 的主要数据库及工具：①Data Submission，数据的提交系统（MSS、NSSS 数据提交工具）；②Database Search，数据的查询检索系统（ARSA、DRA、TXSearch、getentry）；③Data Analysis，数据的分析系统（CLUSTALW、FASTA、BLAST 数据分析工具）。

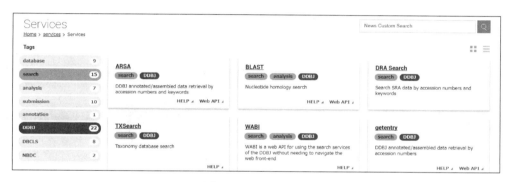

图 6-38 DDBJ 主页

用户可以点击其主页上提供的 Search 进入检索页面，如图 6-38，通过 Getentry、ARSA、DRA、TXSearch、 BLAST、PSI-BLAST、FASTA、SEARCH 等获取 DDBJ 数据，前四种用于检索 DDBJ 数据库中的原始数据，其中 Getentry 属于存取号检索，DRA 和 ARSA 属于关键词检索，TXSearch 属于分类检索；后四种对用户提供的序列或片断作同源性分析。

1）Getentry　　用存取号（accession number）来检索 DDBJ 核酸序列数据库（图 6-39）。

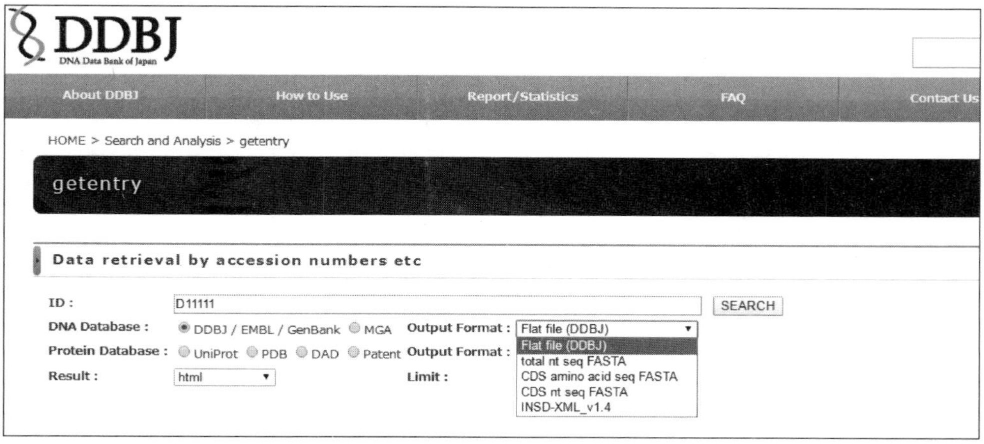

图 6-39 Getentry 存取号检索界面

Getentry 在对 DDBJ 数据库进行检索时，输入的号码除了登录号以外还可以用 Locus name、Gene name、Product name、Clone name 和 Patent 号等。检索结果可直接在页面得到显示，也可通过 E-mail 的形式获得。检索结果与其他数据库的兼容性好，可与 FASTA、CDS、XML 等数据兼容。

2）ARSA 检索　　ARSA 称全面序列注释检索，见图 6-40。它共有快速检索（quick search）和高级检索（advanced search）两种检索途径。快速检索可同时选择多个数据库进行检索；并且它只对来自 "ID""Molecule""Description""Accession Number""Keywords" "Source""Organism""Authors""Title" 及 "Comment" 等十个默认字段的信息进行检索，即如果用户所提交的检索策略中的词不在这些默认字段中而是在其他字段中时就无法被检索出来，需要通过高级检索才能解决。快速检索可用逻辑符 "OR"、"AND&" 和 "NOT！" 来连接描述多个检索词之间的逻辑关系，如：gorilla！Mitochondria，meningitidis & penicillin & antibiotics，lion！tiger 等。

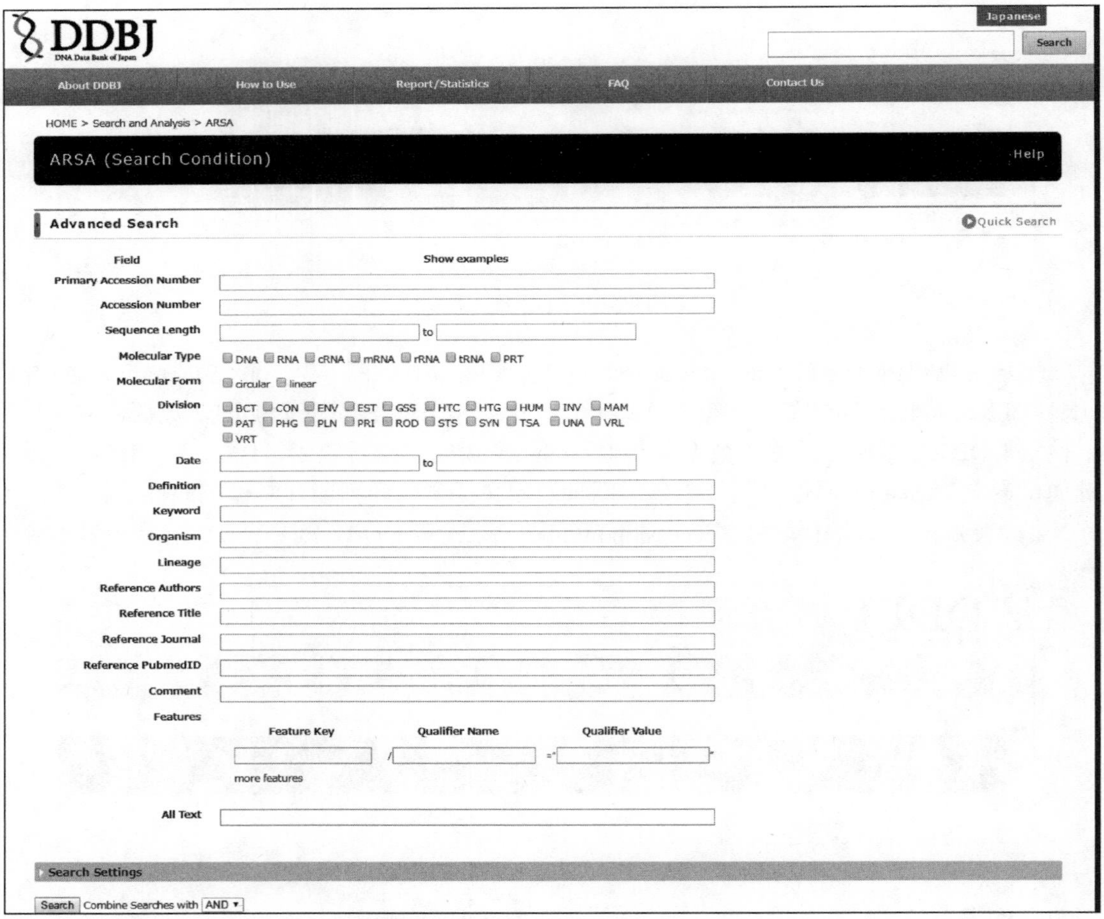

图 6-40　ARSA 检索界面

3）DRA 检索　　Sequence Read Archive（序列读取档案）检索：https://www.ddbj.nig.ac.jp/dra/index-e.html（图 6-41）。

DRA 是国际核苷酸序列数据库（INSDC）的成员并与 NCBI Sequence Read Archive（SRA）and EBI Sequence Read Archive（ERA）密切合作收集的数据。可通过存取号 Accession、Organism（生物体）、CenterName、Keyword、StudyType、Platform 等多种检索途径。

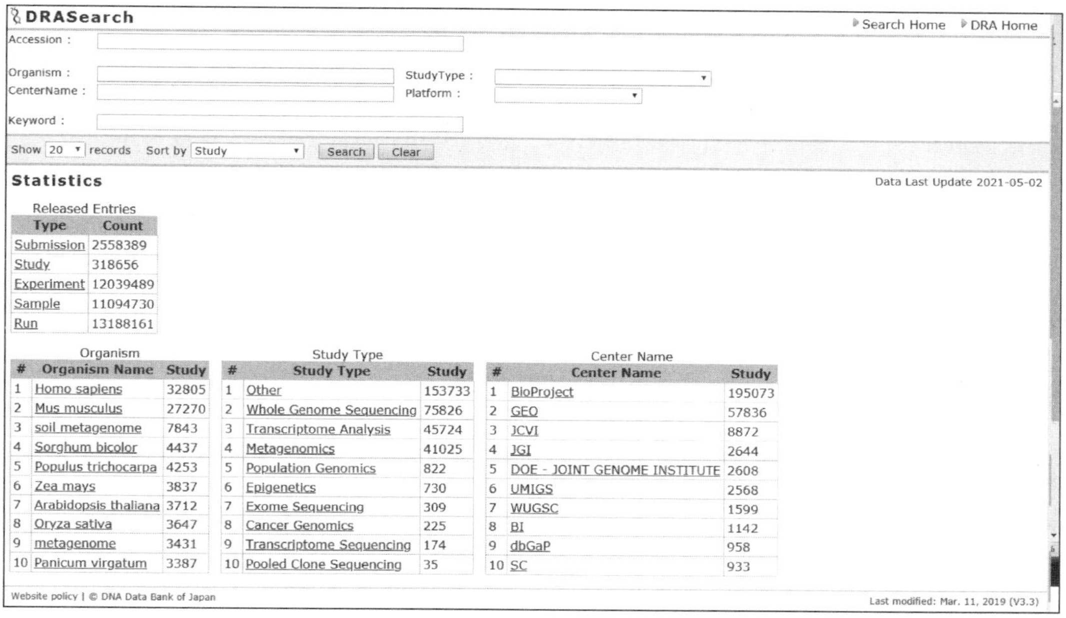

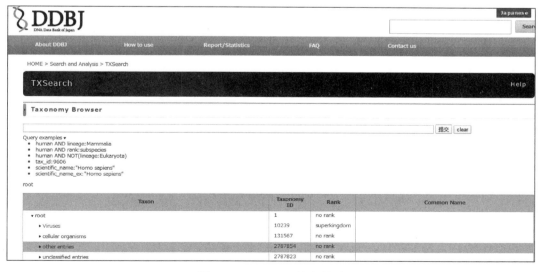

图 6-41　DRA 检索界面

4）TXsearch（Taxonomy Retrieval，http://ddbj.nig.ac.jp/tx_search/?lang=en）　　这是一种根据生物分类学的分类名称作为关键词进行检索的检索途径。

检索界面如图 6-42 所示。

图 6-42　TXsearch 检索界面

（二）蛋白质数据库

蛋白质数据库是指包括蛋白质信息的数据库。常用的蛋白质数据库有很多，其中 UniProt 被认为收录最广泛和注释信息最全面的蛋白质数据库。其他的蛋白数据库有 PDB。

1. 蛋白质序列数据库

UniProt（Universal Protein Resource，http://www.uniprot.org/）是信息最丰富、资源最广的蛋白质数据库（图 6-43）。它整合 Swiss-Prot、TrEMBL 和 PIR-PSD 三大数据库的数据而成。它的数据主要来自于基因组测序项目完成后，后续获得的蛋白质序列。它包含了大量来自文献的蛋白质的生物功能的信息。Swiss-Prot 是高质量的、手工注释的、非冗余的数据集，主要来自文献中的研究成果和 E-value 校验过计算分析结果，有质量保证的数据才被加入该数据库。TrEMBL 是通过计算机把核酸序列数据库里能编码蛋白质的核酸序列都翻译成了蛋白质序列，然后加入该数据集。能注释所有可用的蛋白序列。在三大核酸数据库中注释的编码序列都被自动翻译并加入该数据库中。它也有来自 PDB 数据库的序列，以及 Ensembl、Refeq 和 CCDS 基因预测的序列。

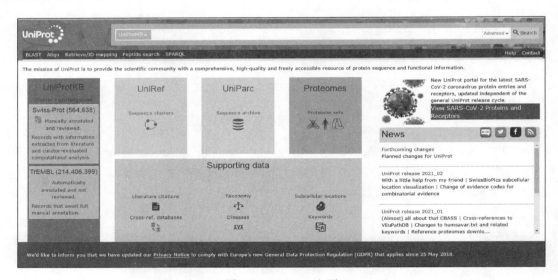

图 6-43　UniProt 主页

UniProt 数据库有三个层次。第一层叫 UniParc，收录了所有 UniProt 数据库子库中的蛋白质序列，量大，粗糙。第二层是 UniRef，它归纳了 UniProt 几个主要数据库并且是将重复序列去除后的数据库。第三层是 UniProtKB，它有详细注释并与其他数据库有链接，分为 UniProtKB 下的 Swiss-Prot 和 UniProtKB 下的 TrEMBL 数据库。我们最常用的就是 UniProtKB 下的 Swiss-Prot 数据库。

PIR（http://pir.georgetown.edu/）数据库是蛋白质信息资源数据库，其设在美国 Georgetow 大学医学中心，是一个支持基因组学、蛋白质组学和系统生物学研究的综合公共生物信息学资源。

2. 蛋白结构数据库

PDB（Protein Data Bank，https://www.rcsb.org/）蛋白质结构数据库（图 6-44），创

建于 1971 年，是国际上最著名的、最完整的蛋白质三维结构数据库。由结构生物信息学研究合作组织（Research Collaboratory for Structural Bioinformatics，简称 RCSB）维护。和核酸序列数据库一样，可以通过网络直接向 PDB 数据库提交数据。PDB 数据库每周更新一次。

　　PDB 是目前最主要的收集生物大分子（蛋白质、核酸和糖）2.5 维（以二维的形式表示三维的数据）结构的数据库，是通过 X 射线单晶衍射、核磁共振、电子衍射等实验手段确定的蛋白质、多糖、核酸、病毒等生物大分子的三维结构数据库。

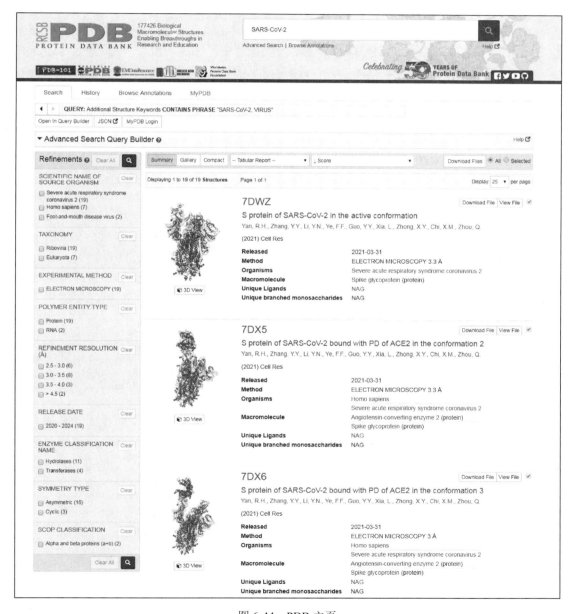

图 6-44　PDB 主页

　　PDB 数据库以文本文件格式存放数据，每条记录即是一个独立的文件，包括物种来源、化合物名称、原子坐标、结构提交者以及有关文献等基本注释信息。此外，还包括分辨率、结构因子、温度系数、主链数目、配体分子式，金属离子、二级结构信息、二硫键位置等和结构有关的数据。虽然用文字编辑软件可以查看 PDB 数据库的记录但是无法直观地反映分子的空间结构。因此，RCSB 开发的基于 WEB 的 PDB 数据库摘要显示系统，只显示主要信息。

数据来源：主要通过实验（X 光结晶学、核磁共振光谱学、低温电子显微镜术）测定的生物大分子三维结构。主要是蛋白质的三维结构，还包括核酸、糖类、蛋白质与核酸复合物的三维结构。

1）PDB 检索　　PDB 提供了以下检索方式：①基本检索（basic search），可通过所有字段、作者、大分子名称、序列和配体等检索字段进行检索；②高级检索（advanced search），允许进行各种类型检索，包括数据库字段、可浏览的本体和文本检索；③序列检索（sequence），通过序列检索结构或者给定 PDB 结构的序列查找相似的序列；④按未发行项搜索并访问新条目，通过 ID、标题、作者或者可能的序列进行搜索；⑤配体（ligands）检索，基于配体或配体结构的检索；⑥按药物和药物靶点搜索。

2）PDB 浏览　　PDB 提供了以下浏览方式：解剖治疗化学分类系统（anatomical therapeutic chemical classification system）；生物学过程（biological process）、CATH 分类，基于 CATH 分类浏览；细胞组分（cellular component）；酶分类号（enzyme classification），基于 Swiss-Prot、GenBank、KEGG 和作者指定的酶分类号浏览；基因组定位（genome location），基于 Swiss-Prot、GenBank 存取号与蛋白质结构和定位浏览；膜蛋白（membrane protein）；医学主题词（medical subject headings），基于 NLM 的 MeSH 词浏览；分子功能（molecular function）；SCOP 分类（SCOP classification），基于 SCOP 分类浏览；蛋白质对称性（protein symmetry）；来源生物体（source organism），基于 NCBI 的生物体分类浏览。

在以上 GenBank、ENA、DDBJ 核酸序列数据库中，检索案例 6-6 所要的信息，可以通过键入"AS3MT"获得砷甲基化转移酶 AS3MT 的序列号、突变位点，在 UniProt 和 PDB 等蛋白质数据库中获得其编码的特殊蛋白质。

【小结】　本节首先介绍了生物信息数据库类型，又介绍了常用的生物医学数据库，其中着重介绍了美国国家生物技术信息中心（NCBI）的 GenBank、欧洲生物信息研究所的 ENA、日本遗传研究所（NIG）的 DDBJ 三大核酸序列数据库，以及 UniProt 和 PDB 等蛋白质数据库。

练习与思考

1. 生物信息数据库有哪些类型？请举例说明。
2. 怎么查找新冠病毒（COVID-19/SARS-COV-2）的核酸序列？
3. 三大核酸序列数据库各有什么异同？

章节思维导图

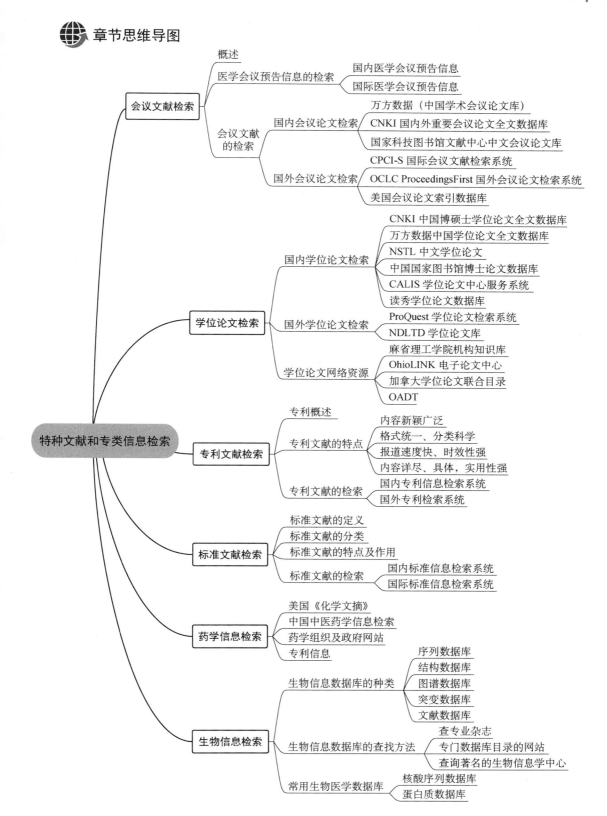

（昆明医科大学第一附属医院　冯留燕）

第七章 循证医学证据检索

学习目标

一、知识目标

1. 能够解释循证医学理念、其产生的背景及其对临床医学发展的影响。
2. 能够阐述循证医学概念。
3. 熟悉基于研究设计方案的证据分类。
4. 列举证据资源系统6S模型及常用代表资源。
5. 列举常用的循证医学数据库及收录范围和特点。

二、技能目标

1. 能够概括实践循证医学的五步骤。
2. 能够阐述证据金字塔模型。
3. 对于具体某一个证据，能识别其类型（基于研究设计方案）。
4. 能够根据临床问题，按照循证证据检索的步骤，选择合适的证据检索系统（Cochrane Library，PubMed等）并构建恰当的检索策略进行检索，获得证据。

三、情感、态度和价值观目标

1. 能够感受循证医学的优点及其在临床医学决策中的重要性。
2. 能够总结实践循证医学可能存在的困难和问题。
3. 深刻理解循证医学的理念，能够真正做到结合证据、医生、患者三方面进行临床决策。
4. 充分理解证据评价的重要意义，逐步养成提出问题、获得证据、评价证据、应用证据、后效评价的临床决策习惯。
5. 妥善处理获取循证医学证据过程中涉及的伦理问题。

知识点

1. 循证医学概念及其产生的背景。
2. 循证医学实践的五步骤：提出问题、检索证据、评价证据、应用证据、后效评价。
3. 证据的分类。
4. 证据的分级（美国纽约州立大学下州医学中心证据金字塔、GRADE分级系统）。
5. 证据资源的"6S"模型。
6. 常用的循证医学数据库（Cochrane Library、PubMed、FEBM等）。

循证医学（evidence-based medicine，EBM）是20世纪90年代产生并引入临床医学领域的概念，时至今日，它不仅对临床思维模式、临床实践产生了重大影响，还对临床研究、预防医学、药学、护理学及辅助临床等众多领域的发展也产生了不容忽视的作用。

第一节　概　　述

案例 7-1

　　媒体上曾经报道过这样两位患者：

　　患者 1：诊断为先天性心脏病伴重度肺动脉高压，是绝对的妊娠禁忌证，选择怀孕相当于选择死亡。患者在医生的强烈反对下却选择了坚持。怀孕 7 个月，她的心脏再难以承受负荷，最后不得不进行剖宫产手术。手术后，患者被送进了重症监护室，最终因肺部严重感染去世。

　　患者 2：诊断为法洛氏四联症，产检时就被医院确定为妊娠风险五级，这意味着她在怀孕和生产的过程中有极高的死亡率以及严重的母儿并发症。随着孕期的发展，其心脏负担日益加重，孕期危险越来越大，妇产科一边安排完善相关检查，一边组织妇产科、儿科、麻醉科、ICU、心血管内科、心血管外科多科室讨论，为分娩及麻醉方式的选择、术前准备、术中及术后的监测做好充分准备。在多科室协作下患者顺利分娩 1500g 的女婴，经过治疗，母女平安出院。

问题：

　　如果你是主管医生，针对两位已经明确心血管疾病诊断的孕妇，你会怎样帮助两位患者？做出怎样的决策？

分析：

　　循证医学强调将当前最佳的研究证据与临床医生的技能经验和患者的价值观、期望结合起来为患者制定相应的临床决策。作为临床医生，我们应找到当前最佳证据、将其提供给患者并向其充分解释，同时也应尊重患者的意愿，在考虑到这些重要因素的前提下，结合自己的个人经验做出适合患者的临床决策。

　　循证医学是始于 20 世纪的新兴临床医学基础科学，是临床医生进行科学研究和指导临床医学实践的理论和方法学，对促进临床医学的发展有着重要的价值。

一、循证医学的产生

（一）人类疾病谱的改变

　　20 世纪后半叶，人类疾病谱发生了重大变化，多因素疾病如恶性肿瘤、心脑血管病和各种慢性病取代传染病等单因素疾病成为危害人类健康的主要问题。要评价多因素疾病的治疗效果必须依靠大样本临床试验，特别是随机控制对照试验来完成，而随机对照试验往往超出一个单位的承受能力。只依靠小样本临床试验，无法获得可靠、真实的治疗证据。

（二）医疗模式的转变

　　20 世纪末，医疗模式从"以疾病为中心"的传统生物医学模式向"以患者为中心"的现代生物-心理-社会-医学模式而转变。因此，政府部门、医疗单位、医护人员、药厂和保险机构、患者和公众都亟须知道自己科学决策、合理配置和高效使用有限卫生资源的科学依据。

（三）医疗费用迅速增长给医疗保障制度带来的严重经济问题

例如，1965～1975 年，英国卫生费用支出的增长速度是 GDP 的两倍，给英国的福利型卫生服务制度带来了沉重的压力。社会和经济背景的这些变化，需要相应的诊治模式出现。

（四）临床流行病学等方法学的发展

1972 年，英国著名流行病学家、内科医生 Archie Cochrane 出版了《疗效与效率：对卫生服务的随机反映》（*Effectiveness and Efficiency-Random Reflections on Health Services*）一书，明确指出："由于资源终将有限，因此应该使用已被恰当证明有明显效果的医疗保健措施。"而临床流行病学的原理和方法在临床研究中逐渐被广泛应用，随机对照试验（randomized controlled trials，RCT）被公认为是评价临床疗效最好的方法，产生了大量临床随机对照试验的研究结果。1974 年，Cochrane 开始系统收集产科专业的随机对照试验，并建立数据库，至 1985 年已收集 3500 个临床对照试验报告，这是开创性的工作。

1979 年，Cochrane 进一步提出，应该按照人类共同关心的大病种、大疗法收集全世界范围内可靠的随机对照试验，进行综合分析，并不断更新，以便评价它们是否真正有效。

（五）Meta 分析统计方法的出现和发展

Meta 分析（Meta-analysis）是 1976 年由心理学家 Glass 首次提出的统计学方法，他首次将其运用于教育学研究领域中对多个研究结果的综合定量分析。后来这一方法被引入医学领域。1982 年，Cochrane 对收集到的 RCT 进行系统评价，获得令人信服的证据。以前对药物的评价和选择，多半是依据对某些临床指标的作用来推断其治疗作用的。而大样本 RCT 及 Meta 分析结果提示：一些从理论上认为有效的治疗措施被临床试验证明实际无效甚至有害，比较典型的例子是卒中发病后立即降低血压治疗（除非血压很高）不仅无益，相反可能有害。这些成果促进了循证医学的发展。

（六）计算机和网络技术的普及

随着 20 世纪计算机和网络技术的不断发展，国际 Cochrane 协作网（Cochrane Collaboration，CC）和世界各国 Cochrane 中心相继建立，为医学信息和证据的生产、使用和传播提供了方便高效的手段。此间，具有划时代意义的是：1993 年国际循证医学协作网成立，1995 年 David Sackett 受聘于英国牛津大学，成立全球第一个循证医学中心。中国循证医学中心经卫生部批准也于 1997 年 7 月在华西医科大学（现四川大学华西医院）成立，1999 年 3 月获 Cochrane 协作网批准，中国 Cochrane 中心正式注册为 Cochrane 协作网第 13 个国家中心。

二、循证医学的发展

（一）循证医学影响范围的延伸

循证医学自产生以来，其理念已经基本渗透到所有医药卫生领域。1992 年前后，循证医学主要关注临床病因、诊断、治疗、预后、预防等临床医学领域的问题；1997 年前后，公共卫生领域的循证卫生保健（evidence based healthcare，EBHC）逐渐成熟，主要关注公共卫生领域的一系列问题；到了 2004 年前后，循证的理念已经在很多其他非医学领域内产生影响，目前，管理、教育、经济、法律、药学、基础研究等领域都开始探索和引进以证据为基础的决策理念，先后形成了循证矫正学、循证教育学、循证社会工作、循证管理学等多学科、多领域的循证实践科学。

（二）循证医学与转化医学

转化医学是近年来在国际医学领域出现的新概念，它的产生基于人们对医疗和健康的更高需求，转化医学现已发展成为医学研究领域的一个重要分支。转化医学改变了医学研究的模式，也就是将实验室研究结果与临床指南整合成为最优实施准则，以促进疾病的预测、预防、诊断和治疗。而循证医学实践是医生面对具体患者时如何查证、用证的过程，鼓励医生检索、评估和利用研究证据进行临床实践。通过循证临床实践能够迅速地将研究成果尽快转化到临床医生诊断患者、治疗患者的过程中。因此，开展循证医学实践是实现转化医学必不可少的过程。

三、循证医学的定义

1996 年，David Sackett 给循证医学的定义是"慎重、准确、明智地应用当前所能获得的最佳研究证据来确定患者的治疗措施"。2000 年他再次定义循证医学为"慎重、准确和明智地应用当前所能获得的最好的研究证据，同时结合临床医生的个人专业技术和多年临床经验，考虑患者的价值和愿望，将三者完美结合制订出最佳的诊疗措施"。循证医学强调将最好的研究证据与临床医生的技能、经验和患者的期望、价值观三者完美结合，这也是循证医学的三要素。

四、实践循证医学的基本步骤

（一）提出可回答的临床问题

临床实践中我们每天都会遇到许多临床问题，如疾病诊断、治疗、预防、预后、病因等方面的问题。这些问题需要通过实践循证医学来找到答案，第一步就是要提出一个"可回答的"临床问题，需要遵循 PICO 原则，即：P（population）代表关注什么样的人群/患者，I（intervention）代表需要观察的干预措施，C（comparison）代表对照措施，O（outcome）代表结局指标有哪些。PICO 原则可以帮助我们将临床问题进行规范。

（二）查找研究证据

根据提出问题的类型，选择合适的证据来源，尤其是经过专家筛选、根据证据的科学性和临床重要性建立的循证医学证据资源。

（三）严格评价证据

参考循证医学证据的分级，结合证据的真实性、重要性、适用性来严格评价筛选检索到的证据。

（四）利用最佳证据

利用经过评价的真实、可靠、适用的证据，结合患者的意愿、临床医生的专业技能和临床经验来进行临床决策。

（五）后效评价

主要是针对自己在实践循证医学的过程中"提出可回答问题"的能力、"查找研究证据"的能力、"严格评价研究证据"的能力、"利用最佳证据"的能力进行评价，以及对临床实践是否得到改善等问题的效果进行评价。

【小结】 循证医学的核心思想是：任何医学决策的实施应尽量以客观科学的研究结果为依据，其产生和发展有着深厚的临床医学发展背景。临床决策、临床实践指南和医疗卫生决策的制定和实施都应综合考虑当前最好的研究证据，决策方的专业知识及被决策方的价值观取向。它是一种理念，是一种医学思维模式，也是一种医学实践过程。

练习与思考

1. 何谓循证医学？
2. 实践循证医学的步骤有哪些？

（昆明医科大学　谭睿璟）

第二节　证据的分类和分级

案例 7-2

围产期静脉血栓栓塞是孕产妇死亡的一个重要原因，目前是否对围产期静脉血栓栓塞高危人群进行预防性抗凝治疗存在争议，一方面其临床表现缺乏特异性，而病情进展迅速，死亡率高；另一方面围产期静脉血栓栓塞的发病率低，仍属罕见疾病，需要兼顾母儿安全性，进行长期的预防性抗凝治疗最终能否带来获益是不明确的。为了回答这个问题，我们需要查找循证医学证据。经过系统性检索后，我们在数据库中找到了若干个有关这个问题的文献，以下是其中 3 篇。

证据 1：

标题：低分子肝素钠对高危孕妇剖宫产术后下肢深静脉血栓形成的预防

方法：选择我院 2010 年 10 月至 2012 年 10 月具有一个或一个以上高危因素孕妇剖宫产者 116 例，年龄 21～45 岁，平均 33 岁，其中高龄孕妇 34 例，妊高征 37 例，肥胖 25 例，妊娠合并糖尿病 12 例，多胎 4 例，外伤卧床 4 例。随机分为预防性用药组和对照组，每组 58 例。2 组术前均详细询问病史并行血常规、凝血功能及肝肾功能检查排除有肝素过敏史、胃十二指肠溃疡病史、严重肝肾疾患、严重心脑血管病史以及凝血功能障碍等用药禁忌证者。治疗方法：2 组均采用腰硬联合麻醉方法及术后常规处理均相同。预防性用药组剖宫产术后 24h 皮下注射低分子肝素钠，5000U，12h 一次，共 3～5d。观察有无药物过敏反应及其他不良反应。对照组常规治疗。术后注意观察有无下肢深静脉血栓和肺栓塞的症状体征。

结果：预防性用药组发生下肢静脉血栓 1 例，DVT 发生率 1.7%，未用药组发生 6 例，DVT 发生率 10.3%。预防性用药组术后 DVT 发生率明显低于未用药组，$P>0.05\%$。

证据 2：

标题：遗传易栓症类型和低分子肝素治疗对既往不良妊娠结局
妇女妊娠并发症的影响

方法：本研究在 2008 年 7 月至 2012 年 9 月期间进行。参与者是在克罗地亚斯普利特大学医院妇产科招募的，该医院是一家三级转诊医院，每年约有 4500 例分娩。纳入的研究对象为有任何类型的遗传性血栓形成倾向和载脂蛋白史和/或既往孕产史中有血栓栓塞事件的妇女，这些患者按其有未进行低分子肝素治疗分成了两组：未经治疗组（$n=128$）和低分子肝素治疗组（$n=50$）。低分子肝素组中，47 名妇女接受了达那肝素 2500IU/d 的治疗，3 名妇女开始在另一个临床中心接受治疗，依诺肝素 40mg/d。在怀孕 25～28 周之间，剂量加倍，达那肝素 5000IU/d，依诺肝素 80mg/d。所有妇女都接受了定期的产前检查，包括超声波和血液检测，以检测低分子肝素引起的低血小板计数。产后持续 6 周。

证据 3：

标题：围产期抗凝治疗妇女的产后伤口和出血并发症

方法：在 2003～2011 年，杜克血栓中心登记的接受剖宫产并接受产后抗凝治疗的妇女（抗凝治疗组，$n=77$），与同期分娩但未接受抗凝治疗的妇女进行比较（无抗凝治疗组，$n=77$）。无抗凝组包括年龄、体重指数、剖宫产类型（无分娩和分娩）和分娩日期与抗凝组相匹配的妇女。比较两组的出血情况和伤口并发症。结果：怀孕期间接受抗凝治疗的妇女比没有接受抗凝治疗的妇女有更高的伤口并发症发生率（30% vs. 8%，$P<0.001$）。使用多变量 Logistic 回归模型，在控制种族、糖尿病、绒毛膜羊膜炎和阿司匹林使用的情况下，抗凝剂促进任何伤口并发症的发展（OR 5.8，95% CI 2.2，17.6），但是两组之间的平均估计出血量（782mL vs. 778mL，$P=0.91$）、产后红细胞压积变化（5.4% vs. 5.2%，$P=0.772$）和接受输血治疗的妇女（6.5% vs. 1.3%，$P=0.209$）没有差异。

通常在经过系统的检索后，我们可以得到若干条文献，怎样对这些文献进行初步的归类、筛选和处理呢？我们需要思考这样的问题。

问题：

1. 如果在得到的证据中，有的结果为阳性，有的结果为阴性，我们如何判断哪个（些）证据更为可靠？

2. 通过阅读文献后，我们可以知道，不同的研究其研究设计不同，这些不同是否会影响其结果的真实性、可靠性？

3. 影响各个类型证据的证据质量的因素有哪些呢？

分析：

实际上，以上 3 个证据来源于 3 种不同类型的研究设计。不同类型的研究设计会影响其结果与真实值之间的差距（即与真实值的贴近程度），因此有必要了解有关证据的分类的内容，尤其是基于研究设计方案的证据分类的内容，这对我们理解证据分级、评价证据十分重要。

随着医学的不断发展，每天都有众多医学文献发表，即意味着有众多的研究证据产生。作为医学工作者，我们怎样从众多的证据中迅速找到价值高的那些呢？首先，我们要了解证据的分类和分级。

一、证据的分类

证据分类方法有很多，我们可以按研究设计方案、研究问题类型、用户需要、获得渠道等来进行分类。其中，按研究设计方案和按问题类型来分类是在循证医学实践过程中最常用的两种分类方式。

（一）按研究设计方案来分

从方法学角度，可以将证据分为原始研究证据和二次研究证据。

原始研究证据是直接在受试者中进行单个有关病因、诊断、预防、治疗和预后等研究所获得的第一手数据进行统计学处理、分析、总结后得出的结论。包括随机对照试验（randomized controlled trail，RCT）、队列研究（cohort study）、病例对照研究（case control study）、横断面研究（cross-sectional study）、病例分析（case analysis）等。

二次研究证据是将尽可能全面收集某一问题的全部原始研究证据，进行严格评价、整合、分析、总结后所得出的综合结论，是对多个原始研究证据在加工后得到的证据，如系统评价（systematic review）、Meta 分析（Meta analysis）、临床实践指南（clinical practice guideline）、卫生技术评估（health technology assessment，HTA）等。

1. 随机对照试验

随机对照试验是采用随机分配的方法，将合格的研究对象分别分配到试验组和对照组，然后接受相应的试验措施，在一致的条件下或环境之中同步地进行研究和观测试验的效应。其虽然被公认为"最佳的治疗性研究设计方案"，但不能用于研究所有类型的临床问题。其最常用于治疗性或预防性研究以及特定条件下的病因学研究（即尚无充分证据证明某种可能治病因素对人体有害，但又不能排除它与疾病的发生有关）。

2. 队列研究

队列研究又名群组研究、定群研究，是将一群研究对象（队列）按是否暴露于某一因素分为暴露组和非暴露组（对照组），并随访适当时间，比较两组之间所研究疾病（或事件）的发病率（或发生率）、治愈率或死亡率差异，以研究这种疾病（或事件）与暴露因素之间的关系。其在病因与疾病预后的研究中有重要价值。

3. 病例对照研究

病例对照研究是一种回顾性研究。选择所研究疾病或事件的患者为病例组，未患该病（或事件）的人作为对照组，调查两组对某因素的暴露情况，比较两组间暴露率或暴露水平的差异，以研究该疾病或事件与该因素间的关系。主要用于发病危险因素的研究，也可用于临床回顾性治疗与探索预后因素的研究等。

4. 横断面研究

横断面研究指某一时间点或相当短的时间内对某一人群疾病（或事件）的患病（或发生）状况及影响（暴露）因素进行的调查分析。又称现况研究或现患率研究。

5. 病例分析

病例分析是临床医生最为熟悉和常用的一种研究方法。是对现有的临床资料进行归纳、分析并得出结论，或对某些临床新出现的疾病病因或表现特征进行描述、分析、总结的一类研究。主要包括病例系列报告（case series）、个案报告（case report）等。

病例系列报告是对一系列或一组病例的人口学特征、临床和流行病学特征的描述、分析和总结。

个案报告是对单个或少数几个病例的个人基本信息、临床和流行病学特征的描述、分析和总结。个案报告在罕见病和新发病的报道中最为有用，常常为发现新病种或药物副作用等提供第一手资料。

6. 系统评价

系统评价是指针对某一具体临床问题（如疾病的病因、诊断、治疗、预后），系统、全面地收集现有已发表或未发表的临床研究，采用临床流行病学严格评价文献的原则和方法，筛选出符合质量标准的文献，进行定性或定量合成（Meta analysis，Meta 分析），得出可靠的综合结论。

由于系统评价属于二次研究，其结论受所纳入原始研究的质量、系统评价的方法及评价者本人的专业知识和观点的影响，因此，对于其结论的评价和利用应持谨慎态度。

7. Meta 分析

系统评价中的汇总分析分为定性和定量两种。如果纳入的原始文献缺乏有效数据或研究结果差别过大，那么无法进行定量合并，只能进行定性分析；相反，则可考虑进行定量分析，即 Meta 分析。事实上，由于纳入研究的质量、设计类型、资料类型以及方法学等限制，只有部分系统评价可以实现定量分析。Meta 分析是将两个或多个相似研究结果进行定量综合分析的一类方法。

8. 临床实践指南

临床实践指南即针对特定的临床情况，系统制定出的基于系统评价的且对各种备选干预方式进行利弊评估后提出的最优指导意见。其帮助临床医生和患者做出恰当处理的指导性意见（推荐意见）。

9. 卫生技术评估

卫生技术评估是对卫生技术的技术特性、临床安全性、有效性（效能、效果和生存质量）、经济学特性（成本-效果、成本-效益、成本-效用）和社会适应性（社会、法律、伦理等）进行全面系统的评价，为各级决策者提供合理选择卫生技术的科学信息和决策依据。

（二）按问题类型来分

按临床研究问题的类型，可把证据分为诊断、治疗、预防、病因、预后、临床经济学等类型的证据。

二、证据的分级

随着科学技术的迅速发展，作为科技文献重要组成部分的医学文献数量激增、质量参差不齐，这也意味着循证医学证据数量大幅增加、质量良莠不齐。作为证据的使用者，要不花费大量的时间和精力去检索和评价证据的质量，就需要有一个工具来辅助进行证据的初步筛选。因此，证据的分级标准就显得尤为重要。

从 20 世纪 60 年代，两位美国社会学家 Campell 和 Stanley 首次提出证据分级的思想到现在，多个组织和机构提出了不同的证据分级的标准和规范。这些证据分级的标准采用的分级方法不同、标准不同，各有特点。总的来说，证据分级经历了 3 各阶段：第一阶段以随机对照试验为最高质量证据，单纯考虑试验设计；第二阶段以系统评价/Meta 分析为最高级别证据，在研究设计方案分类的基础上进行分级；第三阶段是在 2004 年推出的 GRADE 系统，该系统首次模糊了证据分类的概念，将证据质量分级和临床推荐强度联合起来，并开发了相应的证据分级软件。

1. 美国纽约州立大学下州医学中心证据金字塔

该分级标准由美国纽约州立大学下州医学中心提出，基于研究的设计方案类型来进行证据的分类，首次在证据分级中引入了动物研究和体外实验。其简单明了，形象直观，对于初学者来说是一个容易理解的工具，因此，传播广泛（图 7-1）。

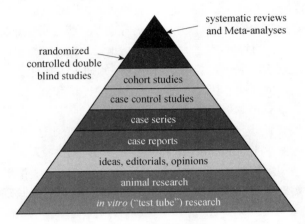

图 7-1 证据金字塔

实际运用中，我们不能简单按照研究设计方案类型来进行证据分级，需要结合具体评价的证据的内部真实性和外部真实性来进行判断（有关证据的真实性评价在循证医学课程中会具体学习，这里不赘述）。举个简单的例子，针对某一特定问题，假设我们检索到一个系统评价和一个随机对照试验，并不能简单地根据证据分级标准中系统评价级别高于随机对照试验，就判定该系统评价一定比随机对照试验可靠，而应该进一步评价证据的质量，一个高质量的随机对照试验的证据质量可能优于低质量的系统评价。因此，相对来说，下面介绍的GRADE 分级系统更加科学合理、过程透明、适用性强。

2. GRADE 分级系统

2000 年，针对现存证据分级与推荐意见标准的不足，包括 WHO 在内的 19 个国家和国际组织共同成立了 GRADE 工作组，由临床指南专家、循证医学专家、各权威标准的主要制定者及证据研究者通力协作，循证制定出了 GRADE 这一国际统一的证据分级（表 7-1）和推荐强度标准（表 7-2），并于 2004 年正式推出，见表 7-1。同时推出了为证据分级评估开发的工具 GRADE pro。

表 7-1 GRADE 证据分级

证据质量	多大程度上能确信效应评估的正确性
高	非常确信真实的效应值接近效应估计值
中	对效应估计值有中等程度的信息：真实值有可能接近估计值，但仍存在两者大不相同的可能性
低	对效应估计值的确信程度有限：真实值可能与估计值不大相同
极低	对效应估计值的确信程度几乎没有信息：真实值可能与估计值大不相同

表 7-2 GRADE 证据推荐强度

证据强度	多大程度上能确信遵守推荐意见利大于弊
强	明确显示干预措施利大于弊或弊大于利
弱	利弊不确定或无论质量高低的证据均显示利弊相当

GRADE 分级和早期的证据分级系统一样，其始于研究设计方案的类型，但证据质量的评判需要考虑升级因素和降级因素。感兴趣的同学可以在循证医学相关书籍中找到相关内容，在此不再赘述。

其他常用证据分级标准还有很多，如 CTFPHE 标准、Sackett 标准、AHAPR 标准、NEEBGDP 标准、SIGN 标准、牛津大学循证医学中心标准等可在循证医学相关书籍中找到。

【小结】 按照不同的分类标准，我们可以将证据分成不同的类型。将证据进行分类可以帮助我们更好地筛选、评价和利用证据。在这其中，按研究设计方案来分是证据分类的重要内容。这是证据分级的一个重要基础和依据。在证据分级时，我们还应考虑具体证据的研究设计对偏倚的控制。

 练习与思考

1. 证据的分类标准有哪些？按照这些标准，各自将证据分为哪些类型？
2. 按照证据金字塔，我们将证据分为哪些级别？
3. GRADE 分级系统是如何对证据进行分级和推荐的？

 案例讨论

我们要判断一个证据的证据类型时，需要通过其方法学部分对研究的设计方案来进行。在案例 7-2 中，提供了 3 个证据的方法，从这个部分，我们可以大致判断出 3 个证据各自的证据类型。

证据 1 中，对研究对象进行了随机分组，两组的干预措施除要观察的低分子肝素钠以外均相同，术后注意观察有无下肢深静脉血栓和肺栓塞的症状体征。可以初步判断其为随机对照试验。

证据 2 中，患者按其有未进行低分子肝素治疗分成了两组：未经治疗组（$n=128$）和低分子肝素治疗组（$n=50$）。所有妇女都接受了定期的产前检查，包括超声波和血液检测，以检测低分子肝素引起的低血小板计数。产后随访 6 周。可以初步判断为队列研究。

证据 3 中，研究对象为接受剖宫产并接受产后抗凝治疗的妇女（抗凝治疗组，$n=77$），与同期分娩但未接受抗凝治疗的妇女进行比较（无抗凝治疗组，$n=77$）。回顾两组在孕期的预防性抗凝的情况，初步判断为病例对照研究。

这三者的研究设计不同，故其结果的可靠程度也不尽相同。我们可以参照证据的分级标准来对 3 者的质量进行判断。在证据分级中，最简单明了的就是基于研究设计类型的美国纽约州立大学下州医学中心证据金字塔，但在实际运用中我们不能简单通过研究设计类型来比较两个证据的质量高低。应该结合具体证据的设计是否严谨来进行判断，GRADE 系统就是一个很好的辅助判断证据质量的工具，有兴趣的同学可以下载 GRADE pro 软件来进行学习。

最后，就如案例 7-2 中提到的，一方面围产期静脉血栓栓塞死亡率高，另一方面长期预防性抗凝存在众多影响母儿安全的不良反应。我们在为具体患者做临床决策时，应在充分向患者解释了证据的前提下，考虑患者的意愿。

（昆明医科大学　谭睿璟）

第三节　证据的检索

国内外循证医学的证据资源比较广泛，不同资源各有特点，又相互交叉、相互补充，如何根据临床问题选择合适的证据源，如何根据证据源的特点制订有效的检索策略，对于临床医护人员来说是非常重要的。通常，循证医学的检索可以通过以下5个步骤来实现：①确定临床问题及类型；②选择合适的数据库；③确定检索词，制订检索策略；④判断检索结果；⑤利用证据。

案例 7-3

蔓越莓（cranberry），又称蔓越橘、小红莓、酸果蔓。有报道称，"蔓越莓有抗氧化、抗自由基、抑制细菌等作用，可用于抗泌尿系感染、预防胃癌、预防阿尔茨海默病、保护心血管等"。近日，病房里收治了一位患者张某，女，37岁。主诉：尿频、尿急、尿痛4天。现病史：患者于4天前感尿频、尿急、尿痛，无腰背疼痛，无畏寒、发热。体格检查：T（体温）37.1℃，腹软，腹部无明显压痛，各输尿管点无明显压痛，双肾区无叩痛。辅助检查：尿常规提示白细胞+++，红细胞+。入院诊断：尿路感染。这位患者拿着找到的有关蔓越莓的以上资料来问医生：我查到的资料能不能相信？常吃蔓越莓是否能改善尿路感染呢？

问题：

如果你是这位医生，你怎样帮助患者判断资料中有关蔓越莓可用于改善尿路感染的可信度？怎样找到可信的证据呢？

分析：

本例中，医生需要通过查找到支持或不支持蔓越莓可用于预防和控制尿路感染的证据，找到的证据必须严谨、可信、适用。可以通过实践循证医学，进行循证医学证据的检索、评价，最终回答患者的疑问。

一、循证医学的证据资源及分类

循证医学的证据资源经历了漫长的发展过程。20世纪80年代以前，临床医生通过翻阅专业书籍、翻阅期刊文献、借助手工检索工具查阅证据，这样的方式不仅耗时、容易遗漏，而且所获得的证据质量难以保障。随着计算机和网络技术发展，人们逐步摆脱了耗时、费力、检索效果差的手工检索，转而采用快速、高效的联机检索。在此基础上，90年代后，随着循证医学的诞生和发展，一些临床流行病学家、循证医学专家、信息学家和临床专家开始考虑如何从浩如烟海的信息资源中去粗取精、去伪存真，为临床医生提供真实、可信的证据，于是一些循证医学证据资源应运而生，包括1991年创刊的美国内科医师学会杂志俱乐部（ACP Journal Club）、1993年Iain Chalmers等创立的Cochrane协作网、1996年上线的Cochrane Library、1999年BMJ推出的Clinical Evidence等。随后，各大医学数据库商相继推出PIER（Physician's

Information Education and Resources)、Best Practice、DynaMed、UpToDate 等数据库。

在众多证据资源中怎样选择质量更高的那一个？Brain Haynes 等分别于 2001 年、2007 年、2009 年提出了证据资源的"4S""5S""6S"模型，细化了证据资源的分类。"6S"模型如图 7-2 所示。

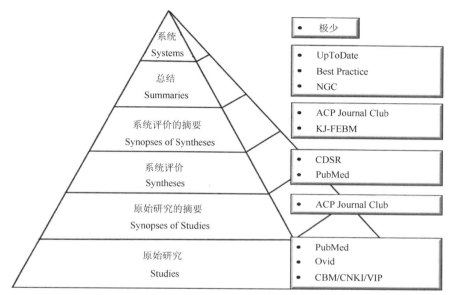

图 7-2　证据资源的"6S"模型

二、循证医学证据检索的基本步骤

循证医学实践过程中，检索证据的步骤如图 7-3 所示。

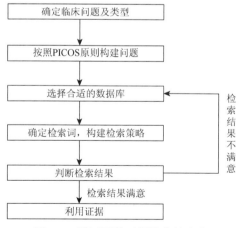

图 7-3　循证医学证据检索的步骤

（一）确定临床问题及类型

常见的临床问题有疾病的病因、诊断、预防、治疗、预后及不良反应等。而根据问题的性质，又有背景问题和前景问题之分。明确自己的问题类型是选择合适数据库的基础。背景问题通常是关于某种疾病、某一诊断技术、某一干预措施的一般知识，如治疗支气管哮喘的药物有哪些？卡托普利是怎样引起干咳的？这样的背景问题，可以选择教科书、百科、专著等找到答案。而前景问题常涉及临床诊断、治疗的具体知识。例如，对被诊断为急性支气管炎的既往史无特殊的健康成年人是否应常规使用抗生素？这样的问题在教科书、百科等资源中找不到答案，就需要使用循证医学的证据资源来进行检索，如 Cochrane Library、Best Practice、UpToDate、PubMed 等。

另外，明确临床问题后，需要将自己的临床问题转化为具体的、可检索、可回答的问题，这时候需要按照 PICO 原则来构建问题，即 P（population）代表关注什么样的人群/患者；I（intervention）代表需要观察的干预措施；C（comparison）代表对照措施；O（outcome）代表结局指标有哪些。

对于案例 7-3，医生需要实践循证医学来帮助患者找到相关证据，首先第一步需要根据 PICO 原则提出问题，针对此案例，P 为尿路感染患者，I 为给予蔓越莓，C 为空白对照或安慰剂对照，O 为症状缓解、尿常规检查白细胞情况等疗效。本问题属于前景问题。

（二）选择合适的数据库

选择数据库时应在充分了解各数据库特点、涉及专业范畴和针对的临床问题的基础上进行，同时还应注意两个原则：尽可能选择专业数据库，尽可能选择最佳证据资源。因此，对于证据资源的选择，应该根据图 7-2 所示证据资源的"6S"模型，理论的选择方法应该是从证据系统（systems）、总结（summaries）、系统评价摘要（synopses of syntheses）、系统评价（syntheses）、原始研究摘要（synopses of studies）和原始研究（studies）逐级进行检索。一旦在上一级数据库检索获得可靠证据，即可停止查证。如果所获得的证据年限较远，还应从原始文献数据库补充最新证据。简单一点来说，应该首选二次研究证据源，如果二次研究证据源中未找到合适证据，再检索原始研究证据源。

（三）确定检索词，构建检索策略

确定检索词需要考虑的问题有以下几点。

（1）第一步提出问题时，通常选择 PICO 的 P 和 I 中的至少一个作为检索词，如果检索结果太多，再考虑 C、O，很少情况会需要四者同时出现。

（2）P、I、C、O 之间用逻辑运算符"AND"连接；如果是同一概念的同义词或者近义词，则需使用"OR"来连接。当运算中既有"AND"又有"OR"的时候，要注意检查检索策略中的运算顺序，必要的时候使用"（）"。

案例 7-3 中，可以选择 P 和 I 也就是尿路感染、蔓越莓作为检索词，且这两个概念之间应为"AND"的关系。

（3）不同的数据库有不同的检索方式和检索途径，其运算方式也不尽相同。因此，还需要结合第二步中所选的数据库适时地选择相应的检索词或检索途径来进行检索，以期能又快又准地查到证据。例如，Cochrane Library 提供主题词检索途径而一些其他的证据资源不提供这一途径，因此如果选择了 Cochrane Library 来检索证据，就应结合它的这一特色选择合适的检索词或直接选择主题词途径进行检索。

检索策略的构建已于本教材第二章详述，请参见。另外，检索策略构建的技巧是在实践中不断摸索出来的，需要不断地进行实践才能逐步提高检索技能。

如果检索后得出的结果太多或太少，则需要根据实际情况调整检索策略（扩大或者缩小检索范围），调整检索策略的方法可参见第二章第七节内容。

（四）判断检索结果

检索到证据后，应该首先判断该证据能否回答第一步提出的问题，同时结合循证医学证据评价的相关内容来评价证据。如果所获得的证据不能满足需要时，需要判断造成的原因。如果是数据库本身收录范围的问题，需要重新选择数据库、制订检索策略进行检索；如果是检索策略制订的问题，则需要调整检索策略；如果获得的证据年代久远，则需要继续向下一级证据源进行检索，查找较新的研究证据；如果新证据与原有证据结果矛盾，应该比较两者的级别和质量，采纳质量较高的一方。

（五）利用证据

获得满意的证据后，还应该将其运用到实践中，利用证据的过程并不是将找到的证据生硬照搬的过程，而应该将证据、医生的经验、患者的价值观相结合做出相应临床决策的过程。

三、重要循证医学数据库的检索

（一）Cochrane Library

1. Cochrane Library 简介

Cochrane Library（https://www.cochranelibrary.com/）由英国 Cochrane 中心委托 Wiley InterScience（http://www.interscience.wiley.com/）出版，ISSN 1465-1858。是一个包含不同类型的高质量的独立证据的数据库集合，为医疗保健决策提供信息。Cochrane Library 包括 Cochrane 系统评价数据库（Cochrane Database of Systematic Review，CDSR）、Cochrane 对照试验注册中心（Cochrane Central Register of Controlled Trials，CENTRAL）和 Cochrane 临床答案（Cochrane Clinical Answers，CCAs）。

（1）Cochrane 系统评价数据库（Cochrane Database of Systematic Review，CDSR）：CDSR 是卫生保健领域系统评价的主要来源。CDSR 中的文献类型包括 Cochrane 系统评价、Cochrane 系统评价的研究方案、社论和补充材料（包括 Cochrane 会议摘要和 Cochrane 方法学的内容）。

（2）Cochrane 对照试验注册中心（Cochrane Central Register of Controlled Trials，CENTRAL）：CENTRAL 高度集中了随机和半随机对照试验。其中大多数记录来自书目数据库（主要是 PubMed 和 Embase），也有记录来自其他已出版和未出版的来源，包括美国临床试验数据库（Clinical Trails.gov）和世界卫生组织国际临床试验注册平台（International Clinical Trials Registry Platform）。

（3）Cochrane 临床答案（Cochrane Clinical Answers，CCAs）：CCAs 提供了一个可读性强、易懂、以临床为中心的来源于 Cochrane 系统评价的严谨研究的入口。每个 Cochrane 临床答案都包含一个临床问题、一个简短的答案和 Cochrane 系统评价的结果数据。

以上资源均可在 Cochrane Library 主页上找到（图 7-4）。

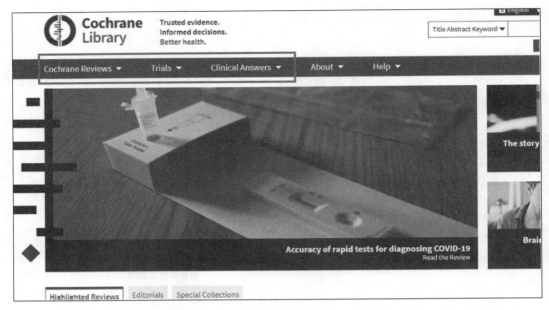

图 7-4　Cochrane Library 主页

2. Cochrane Library 检索

Cochrane Library 提供两种检索的方式：浏览（browse）和检索（search）。

1）浏览（browse）　　Browse 功能中，我们可以通过主题（browse by topic）或通过某一系统评价小组（browse by review group）来浏览和查找 Cochrane 系统评价。进入 browse 功能的方法有两个：一个是在 Cochrane Library 主页上点击 Cochrane Reviews，在出现的菜单中点击 Browse Reviews（图 7-5），即可进入浏览页面（图 7-6）；另一个是在主页右上角的检索框下方有 Browse 按钮（图 7-5），点击后也可进入浏览（图 7-6）。

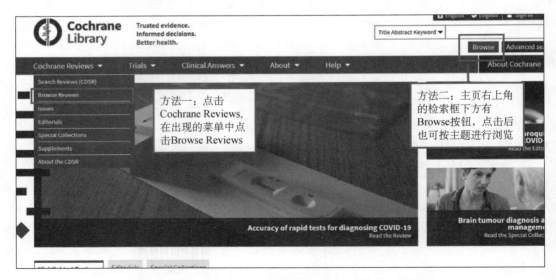

图 7-5　Cochrane Library 提供的 Browse 功能入口界面

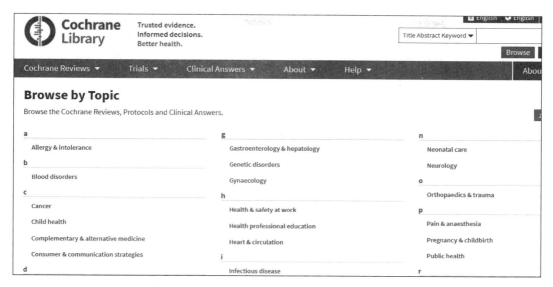

图 7-6　Cochrane Library 提供的 Browse 功能界面

案例 7-3 中，因为尿路感染属于泌尿系统疾病，可在 Browse 页面中选择"Kidney Disease"，在出现的结果页面中通过左侧过滤器（Filter your results）中的 Topic 选择尿路感染（Urinary tract infections），浏览是否有符合本案例需求的证据，如图 7-7 所示。

2）检索（search）　　Cochrane Library 提供多种检索方式：基本检索（basic search）、高级检索（advanced search）、主题词检索（medical terms）、检索管理器（search manager）、PICO 检索（PICO search）。

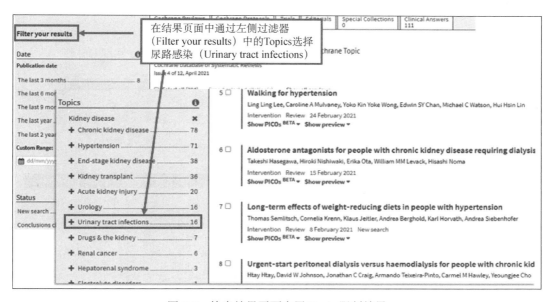

图 7-7　检索结果页面中用 Topic 限制结果

（1）基本检索（basic search），如图 7-8 所示。

Cochrane Library 右上角有基本检索功能，如图 7-8 所示。在该功能中提供一些常用字段的限定，点放大镜图标"🔍"或点键盘的"Enter"键进行检索。本案例中，我们选择 P 和 I

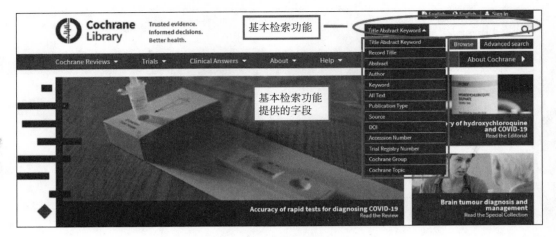

图 7-8　基本检索功能界面

两个概念作为检索词，P 为尿路感染（urinary tract infection），I 为蔓越莓（cranberry），两个概念之间应用逻辑与"AND"连接。同时还应考虑到两个概念分别有各自的同义词和近义词，同近义词之间应用逻辑或"OR"连接，如"cranberry"还有"cranberries""vaccinium macrocarpons""vaccinium macrocarpon"等说法；"urinary tract infection"还可写作"urinary tract infections"。因此可在选择好内容特征相关字段后，将检索式编为"（cranberry OR cranberries OR vaccinium macrocarpons OR vaccinium macrocarpon）AND（urinary tract infection OR urinary tract infections）"进行检索。另外当要将输入的短语作为固定短语检索，请在字符串前后加双引号""，如"vaccinium macrocarpon"。

（2）高级检索（advanced search），如图 7-9 所示。

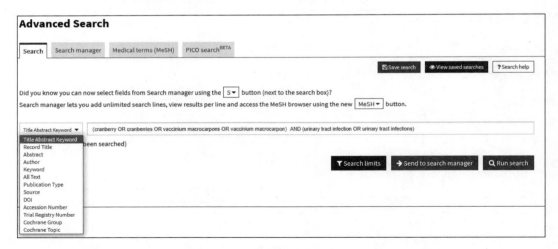

图 7-9　高级检索界面

点击 Cochrane Library 主页右上角检索框下面的"Advanced Search"进入高级检索界面，可以通过检索项左边的"+""−"来增减检索提问框，每个检索提问框可通过下拉菜单选择字段，可分别在多个提问框中键入提问词，限定词间的逻辑关系等。

点击"Search limits"按钮可对特定数据库、文章状态和出版日期进行限定。

案例 7-3 中涉及内容特征的检索，因此我们可以选择摘要（abstract）、关键词（keywords）和标题/摘要/关键词（title，abstract，keywords）字段进行检索。逻辑关系仍如前分析的，概念之间应为逻辑与"AND"连接，同一概念的同近义词之间应为逻辑或"OR"连接。

（3）主题词检索（medical terms），如图 7-10 所示。

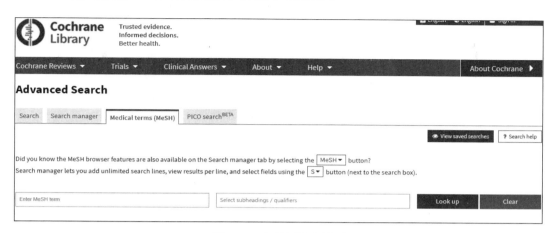

图 7-10　主题词检索界面

点击 Cochrane Library 主页右上角检索框下面的"Advanced Search"进入高级检索界面后，第三个选项卡即是主题词检索（medical terms）。使用主题词检索的大体步骤如下。

A. 查找和选择主题词。由于主题词是规范化的检索语言，因此无论在哪个数据库进行主题词检索，首先都需要输入检索词找到主题词。Cochrane Library 也不例外，首先在第一个检索框中输入检索词，点击"Look up"按钮，Cochrane Library 会将可能匹配的主题词呈现在页面下方的主题词浏览区（MeSH browser），在该区域找到合适的主题词并单击选择，则该主题词出现在刚才输入检索词的第一个检索框中。案例 7-3 中涉及两个主题概念"cranberry"和"urinary tract infection"，两者应分开一步一步进行检索。首先，在下图所示的检索区（search area）输入"cranberry"点击"Look up"按钮后，在页面下方的 MeSH browser 挑选最接近的一个主题词"Vaccinium macrocarpon"，如图 7-11 所示。

B. 选择合适的副主题词。选择好主题词后，如果检索需求中有通用面，即意味着可以选择副主题词，可在第二个检索框中单击并选择合适的副主题词组配，如图 7-12 所示。案例 7-3 中，由于蔓越莓并不好界定是药物或保健品或正常饮食，加之蔓越莓的研究不太多，因此暂不组配副主题词检索。

C. 如有需要，可以在树状结构（MeSH Trees）区域查看该主题词在树状结构中的位置并确定是否选对了准确的主题词，并可在此区域选择是否进行扩展检索。选择好后点击"look up"按钮则检索结果出现在页面右下角，如图 7-13 所示。

如果检索需求较复杂，需要进行多步检索，可以点击检索结果区中的"add to search manager"将检索提问式添加至检索管理器（search manager）中暂存，需要时点开页面中的"Search manager"即可找到，如图 7-13 所示。

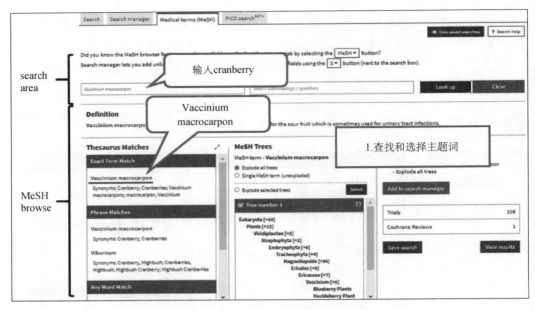

图 7-11　查找和选择主题词界面

如果需要查看详细的检索结果，可以点击检索结果区域的"View result"按钮进入到详细的检索结果页面，如图 7-13 所示。

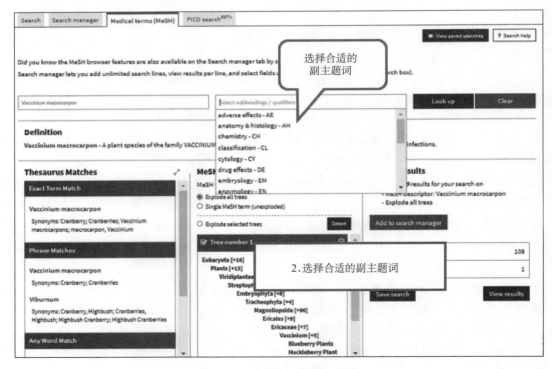

图 7-12　选择合适的副主题词

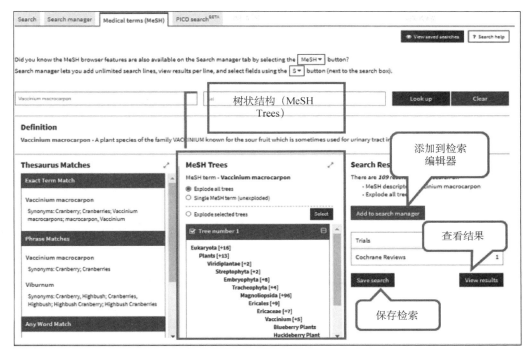

图 7-13　树状结构及检索结果区

（4）检索管理器：当检索需求较复杂需要进行多步检索时，可以对每一步分别检索后点击检索结果区中的"Add to search manager"将检索提问式添加至检索管理器中暂存，然后在"Search manager"中进行逻辑运算。

案例 7-3 中，因为有两个主题概念"cranberry"和"urinary tract infection"，两者都涉及内容特征的检索，因此可以按主题词检索相关内容里介绍的那样，检索完"cranberry"相关文献后，应点击"Add to search manager"，再回到主题词检索途径 Medical terms 继续按上述方法检索"urinary tract infection"相关文献并添加到检索管理器"Add to search manager"，再到检索管理器中将上述两步用逻辑与"AND"连接起来，即输入"＃1 and ＃2"，最后得到相应结果，如图 7-14 所示。

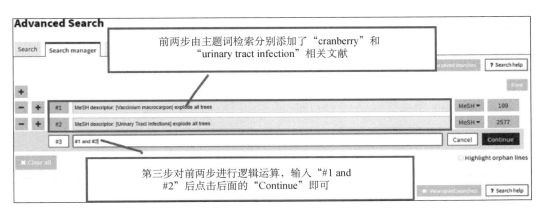

图 7-14　检索管理器界面

我们也可以直接在检索管理器中添加检索步骤。点击"S"按钮字段限定的检索，如图 7-15 所示；点击"MeSH"按钮可添加主题词检索，如图 7-16 所示。

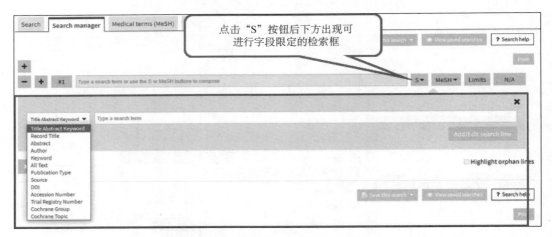

图 7-15　检索管理器中的字段限定检索界面

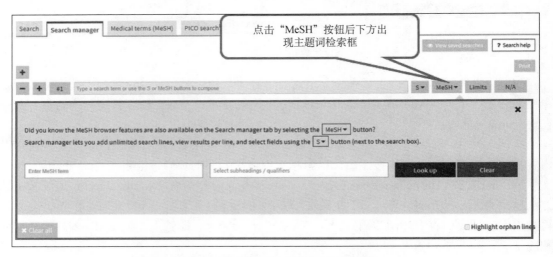

图 7-16　检索管理器中的主题词检索框

（5）PICO 检索（PICO Search）：Cochrane 用可控制的检索词以及这些词的 PICO 组件标引了 2015 年以来发表的 4500 个 Cochrane 干预性系统评价，在 PICO search BETA（截止本教材出版，该功能已升级为正式版本 PICO search）中，我们可以用这些可控制的检索词以及他们的 PICO 组件来进行检索。Cochrane 系统评价的 PICO 组件可在检索结果页面找到，如图 7-17 所示。

使用 PICO 检索的步骤：①在检索框中输入检索词；②在出现的下拉列表中选择合适的词，如图 7-18 所示；③在检索框后选择该检索词相应的 PICO 组件；④当有多个检索词时可以点击"⬚"增加检索行，同时选择好相应的 PICO 组件及逻辑运算符；⑤点击"Run search"进行检索。

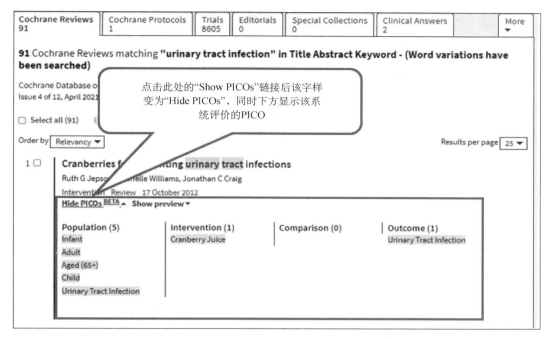

图 7-17　Cochrane 系统评价的 PICO 组件

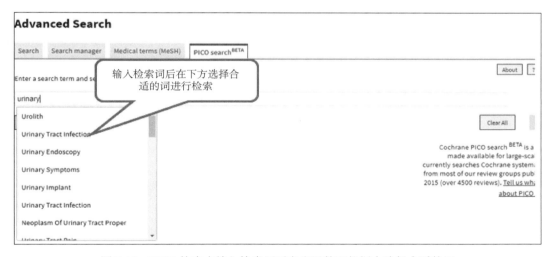

图 7-18　PICO 检索中输入检索词后在出现的下拉框中选择合适的词

　　案例 7-3 中，我们可以这样操作：①在检索框中输入"urinary tract infection"并在检索框后选择"population"组件；②点击"⌊╋⌋"增加一行，在检索框中输入"cranberries"并在检索框后选择"intervention"组件；③点击"Run search"按钮，即可得到所需结果。我们也可以使用检索结果页面左侧的"Filter your results"对结果进行限定，如图 7-19 所示。

　　需要注意的是：PICO 词汇表的下拉列表可能包含同义词（即具有相同含义的词），而不是与您的检索词完全匹配的词。例如，如果输入"heart attack"，则同义词"Myocardial Infarction"将出现在下拉列表中。如果找不到完全匹配的词，请选择同义词。首字母缩写词也是如此。例如，如果输入 COPD，则"Chronic obstructive pulmonary disease"一词将出现在下拉列表中。选择最匹配的词即可。

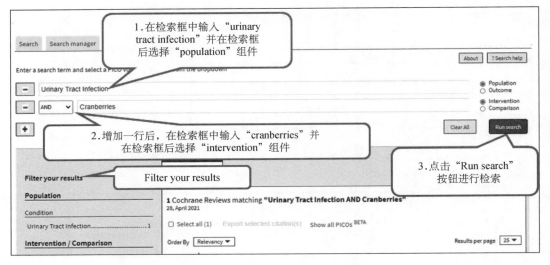

图 7-19　案例 7-3 的 PICO 检索

3）Cochrane Library 检索结果页面　　在检索结果页面，Cochrane Library 将检索到的结果按来源的不同进行呈现，包括 Cochrane Reviews（来源于上文提到的 CDSR），Cochrane Protocols（Cochrane 研究方案），临床试验（trials）等。同时，在检索结果页面左侧，Cochrane Library 提供了 "Filter your results" 功能，可对结果进行日期、（更新）状态、语种、问题的类型、主题等进行进一步过滤。如图 7-20 所示。

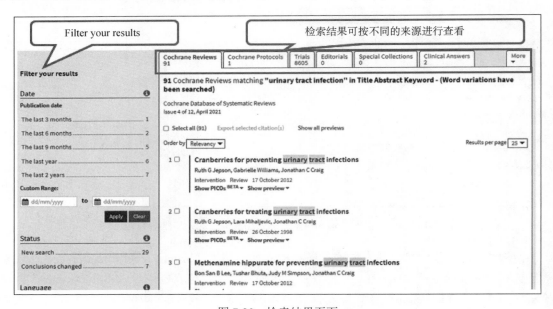

图 7-20　检索结果页面

4）条件限定（limits）　　除了上文中的快速检索、高级检索、主题词检索、检索管理器、PICO 检索以外，Cochrane Library 还提供条件限定，我们可以通过限定来选择来源的数据库，限定发表时间等，限定按钮在高级检索页面，"Search" 选项卡检索框下方有 "Search limits" 按钮，如图 7-21 所示。在 "Search manager" 选项卡中也有条件限定按钮，在检索框后方有 "Limits" 按钮，如图 7-22 所示。

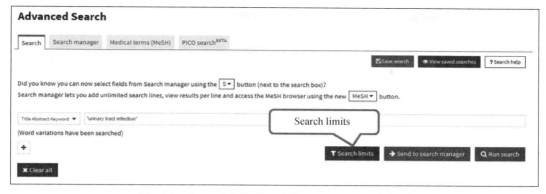

图 7-21　"Search"选项卡中的"Search limits"按钮

条件限定可以限定文献类型、发表时间、Cochrane 小组等，若在文献类型处选择了"Trial"，则还可在该页面右侧进行临床试验的原始出版年代的限定。选择好限定的条件后，点击页面下方的"Apply limits"按钮提交即可，如图 7-23 所示。

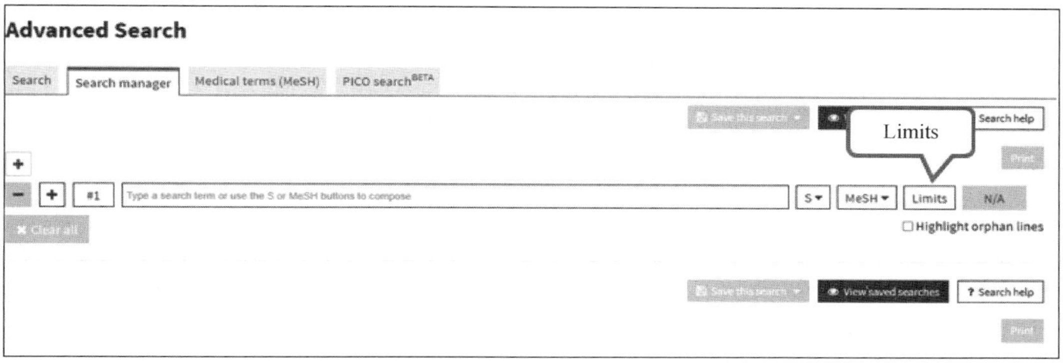

图 7-22　"Search manager"选项卡中的"Limits"按钮

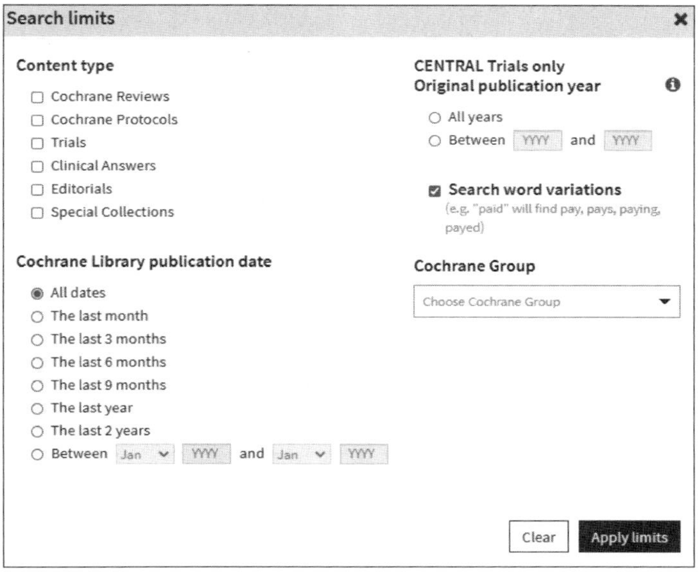

图 7-23　条件限定页面

（二）临床决策循证数据库（Foreign Evidence-Based Medicine，FEBM）

FEBM 是一个整合了循证信息资源包括 PubMed、Cochrane Library、ACP Journal Club、Poems、Clinical Evidence 和 Evidence based Journal 等的二次信息文摘资源，循证医学资源覆盖率达到 90%，且每日更新的一站式证据检索评价平台。它支持中文检索、关键词主题词检索、PICO 检索、临床查询、证据级别显示、答案要点显示、机器翻译、鼠标即指翻译、疾病聚类与关联、统计分析、显示设置、结果排序、全文传递通道等功能。

进入 FEBM 有两种方式，一种是通过迈特思创的网址进入，在首页选择好资源为 FEBM 后输入账户和密码登录，其网址为 http://www.metstr.com/；另一种，如果是昆明医科大学的校园网用户，可以通过昆明医科大学图书馆→数据库资源→FMRS 数据库→康健循证医学知识库进入数据库。

在 FEBM 的主页上提供三种类型的检索方式，分别是专业检索、导航检索和二次资源检索，如图 7-24 所示。

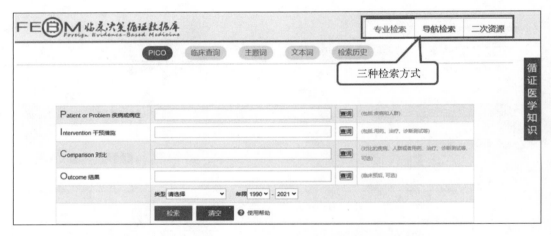

图 7-24　FEBM 主页提供的三种检索方式

1. 专业检索

专业检索选项卡中提供了 PICO、临床查询、主题词、文本词、检索历史等检索功能，它们各自有各自的特点。

1）PICO 检索　　在 PICO 检索与循证医学实践第一步提出可回答的临床问题一脉相承，我们可以用问题中的 PICO 组件转化为可以检索的医学术语进行检索，这种方法能够快速找到检索需求中重要的检索词。通常我们选取 PICO 中的 P 和 I 当中的一个或两个作为检索元素，如果检索结果太多则加上 C、O 进行限定。

案例 7-3 中，P 为尿路感染患（urinary tract infection）者，I 为给予蔓越莓（cranberry），C 为空白对照或安慰剂对照，O 为症状缓解、尿常规检查白细胞情况等疗效。在对应的检索框输入检索词后，可在下方出现的下拉菜单中选择系统提供的合适的词进行检索，如图 7-25 所示。也可以利用检索框后方的"查词"按钮来查找检索词的同近义词、中英文主题词、入口词，点击这些蓝色显示的词后可将其添加至前面的检索框中，同时，查词功能还提供逻辑运算符"AND""OR""NOT"，我们可以在添加的过程中点击相应逻辑运算符来实现词间的运算，查词功能如图 7-26 所示。如果检索需求中有文献类型和年代范围的要求，可通过检索框下方的条件限定来进行限定，如图 7-25 所示。

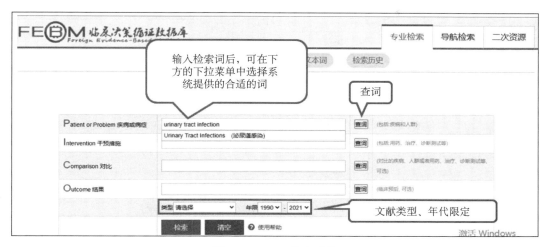

图 7-25　PICO 检索功能

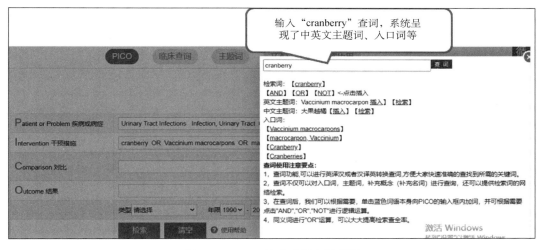

图 7-26　PICO 检索功能中的查词

　　将检索词添加好后点击"检索"按钮后即可得到结果页面，页面的右侧有证据的过滤器，可通过选择过滤器中的具体选项来限定二次研究证据资源数据库和证据的类型等，从而对结果进行过滤。检索结果页面提供了排序功能，可按证据级别、相关度、出版日期进行排序；对每篇证据提供了证据强度、来源数据库和证据类型，用户也可利用这些信息辅助判断证据的质量；如果需要全文，可以在通道揭示一栏点击相应链接进行下载。如图 7-27 所示。

　　2）临床查询　　临床查询是基于加拿大 McMaster 大学海恩斯教授等的研究结果构建的，目的是帮助临床医生快速准确地查找到针对诊断、治疗、病因、预后、临床预测指南等不同类型临床问题的答案，如图 7-28 所示。其检索功能与 PubMed 中临床查询功能类似。

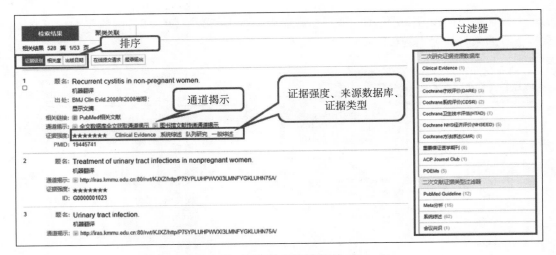

图 7-27　检索结果界面

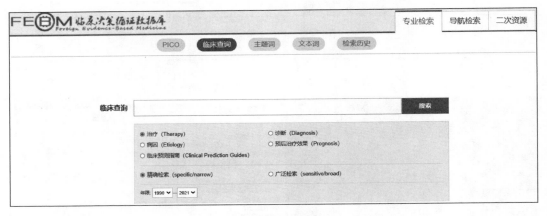

图 7-28　临床查询界面

3）主题词检索　　FEBM 中的主题词检索途径和所有提供主题词检索的数据库的主题词检索如 PubMed、CBM 一样，都是使用医学主题词表（MeSH 词表）对文献进行标引和检索的检索工具，在检索过程中可以实现主题词搭配副主题词检索、加权检索（即限定主要主题词检索）及扩展检索等，FEBM 的主题词检索提供了主题词导航树和检索框输入两种方式，如图 7-29 所示。其检索方法与 PubMed、CBM、FMRS 等数据库的主题词检索类似，这里不再赘述。

4）文本词检索　　文本词检索中，可在检索框上方选择合适字段后在检索框中输入检索词进行检索，FEBM 支持双语检索、通配符"*"检索、短语检索和逻辑组配检索，还可进行年代限定等。如图 7-30 所示。其检索与 FMRS 数据库检索类似，可参考相关章节进行学习和操作。

5）检索历史　　检索历史中可以保存我们检索的每一个步骤，并能对我们的检索步骤进行逻辑运算以达到实现复杂检索的目的，如图 7-31 所示。

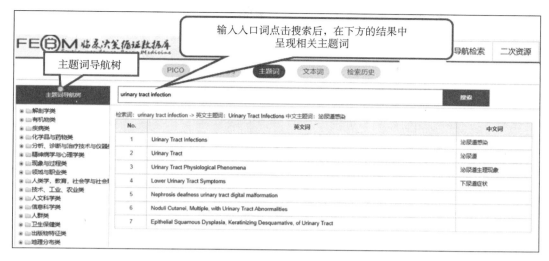

图 7-29 主题词检索页面

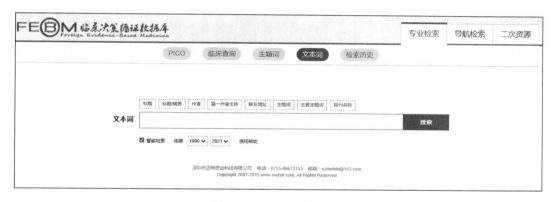

图 7-30 文本词检索界面

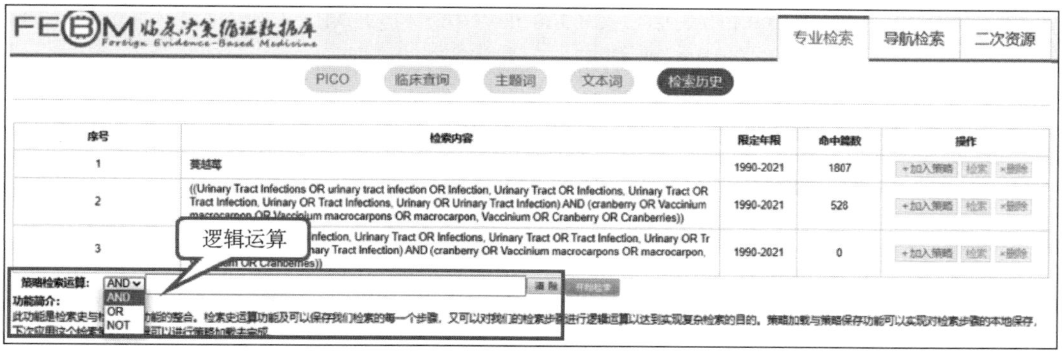

图 7-31 检索历史界面

2. 导航检索

导航检索主要包括 ICD-10 疾病导航、MeSH 疾病导航和药物导航,可以依据相关的导航树直接点击查找相关的知识或证据资源,这种检索方式的好处是医生不用进行检索词的抽取、检索策略的构建等步骤,可以直接查找相关类证据,如图 7-32。

其中,ICD-10 是国际疾病伤害及死因分类标准第十版,是以首先满足统计需要为前提的国际统计分类，目前广泛应用在医院的 HIS 系统和病案系统中，主要以病因、部位、病理、临床表现等为分类依据。FEBM 在此有特色的一个地方是实现了两种不同医学术语标注系统的转化，即 ICD-10 疾病导航向 MeSH 主题词的自动转换，提高检索的精确性。

MeSH 疾病导航中的疾病主题词树状结构是依据 MeSH 主题词表中疾病类的树状结构而设立的，当我们对想要检索的某学科的某一疾病而对其主题词不太熟悉时，可以通过 MeSH 疾病分类导航查找到相对应的主题词。

药物分类导航是依据 MeSH 主题词表中药物类的树状结构而设立的，将药物以树状结构的形式进行相应分类，使药物的层次关系一目了然。检索者可以点击查看某药物的相关属性了解某种药物的疗效及临床效果观察，也可查看此药物的上下级药物。

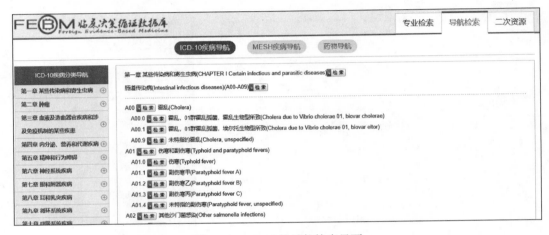

图 7-32　FEBM 的导航检索界面

3. 二次资源检索

使用者可以通过资源类型检索入口查找具体证据数据库，获得特定的资源。二次文献库类型检索主要包括 Cochrane Library、ACP Journal Club、POEMs、Clinical Evidence、临床指南等。二次资源检索的页面如图 7-33 所示。

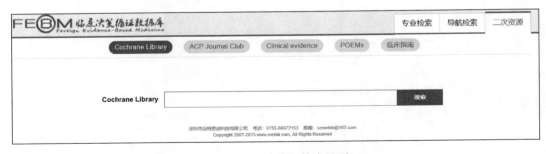

图 7-33　二次资源检索界面

其中，Cochrane Library 的资源在本节的 Cochrane Library 部分已做介绍，此处不做重复。

ACP Journal Club 对每个学科内最好的期刊共 100 多种进行定期筛选，选取符合证据要求的文献，对其进行详细摘要，并评论其临床应用价值，FEBM 对 ACP Journal Club 的二次文献资源进行系统整合供使用者检索。

Clinical Evidence 是一个不断更新的有关常见临床干预影响证据的最佳资源，提供病症的概述，以及用于该病症的预防和只寥寥干预手段的优缺点，强调支持特定干预手段的最佳可的证据，重在为患者带来最佳结果，涵盖了治疗和护理中常见的病症；临床指南是针对特定临床问题，收集、综合和概括各种临床研究证据，对医学实践具有权威性和实践指导意义的一个数据库。

POEMs 是指针对患者的证据，即那些能帮助患者活得更长或获得更好的证据，包括发病率的减少、死亡率的下降、病患症状的改善、生活质量的提高及治疗费用成本的降低等。

4. 其他特色功能

FEBM 还提供了聚类关联、标准的证据过滤及评价工具、机器翻译、证据强度显示、证据类型显示、证据级别排序、相关度排序、出版日期排序等功能。这些功能在检索结果页面可以找到，如图 7-34 所示。

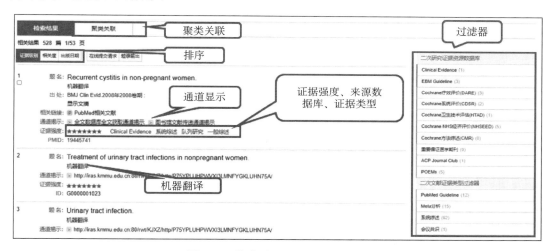

图 7-34 检索结果页面的更多功能

（三）PubMed

PubMed 循证医学文献的检索可以通过对"filters"中文献类型（article type）的限定来实现的，文献类型中与循证医学相关的选项有：Clinical Trial、Meta-analysis、Practice Guideline、Randomized Controlled Trial、Multicenter Study、Evaluation Studies、Clinical Trial（Clinical Trial Phase Ⅰ、Clinical Trial Phase Ⅱ、Clinical Trial Phase Ⅲ、Clinical Trial Phase Ⅳ）、Guideline 等。只要在 PubMed 提问框中键入检索词或词组，根据需要选择 PT 中的一项或多项，就可将检索范围限定在特定类型的循证医学文献。具体操作方法见第四章第一节。案例 7-3 中，可以在 PubMed 使用主题词检索途径（MeSH database）将"cranberry"和"urinary tract infection"两个概念分别进行主题检索，两者间为逻辑与"AND"关系；也可以使用高级检索途径检索"cranberry"和"urinary tract infection"两个概念并用 AND 将二者连接起来，要注意使用同近义词来提高查全率。最后在检索结果页面左侧的过滤器（filter）中限定 article type 为上述的循证医学相关的文献类型。

除了上述方法外，PubMed 在 McMaster 大学研究工作的基础上设计了一个用于检索高级别论证强度证据的工具——临床查询（Clinical Queries）。Clinical Queries 提供 COVID-19

相关文章（COVID-19 Articles）、临床研究类别（Clinical Study Categories）等类文献。临床研究类别包括治疗、诊断、病因、预后四个临床领域的检索策略，可根据需要选用不同敏感度的检索策略。由于 Clinical Queries 的检索策略基本确定，可变部分只是检索词，因此，特别适合工作繁忙的临床医生快速查找证据使用。网址为 http://www.ncbi.nlm.nih.gov/pubmed/clinical。

（1）COVID-19 相关文献（COVID-19 Articles）过滤器下主要提供与 2019 新冠状病毒有关的文献，在 Category 处可以选择 General、Mechanism、Transmission、Diagnosis、Treatment、Prevention、Case Report、Forecasting 之一来进行结果的过滤，如图 7-35 所示。COVID-19 Articles 中的上述过滤器可能随时间的迁移而有所改变。

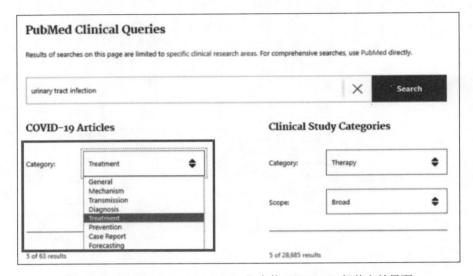

图 7-35　"PubMed Clinical Queries" 中的 COVID-19 相关文献界面

（2）"Clinical Study Categories" 专用于检索治疗、临床预测指南、诊断、病因、预后等临床领域的研究，只需输入检索词，点击 "Search"，在 Category 下拉菜单中选择治疗（Treatment）、诊断（Diagnosis）、病因学（Etiology）、预后（Prognosis）、临床预测指南（Clinical Prediction Guides）之一，再在 Scope 下拉菜单中选择 Narrow（特异度）或 Broad（敏感度），进行检索，如图 7-36 所示。特异度用于缩小检索范围，提高查准率；敏感度用于扩大检索范围，提高查全率。

案例 7-3 中，如果选择 PubMed Clinical Queries 作为检索工具，首先在 MeSH 中找到尿路感染（urinary tract infection）和蔓越莓（cranberry）的主题词分别为 "urinary tract infections" 和 "Vaccinium macrocarpon"（方法见第四章第一节中有关 PubMed 主题词检索的内容）；然后在 Clinical Queries 界面的检索提问框中键入 "urinary tract infections[mesh] and Vaccinium macrocarpon[mesh]"，点 "Search"，即可得到结果，如图 7-37 所示。本例也可尝试直接用文本词进行检索，将 "cranberry" 和 "urinary tract infections" 两个概念用 AND 连接，同时分别考虑各自的同近义词，同近义词之间用 OR 连接并用括号括起来。同学们可在实际检索实践中体会不同检索途径带来的不同检索效果。

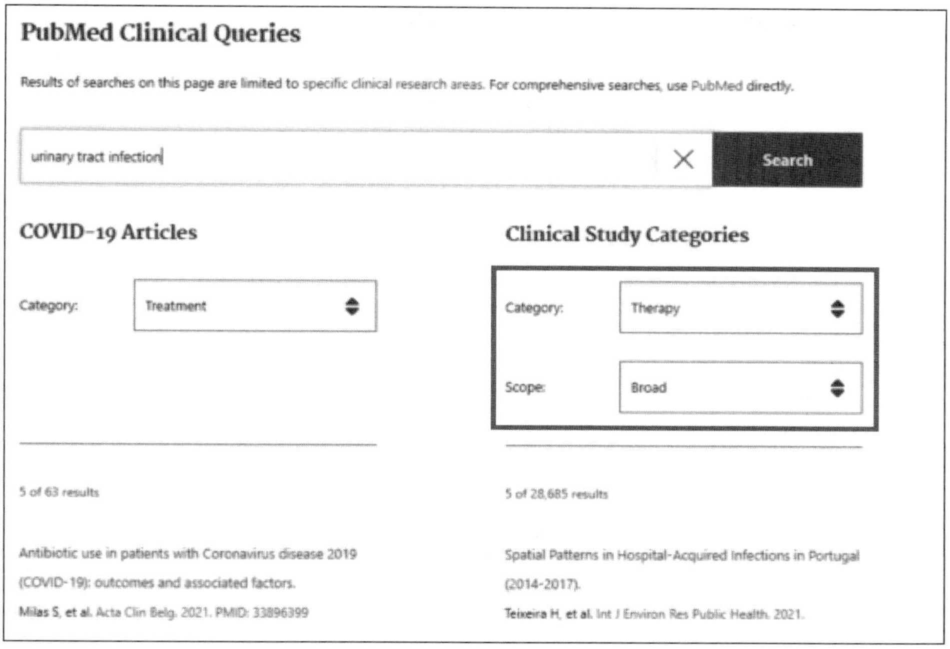

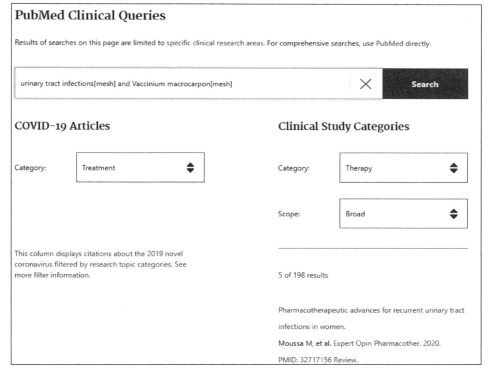

图 7-36 PubMed Clinical Queries 临床研究类别检索界面

图 7-37 PubMed Clinical Queries 的检索界面

（四）中国生物医学文献数据库（CBM）

使用 CBM 查找循证医学证据的方法与 PubMed 基本相同，但在检索循证医学文献时应注意：CBM 的条件限定中的文献类型涉及循证医学证据类型较少。因此，涉及检索条件限定中未出现的这些类型的证据时，需要借助主题词检索来实现，例如，如果需要队列研究，需要利用检索式"主题词：队列研究/全部树/全部副主题词"或者在主题检索途径中找到队列研究的主题词来进行检索。

案例 7-3 中，如果选择 CBM 作为检索工具，首先需要在 CBM 主题词检索途径中输入"尿路感染（urinary tract infection）"找到其对应的主题词为"泌尿道感染（urinary tract infections）"，点击该主题词进入组配副主题词的界面，本例中暂不选择副主题词（即组配全部副主题词进行检索），点击"主题检索"按钮；然后再次进入主题检索途径，找到蔓越莓（cranberry）的主题词"大果越橘"进行主题检索，两步之间用逻辑运算符 AND 来连接，随后得到结果（方法见第三章第一节中有关 CBM 主题词检索及检索历史的内容）。根据得到的结果，选择上述方法中在条件限定中限定文献类型或利用主题词检索某类型循证医学证据即可。

当然，不管是用哪个数据库来进行检索，也不管是否为检索循证医学证据，如果选择了主题词检索途径，我们应该要想到的是由于主题词检索对于那些新发表的文献、交叉学科文献可能产生漏检，因此还应该将主题词检索和自由词检索两者搭配起来以提高查全率。

【小结】 临床工作者进行循证医学证据检索时，基础是应该能够根据 PICO 原则提出结构化的临床问题，并能确定问题的类型，根据提出的问题的类型、特点选择合适的数据库，还应该对选择的数据库的特点有足够了解，能够根据数据库的特点构建相匹配的检索策略，找到最佳的临床证据。

练习与思考

1. 请根据 PICO 原则对以下临床问题进行分析并分别用 Cochrane Library、FEBM、PubMed、CBM 检索相关证据。问题为干扰素是否能延缓多发性硬化症的进展（减少复发、缓解症状、延缓进程）？

2. 请根据 PICO 原则对以下临床问题进行分析并分别用 Cochrane Library、FEBM、PubMed、CBM 检索相关证据。问题为对于伴有大量胸水的结核性胸膜炎青年患者，是否该给予糖皮质激素以减少毒性反应和胸膜增厚？

3. 案例讨论：在本节中，我们主要演示了几大数据库中使用主题词检索的方法和步骤，但实际上，由于主题词检索与自由词检索各有优缺点，在实际检索中，常常结合所选择数据库的功能和特点，将二者配合使用。需要注意的是，如果我们使用自由词进行检索，需要充分考虑同一概念的不同表达方式（同义词、近义词、不同译名等），将同一概念的不同表达方式用 OR 连接起来，以增加查全率。

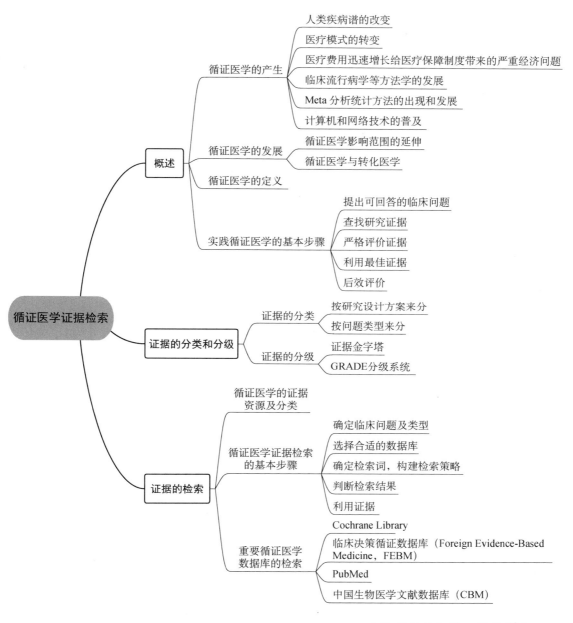

章节思维导图

循证医学证据检索

- 概述
  - 循证医学的产生
    - 人类疾病谱的改变
    - 医疗模式的转变
    - 医疗费用迅速增长给医疗保障制度带来的严重经济问题
    - 临床流行病学等方法学的发展
    - Meta 分析统计方法的出现和发展
    - 计算机和网络技术的普及
  - 循证医学的发展
    - 循证医学影响范围的延伸
    - 循证医学与转化医学
  - 循证医学的定义
  - 实践循证医学的基本步骤
    - 提出可回答的临床问题
    - 查找研究证据
    - 严格评价证据
    - 利用最佳证据
    - 后效评价
- 证据的分类和分级
  - 证据的分类
    - 按研究设计方案来分
    - 按问题类型来分
  - 证据的分级
    - 证据金字塔
    - GRADE分级系统
- 证据的检索
  - 循证医学的证据资源及分类
  - 循证医学证据检索的基本步骤
    - 确定临床问题及类型
    - 选择合适的数据库
    - 确定检索词，构建检索策略
    - 判断检索结果
    - 利用证据
  - 重要循证医学数据库的检索
    - Cochrane Library
    - 临床决策循证数据库（Foreign Evidence-Based Medicine，FEBM）
    - PubMed
    - 中国生物医学文献数据库（CBM）

（昆明医科大学　谭睿璟）

第八章 图书馆资源利用

学习目标

一、知识目标

1. 知晓图书馆的服务及资源类型。

2. 知晓图书馆图书分类及图书、期刊的排架规则。

3. 知晓参考工具书的类型。

二、技能目标

1. 能够按照图书、期刊的排架规则查找到所需书刊。

2. 有效利用图书馆的各项资源及服务。

三、情感、态度和价值观目标

认识到图书馆在大学学习中的重要性、培养爱惜图书、尊重知识的情感。

案例 8-1

图书馆有着丰富的馆藏，不但有传统纸质文献，还有数量众多的电子资源，作为一名医学生，充分了解图书馆基于文献资源的服务类型，从而充分利用图书馆资源是很有必要的。小明是一名医学影像学专业的学生，在课余时间想去图书馆借阅与专业相关的图书并了解专业期刊。图书馆的书刊那么多，它们在书架上是依据什么排列的？他是直接走进书库盲目地寻找还是先通过检索找到特定线索后再进行寻找？

问题：

1. 图书馆的资源有哪些？提供哪些服务？如何通过书目检索系统（OPAC）检索书刊？

2. 书目检索系统有哪几种检索途径？

3. 索书号是用来做什么的一种号码，如何通过索书号去书刊库寻找书刊？

4.《中图法》有怎样的体系结构？

分析：

本例需详细了解图书馆服务及资源类型、《中图法》的体系结构及图书和期刊在图书馆的排列方法，结合联机公共检索目录查找到图书的索书号，并通过索书号去图书馆书架上找到特定书刊进行借阅。

图书馆是收集、整理和保存文献资料并向读者提供利用的科学、文化、教育机构，具有保存人类文化遗产、进行社会教育、传递科学情报、开发智力资源等主要的社会职能。大学图书馆建设质量通常反映一个大学的教育教学和科学研究水平。其与实验室、师资共同构成大学生存的三个重要保障因素。

第一节　图书馆服务及资源类型

图书馆的服务一般包括内部业务工作和读者服务两大部分，业务工作主要有文献及各类信息资源的采集、加工（分类与编目）、标引、技术支持等，读者服务工作主要包括外借、馆际互借、阅览、宣传辅导、参考咨询、文献检索、科技项目查新、学科服务、视听服务、文献复制等，本节对图书馆的服务进行如下简要介绍。

一、图书馆服务

1. 流通服务

提供图书的外借和阅览是图书馆的最基本服务。丰富的馆藏也只有通过流通才能实现其价值。联机公共目录和图书馆联盟的出现，馆际互借与文献传递服务的开展，使读者可以查阅和外借的范围从本馆扩大到了各联盟馆。馆际互借是图书馆之间相互利用对方馆藏来满足本馆读者需求的一种资源共享服务。馆际互借一般针对图书，是一种返还式文献资源共享方式。文献传递是在馆际互借基础上发展起来的，其实也是馆际互借的一种，但主要针对期刊文献，是非返还式的文献资源共享方式。目前，国内主要馆际互借与文献传递机构有：国家图书馆、国家科技图书文献中心（National Science And Technology Library，NSTL）、中国高等教育文献保障系统（China Academic Library & Information System，CALIS）、中国高校人文社会科学文献中心（China Academic Social Science and Humanities Library，CASHL）、北京高校图书馆文献资源保障体系（Beijing Academic Library & Information System，BALIS）等。

2. 信息咨询服务与知识服务

图书馆提供的信息咨询服务包括文献检索、定题服务、跟踪服务、网络信息导航、专题信息推送、信息编译、查收查引、代查代译、出具科技查新报告等。

科技查新是指查新机构根据查新委托人提供的有关科研资料，通过系统全面的文献检索，查证其课题、研究内容或科研成果是否具有新颖性，并出具相关佐证文献资料的文献调研工作。查新为科研项目立项、成果鉴定和科技报奖等科研活动提供课题的新颖性报告。高校图书馆必须经过教育部或科技部的严格审核认证，方具有出具报告的资质。具有资质的教育部查新站可登录教育部科技查新工作站（http://kjcx.cug.edu.cn/）查看。

近年发展起来的知识服务是以信息知识的搜寻、组织、分析和重组为基础，根据用户的问题和环境，提出能够有效支持知识应用和知识创新的服务，融入用户知识应用和创新的核心过程。它从各种显性和隐性知识资源中，根据需要将知识提炼出来，是有针对性地解决用户问题的高级阶段的信息服务。目前，服务的模式有咨询台服务模式、学科馆员服务模式、门户网站服务模式、知识库服务模式等。

3. 读者培训与信息素质教育

通过开展新生培训、开设医学文献检索与利用课程、举办不同层次的培训班和讲座，帮助读者了解图书馆的服务及图书馆的资源，传递图书馆信息知识、培养信息意识和文献信息检索的能力。

4. 移动图书馆和微信公众平台服务

网络技术、数据库技术的发展极大地拓展了图书馆服务的范围，移动设备的普及，进一步推动了移动图书馆的发展。通过移动终端，人们可以不受时间、地点和空间的限制，方便灵活地进行图书馆信息的查询、浏览与获取，还可以进行个性化定制。微信订阅公众号，也是近来发展起来的一种新的服务形式，图书馆通过微信为读者推送及时的信息和资讯。

二、图书馆资源

印刷型资源是图书馆文献资源的重要组成部分。它是图书馆按本馆性质、任务和读者特点，从庞大的文献群中选择、收集、整理，并根据内容特征或外部特征进行科学组织而形成的一个排列有序的馆藏体系。高校图书馆收藏的印刷型资源包括图书、期刊、报纸、古籍、政府出版物、学位论文、会议文献、专利文献等，其中以图书和学术期刊为主。

1. 图书

具有完整的装帧形式，内容较成熟、系统、全面，是系统学习和掌握各门科学知识最重要的资源。正式出版的图书都有国际标准书号（international standard book number，ISBN）。

2. 连续出版物

包括期刊（journal）和报纸。其中，科技期刊由于出版周期短、通报速度快、专业性强、内容新颖，是人们获得最新科研成果的主要信息源。正式出版的期刊都有国际标准连续出版物编号（international standard serial number，ISSN）、CN 号及邮发代号。我国政府部门对学术期刊的分级，始于 2001 年新闻出版总署启动的"中国期刊方阵"工程，其基本框架分为 4 个层面：第一个层面为"双效"期刊，即社会效益、经济效益比较好的期刊，由各省（区、市）和中央有关部委评比推荐产生，1000 余种；第二个层面为"双百"期刊，即通过每两年一届评比产生的百种重点社科期刊、百种重点科技期刊，每届"双百"重点期刊在 200 种左右；第三个层面为"双奖"期刊，在"双百"重点期刊基础上评选出的"国家期刊奖""国家期刊奖提名奖"期刊，此类期刊约 100 种；第四个层面为"双高"期刊，即"高知名度、高学术水平"期刊，此类期刊约 50 种。这样由低到高形成一个金字塔形结构。

学术界也一直在尝试以多元化的方法评定期刊学术水平，主要成果如下。

《中文自然科学引文索引》：1988 年，兰州大学仿照美国《科学引文索引》（SCI）"期刊引文报告"的方法，以国内学术水平最高的 10 种自然科学期刊为依据，用各刊所载论文的参考文献，按年度编制引文索引卡片，分散编印成册，名为《中文自然科学引文索引》，并从中选出 104 种自然科学中文核心期刊。这是中国第一个以引文为依据的自然科学中文核心期刊分类方法。

《中文核心期刊要目总览》：由北京大学图书馆和北京市高校图书馆期刊工作研究会联合编制，在学术期刊分级领域里影响较大。它分别于 1992 年、1996 年、2000 年、2004 年、2008 年和 2011 年出版 6 版。第六版采用被索量、被摘量、被引量、他引量、被摘率、影响因子、被国内外重要检索工具收录、基金论文比、Web 下载量 9 个评价指标，力求使评价结果尽可能准确地揭示中文期刊的实际情况。此项研究分别得到教育部人文社科基金项目和国家社科基金项目的资助。

《中国科技论文统计与分析》：中国科技信息研究所从 1987 年起每年从中、外文科技期刊中选择 1300 余种科技期刊为数据源，就论文数量、学科分布、地区分布、引用和被引用情况进行统计，其中最重要的是按类进行影响因子排名。每年第四季度面向全国大专院校和科研院所发布上一年的科研论文排名。排名结果以《中国科技论文统计与分析》（年度统计报告）形式公布，即所谓的理科学术榜。此项研究得到科技部重点攻关项目的资助。

《中国人文社会科学核心期刊要览》：中国社会科学文献计量评价研究中心和中国社科院文献信息中心，从 1996 年开始建立中国社会科学论文统计分析库。根据几年来的研究成果和对大量数据的统计分析，确定了 1999 年度中国人文社会科学核心期刊，并编制出《中国人文社会科学核心期刊要览》，共收入 506 种人文社会科学核心期刊。这是中国社会科学院系统认定的学术研究核心期刊，该系统每年对收入的核心期刊进行更新淘汰和补充。

《中文社会科学引文索引》（CSSCI）：南京大学在具有 CN（中国连续出版物编号）的人文社科学术期刊中，参考文献计量学方法，按引文量、影响因子、专家意见等标准，精选来源期刊。教育部已将 CSSCI 数据作为全国高校评估、成果评奖和科研立项的重要参考依据。它是国家、教育部重点课题攻关项目。

3. 特种文献

特种文献是指出版形式比较特殊的文献的总称，包括专利文献、会议文献、科技报告、标准文献、学位论文、国际机构和政府出版物、技术档案和产品资料等。这类文献非书非刊，有的具有法律性，有的具有保密性，有的不公开出版，总之是一类比较特殊，但情报价值颇高的文献。详见第六章。

三、电子资源

电子资源相对于印刷型资源而言，具有检索速度快、文献信息内容更新速度快、检索功能多、检索结果可直接输出打印等优势，受到广大师生的欢迎。以期刊数据库和电子图书为主的电子资源成为新兴馆藏。

1. 电子期刊

Ovid、Wiley、Karger、Springer 等数据库为读者提供了外文期刊的检索和利用，中国知网、重庆维普和万方数据旗下的期刊数据库则是中文期刊全文数据库的代表。它们给期刊的阅读和检索带来了革命性转变。本书第三章、第四章已作详细介绍，在此不作赘述。

2. 电子图书

1971 年，伊利诺伊大学的学生 Michael Hart 决定把一些有意义的书籍电子化，放到网络上供人们免费阅读和下载。这项计划被命名为"古腾堡工程"。该工程的命名是为了纪念德国 15 世纪的印刷商约翰内斯·古腾堡，他利用铅活字推动了印刷机的革命。Michael Hart 说："'古腾堡工程'的使命很简单——鼓励电子书的创建与发布。"电子图书由此诞生。截至 2012 年 7 月，"古腾堡工程"声称有超过 40 000 件馆藏。目前我国的电子图书主要有超星电子书、方正 Apabi 电子书、书生之家电子书。

3. 考试和学习资源

集成了各级各类考试，如语言类、计算机类、法律类、公务员类、经济类、工程类、医学类、研究生类、综合类等领域的试题、试卷，读者可通过在线的方式进行学习、练习和模拟考试，提高自己的应考能力。

4. 多媒体资源

多数大学图书馆都订购有超星公司推出的学术视频系列，汇集了国内外众多知名专家学者的讲座视频、学术权威访谈等，涵盖哲学、宗教、社会学、政治、文化科学、文学、艺术、历史等领域。库客（www.kuke.com）是 2007 年 11 月正式上线发布的国内第一个专注于音乐教育、普及及发展的服务平台，其以互联网音频、视频在线服务为核心，为广大音乐学习者和爱好者提供一个全面、丰富的正版音乐资源平台，致力于推动国内高雅音乐的普及，促进音乐素质教育的发展。

四、图书馆图书的分类、排架和查找

图书馆的所有图书并不是杂乱无章、混乱无序的，它是遵循一定的原则和方法进行排序和分类的。

1. 图书分类

为了便于读者查找，图书馆根据图书的内容特征进行分类编目，赋予其唯一的馆藏代码——索书号。它常出现在书脊下方的书标上及图书书名页。可以准确定位图书在书架上的位置，是读者查找图书时最重要的信息代码。

索书号一般包括分类号和著者号两部分。分类号的取号标准，国内高校图书馆和公共图书馆普遍使用《中国图书馆分类法》，简称《中图法》。每个分类号代表学科的某一门类，如 R749 代表"医药卫生"中的"精神病学"。同一类图书，为了进一步细分而不增加分类表的篇幅，《中图法》进行了专类复分，这类复分直接体现在基本分类号中。此外还有一些通用复分，一般是将带有连词符"-"的复分号加在基本分类号之后，形成新的更专指的分类号（详见第二章第三节）。

著者号由数字或著者姓氏声母+数字构成。前者以万国鼎编著的《中文著者号码表》为依据，后者以《通用著者号码表（GcatLite）》为依据。现以后者为主。

索书号不仅能体现所属的学科类别，著者信息，往往还能体现版本、分册、年卷和入藏顺序等外部信息。例如，索书号为 R749.05-62/J702=5/V1，代表的信息如下：R749 为精神病学，05 为治疗（专类复分），-62 为手册、指南（通用复分）；J 为著者姓氏声母，=5 为第五版；V1 为第一卷（分册信息）。

2. 图书的排架方法

图书的排架是按索书号的字母+数字顺序，在书架上从上到下，从左到右排列。分类号（"/"前）逐位比大小，著者号（"/"后）整体比大小，字母单独比较。例如，索书号为 R63/G011、R541.04/Y274、R541.04/Z124 的三本书，根据以上原则，排架的先后顺序应为 R541.04/Y274、R541.04/Z124、R63/G011。

3. 查找方法

查找图书馆馆藏图书的方法一般有两种，一种直接进开架书库或阅览室到书架上查找，但这需要确定要查找的图书应归在《中国图书馆分类法》中的哪个基本类目中，然后根据书架上的指示找到相应类目在书架上的位置；另一种方法是先利用馆藏目录查到要找图书的索书号，再根据索书号到书库中索取。

【小结】　图书馆有着众多的文献资源，提供多项服务。作为一名大学生，提高自身信息素养，有效利用图书馆的信息资源，能够促进专业的学习，扩展学术和艺术视野，丰富大学阶段的生活。本节介绍了图书馆服务及资源类型，以及图书馆图书的排架及查找方法。通过学习使读者能在利用图书馆资源和服务方面有一定程度的认识与了解。

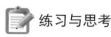 练习与思考

图书馆提供哪些服务？

（贵州医科大学　欧阳玲琳）

第二节　馆藏目录检索平台

图书馆目录通过揭示图书馆馆藏文献的内容来宣传图书，达到辅助阅读的目的。读者通过图书馆目录可以了解图书馆的馆藏情况，快速找到所需资料的信息，如图书的索书号，方便读者快速、准确地找到所需资料。

一、联机公共目录

联机公共目录（online public access catalog，OPAC）是由一个或多个图书馆编制，反映图书馆各种文献入藏情况的书目数据库。它是获取原文、进行馆际互借和原文传递的必备工具。

目前，国内外大多数文献服务机构都在自己的网站提供 OPAC 的免费检索服务，其查询方法基本相同，步骤一般为：登录书目查询系统，选择查询方式，可进行基本检索和高级组合检索，限定检索字段（常用的检索字段有书名、作者、ISBN、出版社、分类法等），输入检索词；如果利用多字段组配检索，要明确各个字段之间的逻辑关系，设置限制条件（如文献类型、语种、出版时间等），设置检索结果的排序方式，最后得到检索结果。例如，要检索郭继军主编的《医学文献检索与论文写作》，可登录图书馆主页上的书目查询系统，在高级检索中输入作者名为"郭继军"，书名为"医学文献检索与论文写作"，就可检索到此书在图书馆的馆藏情况及流通情况。

二、本馆馆藏目录

一般情况下，在图书馆主页上点击"馆藏目录"，即进入本馆目录查询系统。

1. 检索方式

图 8-1 是简单查询的检索界面。支持选择语种、文献类型、匹配方式、排序方式、馆藏地点和检索词所在字段。

图 8-2 是组合检索的检索界面。支持选择文献类型、排序方式和多个检索词之间的逻辑运算。

图 8-3 是分类查询的检索界面，支持展开下位类目录，不支持输入检索词。

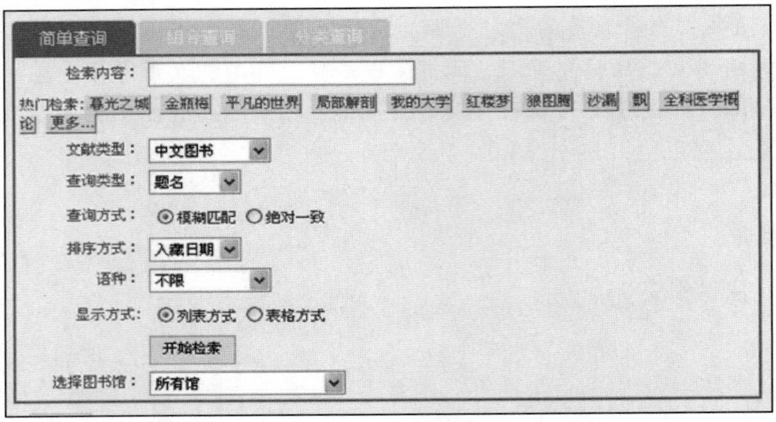

图 8-1 简单查询界面

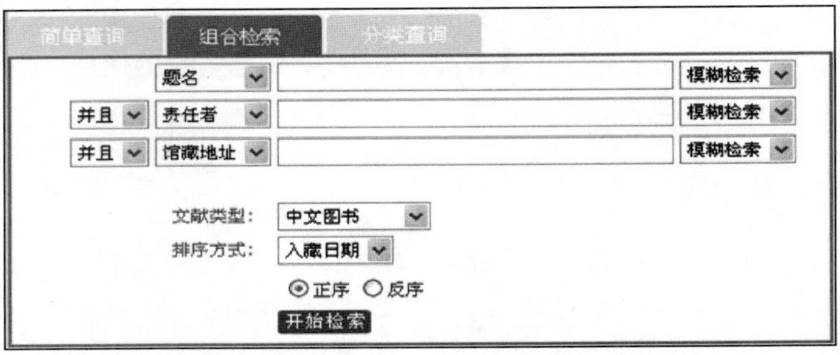

图 8-2 组合检索界面

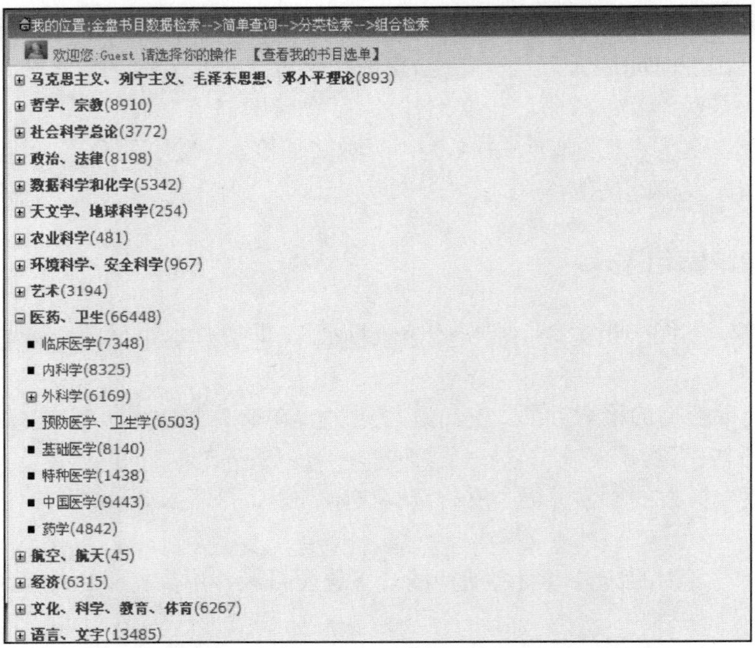

图 8-3 分类检索界面

以上检索方法与数据库检索方法相同。

2. 图书的检出信息

图 8-4 是使用检索词"医学影像学"命中的图书。

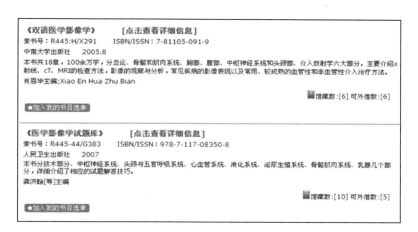

图 8-4　检索"医学影像学"命中的图书

点击书名即可看到图 8-5 中《医学影像学试题库》一书的如下信息。书目信息的上半部分包含该书的题名、责任者、出版者、ISBN 号、摘要，以及排架的唯一依据——索书号：R445-44/G383。下半部分则显示了本书的复本量、馆藏地点、在馆数、外借数、借阅者和到期时间。

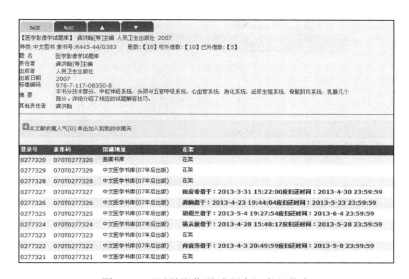

图 8-5　《医学影像学试题库》书目信息

3. 期刊的检出信息

如果检索的是期刊，结果又会有所不同。图 8-6 是检出的《医学影像学杂志》的信息。上半部分显示了当年期刊的到刊情况。下半部分显示了过刊合订本的馆藏信息。

4. 新书通报

新书通报可在指定书库中、指定类别下、指定时间内查询到馆流通的新书。

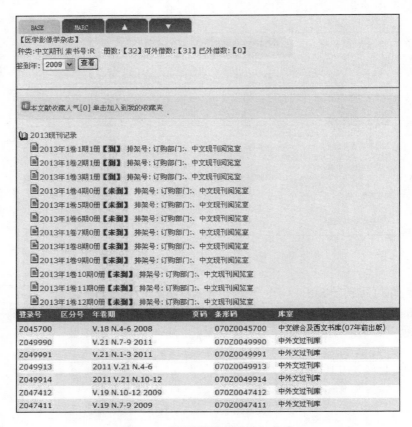

图 8-6 《医学影像学杂志》信息

第三节 参考工具书

一、参考工具书类型

参考工具书是根据一定的社会需要,以特定的编排形式和检索方法为人们迅速提供某方面的基本知识或资料线索,专供查阅特定类型的图书。工具书具有知识性、资料性和检索性的特点。信息量大且可信度高,引文可靠,出处详细明,并能提供多种检索途径,是查找资料解难释疑不可或缺的工具,利用参考工具书可达到事半功倍的效果,人们通常把工具书称为打开知识宝库的一把钥匙。工具书按内容分为综合性工具书、专科性工具书;按编辑体例与功用分为字典、词典、年鉴、手册、类书、百科全书、图表、图谱、名录等。下面介绍几种常用的工具书。

(1)**字典、词典(dictionary)**:字典是以解释字的形、音、义为主的工具书;词典是以说明词语的概念、意义和用法为主的工具书。对广大医学师生而言,常用的医学词典有:*Dorland's Illustrated Medical Dictionary*《多兰氏插图医学词典》、*Dictionary of Medical Syndromes*《医学综合征词典》、《诊断学大辞典》、*Martindale: The Extra Pharmacopoeia*《马丁代尔大药典》等。

（2）**年鉴（yearbook，annual）**：是系统反映与记录国内外重大事件，各学科的进展、新知识和新资料，并为读者提供检索参考的工具书。年鉴所标年份通常是出版年，内容反映的是上一年度的情况，按年度编辑出版，所以资料以年为限度。常用的医学年鉴有：《中国卫生年鉴》《中国外科年鉴》《中国医药年鉴》等。

（3）**手册（handbook，manual）**：是以简明、缩写方式提供专门领域内基本的既定知识和实用资料的工具书，便于查验专门知识与具体实用资料。常以叙述和列表或图解方式来表述内容，并针对某一专业学科或专门部门，收集相关的事实、数据、公式、符号、术语及操作规程等专门化的具体资料。手册可分为综合性和专科性两种。常用的医学手册有：*The Merck Manual of Medical Information*《Merck 诊断和治疗手册》、《临床医师诊疗手册》等。

（4）**百科全书（encyclopaedia）**：是概要记述人类一切知识门类或某一知识门类的工具书。百科全书既可供我们学习阅读、开阔眼界、提高学识，又能提供一定的检索功能，内容包括定义、解释、历史、现状、图片、统计数据和参考书目等，由专家撰稿，是一种重要的工具书。知名的百科全书有《永乐大典》《不列颠百科全书》。

（5）**图表、图谱（gazetteer，atlas）**：图表、图谱的主要特点是直观形象和简明清晰。常用的医学图谱有：《外科手术图谱》《针灸穴位解剖图谱》等。

（6）**名录（directory）**：名录是一种提供人物和机构基本信息的资料性工具书。常用的医学名录有《世界医学院校名录》《国际医学名人录》等。

二、参考工具书的使用

参考工具书提供某方面基本知识或资料线索的权威信息，是人们进行事实检索的重要工具。一般来说，可以回答如下问题。

（1）医学词语的查找：一般医学名词术语，可利用医学词典、综合性词典或百科全书；医学缩写和略语，可利用医学缩略语词典、一般医学词典等。

（2）医学人物资料的查找：可利用医学名人录、百科全书或医学年鉴。

（3）医学统计资料的查找：可利用年鉴，如专门的统计年鉴或一般医学年鉴，也可利用医学资料汇编或资料性手册。

（4）医学机构的查找：可利用医学机构名录或利用医学年鉴。

（5）医疗卫生法规资料的查找：可利用卫生法规汇编或医学年鉴。

（6）医学图像资料的查找：可利用医学图谱或含图的医学工具书。

（7）医界大事资料的查找：可利用医学百科全书、医学年鉴或医界大事年表。

三、电子工具书

随着计算机技术、网络技术的推广，参考工具书也进入了数字化时代，参考工具书与现代检索理论相结合后，电子参考工具书、网络检索参考工具纷纷出现。包括词典、手册类，如有道词典、《新编全医药学大词典》《新编临床用药参考》《中国植物志》；百科全书类，如百度百科、Wikipedia、中国知网百科等，成为人们查询事实信息的新选择。

【小结】　图书馆有着众多丰富的文献资源，提供有多项服务。作为一名医学大学生，提高自身信息素养，有效利用图书馆的信息资源，能够促进专业的学习，扩展学术和艺术视野，丰富大学阶段的生活。本章节介绍了图书馆的文献资源类型以及图书馆开展的服务，并对图书馆图书的排架及查找方法、图书馆的书目检索系统，以及参考工具书的类型及使用方法进行了介绍。通过这一章节的讲述，使读者能在利用图书馆资源和服务方面有一定程度的认识与了解。

练习与思考

1. 图书馆提供有哪些服务？
2. 请简述联机公共检索目录（OPAC）的查询方法。
3. 试述参考工具书的类型及使用方法。

章节思维导图

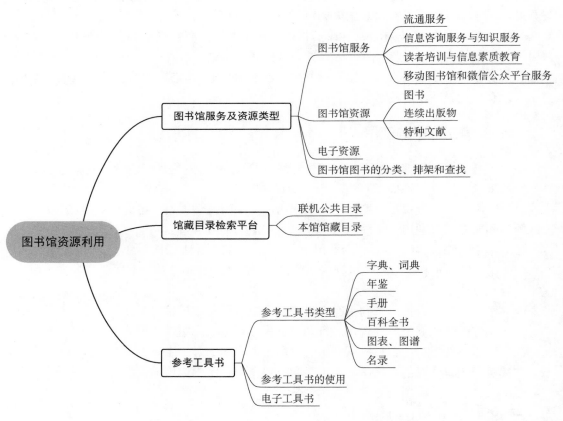

（贵州医科大学　欧阳玲琳）

第九章　信息评价与管理

📖 学习目标

一、知识目标

1. 能够概述广义和狭义的检索策略的概念。

2. 能够列出检索的流程。

3. 能够列举信息分析、评价的基本方法和常用指标。

4. 能够列举文献管理软件的重要功能。

二、技能目标

1. 能够根据特定的检索需求制定检索策略，并获得较满意的检索结果。

2. 能够运用检索结果的分析功能获得相关领域的研究信息。

3. 能够根据文献的来源、作者的学术影响力、论文被引频次、同行评议等方面的信息初步评价一篇文献的质量。

4. 能够通过文献管理软件导入检索结果，并管理文献信息，在写作时能调用相关信息形成参考文献。

三、情感、态度和价值观目标

1. 了解信息检索策略制定的意义，养成检索信息时制定检索策略的习惯。

2. 能够意识到信息分析、评价和管理在信息利用中的重要性，并树立信息分析、评价和管理的基本思想。

案例 9-1

当前，随着信息和网络技术的飞速发展，人们获取医学信息的途径越来越广泛，利用数据库检索获取期刊论文、利用搜索引擎获取网站和机构信息不再是难事。但由于网络出版省略了编辑审核这样一个重要的质量环节，因此人们获取的医学信息质量参差不齐，该怎样进行医学信息的评价、分析和运用呢？某学生对"抗凝药物在急性肺栓塞治疗中的运用"方面的研究文献进行调研，他选择了 CBM、CNKI、万方、维普、PubMed、Ovid、Cochrane Library 等数据库查找到数百篇相关文献。他应该如何来有效地管理这些信息呢？

问题：

1. 如何选择一款适合的文献管理软件？

2. 什么是文献信息分析？

3. 常用的医学文献信息分析工具及常用指标有哪些？

4. 如何有效评价一篇医学文献？

分析：

1. 个人文献信息管理软件在撰写论文、科研中应用广泛，常用的有 EndNote 和 NoteExpress，针对这两款软件，可以从软件间的兼容性、软件的基本功能（如管理模式、手工录入、数据库导入、保存形式等）和特色功能（如笔记、全文功能、对中文支持、与 Word 结合、网络共享等）进行比较，从而选择适合自己的软件。

2. 文献信息分析是指以社会用户的特定需求为出发点，以定性和定量研究方法为手段，通过对文献信息的收集、整理、鉴别、评价、分析、综合等系列化加工过程，使新的、增值的信息产品得以形成，最终为不同层次的科学决策服务的一项具有科研性质的智能活动。

3. 文献信息分析的常用指标有：论文量统计、被引次数、影响因子、年均增长率、H 指数等。常用医学文献信息分析工具有：中文科学引文数据库（CSCD）、《中文社会科学引文索引》（CSSCI）等。

4. 医学论文的评价包括论文的来源、被引频次、作者的学术影响力等方面。

第一节 文献信息管理

由于科学研究的继承性与连续性，医学科研完成后要不断积累大量的文献资料，这些文献构成研究工作的基础。研究人员发表研究成果时需要引用大量的参考文献，这些参考文献用于介绍研究背景，对研究方法做出说明，对研究成果做出解释或进行讨论。如何高效管理这些海量参考文献信息，能够在需要时随时调用，成为科研人员面临的问题。此外，研究人员投稿时应注意不同期刊对参考文献的格式有不同的要求，应按照稿件要求标注引文和编排参考文献列表。

传统的文献信息管理主要是通过笔记、卡片和复印等方式进行。科研人员对搜集到的个人专题文献予以阅读、标记和做笔记，并加以卡片式的编排以备查找，一直是科学研究和个人文献组织管理的经典方法，但这种传统的文献管理方式比较耗时耗力，效率不高。当搜集的文献信息达到一定数量时，仅凭个人大脑已难以实施有效管理。因此一种高效、方便和准确的现代文献信息管理方式——文献管理软件应运而生，为个人的文献信息管理和利用提供了解决的方法。

文献管理软件可以帮助人们构建个人书目资料库，将个人拥有的显性知识导入并使之有序化，方便随时检索与利用。

一、文献管理软件的主要功能

文献管理软件是一种具有文献检索与整理、引文标注、按格式要求形成参考文献列表等强大功能的软件，可嵌入文字处理软件中使用，还可以直接通过在线数据库下载文献题录并对其进行分析。国外文献管理软件较多，主要有 EndNote、Mendeley、Zotero 等。国内的文献管理软件主要有 NoteExpress 等。这些文献管理软件的基本功能相似，主要包括以下功能。

建库：将本地计算机或远程数据库的参考文献信息导入资料库中。

储存：按照一定的格式储存参考文献，以满足随时调用的需要。

管理：可去重、排序、分类组织参考文献等。

检索：可按特定数据字段（作者、期刊等）搜索资料库。

输出：对参考文献的标引自动按照格式要求进行编排。

二、常用文献管理软件

（一）NoteExprees

NoteExpress（以下简称 NE）是北京爱琴海软件公司开发的一款专业级别的文献检索与管理系统，集题录采集、题录管理、题录使用、笔记功能等于一体。NE 对中文文献管理及中文写作有较好地支持，使用方便。它可轻松导入各类文件进行有序管理；具备文献信息检索与下载功能，可以用来管理各种文献的题录，并以附件方式管理文献全文或任何格式的文件；可以按各种期刊的要求自动完成参考文献引用的格式化；支持多语言格式化输出；具有笔记功能，可以实现隐性知识的显性化管理，旨在为用户（研究员）提供专业强大的文献检索服务。

1. NoteExpress 核心功能

● 数据收集：用户可以用在线检索、全文导入智能识别更新、格式化文件导入（即过滤器导入）、NE 网络捕手以及手工录入功能进行文献收集。NE 内置常用电子资源库的接口，可以快速下载大量题录（文摘）及全文。

● 管理：分类管理电子文献题录以及全文——海量数据、井然有序。

● 分析：对检索结果进行多种统计分析——有的放矢，事半功倍。

● 发现：综述阅读方式，帮您快速发现有价值的文献，与此同时，与文献相互关联的笔记功能可以让您随时记录思想火花。

● 写作：支持 Word 和 WPS，在论文写作时可自动生成符合要求的参考文献索引，繁琐工作，一键完成。

2. 下载及安装

通过 http://www.inoteexpress.com 下载 NE 安装程序；个人用户下载个人版，集团用户请下载所在学校的集团版。下载成功后，双击安装程序，即可完成安装。

3. 新建数据库

NE 安装完毕后首次启动会打开自带的示例数据库，该数据库存放在"我的文档"目录下，供新用户练习使用。建议用户正式使用时建立新的数据库，并选择好数据库存放的路径。新建数据库，选择数据库存放位置（请不要将个人数据库建立在系统盘，避免系统崩溃或者系统重装带来的损失）。选择附件的保存位置以及附件保存方式。NE 会默认在建立数据库的位置建立附件文件夹，如需要将附件存放在别的地方，请自己设置。建立个人数据库后，可以根据自己的需要，为数据库建立分类目录。也可以对目录进行增删改，以及分类目录排序。

4. 数据收集

NE 通过题录（文献、书籍等条目）对文献进行管理的，建立新的题录数据库后，NE 提供了多种数据的收集方式。

● NoteExpress 网络捕手——NoteExpress 网络捕手是支持 Chrome 浏览器及 Chromium 内核浏览器的插件程序，可以将网页上的内容一键保存到 NE 当前数据库的任意指定目录，辅助用户高效收集资料。

● 全文导入、智能识别、更新——对于已经下载了大量全文的用户，可使用"全文导入、智能识别、更新"等方式。即：全文导入，将下载好的全文导入到 NE 中进行管理，支持任意格式的文件导入，导入的标题即为文件名。智能识别及智能更新，支持 PDF、CAJ 文件，导入全文时可智能识别标题等重要信息，同时自动更新多条题录的其他元数据信息。在线更新，没有智能更新字段的题录可使用在线更新，手动选择在线更新的数据库，可提高题录获取的效率和正确率。

- 在线检索——无需登录数据库网站，直接以 NE 作为网关进行检索；多线程下载方式，下载速度快。

- 格式化文件导入（即过滤器导入）——格式化文件即从数据库页面的检索结果导出固定格式，比如 Endnote 格式、RIS 格式等。

- 手工录入——个别没有固定格式导出的题录或者由于其他原因需要手工编辑的题录，NE 也提供相关功能。

5. 管理

通过上述方法导入文献题录后，基本形成了个人数据库。接下来需要对纷繁的题录进行整理，为下一步的研究设计或文章撰写打好基础。NE 可以分类管理电子文献题录和全文。

- 查找重复题录——在不同数据库中用相同的检索条件进行检索，或者数据库由几个小数据库合并而成，都不可避免地出现重复题录。重复题录不仅浪费磁盘空间，也会造成重复阅读等一系列问题。通过菜单【检索】→【查找重复题录】，或者点击工具栏中的【查重】按钮，启动查重功能。

- 虚拟文件夹——虚拟文件夹为多学科交叉的当代科研提供了解决办法，同一条文献可以属于多个文件夹但数据库中只保存一条。修改任何文件夹中的该条题录，在其他文件夹下都会同时修改；删除其中一个文件夹下的这条题录，其他文件夹中仍然存在，只有将所有文件夹下的这条题录删除掉，这条题录才会彻底从数据库中消失。

- 表头 DIY——电脑屏幕大小有限，在一屏显示重要的题录字段内容可以使用表头 DIY 功能。可将影响因子、收录范围等对文章有重要作用的字段现在在题录表头中。

- 影响因子——NE 在 V3.0.4.6640 版本后添加了影响因子以及收录范围字段，题录在进入 NE 后会自动根据内置的期刊管理器的内容自动产生题录期刊的影响因子以及收录范围，用户可以将这两个字段列入表头。并且，NE 提供期刊近五年的影响因子趋势图，并在影响因子趋势图中显示该期刊收录范围。

- 表头排序——可以按照某一个表头字段简单排序，还能按照多个表头字段多重排序。

- 附件管理——NE 支持任意的附件格式（也可添加多个附件），比如 PDF、Word、Excel、视频、音频文档、文件夹、URL 等。添加后文献题录信息就会与全文信息关联在一起。添加了全文附件的题录，就可以在"题录相关信息命令"栏看到一个回形针标志，点击回形针，就可以迅速打开附件。

- 标签标记——对于某一文献而言，可以对其重要性、关键词等设置特别的标签，用来突出该文献的重要性。NE 中提供多种标签标记的方式，可以根据个人喜好和需要进行调整，设置用户最需要的标识，使得管理题录更加高效和个性化。

- 本地检索——可启动高级检索功能，输入检索条件，设置检索范围，进行个人数据库中进行检索。

- 保存检索条件——NE 提供常用的检索条件保存，无论任何时候，点击保存的条件，符合条件的题录就会自动推送出来，也可以理解为本库订阅功能。

- 组织——对于科研者来说，文献的不同聚类方式会对文献阅读产生新的启发，因此 NE 提供组织的阅读工具，可以分别按照星标、优先级、作者、年份、期刊、关键词、作者机构、收录范围等将数据库内所有题录重新组织显示。

● 回收站——同 Windows 操作系统一样，NE 也提供了回收站功能，方便找回误删除的题录或笔记，避免错删、误删带来的损失。同时，回收站不再只有一个文件夹，而是可以显示出删除的题录所在的文件夹，以方便记忆和管理。

● 多数据库——NE 提供了同时打开多个数据库的功能，用户可以在软件左侧的数据库栏看到你打开的多个数据库，在不同数据库之间的切换。

● 数据备份——NE 提供数据库备份、附件文件夹备份和 NE 自定义设置文件备份。

6. 分析

若收集的文献信息过多，或需要对某个研究者的文献信息进行整理时，NE 可以方便快捷地对文献信息进行统计分析，这样就能够快速了解某一领域的重要专家，研究机构，研究热点等。分析结果能导出为 txt 和 csv 等多种格式，方便做出精准的报告。NE2.0 以上版本可以对所有字段进行统计，包括作者、关键词、主题词等。数据分析与可视化功能可以对管理在 NE 内的文献数据信息进行进一步的加工和展示，针对文献类型、发表年份、作者、关键词、来源以及分词后的标题这六个字段，可以进行词的规范化加工；词共现次数、相关系数和相异系数矩阵的计算及导出；词云图、路径关系图的可视化展示及导出，将隐藏在文献元数据里的信息显性化，为用户更准确、更快速地了解研究背景、明晰要素关系、找出研究方向提供帮助。

7. 论文查重

万方数据合作引入论文查重，提供超过一亿篇对比资源，涵盖中国学术期刊数据库、中国学位论文全文数据库、中国学术会议论文数据库、中国学术网页数据库与中国专利文献数据库。

8. 发现

● 综述——提供包括作者、标题、来源、关键词、摘要字段内容，帮助研究者快速阅读，发现有价值的文献。

● 笔记——随时记录看文献时的想法和研究的设想，这些信息都与文献信息关联在一起，便于日后进一步展开工作。

9. 写作

对于大多数使用 NE 的用户来说，使用 NE 管理文献的主要目的便是文章撰写。NE 内置了多种国内外学术期刊、学位论文和国标的格式规范，通过 NE 插入文献，然后选择需要的格式进行格式化，可以快速自动地生成参考文献。这样在写文章/论文的过程中，用户便可以从手工编辑与管理文献的繁重工作中解脱出来。而且可以根据需要随时调整参考文献的格式。当然如果 NE 没有需要的文献格式，也可以非常方便地编辑自己需要的格式。NE 首创的多国语言模板功能，自动根据所引用的参考文献不同实现差异化输出。

10. 云端文献库

NE 提供了云端文献库功能，会自动将题录、笔记及附件同步到云服务器，便于在不同电脑之间同步用户工作。

（二）EndNote

EndNote（以下简称 EN）是最受欢迎的文献管理软件之一，主要用于记录管理各种途径获得的引文格式文献，并在撰写文章时方便地生成参考文献列表。目前，在国内外使用较为广泛。EN 由 Thomson Corporation 下属的 Thomson Research Soft（http: // www. endnote. com）开发，由美国科学信息所（ISI Research Soft）于 20 世纪 80 年代推出，用于提高文献管理与论文撰写的效率，协助研究人员加快论文撰写和发表，帮助用户建立个人参考文献数据库，轻松管理参考文献。其界面简单，搜索方便，得到科研人员的广泛喜爱。支持国际期刊的参考文献格式有 3700 余种。

EN 20 已分别在 2020 年和 2021 年发布 Windows 版和 Mac 版。有 EndNoteDesktop 版、Online 版和 iPad 版。

1. Endnote 主要功能

● 组织、建立个人文献数据库。

● 可以与网络版软件 EndNote Basic（原名 EndNote Web）建立在服务器端的数据库进行数据同步。

● 与其他人共享数据库（包括记录、附件、注释和笔记），支持多人对数据库的协同管理。

● 通过在数据库中建立文献组集合及文献组，实现二级目录管理。

● 文献组数量及其中的文献记录数量不受限制。

● 多种添加记录方式：借助相应的过滤器，将在多种检索系统得到的检索结果，以及利用其他个人文献管理软件所建数据库中的记录，导入至 EndNote 个人文献数据库；手工键入文献题录信息，在 EndNote 个人文献数据库中生成新记录；从已有文献全文生成题录信息。

● 对数据库中的记录可以进行编辑、删除、映射到其他文献组、复制到其他数据库等操作。

● 下载与记录对应的文献全文（前提条件是具有全文访问权限，目前该功能常无法正常运行）。

● 在论著写作过程中快速插入特定出版社要求样式的参考文献。

● Windows 版 EndNote 提供逾 3 百种常见期刊论文写作模版（manuscript templates）。

2. 下载及安装

通过 https://www.endnote.com/下载 EN 安装程序。

3. 创建个人的 EndNote Library

选择 File>New，创建并保存个人文献数据库。

4. 导入 PDF 文件

如果在本地拥有文献全文的 PDF 文件，可批量导入 PDF 文件至 EN，选择 File>Import 可导入单篇 PDF 或批量导入一个文件夹。勾选两个选项，导入文件夹可连同子文件夹一同导入至 EN。EN 可帮助为该文件夹新建一个组，并保留原有分类设置。

5. 从数据库网站导入文献

从 Web of Science 数据库可直接导入文献信息至 EndNote，勾选相关文献信息>保存至 EndNote desktop，可直接将.ciw 文档导入至 EndNote。许多在线数据库会提供 EndNote 的导出格式数据库中导出参考文献的选项，如 Export, Download, Cite, EndNote, Save, Send to…, Citation manager，Citation，RIS format……下载后的文件可直接自动导入的格式：*.enw/*.ris/*.ciw/*.nbib。

6. 文献分组管理与共享

● 分组管理——选择 Groups>Create Group。EndNote 支持多种分组方式管理个人文献数据库。您可选中所需文献并拖拽至分组中。同一篇文献可保存在不同分组中，且不会存在重复保存的情况。

● 智能分组——选择 Groups>Create Smart Group 按照设置条件自动挑选符合条件的记录，在有新记录收入时自动将符合条件的记录放入 Smart Group。

● 分组共享——在快捷菜单栏选择"Share this group"，注意创建的 smart groups 不能分组共享。输入分享人的邮箱，设置共享权限"只读或读写"，即可分享文献。对方可通过邮箱的链接进入到 EndNote Online 登录界面，登录即可查看分组共享的文献。

7. 同步个人文献数据库

可将个人文献数据库中的文献题录信息，附件及标注信息与 EndNoteDesktop 版，Online 版和 iPad 进行同步，使用同一注册账户即可登录不同客户端。如果拥有 Web of Science 账户也可与 EndNote Online 关联，实现账户中的文献同步。

8. 与 Web of Science 集成

已订阅 Web of Science 的用户，可以在文献的 Summary 界面最下方超链接，直接访问文章的 Web of Science 全记录页面和相关记录页面。可以直接点击快速菜单栏的地球型图标，创建选定文献的引文报告。

9. 轻松与合作伙伴分享个人 Library

● 邀请合作伙伴——选择快速菜单栏中的"Share this group"按钮，邀请合作伙伴共享 EndNote 文献数据库。您可以实时查看跟踪所邀请的合作成员是否接受邀请。

● 个人邀请——可以通过输入 EndNote 用户的 email 地址来邀请其他成员共享 Library，同时可附留言给共享成员。

● 可邀请最多 200 位合作伙伴来共享 Library，同时可通过设置"只读或读写"权限进行 Library 共享，有读写权限的共享成员可对 Library 进行文献共享、修改、增加、删除、新建组、添加附件、做笔记等任意编辑，并且您可在活动日志里面查看共享成员的活动记录；只读权限的共享成员则仅可查看 Library 中的文献信息不得删改。

● 管理合作团队——您可以提醒合作团队成员接受共享 Library 邀请，或在项目完成后移除共享成员。

● 能够与其他 EndNote 用户伙伴共享无限数量的 Library，您也可接受来自其他合作伙伴的共享邀请，选择 File>Open Shared Library。

10. 在论文中自动插入参考文献

● Cite While You Write——在撰写论文时，通过 Word 中安装"Cite While You Write"插件，在 EndNote 20 栏目下可进行参考文献插入，编辑及调整等。

● 自动插入参考文献——将光标移动至需插入参考文献处，选择"Insert Citation"，EN 可从已管理好的个人 Library 中选择特定文献插入至论文中，同时文后参考文献将一并生成好。

● EndNote 通过 Style 功能为用户提供超过 7000 种期刊的参考文献格式。在下拉菜单栏选择 Select Another Style 查看更多格式，同时可从 endnote.com 获取更多参考文献格式。

● 编辑论文参考文献——可通过 Edit & Manage Citations 来编辑调整论文中的参考文献：如删减文献，调整文献顺序，修改文献信息等。

11. 匹配投稿期刊功能

在某个分组上方点击右键，选择"Manuscript Matcher"，即可链接到 EndNote 投稿期刊匹配页面。通过输入文章标题、摘要，导入本组参考文献，即可匹配适合投稿的期刊。

12. 其他

● 查找全文——提供 Find Full Text 功能，可到网络上查找可获得的文献 PDF 全文，并自动完成下载。EndNote 是基于几种链接路径获取全文：如 DOI 链接、PubMed LinkOut、开放链接（OpenURL）等。选择 Edit>Preferences 中 Find Full Text 选项来查看获取全文的链接路径，您也可以将自己的开放链接（OpenURL）服务系统路径输入至 OpenURL Path 文本框。偏好设定完成后，选取所有要查询全文的文献，点选右键>Find Full Text。

● 手工添加——不需要所有资源都在线导入，也可以手工添加一篇特定的参考文献信息。选择快速菜单栏的"Add a new reference to the selected group"按钮。先选定一种文献类型，可按照字段输入相应信息，可统一管理基金、标准、报告、专利、政府文件、手稿、图片、方程式、地图、账单、博客、讨论论坛、电视剧集、社交媒体和多媒体应用程序等各类信息。

● 对文献 PDF 全文做标注——当导入 PDF 文件至 EndNote 中，可直接通过 EndNote 来浏览文献 PDF 全文，并对全文信息进行高亮、下划线、删除线、笔记等标注。这些标记在同步与共享 Library 时可以完整保留。

【小结】　　NoteExpress 的功能特点：导入文献资料的速度快；除管理参考文献资料外，还可以管理硬盘上其他论文或文件；可用于获取文献信息的互联网数据源非常多，如可直接在软件中检索 PubMed、中国知网等；同一参考文献信息或笔记（论文）可以属于多个目录，但只需要在数据库中保存一条记录；支持绝大多数流行的参考文献的导入格式；支持多语言格式化输出；可以标记文献的阅读状态、显示题录所在文件夹。

EndNote 的功能特点：①英文兼容性好。可以直接在线检索 PubMed 后将文献信息保存到数据中或导入 Web of Science 等文献数据库检索结果。②辅助写作。与通用的文档编辑软件如 Microsoft Word 协同支持撰写论文。文章中引文标识及文章后面参考文献列表的格式都可以自动随意调整。③自动调整参考文献格式。参考文献数据库一经建立，以后在不同文章中引用时，可根据期刊的自动要求调整参考文献格式。此外，对文章中的引用进行增加、删减、修改及位置调整都会重新排好顺序。④建立个人参考文献与图像数据库。可保存、管理、检索个人书目文献数据、图像资料、表格（数据表）、方程式等，方便查找。

使用参考文献管理软件管理个人知识主要有 3 个作用：①通过建立个人数据库，分主题建立题录目录分类并整理个人的显性知识；通过建立多个子文件夹，方便用户组织各种信息。通过关联题录和全文，参考文献管理软件能帮助我们建立个人数字图书馆。②对自己的知识结构进行评估，开展建构性学习，文献管理功能包括添加、删除、编辑、排序、去重、自动分组、统计分析和形成统计图表等智能化管理。资料库管理功能可以实现对知识结构的评估与建构性学习，帮助用户实现个人知识管理的第二层次。③提升信息处理能力和知识创新效率，提高个人的综合实力。

练习与思考

1. 个人文献信息管理软件的功能是什么？

2. 比较文献管理软件 NoteExpress 与 EndNote 使用方法的异同。

3. 利用文献管理软件 NoteExpress 自建个人数据库，并将以"睡眠障碍"（sleep disorder）为主题检索 CNKI 或 PubMed 的结果批量导入数据库。

（昆明医科大学　罗希莹）

第二节　文献的阅读与评价

文献阅读是文献分析、利用的前提，也是文献检索的目的之一。只有通过阅读文献，才能知道目前该领域国内外研究的现状，存在的问题，解决的办法与原理，还存在什么问题，寻找进一步研究的创新点，进一步调整和明确课题方向。而文献评价则是在阅读之后或伴随着阅读过程而进行的一种智力活动。只有通过评价，才能判断所获得信息的真伪和优劣。

一、文献的阅读

（一）阅读文献的目的

通过阅读文献，可以得知该领域、该学科的领军人物、课题组及最重要的杂志；可以从引用的参考文献中得到启发，从相关的参考文献中找到与课题相关的检索词，了解知识点常用的表达方式，调整原来的检索策略重新检索；从而追踪他们的文献，了解该领域的最新进展。

（二）阅读文献的技巧

1. 阅读策略

为了提高阅读效率，读者应根据阅读目的、文献性质、数量和环境条件等，采取不同的阅读策略。阅读策略通常包括以下几点。

（1）先读与主题内容相同的中文文献，后读外文文献。这样可有助于理解内容，特别是理解一些专有名词和习惯用语，同时也可以加快阅读速度。

（2）先读文摘，后读原文。根据文摘提供的信息，决定是否获取原文，这样可以节省时间和精力。

（3）先粗读，后精读。这是阅读文献最关键的策略。初读重在广，了解所掌握资料的全貌，在此基础上，选择与课题紧密相关的文献进行精读。精读要逐句逐段进行认真阅读，边读边思考，掌握文献的精神实质，摘录有用的内容。

（4）先读综合性文献，后读专题性文献。这样有助于全面、深入地了解课题的内容。

（5）先读现刊，后读过刊。这样有助于了解学科动态及成果的最新发展水平。

（6）先读核心期刊，后读其他刊物。这样有助于在掌握重点文献的基础上，进一步扩大知识面。

2. 阅读程序

医学文献作为科技和专业读物，有一定的格式和结构。阅读医学文献要根据其特点，采用合理的阅读程序。

（1）阅读题目，选择切合课题需要的文献。

（2）阅读摘要，了解文献主要内容，进一步判断与课题关系的紧密程度，决定是否继续阅读。

（3）阅读前言，进一步了解作者的写作意图及所叙述问题的意义。如果读者认为正是自己所需要的内容，而且有深入细致掌握全文的必要，可以阅读全文。如果读者认为只需要知道该文的论点，就直接阅读结论。如果读者认为该文献所述内容是自己已经掌握的，那么在阅读完前言之后，就可以结束阅读。

（4）阅读结论，掌握论点和结论。如果这些内容与自己所掌握的内容无很大差别，就可以不阅读全文，结束阅读。如果对一个论点的正确性有疑问，对某一论据有兴趣，某些论述、分析方法或数据确实有参考价值，应酌情阅读正文。

（5）阅读正文，掌握作者的基本观点、分析方法和各种实验数据等。阅读正文应采用精读，边读边思考，并摘录有用的内容。

3. 阅读要领

阅读一般的医学论文应注意以下几点。

（1）理解概念　　包括以下几个方面。

读懂定义：定义是用简洁的语言揭示概念的内涵和外延，阅读时应从本质和特征两个方面加以理解。

比较：通过两个或两个以上彼此有联系的事物作比较，在比较中说明概念的性质和特点，阅读时应特别注意共同点和差异点。

数字说明：有数字说明的概念，只需要掌握其数字的范围、多少，理解其大致趋势即可。

举例说明：对于很难理解的概念，有的文献用举例来说明，这是把抽象的概念给予形象化解释，对于理解概念是有益的。在理解概念的基础上，还应该注意掌握基本原理和理论。对于基本原理和理论不仅要了解其内容，还要知道它的用途和作用，做到举一反三，触类旁通。

（2）重视图表和数据　　图表和数据对于理解、巩固所学知识有很大作用。对于图表要注重来源，是实验的，还是统计的；注意时间，与论文写作时间是否相差太远，有无过时；注意单位，与结论单位是否一致，坐标之间单位是否有可比性，是否为国家统一使用的单位；注意图和效果，作者引入此图表想要说明什么问题，是否达到预期结果。对于数据要注意其科学性，同时还要注意其出处，是实验得来的，还是统计出来的。对于文章中特别关键的数据，作者应该有所注释，没有注释的数据，读者应该慎重使用；数据的类型是相对数据，还是绝对数据；是概率、是分布，还是约数，都应该看清楚。

（3）辨别实验报告和病例　　在医学文献中，实验报告和病例分布占有很大比例，它是对理论阐述的必要补充，是某一医学成果和规律在实验室和医疗实践中的佐证，是最主要的科学判断之一。因此，阅读医学文献时应予以重视。

阅读实验报告应该注意：此实验设计是否严密；实验观察方法是否精确、完善；实验条件是否严格控制；观察记录是否客观；实验结果是否可信，能否重复得出，重复实验次数是否合理。

阅读病例分析应该注意：病例主体是否与所述结论一致；病例环境条件、时间、药物等客观因素是否与结论一致；临床结果是否准确、可信，有无其他形式（如图片、X 线片、化验单、患者自述等）的旁证。

综上所述，医学文献阅读的效果，除了与读者自身素质（知识水平和阅读能力）、文献质量、阅读方法有关外，还应该注意掌握阅读要领。

二、文献的评价

检索所获得的结果、一篇具体的文献，在使用之前，需要读者认真筛选评价。一般来说，可以从以下几个方面进行评价。

（一）文献的来源

来源可靠、质量高的文献，其自身的可靠性和质量就会得到保障。

若文献来源于期刊，可通过期刊的以下评价指标来判断期刊的可靠性和质量，从而初步判断文献的可靠性和质量。

1. 期刊的真实性

每种正式出版发行的期刊都有一个"身份证号"，即期刊的国际连续出版物编号（ISSN）。国家新闻出版署（National Press and Publication Administration）的网站（http://www.nppa.gov.cn/）提供了期刊/期刊社查询功能。

2. 期刊的质量

期刊的质量可以从以下几个方面来评价。

（1）是否被重要数据库收录　　如美国 ISI 系列引文数据库，美国科学引文索引（Science Citation Index，SCI）于 1957 年由美国科学信息研究所（Institute for Scientific Information，ISI）在美国费城创办，是由美国科学信息研究所（ISI）1961 年创办出版的引文数据库。SCI 是一部国际性索引，包括生物、医学、农业、技术和行为科学等，主要侧重基础科学。所选用的刊物来源于 94 类、40 多个国家、50 多种文字，这些国家主要有美国、英国、荷兰、德国、俄罗斯、法国、日本、加拿大等，也收录一定数量的中国刊物。SCI 涵盖很多分类，相当于是人类文明的图书馆，具有非常重要的历史意义和科研价值。

对于国内的期刊的评价，则可查中国科学引文数据库（Chinese Science Citation Database，CSCD），创建于 1989 年，收录 1989 年至今中国出版约 1200 余种中、英文科技核心期刊和优秀期刊，涵盖数学、物理、化学、天文学、地学、生物、农林科学、医药卫生、工程技术、环境科学和管理科学等。《中文核心期刊要目总览》是由北京大学图书馆及北京十几所高校图书馆众多期刊工作者及相关单位专家参加的中文核心期刊评价研究项目成果。2022 版《中文核心期刊要目总览》已正式出版发行。

（2）期刊影响因子　　期刊的影响因子（impact factor，IF），是表征期刊影响大小的一项定量指标，也就是某刊平均每篇论文的被引用数。它实际上是某刊在某年被全部源刊物引证该刊前两年发表论文的次数，与该刊前两年所发表的全部源论文数之比。目前已经成为评价期刊质量的一个重要指标，一般认为，影响因子越高，其质量越高。例如：ISI 出版的《期刊引用报告》（*Journal Citation Reports*，JCR）中每种期刊介绍页面都提供了全面丰富的数据指标，包括：期刊引文指标，代表近三年内已发表论文的学科规范化引文影响力的平均值；立即指数，衡量某一期刊的文章在发表当年被引用的平均频率；期刊的学科排名，根据影响因子确定，以百分位数表示；被引半衰期，在《期刊引证报告》年份内，从当前年度向前推算被引用期刊的引文数占截至当前年度总引文数 50% 的施引论文出版年的中位数（以年为单位）；期刊影响因子，确定某一期刊的文章在某一特定年份被引用的平均频率。

（3）学科规范化引文影响力（CNCI）　　它是科研分析和基准化工具 InCites 中的一项指标，CNCI 代表某一篇论文的相对引用影响力，即被引频次与全球基准之间的比率。1.0 代表全球平均水平，大于 1.0 代表引文影响力高于全球平均水平，小于 1.0 则代表引用影响力低于全球平均水平。

（4）期刊的历史　　许多科学期刊具有悠久历史，如 *AJP* 系列、*Lancet* 等，都有上百年的历史，这个影响力是惊人的，虽然 *AJP* 系列影响因子并不高。

（5）编辑团队或论文作者　　一般来说，主编单位是国际协会或知名协会旗下的杂志，如 *JAMA*、*Blood*、*Circulation*、*J Neuroscience* 等，虽然影响因子不是该领域中最高的，但是影响力不可小视。

若文献来源于网站，则可通过网站的一些评价指标判断网站的可靠性和质量。例如，可查看网址，若为政府（.gov）、国际组织或行业协会（.org 或.int）、教育机构（.edu）等网站的信息，则较为可靠；利用专业搜索引擎的推荐，有很多专业的搜索引擎通过专家评价法或一些定性、定量评价法对搜索到的网站进行评价，评价结果以一定的等级或标识表现出来，帮助用户选择和利用网站资源。例如，美国著名的医学搜索引擎 Medical Matrix 对网络信息的评价是由医学专家和医学图书馆专家对该网站依据网站的权威性、可靠性、检索的便利性、信息的使用价值等对其进行评价，分别给予 1~5 个星标记，附有简短评价。

（二）作者的学术影响力

某个专业领域内知名的专家或学者所发表的论文一般质量都比较高。H 指数（H-index）是 2005 年统计物理学家赫希（Hirsch）发明的一个评价指标，用于科研人员学术水平的评价。目前该指数也用于期刊、专题、出版社的评价。一名研究人员的 H 指数是指其有 h 篇论文分别被引用了至少 h 次。H 指数越高，说明该作者的影响力越大。

（三）论文被引用次数

通常是文献计量学中被用来测量论文学术影响力的一种重要指标，一般来说，文献的被引用次数跟该文献的学术水平呈正比。当然，文献被引用次数与其价值之间的关系也不是绝对的，受诸多因素的影响，如语种、学科、可获得性等。另外，有些错误的观点、方法或有争议的结论，后人出于批评或商榷的目的也可能会多次引用。

（四）同行评议与专家意见

经同行评议的论文，其真实性及可靠性相对较高。近年来，英国现代生物出版集体（BioMed Central）提出了"Faculty of 1000"论文评价计划，从全世界邀请数千名顶尖的生物学家和医学专家，请他们从每年所发表的生物医学 SCI 论文中评选出一小部分（不足 2‰）最重要的文章，逐篇加以评论，赋予 F1000 论文称号，推荐为全世界的生物学和医学领域的重要学术论文，方便读者直接浏览本专业领域内有重要价值的前沿文献，以及专家评价观点和意见。

（五）论文本身的真实性、重要性及适用性评价

需要运用检索者本人的专业知识和科研能力，以及统计学知识进行综合判断。如临床研究文献，就要考察其研究设计是否严谨、研究对象的样本量大小、有无采用随机分组和盲法、

随访和失访率等来综合判断其实验结果的真实性和重要性；并结合自己的专业知识来判断该文献与自己当前问题的适用性（相关性）。

【小结】　文献的阅读、评价是一项综合性很强的思维活动，需要运用各种方法、手段对获取的文献进行评价，得出结论。文献阅读是文献利用的前提，也是文献检索的目的之一。掌握阅读文献的技巧和策略，将有助于提高阅读文献的效率。在运用文献时，要注意评价文献的真实性、重要性和适用性。

练习与思考

1. 阅读文献的技巧包括哪些？
2. 读者一般可以从哪些方面来评价一篇文献？

（昆明医科大学　罗希莹）

第三节　文献信息分析利用

随着医学科学迅猛发展，医学信息量也急剧增长，信息检索的最终目的是对信息加以利用，目前令医学科研人员烦恼的往往不是信息匮乏，而是信息过多造成无法利用。

如何利用科学的方法、先进的技术对其进行快速、有效的挖掘，深度揭示医学科技研究热点、研究前言，辅助医学科技研究人员确定科研选题方向、把握医学科技研究现状，为科研管理人员、科技政策人员提供决策支持服务，成为医学科研人员、信息分析研究人员共同关注的问题。

一、文献信息分析的概念

文献信息分析是指以社会用户的特定需求为出发点，以定性和定量研究方法为手段，通过对文献信息的搜集、整理、鉴别、评价、分析、综合等系列化加工过程，使新的、增值的信息产品得以形成，最终为不同层次的科学决策服务的一项具有科研性质的智能活动。

二、文献信息分析的流程

研究准备期、数据采集期、数据分析期 3 个阶段共同构成了文献信息分析，具体见图 9-1。

（一）研究准备期

分析目标的确定和分析单元组成了研究准备期。

1. 分析目标的确定

分析目标是整项分析研究的主导因素，同时也主导着研究的实际操作过程。

2. 分析单元

分析单元：文献分析单元可分为文献外部特征分析单元和文献内部特征分析单元。文献外部特征分析单元，如时间、作者、机构及期刊等；文献内部特征分析单元，如题名、关键词、主题词及参考文献等。用户对相应分析单元的选择需要根据具体分析目标来进行，如了解某学科的热点应选择关键词或主题词作为分析单元。

（二）数据采集期

依据研究目标选择合适的分析数据源，制订详尽的检索策略，尽可能全地将与研究主题相关的文献信息都收集到，使研究结果更具权威性和说服力，并把收集到的数据生成信息分析数据集。

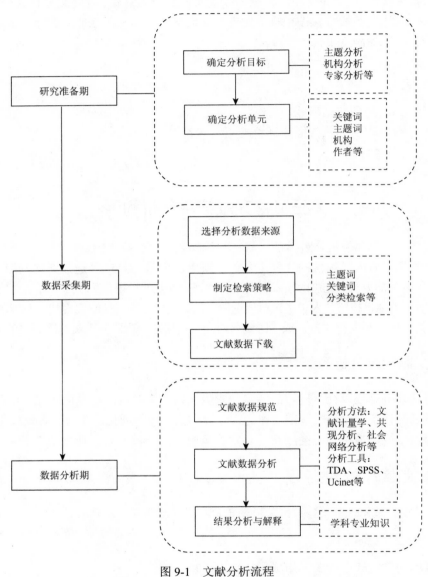

图 9-1　文献分析流程

（三）数据分析期

文献信息分析的核心是数据分析期，由以下 3 个部分共同构成。

1. 文献数据规范

从目标数据集中将明显错误的数据和冗余的数据都一一去除，去除无关数据，并在各种转换方法的帮助下将数据转换成有效形式，为后续分析打下坚实基础。

2. 文献数据分析

依据分析目标，寻求最佳分析方法、分析软件，分析已选择的分析单元。常用的文献信息分析方法有词频分析、引文分析、共现分析等，文献信息分析软件有 SPSS、Thomson Data Analyzer 等。不同分析方法实现的分析目的不同，不同分析软件可实现不同的分析方法，用户应在较为全面掌握不同分析方法、分析软件的基础上开展相关分析工作。

3. 结果的分析和解释

通过文献信息分析处理，能使分析对象的格局更加清晰直观，有助于用户对某学科、某主题的文献分布规律及其研究现状的研究。对于分析结果的解释，片面依据定量分析结果是不可取的，应结合学科专业知识，作更深层次的分析和解释。

三、文献信息分析常用指标

文献信息分析工作的开展，需要从定量角度对文献特征进行分析处理，常用的计量指标主要有以下几种。

1. 论文量统计

实现文献分析单元的一个基本数量统计，如作者、机构、国家、期刊、学科的总论文量及每年的论文量等。

2. 被引次数

指某文献被引用次数，是文献计量学中被用来测量论文学术影响力的一种重要指标。一般来说，文献的被引用次数跟该文献的学术水平成正比。

3. 影响因子

1972 年，由尤金·加菲尔德提出了国际上通行的期刊评价指标，具体算法：影响因子=该刊前两年发表论文在当前被引用的次数/该刊前两年发表论文总数。

4. 年均增长率

体现了文献随时间增长的快慢。

5. 篇均被引次数

平均每篇文献被引用的次数。

6. H 指数

评价科学家（机构、地区、国家、学科）科研绩效的指标，它代表一个科学家（机构、地区、国家、学科）在一段时间内发表的 N 篇论文中有 h 篇论文被引用次数不小于 h 次，也就是说至少有 h 篇论文被引用了 h 次。

7. 共现频次

共现是指相同或不同类型特征项信息共同出现的现象，相同类型特征项的共现研究有论文共现、作者共现、关键词共现、期刊-作者共现及作者-关键词共现等。共现频次是相同或不同类型特征项信息共同出现的次数。

四、常用的文献信息分析工具

（一）中国科学引文数据库

中国科学引文数据库（Chinese Science Citation Database，简称 CSCD）是我国第一个引

文数据库，具有建库历史最为悠久、专业性强、数据准确规范、检索方式多样、完整、方便等特点，收录 1989 年至今中国出版的 1200 余种中、英文科技核心期刊和优秀期刊，覆盖数学、物理、化学、天文学、地学、生物学、农林科学、医药卫生、工程技术、环境科学和管理科学等学科领域。目前已积累从 1989 年到 2022 年 10 月的论文记录 5 997 488 条，引文记录 93 196 476 条。1995 年 CSCD 出版了我国的第一本印刷本《中国科学引文索引》，1998 年出版了我国第一张中国科学引文数据库检索光盘，1999 年出版了基于 CSCD 和 SCI 数据，利用文献计量学原理制作的《中国科学计量指标：论文与引文统计》，2003 年 CSCD 上网服务，推出了网络版，2005 年 CSCD 出版了《中国科学计量指标：期刊引证报告》。2007 年中国科学引文数据库与美国 Thomson-Reuters Scientific 合作，中国科学引文数据库以 ISI Web of Knowledge 为平台，实现与 Web of Science 的跨库检索，中国科学引文数据库是 ISI Web of Knowledge 平台上第一个非英文语种的数据库。

中国科学引文数据库内容丰富、结构科学、数据准确，支持中、英文检索。系统除具备一般的检索功能外，还提供新型的索引关系——引文索引，使用该功能，用户可迅速从数百万条引文中查询到某篇科技文献被引用的详细情况，还可以从一篇早期的重要文献或著者姓名入手，检索到一批近期发表的相关文献，对交叉学科和新学科的发展研究具有十分重要的参考价值。中国科学引文数据库还提供了数据链接机制，支持用户获取全文。2020 年至今，收录期刊论文题录、文摘及全部引文数据，年增长论文记录 20 余万条，引文记录约 250 万余条。数据库内容每周更新。

中国科学引文数据库已在我国科研院所、高等学校的课题查新、基金资助、项目评估、成果申报、人才选拔以及文献计量与评价研究等多方面作为权威文献检索工具获得广泛应用。主要包括：国家自然科学基金委员会国家杰出青年科学基金指定查询库；第四届中国青年科学家奖申报人指定查询库；国家自然科学基金委员会资助项目后期绩效评估指定查询库；众多高校及科研机构职称评审、成果申报、晋级考评指定查询库；国家自然科学基金委员会国家重点实验室评估查询库；中国科学院院士推选人查询库；教育部学科评估查询库；长江学者奖励计划；中国科学院百人计划。

访问入口：http://www.webofknowledge.com。

（二）中文社会科学引文索引

中文社会科学引文索引（Chinese Social Sciences Citation Index，简称 CSSCI）由南京大学中国社会科学研究评价中心开发研制而成，用来检索中文社会科学领域的论文收录和文献被引用情况，是我国人文社会科学评价领域的标志性工程。CSSCI 遵循文献计量学规律，采取定量与定性评价相结合的方法从全国 2700 余种中文人文社会科学学术性期刊中精选出学术性强、编辑规范的期刊作为来源期刊。目前收录包括法学、管理学、经济学、历史学、政治学等在内的 25 大类的 500 多种学术期刊。

CSSCI 来源期刊（2021～2022）共收录 585 种期刊，涉及马克思主义理论（23 种）、管理学（36 种）、哲学（14 种）、宗教学（3 种）、语言学（25 种）、外国文学（6 种）、中国文学（18 种）、艺术学（23 种）、历史学（28 种）、考古学（7 种）、冷门绝学（5 种）、经济学（71 种）、政治学（39 种）、法学（24 种）、社会学（12 种）、民族学与文化学（15 种）、新闻学与传播学（17 种）、图书馆、情报与文献学（20 种）、教育学（37 种）、体育学（11 种）、统计学（4 种）、心理学（7 种）、综合社科（49 种）、人文经济地理（12 种）、自然资源与环境（6 种）、高校学报（73 种）。

访问入口：http://cssci.nju.edu.cn/index.html。

（三）Web of Science

Web of Science 是 Clarivate Analytics（科睿唯安——知识产权与科技）开发的信息服务平台，支持自然科学、社会科学、艺术与人文学科的文献检索，数据来源于期刊、图书、专利、会议录、网络资源（包括免费开放资源）等。用户可以同时对该平台上已订购的所有数据库进行跨库检索或选择其中的某个数据库进行单库检索。利用引文数据库，用户不仅可以用主题、著者、刊名、和著者地址等途径进行检索，还可以用被引用文献的著者和来源进行检索。Web of Science 平台包含科研数据、图书、期刊、报纸、年度出版物、专利、标准、科技报告、会议文献、政府出版物等。1955 年，加菲尔德（Dr. Garfield）在 *Science* 发表论文提出将引文索引作为一种新的文献检索与分类工具，他认为：将一篇文献作为检索字段从而跟踪某一个观点的发展过程及学科之间的交叉渗透的关系。Web of Science 核心合集数据库基于早期的期刊、报告、出版物来定位当前研究，并追溯某一观点从首次提出至今的历史脉络与方法论，以便进行更深入、更全面的检索，并跟踪百年的研究发展趋势。引文索引系统打破了传统的学科分类界限，既能揭示某一学科的继承与发展关系，又能反映学科之间的交叉渗透的关系。

Web of Science 平台页面上方的超链接可以快速指向分析工具 ESI，InCites，JCR 和个人文献管理应用 EndNote Basic。

访问入口：http://www.webofknowledge.com/。

1. ESI

基本科学指标数据库（Essential Science Indicators，ESI）是由美国科技信息所（ISI）于 2001 年推出的衡量科学研究绩效、跟踪科学发展趋势的基本分析评价工具，是基于 Web of Science（SCIE/SSCI）所收录的全球 12 000 多种学术期刊的 1000 多万条文献记录而建立的计量分析数据库，ESI 已成为当今世界范围内普遍用以评价高校、学术机构、国家/地区国际学术水平及影响力的重要评价指标工具之一。ESI 提供最近十年多的滚动数据，每 2 个月更新一次。在 ESI 中高被引论文（highly cited paper）是指按照同一年同一个 ESI 学科发表论文的被引用次数按照由高到低进行排序，统计近 10 年，某一 ESI 学科被引次数排在前 1%的论文；热点论文（hot paper）是指某一 ESI 学科最近 2 年发表的论文，按照最近两个月里被引用次数进入前 0.1%的论文；高水平论文（top paper）是指高被引论文和热点论文取并集后的论文集合；学科排名百分位是表示高校在该学科所有进入世界 1%排名机构中的相对位置。计算公式为：学科排名百分位=高校该学科 1%国际（国内）排名/该学科进入 1%排名国际（国内）机构总数。学科排名百分位值越小，代表排名越靠前。

2. InCites

InCites 数据库涵盖了近 30 年来 Web of Science 核心合集七大索引数据库的数据，拥有多元化的指标和丰富的可视化效果，可以辅助科研管理人员更高效地制定战略决策。其包括全球 5000 多所名称规范化的机构信息，囊括 30 多年所有文献的题录和指标信息，提供了丰富且成熟的引文指标。值得一提的是，InCites 数据库还包含了基于中国国务院学位委员会和教育部《学位授予和人才培养学科目录（2011 年）》的学科分类，更加方便中国的高校用自己的学科分类进行分析和比较。

访问入口：https://incites.clarivate.com。

五、文献信息分析的主要应用

对大量文献信息数据进行的快速、有效的挖掘可借助于科学的分析方法和先进的分析工具来进行，一方面可以辅助科研管理人员、科技政策人员进行科研管理和科研评价，另一方面可以辅助医学科技研究人员、科技政策人员将医学科技研究热点和研究前沿解释出来，确定科研选题方向、把握医学科技研究现状和制定国家科技规划，为科技决策提供支持服务。下面简要介绍一下文献信息分析的主要应用。

（一）科技评价分析

科技评价是对科技活动及其效果的评价和估计。科技评价主要对被评对象的质和量进行评价，文献信息分析的产生和发展使得科学活动的量化评价成为可能。

科技评价的内容是多方面的，根据分析对象的不同可分为三个层次：一是宏观评价，指国家、地区或省市的科技水平和科技实力评价及学科评价等；二是中观评价，指机构或单位（如大学、研究所等）的评价；三是微观评价，指科技人才评价和科技期刊评价等。目前，开展科技评价常用的定量文献分析方法主要有基本统计分析、引文分析等。

（二）科技战略信息分析

科技战略信息分析是围绕国家科技发展的决策需要，在掌握有关信息的基础上，运用现代技术手段和战略信息分析方法，揭示科技发展规律和发展态势，预测科技发展趋势和未来前景，提出科技发展的政策和对策建议，从而形成满足国家科技战略决策需要的情报信息的研究过程。

根据战略信息分析的内容和层次，可将科技战略信息分析划分为科技发展态势监测分析、科技发展态势预测分析和科技发展战略对策分析。科技发展态势监测分析和对策分析提供关于科技发展未来趋势的分析情报，使对策研究在时间维度上有了关于未来发展样式的判断。科技发展战略对策分析以科技发展态势监测分析和科技发展趋势预测分析为基础。从这一意义上来说，科技战略信息分析三种类型的区分是相对的。开展科技战略研究除采用定性分析方法外，还常用定量的文献分析方法，如共词分析、共引分析和聚类分析等。

【小结】 大量的医学信息资源只有通过深加工才能实现其价值，发挥其潜能。医学信息分析以定性和定量方法为研究手段，通过对医学信息资源的收集、整理、鉴别、评价、分析、综合等加工过程，形成新的增值信息产品，最终为不同层次的科学管理决策服务的一项具有科研性质的智能活动。只有通过信息分析，才能实现对信息资源的深层次开发。

练习与思考

1. 信息分析包括哪些流程？
2. 常用医学文献信息分析工具和指标有哪些？

3. 大数据背景下，如何有效开展医学相关学科的信息分析工作？

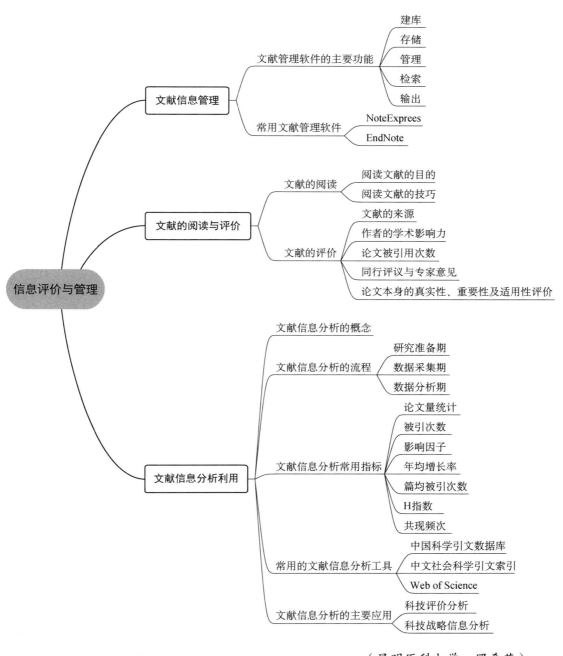

章节思维导图

（昆明医科大学 罗希莹）

第十章　医学论文撰写

📖 学习目标

一、知识目标

1. 能够概述医学论文的定义、特征和种类。
2. 能够熟悉医学论文的基本要素和基本格式。
3. 能够明确综述的特点和作用。
4. 能够描述医学论文写作的步骤和方法。

二、技能目标

1. 能够遵照医学论文的规范化格式，了解每一组成部分的作用和写作方法，并能通过模仿初步形成一篇医学论文的框架。
2. 根据特定的选题，进行文献检索，并阅读、评价、筛选相关文献，利用文献管理软件，初步完成一篇小型综述文献。
3. 能够在参考文献的书写过程中使用规范的著录格式。

三、情感、态度和价值观目标

1. 能够在医学论文撰写过程中树立牢固的科学精神和正确的人文意识，鼓励学术创新，注重严谨求实的科学态度和学术精神。
2. 加强学风建设，规范学术行为，遵守学术研究中的法律法规，尊重知识产权，培养科学的伦理道德和学术道德。

医学论文是将医学科学中新的理论、技术、经验和成果等，用恰当的方式、严谨的科学态度、准确的语言加以介绍和表达的专业性论述文章。医学论文是医学科研成果的真实记录，反映着医学发展的水平；它是记录、交流和传播医学信息的主要手段，也是进行医学研究的依据和基础。

医学论文写作是医学科学研究工作的重要组成部分，是医学科研和实践过程最后的重要阶段。多数科研成果以文章或专著形式发表，才能被社会承认，发挥其社会功能。因此，撰写医学论文是科研人员、教师和临床医师必须具备的基本功。医学论文水平的高低，是衡量作者科学创造力和确认其学识水平的一个重要标志。

医学论文有其特定的研究和描述对象，在写作上有其独特的规律。只要掌握了其基本规律，并具有一定医学论文写作的基本修养，就能写出水平较高的医学论文。

撰写医学论文要树立牢固的科学精神，注重严谨求实的科学态度。规范学术行为，遵守学术研究中的法律法规，尊重知识产权，培养科学的伦理道德和学术道德，杜绝学术不端的行为：抄袭或剽窃他人的学术成果；伪造或篡改实验数据；请人或替人撰写论文；署名不当；一稿两投或多投；杜撰参考文献等。

第一节　医学论文的特征和种类

> **案例 10-1**
> 　　某同学在呼吸内科实习时，指导教师要求他参阅一些有关"支气管哮喘治疗"的文献。该同学在数据库中找到了"支气管哮喘治疗现状及进展""哮喘控制测试指导支气管哮喘治疗 50 例""支气管哮喘治疗的临床观察""石菖蒲对支气管哮喘治疗作用的实验研究""氨茶碱与多素茶碱在支气管哮喘治疗中的疗效比较"等多篇文章。同一个内容，不同作者从不同角度论述了这个主题。
> **问题：**
> 　　1. 从上面所列的 5 篇文献中，可分析出医学论文具有哪些特点？
> 　　2. 上述 5 篇文献研究对象有什么不同？这些文章内容各有什么特点？撰写方法上各有什么区别？
> 　　3. 结合本节所学知识，请按医学研究对象将上述 5 篇论文进行归类。
> **分析：**
> 　　上列 5 篇文献资料，有的来自临床观察实践，有的来自科学实验，有的来自对相关文献资料的调查研究；有的文献反映了支气管哮喘治疗研究的最新进展，有的对该病治疗的实践进行了理论分析，有的揭示了药物临床疗效等，都较好地体现了医学论文科学性、创新性、实践性、学术性、规范性的特点。
> 　　按医学研究对象分类，医学论文可主要分为：基础研究论文、临床研究论文和文献研究论文。基础研究论文以动物、组织、细胞、分子为研究对象；临床研究论文研究对象为人；文献研究论文研究对象是文献。

一、医学论文的特征

医学论文是作者应用文字准确、客观地表达自己科研成果和实践经验的论证文章，是描述研究成果的书面报告。它的特征是由科学研究性质所决定的。因此，必须以严谨的科学态度对待论文撰写，医学科研论文写作应遵循以下原则。

（一）科学性

科学性（scientificity）是指医学论文的科研设计、实验数据和推理论证等必须合理、准确和严谨，符合科学规律，实验结果经得起实践检验。科学性主要体现在 3 个方面。

（1）真实性：是指实事求是，绝对尊重客观事实，要求客观地反映研究内容的实际情况、严禁伪造或篡改实验数据。

（2）全面性：指不可以一种倾向掩盖另一种倾向，既要介绍研究成果，又要分析社会背景；既要总结成功经验，也要总结失败教训；既要阐明有利的一面，也要阐明不足的一面。不能凭主观意愿任意裁剪事实，以偏概全，以次要结果掩盖主要结果，以个别实例代替总体情况。

（3）研究成果的成熟性：是指科研的最终结果。试验阶段探索性的结果一般不够成熟，只能作为参考。如果把阶段结果作为成熟结果加以报道或利用，就会丧失论文的科学性。

（二）创新性

医学论文的创新性（creativity）是指论文的内容在同类研究领域中所具有的独创性、先进性和新颖性。创新性是医学论文水平高低和价值大小的关键所在。

创新性主要表现在以下几个方面：①在同类领域内提出了新理论、新概念、新原理；②在同一原理的基础上有新方法、新手段、新技术的创造；③发现了过去从未接触的新事实、新现象，提供了新的数据和实验结果；④对原有的技术方法在不同领域内和不同地区有新的应用。

（三）实践性

医学科学实验和调查研究是医学科学研究中收集材料的主要方法，是创立医学科学理论与发展科学的基础。因此，医学论文来源于实践，应用于实践，其科学价值也要接受实践的检验，即实践性（practicality）。

（四）学术性

学术性（academic property）亦称理论性，即论文侧重于对事物进行抽象的概括或论证，基本内容揭示的是事物发展的内在本质和发展变化的规律，遵守逻辑思维规律，将粗浅、零散的感性材料，经过抽象、概括、归纳、推理、分析综合后上升为理性认识。在撰写过程中切忌就事论事，把论文写成消息报道或实验报告。

（五）规范性

随着文献信息的存储、检索和传递的计算机化，医学论文写作已经逐渐形成了相对固定的格式，并趋于统一化、规范化。因此，作者必须熟练掌握论文的体例形式，并按照要求进行写作。另外，参考文献的著录格式、医学名词、术语、药名，以及数量、单位、符号和缩写形式等，这些既涉及国际、国家规范和标准，也涉及专业或学科规范和标准。此外，还有各种疾病的诊断标准、疗效标准，以及有关检查、检测的操作标准及其正常值的判定标准等，论文中所描述的应与同行公认的标准相一致，此为其规范性（standardization）。

二、医学论文的种类

医学论文的种类很多，从不同的角度，根据不同的分类方法，可以划分出不同的论文种类。

（一）按写作目的分类

1. 学术论文

学术论文（academic thesis）是指对医学领域内的某一问题进行研究、讨论和总结，表述医学科学研究成果的文章，包括在理论上的突破、技术方法上的革新、实践应用中的新发现等，目的是向本专业的读者进行学术交流。这类文章一般发表在学术期刊上或在学术会议上进行交流，便于公布科研成果和交流学术信息，篇幅一般控制在 3000～4000 字。

2. 学位论文

学位论文（degree thesis）是指学位申请人为了获得所修学位，按要求撰写的论文。它反映了学位申请者从事科学研究取得的成果或独立从事科学研究的能力，是考核申请者能否被授予学位的重要依据。根据《中华人民共和国学位条例》的规定，学位论文分为学士论文、硕士论文、博士论文3种。篇幅一般较长，学士论文在1万字以内、硕士论文3万～5万字、博士论文达到8万～10万字。

（二）按医学研究对象分类（或按论文的资料来源分类）

可分为基础研究论文、临床研究论文和文献研究论文。其中，基础研究论文和临床研究论文也可称为原始论文，是作者通过科学的实验设计，选择合适的研究对象，进行严密的实验或调查、观察与记录，并对这些第一手数据资料进行收集、整理、分析与归纳，得出正确的结论，并按严格的论文结构将其呈现。

1. 基础研究论文

以动物、组织、细胞、分子等作为描述对象。主要有两种类型，即研究报告性质的论文和技术交流方面的论文。研究报告包括实验室资料汇总及现场调查资料汇总；技术交流主要是介绍实验技术，介绍有关仪器的设计、制造和使用方法，如"帕金森氏病猴模型人胚脑细胞移植的实验研究""耐钙心肌细胞的分离和电生理特性的观察"。

2. 临床研究论文

以人或人群作为描述对象。常见的临床研究论文有以下几种。

1）病例报告　病例报告（case report）又称个案报告，是指对个别少见或特殊病例的病情及诊断治疗方法所做的书面报告形式的文章。常被用来报告临床上新发现的特殊病例和罕见病例，也可以是一种常见病的特殊表现，如"胺碘酮和狄戈辛合用引起高度房室传导阻滞1例报告"。详见本章第四节。

2）系列病例报告　系列病例报告（case-series analysis）或病例分析是对一组相同疾病的有关资料进行分析、讨论的文章。作者根据自己的临床积累与写作目的，将某一时间内相同疾病的病例资料汇集在一起，取其全部病例或选择一定数量的病例，按照设计要求，分几个具体项目进行统计和整理，将所得数据进行统计学处理，经过分析后，撰写而成，如"中青年股颈骨折188例分析"。

3）调查报告　调查报告（survey）是指以调查方法取得科学资料，经分析、整理、统计学处理后而撰写出的论文，如基础医学各科关于生理数据的测定，以及卫生保健、防疫、流行病学报告等。这类论文的目的在于交流卫生保健方面的新研究成果经验，或是通过调查阐明疾病在时间、空间和人群中的分布特征，并研究影响这种分布的决定因素，揭示和探求疾病的流行规律、病因，或对各种治疗、预防效果做出科学的评价，如"云南省支气管哮喘流行病学调查""上海地区'健康人'胆结石发生率的调查报告"。

4）病例对照研究论文　病例对照研究论文（case-control study）是基于病例对照研究设计而形成的论文形式，主要用于探索和检验病因假说或反映药物的疗效和安全性。详见第七章第二节。

5）队列研究论文　队列研究（cohort study）又名前瞻性研究、群组研究，队列研究论文是基于队列研究设计的一种论文形式，主要用于报道疾病的发病率、发生率、治愈率、病死率和相对危险度（relative risk，RR）等，揭示疾病（或事件）与暴露因素之间的关系。

详见第七章第二节。

6）非随机和随机对照试验研究论文　　非随机和随机对照试验研究论文（non-randomised study，randomised control study）基于非随机或随机对照试验研究设计的论文形式。主要用于揭示药物的临床疗效、安全性及副作用等。详见第七章第二节。

3. 文献研究论文

以文献作为研究对象，即作者通过搜集和阅读一段时间内某一专题别人已发表的大量文献资料后，经过分析、评价、筛选，并利用文献的定性或定量分析法对纳入文献进行分析整理，从而对当前研究的现状进行报道的一种论文形式。包括**综述（review）**、**述评（editorial/comment）**及**系统评价（systematic review）**和**荟萃分析（meta-analysis）**等，如"流行性出血热出血机理的研究进展""右美托咪啶与咪达唑仑对老年患者术后谵妄影响的系统评价"。详见本章第三节及第七章第二节。

（三）按研究手段分类

1. 观察性研究论文

通过观察手段获得资料而撰写的论文，即研究者对观察对象不施加任何干预措施，只是客观观察，获得第一手资料和数据，并对这些数据加以分析和解释，如前面提到的病例报告、系列病例报告、病例对照研究论文、队列研究论文。

2. 实验性研究论文

通过实验手段获得资料而撰写的论文，即研究者对实验对象施加某种干预，观察该干预因素对结局的影响，并进行分析研究，从而提出对某一医学问题的新认识新观点，如前面提到的非随机和随机对照研究论文。

3. 调查性研究论文

通过调查手段获取资料、数据而撰写的论文，如前面提到的调查报告、文献研究论文。

【小结】　　医学论文是对医学成果进行科学的、逻辑的和文字的再创造。这种再创造是在撰写论文的过程中表现出来的。作者必须严格遵循医学论文所具有的：科学性、创新性、实践性、学术性、规范性等特征来进行写作，才能撰写出高质量的论文。医学论文的种类繁多，从不同的角度，根据不同的分类方法，可划分出不同类型的医学论文。各种不同类型的论文其研究对象、研究手段、资料来源、写作目的都有所不同。只有了解了各种类型医学论文的特点，使用不同的写作方法，才能准确地反映出作者的写作意图。

练习与思考

1. 医学论文的特征是：_____、_____、_____、_____、_____。

2. 按写作目的分类，医学论文可分为：_____、_____；按照论文的研究对象分类，医学论文可分为：_____、_____、_____。

3. 用《中国生物医学文献数据库》检索出有关"高血压治疗"的文献，并根据文献标题，将所检索出的文献按其研究对象归类。

（昆明医科大学　杨晓良）

第二节　医学论文的基本要素和基本格式

一、医学论文的基本要素

医学论文一般由论点、论据和论证三要素构成。

（一）论点

论点是作者依据材料，经过分析提炼而形成的一种理性认识，是贯穿全文始终的中心思想，是论文的核心。

1. 论点的要求

论点必须正确无误地反映客观事物，揭示事物本质和发展规律。作者对所论证的问题，要明确清晰地表示肯定的是什么，否定的是什么，赞成的是什么，反对的是什么，不能模棱两可。论点必须行文简洁，高度概括。

论点一般应着眼于当前医学界急需解决的客观需要，确立这些课题的论点才有广泛实用的现实意义和学术价值，才能写出高水平的论文。

2. 论点常见的问题

（1）论点不集中，即在一篇论文中解决或提出过多问题，片面追求全面、系统、完整，其结果是面面俱到，主次不分，重点不够突出。一篇论文一般只能着重解决一两个问题，这就是论文的重点和中心，而其他有关问题只能处于从属地位，不能与重点和中心问题相提并论，更不能喧宾夺主。

（2）论点片面，即作者思想上的绝对化。对所论述的问题不作辩证的、全面的分析，未看到事物之间的内在联系。例如，在讨论药物的疗效时，忽视了药物的不良反应；在探讨手术治疗疾病的效果时，忽视了手术适应证等，都是片面性的具体表现。

（3）论点不鲜明，即对所论述的问题观点不鲜明，模棱两可，似是而非，含含糊糊。其原因是作者对各种实验观察材料不够详尽，还没有将第一手资料进行归纳整理，对所要阐述的问题没有搞清楚，或者对国内、外文献搜集不完整、不确切，因而得不出一个中肯的看法。

（二）论据

论据是从理论上用以证明论点的材料和依据，是论点赖以成立的基础，是论文的重要组成部分。医学论文对论据的要求是确凿、有力，不能有半点虚假，论据要典型、充分，具有说服力，能反映客观事物的本质，能充分证明论点，才有普遍意义。论据主要来源于3个方面。

1. 客观事实

以客观事实作为论据，是论文成功的重要保证。使用经过调查研究，与论点有本质联系的事实作为论据，才能使论文立于不败之地。

2. 实验数据

应用处理过的真实实验数据作论据，不仅可以使读者对所阐述的问题有更加具体、明白的了解，还能通过对比和比较，形成深刻、鲜明的印象。采用数据来阐明论点，是医学论文中最简明和经常采用的方法。统计数据是事实的总和，运用它来作论据，能收到对照、比较的效果。在实际工作中得到的各种数据，通过统计学的处理，对其中有统计学意义的数据，作为论据来应用。

3. 理论性数据

为了说明论点的正确，论文中可以用被前人经过反复实验和实践证实了的理论作为论据，即"引经据典"，如一些被公认的定理、公式、定律或某些疾病的病因、病理生理、生化指标、诊断标准、实验方法、手术方法、疗效等都可充当论据。在使用时必须核对清楚，避免以讹传讹，错误引用。

在论文中，要根据论据与论点的关系，分清主次、详略和先后顺序，予以恰当安排。论据必须客观、真实、可靠，材料必须充分，有说服力。引用的论据必须列出出处（列出参考文献）。

（三）论证

论证是组织、安排和运用论据来证明论点的方法和过程，目的在于揭示论点和论据之间的逻辑关系，即分析问题、解决问题的过程，也就是逻辑推理的过程。医学论文的论证方法不是固定不变的，而是灵活多样的，应根据论文的具体内容和写作要求来决定。论证的方法主要有以下几种。

1. 综合归纳法

综合归纳法是一种由特殊到一般的论证方法，即从众多的、具有代表性的个别具体事例中，归纳、总结出总体事物的普遍规律，或推导出新的结论和方法。

2. 演绎推导法

演绎推导法是一种由一般到特殊的论证方法，即从一般的医学的原理来分析、论证个别病例、病案或具体的医学现象。演绎法由 3 个判断构成：第一个是用来提出问题、分析问题的一般原则，即大前提；第二个是提出所要分析的那个事物及其某一方面的属性，即小前提；第三个是表述所推导出的结论。运用演绎推理的关键是大前提必须正确，大小前提之间必须有必然的联系，如果前提不真实，即使推理符合规律，也得不出正确的结论。

3. 比较分析法

比较分析法是由个别到个别的论证方法，是通过有可比性的事物的对比、分析来进行论证的方法。常常可以根据论文的内容和要求，设计各种图表来进行比较和分析，使读者一目了然。

4. 驳论反证法

驳论反证法是一种间接的论证方法，即作者在立论的基础上，提出与自己认识不同的论点，然后应用摆事实、讲道理的方法，驳倒敌论，并提出自己的主张和看法。

论证的目的，在于揭示论点和论据之间的逻辑关系。采用何种论证方法是根据论文的具体内容和写作要求来决定的。论证的过程就是逻辑推理的过程，它的意义和作用在于揭示论点和论据之间的必然联系，证实由论据得出论点的必然性。在医学论文撰写中，这几种方法往往结合在一起运用。

二、医学论文的基本格式

（一）一般医学论文的基本格式

> **案例 10-2**
>
> "改良 Ponticelli 方案治疗特发性膜性肾病的临床研究"。
>
> **问题：**
>
> 1. 作者如何根据自己的研究成果立论？
>
> 2. 作者如何组织自己研究成果的资料，按照医学论文规范化的格式，撰写出论文？
>
> **分析：**
>
> 1. 特发性膜性肾病（idiopathic membranous nephropathy，IMN）是成人原发性肾病综合征最常见的病因。目前临床上多采用糖皮质激素联合免疫抑制剂治疗 IMN，但治疗过程中可导致患者出现严重并发症，乃至伤残。近年来，改良 Ponticelli 治疗方案日益受到关注。案例作者通过研究，评价了该方案的临床疗效与安全性。
>
> 2. 案例论文标题用简洁的文字，准确地揭示了文章的主题；采用结构式文摘的形式撰写文摘，层次清晰，内容全面；前言既介绍了研究背景，又点明了论文的主旨；材料和方法，对研究对象、研究方法和过程都做了具体描述，为研究结果提供了科学依据；结果通过文字和表格结合的形式，报道了该治疗方案的疗效和不良反应；讨论部分将研究结果从理论上进行分析，既指出了本研究的实践意义，也说明了本研究的局限性。要求学生对照本节所学知识和案例各部分内容，真正掌握撰写一般医学论文的基本格式。

1. 标题（title）

标题也称题目、文题、题名等，是论文内容的高度概况和准确揭示，也是论文主题和中心的浓缩。题目写作的成败，有时会影响着论文能否顺利发表、是否能够吸引读者继续阅读下去。标题的书写应符合以下要求。①准确、具体：标题应恰如其分地反映研究的范围和深度，使读者一看就明白本文的目的和意义，尽量避免使用过于宽泛的题目。②简洁、精炼：紧扣文章的主题内容，以最少的词表达最主要的内容，尽可能包含主题词和关键词。国家标准 GB/T713—87 规定：中文题目一般不宜超过 20 个字，外文题目一般不宜超过 10 个实词。③新颖、醒目：题目就如眼睛，宜使用独特的表达方式引起读者阅读的兴趣。

案例论文用"改良 Ponticelli 方案治疗特发性膜性肾病的临床研究"作为标题，较好地反映了论文的研究方法、研究对象和研究目的三要素，让读者一看就明白作者的写作意图。

2. 作者（author）

我国国家标准 GB/T7713—87 规定署名作者必须同时具备以下 3 个方面的条件：①参与选定研究课题和制订研究方案；②直接参加全部或主要部分研究工作并做出主要贡献；③参加撰写论文并能对内容负责。

作者署名的形式有 3 种，即个人署名、多位作者署名和集体署名。作者署名应放在标题下方居中的位置。作者的下行一般要写明所在的工作单位，并注上邮政编码。论文的最后应附有通信作者的详细通信地址和联系方式，便于学术交流和沟通。

3. 摘要（abstract）

摘要又称提要，是文章主要内容的摘录，起到报道和检索作用。摘要应以最少的文字向读者介绍论文的主要观点和主要内容，是论文内容不加注释和评论的简短陈述，是全文内容的高度浓缩。它以准确而简洁的语言来说明论文的目的、意义、方法、结果和结论，以便让读者用最少的时间来了解全文。因此，摘要要力求做到短、精、完整。摘要采用第三人称语气、主动语态表述，尽可能采用专业术语，不分段。

摘要可以根据原文内容压缩的程度不同可分为：指示性文摘和报道性文摘。

1）指示性文摘（indicative abstract）　　指示性文摘也称说明性摘要，开门见山，只报道原文所探讨问题的范围、目的、方法概略和主要结论，一般不包括具体的数据、方法、设备、结论等内容，不能替代读原文，不宜独立存在或作为独立的摘要形式被转载。比较适合于文献综述、述评、临床资料分析或总结、病例报告的论文摘要的写作。篇幅一般较短，以100~200 字为宜。

2）报道性文摘（informative abstract）　　报道性文摘也称资料性摘要，是指明文章主题范围及内容梗概的简明摘要，是原文的缩影，基本上能反映出原文的技术内容，包括文章的研究背景、目的、方法、过程、结果和结论等，其中研究过程、结果和结论是应重点叙述的内容。大多数的医学科研论文的摘要为报道性摘要。该摘要首先介绍研究背景，然后给出研究的问题、方法和结果，最后给出研究结论。这类文摘是一种不需要查阅原文就能获知其基本内容，并可作为原文加以引用的文摘形式。篇幅长度一般在 250~400 字。

目前，现代学术期刊一般都要求摘要以**结构式文摘（structured abstract）**的形式呈现，以指导读者科学地阅读和应用，也便于检索。这类摘要除了具有高度概括和简明扼要两个鲜明特点外，最显著的特点是相对固定的结构形式。根据所分段落或层次的多少，结构式摘要又可分为简化型结构式摘要和完全型结构式摘要。

简化型结构式摘要包括**目的（objective）**、**方法（methods）**、**结果（results）**和**结论（conclusions）**4 个部分。

案例论文的摘要就是采用简化型结构式文摘的形式进行撰写的，文字简洁，层次清晰，内容完整。

【摘要】　**目的**　探讨改良 Ponticelli 方案治疗特发性膜性肾病（IMN）的临床疗效与安全性。**方法**　回顾性分析临床和肾脏病理检查确诊的肾病综合征、IMN 患者 90 例的临床资料，根据治疗方案分为改良 Ponticelli 方案组（23 例）、糖皮质激素+环磷酰胺（CTX）组（39 例）和糖皮质激素+环孢素 A（CsA）组（28 例），比较治疗前后肝肾功能、血脂、尿蛋白等的变化，对比 3 组疗效及不良反应。**结果**　（1）改良 Ponticelli 方案组、激素+CTX 组和激素+CsA 组尿蛋白定量在治疗 3 个月 [（3.33±1.53）g/d，（4.70±2.97）g/d，（3.92±2.57）g/d]、6 个月…（编者：数据略），均较基线值明显下降，血清白蛋白在治疗 3 个月和 6 个月…（编者：数据略）均较基线值明显上升（$P<0.05$），而在治疗 3 个月及 6 个月血肌酐无明显变化（$P>0.05$）。（2）治疗 3 个月 3 组的部分缓解率分别为…（编者：数据略），完全缓解率为…（编者：数据略），差异无统计学意义（$P>0.05$）。治疗 6 个月 3 组缓解率和完全缓解率，差异无统计学意义（$P>0.05$）。（3）不良反应：改良 Ponticelli 方案组类固醇性糖尿病及肝功能异常各 1 例，感染及胃肠道症状各 2 例…（编者：数据略）。**结论**　改良 Ponticelli 方案治疗 IMN 有效，缓解率稍优于经典治疗方案，不逊于 CsA 治疗，且不良反应少。

完全型结构式摘要包括**目的（objective）**、**研究设计（design）**、**研究场所（setting）**、**研究对象（participant）**、**干预措施（intervention）**、**主要结果和测量方法（main outcome measurement）**、**结果（result）**、**结论（conclusion）**8 个部分。

循证医学文献中常见系统评价的结构式摘要包括**研究背景（background）**、**目的（objective）**、**研究策略（search method）**、**选择标准（selection criteria）**、**数据收集和分析（data collection and analysis）**、**主要结果（main result）**、**作者结论（authors'conclusion）**、**概要（plain language summary）**。

4. 关键词（keywords）

关键词是表达文章内容特征的具有实质性意义、能代表文章主题内容的词或词组，可以从文章题目、摘要或正文中提出来。一般选择 3～8 个，最多不超过 10 个，选择的关键词一定要能代表文章的主题内容，关键词之间用分号隔开。

案例论文精选了"肾小球肾炎；膜性；改良 Ponticelli 方案；环磷酰胺；环孢菌素"作为关键词，准确地反映了文章的主要内容。

5. 中图分类号（classification number）

按照文章所属的学科，根据《中国图书资料分类法》给出文章的分类号，便于检索和编制索引，若文章涉及多个学科，可以给出多个分类号，主分类号应排在第一位。

6. 文献标识码（document type code）

文献标识码代表文献类型，可从下列 A、B、C、D、E 中选一种标识码来标注。

A——理论与应用研究学术论文（包括综述报告）。

B——实用性成果报告（科学技术）、理论学习与社会实践总结（社科）。

C——业务指导与技术管理的文章（包括特约评论）。

D——一般性通讯、报道、专访等。

E——文件、资料、人物、书刊、知识介绍等。

案例论文属于研究性学术论文，故应标注"A"。

7. 英文摘要（English abstract）

目前，国内外的医学期刊对其刊登的论文都要求附有一篇简明的英文摘要。一般包括英文标题、作者和机构名称译名、英文摘要、英文关键词。

8. 前言（introduction）

前言又称引言，是一篇论文的开头部分，对正文内容起到提纲挈领的作用，向读者介绍论文的主题、目的和意义等，引导读者阅读全文。引言的内容一般包括：①论文的主旨、目的和意义；②研究背景及存在的问题；③研究对象、范围、方法和意义。引言要精炼简明，一篇好的引言应包括对现阶段国内外最新研究进展的精辟阐述，提出存在问题及有待研究的问题，以及本研究的必要性和对现阶段工作的贡献。

案例论文在前言部分首先回顾了特发性膜性肾病治疗发展的历史和存在的问题，最后指出："本研究就改良 Ponticelli 方案与临床常用的两种 IMN 治疗方案进行对比分析，以评价改良 Ponticelli 方案治疗 IMN 的临床疗效与安全性"，从而点明了论文的主题和目的。

9. 材料和方法（materials and methods）

主要说明研究使用的对象和材料、研究方法和过程。其目的是为研究结果提供科学依据，也便于别人重复、验证。所以，这段文字也是衡量论文科学性的一个重要部分。其内容包括：①所选实验与观察对象的标准、来源、数量及分组原则；②实验原理与设计；

③实验操作的要点与步骤；④观察内容与记录方法；⑤统计学处理方法。

在撰写时，应注意可重复性、具体性和描述性。在"材料"中，对于影响研究结果的各种因素都应加以介绍，如动物的种类、品种、只数、饲养条件、性别、体重、观测指标及分组；微生物的种系、株别、血清型及其他特点；病例的来源、选择标准、例数等。

在介绍"方法"时，常用的方法只需列出名称；有文献报道的方法，亦只需列出名称，并注明文献的出处；对常规方法的改进，则应详细叙述改进部分；若是采用新方法，则必须详细说明，以备读者实际操作，重复验证。

案例论文在这一部分，分别在"一、研究对象（患者的数量、性别、年龄、症状、分组情况）；二、研究方法（收集患者一般临床资料、治疗方案、合并用药、疗效评价、不良反应）；三、统计学方法"等方面都做了具体描述，便于读者重复、验证。

10. 结果（results）

结果是实验所获得的数据，观察到的现象，得出的规律、结论及发现的问题，经统计学处理或归纳整理，以文字、图表的形式真实地告诉读者的过程，是论文的重要部分。

撰写结果要注意客观性、准确性和代表性，要做到：①重点突出，准确无误。写作前必须归纳、整理、核实观察记录和经统计学处理的检测数据，准确地运用文字、图表，简明扼要地进行表达。②鲜明有序。对所获得结果较充实、涉及项目或指标较多时，应拟好分级标题，安排好前后顺序，才能做到条理清晰。③实事求是，如实报道。写作时要避免用自己的假设或主观愿望随意更改或编造研究数据和观察结果。只要与课题相关的结果，哪怕是和研究假设相反的结果都应该如实报道，因为在这些实验结果中可能存在着有价值的发现，对读者有重要的启迪作用。④避免重复。为了使结果更直观、简洁，论文中常出现文字、图、表三者结合的情况，这时就要避免三者重复叙述。

各种类型的医学插图与表格是医学论文的重要表达形式和医学论文写作的重要组成部分，主要包括非统计图（各种形体图片、组织学图片、解剖图片、各种框图、影像学检查图）和统计图等。图表可减少繁琐的文字叙述，产生直观的效果，便于理解和记忆。特别是统计图，能直观简明地表达变量与变量之间的关系，展示某一区域内不同量的分布情况、某一变量的发展趋势等。

表格由表根、表体、表序（如表1、表2）、表题（即表名）和表注组成，表格一般采用如下所示格式。

表序（table number）	表题（table title）		
根标题	栏目标题	栏目标题	
		亚栏目标题	亚栏目标题
行标题	表体（数据域）		
行标题			
行标题			

案例论文将研究观察到的三组 IMN 患者治疗前后尿蛋白定量等指标的变化、临床疗效、不良反应，通过文字和 2 个图、4 个表准确、扼要地进行了报道。

11. 讨论（discussion）

讨论是研究结果的升华，是从理论上对结果的思考、分析和科学推理，揭示观察到的事实之间的内在联系，并上升到理性认识，从广度和深度两方面来丰富和提高对结果的认识，为文章的结论提供理论上的依据。基本内容包括：①针对研究目的，阐明研究结果及其结论的理论意义、指导作用和实践意义；②与国内外有关课题的研究结果及其理论解释进行比较，分析异同及其可能原因，提出作者自己的观点和见解，突出本研究的创新与先进之处；③实事求是地对本研究的局限和缺点、疑点和研究中的意外发现及相互矛盾的数据现象加以分析和解释；④展示有待研究的问题及指出今后的研究方向与建议。

案例论文通过引用参考文献中的相关资料，将国内外 3 种方案治疗 IMN 的疗效、不良反应和本研究进行了比较、分析，提出：“改良 Ponticelli 方案可有效减少 IMN 患者的蛋白尿，保护肾功能，且不良反应少，案例可耐受，为广大中国患者又提供一种治疗方案。”从而说明了本研究的指导作用和实践意义。同时，又指出：“本研究为回顾性研究，三组样本量小，随访时间尚短，所得结论有一定的局限性，……仍需前瞻性随机对照研究进一步证实。”表明了本研究的缺陷及进一步研究的方向。

12. 结论（conclusion）

结论又称**小结（summary）**，是论文全文的概括和总结。其内容着重描述本研究的结果、结论性意见和主要数据等。一般是 100～200 字即可。结论必须明确回答前言中提出的问题，内容与研究目的相一致，且要客观、准确、简明地说明，不能与讨论部分重复。现在许多医学论文的结论内容已在讨论中阐明，因此不再有结论这一部分，案例论文就属于这种情况。

13. 致谢（acknowledgement）

致谢是作者对本项研究工作有过实质性贡献的单位和个人，或写作过程中给予过指导和帮助的单位或个人表示谢意的一种方式，是对他人的贡献与责任的肯定。致谢部分常出现在学位论文中，附于正文之后。内容包括：①对本研究工作及论文写作中参加讨论或提出过指导性建议者；②参与、协助本研究的相关工作者，如指导者、论文审阅者、现场调查者、技术协作者、相关统计人员、实验人员等；③对本研究给予捐赠、资助者，如提供了研究基金、实验设备的相关机构或个人。若无以上情况，可省略此内容，案例论文就属于这种情况。

14. 参考文献（references）

参考文献是论文的一个重要组成部分。主要用来说明论文中所涉及的方法和论点的出处所在。同时也是对原著作者的尊重，以及提供查找有关文献的线索。

论文中凡是引用他人论文中的观点、材料、数据、研究方法和结果等，均要按出现的先后顺序在正文中以阿拉伯数字在引用作者或引用语的右上角加方括号标注。如果一处引用多篇文献时，需将各篇文献的顺序号相互间用逗号分开；如果遇连续号则用范围符号链接，如[1，3～5]。参考文献题录附在文末，其排列顺序应与正文中引用的次序相一致。

参考文献是只限于作者阅读的、与论文密切相关的、有代表性的著作，切忌罗列所有阅读过、甚至未阅读过的大量书目。

科研论文引用参考文献的格式应规范。目前国内医学期刊要求参考文献的著录格式多为国家标准（GB/T7714—87、GB/T7714—2005）的著录格式。案例论文的参考文献正是按此标准进行著录的。

1）期刊

[序号]作者（一般应写出前三位作者姓名，以后用"，等"或"，et al"）. 题名[J].刊名，出版年，卷（期）：起-止页码. 举例如下。

[1] 章有康，李英. 膜性肾病的诊疗与治疗[J]. 中华肾病研究电子杂志，2013，2（1）：5-10.

[2] Nayer A，Asif A. Idiopathic membranous nephropathy and antiphospholipase A2 receptor antibodies [J]. J. Nephropathol，2013，2（4）：214-216.

2）图书

[序号]作者. 书名[M]. 版次（第一版可不写）. 出版地：出版者，出版年：起-止页码. 举例如下。

[1] 赵堪兴，杨培增. 眼科学[M]. 8 版. 北京：人民卫生出版社，2013：20.

[2] Brehm S S，Brehm J W. Psychological reactance：A theory of free-dome and control[M]. New York：Academic Press，1981：186-204.

根据 GB/T87714—87 的规定，文献类型和标志代码如下：

M 普通图书	**C** 会议录	**G** 汇编	**N** 报纸
J 期刊	**D** 学位论文	**R** 报告	**S** 标准
P 专利	**EB** 电子公告	**DB** 数据库	**CP** 计算机程序

（二）学位论文的基本格式

学位论文是指学位申请人为了获得所修学位，按要求撰写的论文。它反映了学位申请者从事科学研究取得的成果或独立从事科学研究的能力，是考核申请者能否被授予学位的重要依据。

学位论文的格式由以下部分构成。

（1）封面：按统一印制的标准格式填写即可。

（2）目录页：按篇、章、节、目、条、款、附录为序，由序号、标题、页码组成。根据国家标准 GB/T1.1—2009《标准化工作导则第一部分：标准的结构和编写》用阿拉伯数字分级编号。

1..............................章

1.1...........................条

1.1.1........................款

1.1.1.1.....................项

（3）摘要页：写成报道性摘要（字数在 2000～3000 字），用于送审。

（4）关键词。

（5）英文摘要。

（6）正文部分：由前言、材料和方法、结果、讨论、结论构成，写法与一般学术论文基本相同，只是要求写得更为详尽，以便评委对学生是否掌握了坚实的基础理论和系统的专门知识，是否具有从事科研工作或担任专门技术工作的能力，做出恰当的评价。

（7）参考文献。

（8）附录：论文中没有直接引用而又与论文内容有关的原始文献、原始数据、操作步骤、计算程序、复杂公式的推导、图表、照片、术语解释、外文缩写词等；以及文中未作介绍的试剂、配剂、仪器设备等，以便答辩委员会审查、质疑。

（9）综述：学位论文要求学生对本研究课题的研究过程、进展和成就进行全面分析、归纳、整理，撰写一篇综述，附于论文之后。

（10）致谢。

【小结】 医学论文由 3 个要素构成。论点是医学论文提出的观点、见解和主张，这是论文的核心；论据是用来证明论点的理由和依据；论证则是用论据来证明论点的具体方法和过程。医学论文的内容和表达方式虽各不相同，但贯穿其中的思想方法和科学逻辑思维却基本相同。因此，文章的写作格式越来越趋于格式化和国际化。国际期刊编辑会（ICMJE）和我国国家标准对论文格式的要求基本上是一致的。作者只要按照这一规定的格式：前置部分（题目、作者署名、摘要、关键词、分类号、文献标识码、英文摘要），正文（前言、材料和方法、结果、讨论、结论），后置部分（致谢、参考文献、附录）；并按本节所讲各部分内容要求及应该注意的问题来撰写，就能写出一篇规范化的论文，文章也就有可能被顺利采用、发表。

练习与思考

1. 医学论文的三要素是：_____、_____、_____。

2. 论文选题要考虑：_____、_____、_____、_____原则。

3. 通过查阅《中华内科杂志》2020 年第 59 卷第 11 期上刊载的"阻塞性睡眠呼吸暂停在原发性醛固酮增多症患者中患病情况及临床特征"一文，更好掌握医学论文规范化的格式由哪几个部分构成？各部分内容应如何撰写？

解题提示：

（1）本文摘要属于哪一种文摘，主要写哪些内容？

（2）本文在对象和方法中如何介绍受试对象的标准，从哪些方面来介绍研究方法？

（3）本文如何用文字和图表来表达观察到的结果？

（4）本文如何通过讨论和与国内外有关研究结果的比较来说明本研究的意义、不足和今后研究的建议？

（昆明医科大学 杨晓良）

第三节 医学综述的撰写

案例 10-3

"肠瘘内镜下介入性治疗的研究进展"

问题：

1. 本案例综述属于哪一种类型的综述？

2. 作者采用什么手法，从哪些方面来综述国内、外肠瘘内镜下介入性治疗的进展？

3. 如果你要撰写一篇同类的综述，应如何检索与本题目相关的文献，如何组织材料和撰写？

分析：

1. 肠瘘是腹部外科的严重并发症。内镜下介入性治疗肠瘘避免了再次手术，为特定患者的一线治疗选择。

2. 肠瘘内镜下介入性治疗的研究应包括：①肠瘘的病理生理与介入性治疗的时机；②肠瘘介入性治疗采用的内镜（结肠镜、十二指肠镜、硬式腹腔镜、支气管镜及肠道镜等）；③肠瘘介入性治疗的技术（真空负压引流、胶堵、支架、窦道栓、缝合、OTSC 吻合夹）；④围手术期处理。

医学综述（medical review） 是在一段时间内利用二次文献，收集某一专题的大量一次文献资料，经过阅读、分析综合而撰写出来的一种论文，属于三次文献的范畴。

一、医学综述的特点和作用

（一）综述的特点

1. 信息容量大

一篇综述常常是在阅读几十篇，甚至上百篇原始文献的基础上写成的。它将大量的知识信息浓缩于一文，既能反映研究对象的历史、现状和发展趋势，以及已取得的成果；又能反映有争议的观点和尚待解决的问题。

2. 内容专深

综述通常由具有一定专业理论基础的专家，紧扣医学发展的脉搏，针对某一学科中的某一专题的最新发展动态撰写而成，因此具有很强的专业性和针对性。

3. 写作方法是概括地回顾既往事实

综述与其他论文最大的区别就在于它并非依据作者本人的科研成果和实践经验来进行创作。主要是对前人已发表的文献资料进行复习整理，分析综合，提炼出其重要的学术观点、研究结果和方法，再按科学思维的程序予以安排。

（二）综述的作用

1. 交流信息

综述是知识浓缩型的文献，蕴含着大量信息。因此，阅读综述是迅速而全面地了解某学科或某专题历史、现状与发展动向的最佳选择。

2. 指导科研

综述能使科研工作者了解该领域的全面情况和最新动态，发现前人工作中的不足和空白，从而为科研选题提供线索和理论依据。

3. 决策参考

领导机关要做出正确决策，必须做充分调查研究，掌握大量第一手资料。阅读综述无疑是掌握第一手资料的最佳途径之一。

4. 提高学术水平和科学思维能力

撰写综述不仅能积累大量信息，从而提高自己的学术水平。同时，通过分析、整理、综合、归纳的写作过程，也可以锻炼自己的科学思维能力。

二、医学综述的格式

医学综述的前置部分和后置部分与其他医学论文基本相同，其正文主要由 4 部分构成。

（一）前言

不必列标题。用一段文字（常见 300 字左右）简要说明写作的目的、研究的范围和有关概念的定义。扼要地介绍有关问题的现状或争论的焦点，使读者阅读后有一个初步的轮廓，并有兴趣读下去。如果有人发表过类似的综述文章，要求本文的起点，应建立在前人已经分析归纳的资料基础上，有新的突破，而不是简单地重复。

（二）主体

综述的主要部分，包括全部论据和论证。主要内容是通过比较各家学说及论据来阐明有关问题的历史背景、目前状况和发展趋势等。根据所述问题的性质和资料的多少，分解为若干个子题，再按一定的逻辑顺序排列。如果是总结经验以回顾历史为主，一般按历史发展的时间顺序叙述，要选择有重大影响的事实，对课题研究主要方面过程加以概述。如果是介绍现状，则应反映国内外的情况，概括出当前有代表性的几种观点、流派或治疗方法等，说明其各自特点和主要的成就、条件和存在的问题。一般用纵观的方法反映历史发展，用横比的手法反映当前水平，必要时可用表格。本案例属于研究现状类的综述，作者使用横比的手法，综合了国内外肠瘘介入性治疗的现状。介绍了当前治疗该病的主要介入治疗技术和采用的内镜，说明了各种技术的优缺点。帮助专业人员系统地了解本专题的研究现状，指导读者根据不同的病情，选择正确的治疗方案。

（三）结束语

结束语是对综述所报道内容的总结，是综述作者对该研究课题总的评述。它主要简述本课题的意义、分歧、存在的主要问题和发展趋势等，这将有助于发挥综述文献对科学研究的引导功能。并非所有的综述都写结束语，内容较为简单的综述可省略此段。

（四）参考文献

参考文献是综述的重要组成部分。引用参考文献的目的，其一是表示对原作者的尊重；其二是为综述提供可靠的科学依据；其三是为读者提供查阅原始文献的线索。

撰写综述应注意以下几个问题：①收集文献要全面，特别是最新的、主要的文献不能遗漏，有时若遗漏一篇影响较大的文献，可能会得出完全不同或甚至相反的结论。②收集到的文献要认真分析、鉴别、去伪存真，不能盲目地接受原作者的结论就加以综合。否则，可能得出错误的结论，以讹传讹。③要认真阅读、分析文献的原著，不能以别人所附的参考文献作为自己读过、分析过的资料；以别人的见解改扮成为自己的见解，人云亦云。这些都是一个严谨的科技人员所不能采取的办法。④要观点明确，突出重点，层次分明，文字简练。

⑤切忌文献堆砌。目前国内期刊一般要求综述文章控制在 5000 字左右，参考文献的数量在 20 条左右。国外期刊对综述的篇幅和参考文献的数量多不限制。

综述的选题是否恰当，直接关系到文章的价值。选题要从实际出发，具有明确的目的性和新颖性，并要考虑其学术价值、实用价值和社会效益。以下几类题目可供选题时参考：①医学基础理论的新进展、新观点；②新发现的疾病或对疾病的新认识；③诊断治疗的新技术、新方法；④某一疾病诊断、治疗的进展；⑤新药物、新仪器设备的应用；⑥各学科之间的相互渗透和新产生的边缘科学。

丰富的文献资料是撰写综述的物质基础（本案例就选用了 33 篇参考文献），因此收集、阅读资料就成了撰写综述必不可少、至关重要的一步。阅读资料的同时，应制作资料卡。做好资料卡，即可进入拟定提纲、写出初稿，反复修改，最后定稿、誊清。这些步骤的做法，基本同其他论文的写作方法，请参看本章第五节内容。

【小结】 综述属于文献研究类的论文。它信息容量大、内容专深，能扩大读者的知识面和开阔视野，了解某学科和专题的发展沿革、当前水平、争论焦点和空白，对指导业务工作和科学研究都有重大参考作用。撰写综述主体部分是重点，参考文献不可少，收集阅读文献很重要，分析综合是关键。

练习与思考

1. 医学文献综述有什么特点和作用？

2. 撰写一篇有关"加强医学生医德教育"的综述文献。

解题提示：

（1）上网检索到已发表的有关医学生医德教育的文章。

（2）认真阅读，并利用文献管理软件评价、筛选相关文献，完成一篇小型综述。

（3）可从加强医德教育的意义、紧迫性、重要性、现状、存在问题、对策等方面来进行综述。

（昆明医科大学　杨晓良）

第四节　病例报告的撰写

案例 10-4

"食管基底细胞样鳞状细胞癌误诊为食管平滑肌瘤一例"。

问题：

1. 本案例属于哪一种病例报告？作者撰写本病例报告的目的是什么？

2. 作者如何通过病例介绍恰当地描写患者特征、临床表现、影像学检查、手术治疗、化疗及预后？

3. 作者在讨论中如何分析误诊原因？

分析：

1. 食管基底细胞样鳞状细胞癌较少见。患者食管黏膜表面光滑，肿物呈外压型，边界光滑。患者术前腔镜下，上消化道造影及 CT 表现均类似于平滑肌瘤或间质瘤，与常见的基底细胞样鳞状细胞癌不同，故临床上极易误诊，值得关注。

2. 此病复发率很高，行食管癌根治术是首选治疗方案。

一、病例报告的概念、类型和作用

（一）病例报告的概念

病例报告（case report）是报道临床罕见病例或新发现病例的一种医学论文，它通过对一两个少见（罕见）生动的病例进行记录和描述，试图在疾病的表现、机制及诊断治疗等方面提供第一手感性资料。

病例报告是医学论文的一种常见体裁，也是医学期刊中常见的一个栏目。过去，病例报告类论文主要是报告一些首次发现的新病例、稀有或难得的疾病及人们不熟悉的疾病，以引起医学界的注意。目前已集中在已知疾病的特殊临床表现、影像学及检验学等诊断手段的新发现、疾病的特殊临床转归、临床诊断治疗过程中的特殊的经验和教训等。

（二）病例报告的类型和作用

广义的病例报告包括两种类型：**个案报告（report of single case）**和**病例分析（case series）**

1. 个案报告

个案报告又称单个病例报告，是关于单个病例或 10 个以下病例的详尽报告。单个病例报告是对少见病与罕见病进行临床研究的一种重要方式。案例文章就属于此类。

2. 病例分析

病例分析可以对接受某种相同治疗的一批患者（10 例以上）的临床结果进行描述评价，与单个病例报告不同的是，病例数足够大时，研究者可以进行统计分析，并进一步建立科研假设。如："完全性锁骨下动脉硬化闭塞外科治疗单中心 67 例临床分析"。

3. 病例报告的作用

病例报告通过对疾病形象生动的描述，给读者以深刻的感性认识，使抽象的一般性的疾病表现和诊疗过程有了具体、形象的内容，便于临床医生进一步从理论上掌握疾病的特点与本质。除此以外，病例报告还有以下作用。

（1）开启医学科研之门的钥匙：病例报告为临床工作者形成各种临床研究假设提供了丰富的资源，尽管病例报告本身不能验证这些假设，但可以引发一系列深入研究。

（2）论证暴露一疾病因果关系的重要手段：病例报告在详尽地描述单个病例或一组病例的临床和实验室研究结果时，如果方法学可靠，可以为病因机制和治疗方法的研究提供重要帮助。

（3）病例报告的二次利用：通过收集同类系列病例报告，对其进行综合分析，可以开发出许多临床工具，如用于鉴别诊断的三联症等。

二、病例报告的撰写格式

病例报告的文字一般 1000 字左右即可，但少者也可 200～300 字，多者可达数千字。病例报告的格式一般也分为前置部分（题目、作者姓名、单位、摘要）、正文（前言、病例介绍、讨论）、后置部分（参考文献）三大部分。

（一）前置部分

前置部分的内容与前述其他类论文的内容相同，这里不再赘述。

（二）正文

1. 前言

病例报告的前言可有可无，如果有应尽可能简短，几句话即可。

2. 病例介绍

此部分是论文的主体，内容类似临床的病例摘要，一般应包括：①患者一般资料，如姓名、性别、年龄、住院号等，以表明资料的真实性，在杂志发表时，姓名、住院号通常省略；②与该病有关的过去史、家庭史；③重要、特殊的临床症状、体征、辅助检验结果及病程、住院或就诊日期等；④疾病的演变过程和治疗经过；⑤治疗结果及预后。

病例介绍的写作要求如下。

（1）不可照搬原始资料：病例介绍不可将病历的原始资料照搬，而应将病例特点、病程经过、治疗经过及辅助检查等内容进行提炼，以体现病例的特殊性。对于单个或较少的病例，可按以上内容分别撰写；对于较多或一组病例，则应将病例总结归纳后再按以上内容撰写，也可列表阐述以上内容。

（2）病例介绍要清楚地描写病程经过的细节：病例介绍要有患者的发病、发展、转归及随访的结果等，避免使用各种非客观性、各种怀疑或推测性语句。病例报告所撰写的是罕见的或是有特殊意义的病例，应将有特殊意义的症状、体征、检查结果、治疗方法详细描述，突现重点。描述病史时，要交代清楚发病时间、主诉及病情经过。对反复发作性疾病和先天性疾病要重视既往史和家族史。外伤患者要写受伤情况。实验室检查及影像学检查通常只列阳性的和必要的阴性结果，无相关意义的其他阴性结果可省略，对有特殊意义的阳性结果要注意前后对比。手术治疗要说明手术名称、术前处理、术中发现、术后处理、术后反应。治疗结果既要说明疗效，还要说明副作用。案例文章就从以上各方面清楚地描述了该病程的细节。

3. 讨论

讨论是病例报告不可缺少的部分，讨论的内容根据报道的病例内容和作者报道的目的不同而有所不同，讨论的内容可以是下列中的任意一种：①讨论病例的特殊性及报道的目的，案例文章就是以此为内容展开讨论的；②在复习有关文献的基础上，对比前人的报道提出自己的见解，分析总结诊治方面的经验与教训；③对该病的危害及预后进行分析；④还可从理论上作一些探讨。

讨论的写作要求：①讨论内容要与病例紧密联系，一般可围绕所报道的病例做出必要的说明，阐明作者的观点或提出新的看法等。②讨论中要有充足的论据，说明病例的罕见性和特殊性。

（三）后置部分

由于病例报道多为罕见或新发现的疾病，因此参考文献相对较少，有的甚至没有，故绝大多数杂志都将此部分略去。但在学术会议上发表时参考文献不宜省略。

【小结】　病例报告篇幅虽小，但却是医学期刊中常见的一个栏目，也是临床医师常写、常参考的一种医学论文。撰写病例报告关键要写好病例介绍，要清楚地描写病程的细节，包括患者的症状、体征、检查结果、治疗方法和预后等。讨论要突出病例的特殊性，分析诊治方面的经验与教训，才能起到病例报告的作用。

练习与思考

通过查阅《中华外科杂志》2020 年第 58 卷第 12 期上刊载的"原发性肝癌综合性治疗一例"一文，进一步掌握病例报告的正文包括哪几个部分？各部分如何撰写？

解题提示：

（1）本文作者如何介绍病例，包括患者一般资料、病史、临床症状、体征、检查结果，疾病演变过程和治疗经过，治疗结果和预后？

（2）在讨论部分如何与文献报道的治疗方法对比，从而总结自己的治疗经验？

（昆明医科大学　杨晓良）

第五节　医学论文的撰写

一、选题

选题就是选择医学论文的题目，它是医学论文写作的第一步，也是关键一步。好的题目能够清晰反映文章的主要内容，反映科研工作的局部或整体。由此可见，选好题目是论文撰写的重要环节，对写好医学论文有着十分重要的意义。要能够正确而恰当地选择题目，首先要明确选题的原则，一般来说，选择医学论文题目要遵循科学性、创新性、针对性和可行性原则。

二、收集资料

（1）收集文献资料：①充分利用各种检索工具、计算机数据库扩展收集资料的面，缩短收集时间，提高收集效率；②注意对近期有关专业期刊的阅读，以消除时差；③充分利用相关的各种手册、年鉴等参考工具书收集相关资料。

（2）收集临床或病历资料。

（3）收集实验观察资料。

（4）收集调查研究资料。

（5）收集其他实物资料。

三、管理和阅读资料

可利用文献管理软件对所收集到的资料进整理，以提高利用效率（详见第九章第一节）。在阅读方面，读者应根据阅读目的、文献性质、数量和环境条件等，采取不同的阅读策略、阅读程序，并掌握阅读的要领（详见第九章第二节）。

四、立意构思与拟定提纲

（一）立意构思

构思是作者熟悉和掌握收集到的各方面资料，明确写作要求、目的，对观点和材料进行合理安排的思维过程，它是论文的框架和蓝图。

（二）拟定提纲

论文的构思和拟定提纲往往是同时进行的，是作者对论文构思的进一步完善。按照拟好的提纲来撰写论文，作者就可以有条不紊、按部就班地去完成论文。提纲拟得好，写出的文章就会重点突出，层次分明，充分、精确地反映出作者的意图。提纲的内容要紧扣主题，项目要齐全，层次要清晰，提纲的基本内容包括：①暂拟的标题；②论点（假设）的提出；③分论点（从不同侧面说明中心论点）；④论据（收集掌握的资料的安排布局）；⑤结论。

提纲可以写成比较简略的标题式提纲，也可以写成较细的简介式提纲。

五、完成初稿

提纲拟定之后，就可行文撰写初稿。撰写初稿时，要尽量充分、丰富地将提纲中的内容全部写进去，若初稿写得单薄、瘦弱，将会对以后的修改造成影响。可把自己的写作意图和需要论证的内容材料尽量写出来，不必过多考虑篇幅，也不必太多考虑修辞，以文字通顺、表达清楚为准。把自己所掌握的丰富的实验资料、观察资料和文献资料等，作为论据充实到提纲的相应部分中去，用以论证各分论点，再通过各分论点来论证中心论点，使中心论点得以成立。应重点阐述创造性部分，详写新理论、新发现，以及对前人成果的丰富和发展。在论证过程中，要根据各部分的特点和需要，适当地应用各种论证的方法。行文要合乎文体规范，论点、论据、论证齐全，纲目分明，逻辑清楚，运用的符号、单位要标准，图、表、公式的书写要规范。

论文初稿的写作，一般有两种顺序：一是按照人们思考问题的过程去写，就是由头至尾，顺势而进，一气呵成。一般短篇论文用这种方法写作。二是从正文写起，正文写完，结论随后自然脱出。这时再去写引言、摘要，最后提炼出标题。长篇论文的写作适合采用这种方法。

六、修改

一篇文章要反映一项有创见的科研成果，并不是一件轻而易举的事。要把一个论点阐述清楚，把丰富的材料安排得当，不经过反复思考、多次修正，是难以如愿的。因此，任何一篇文章都要经过三番五次的修改，即使是比较有经验的作者，其初稿也不能保证完美无缺，都要经过反复琢磨、推敲、修改的过程。这就是"文不厌改""多改出华章"的道理。初稿完成以后，首先要反复诵读几遍，纵观全篇，从整体着眼，斟酌立论是否正确，思维是否清晰，结构是否合理，有无明显错误。然后再进行字斟句酌地精雕细刻。

文章的修改，可从以下几个方面入手。

（一）内容的修改

首先检查自己的写作意图、基本论点和分论点是否准确表达出来；再看要论证的内容材料是否全都用上，论据是否充足；还要检查是否有与论点无关或关系不大的内容混杂在文章中。对内容中的不准确之处要修改，缺漏不足部分要补充，重复多余者要删除。

（二）结构的修改

从整体出发看文章的各部分、各段落结构是否合理，衔接是否均衡，排列次序和从属关系是否明确而合乎逻辑。要努力做到整篇文章结构严谨、重点突出、层次分明。

（三）文字的修改

检查语言是否精练，专业术语使用是否准确，句法是否完整、严密，是否合乎现代汉语的规范，数据引用是否有误，图表、照片是否清楚，标点符号使用是否正确等，都应逐句进行审阅、修改。

（四）标题的修改

对照成文，对初拟标题字字斟酌，看其是否准确揭示文章中心内容，大小标题格调是否一致等。

（五）篇幅的修改

写初稿时，很少考虑篇幅长短的问题，一般都是内容多、词句繁、篇幅长。但是各种期刊、学术会议对论文的篇幅均有一定规定。这就要求作者根据不同用途的不同要求，对篇幅进行修改，删繁就简，有时还要大刀阔斧、忍痛割爱。在修改过程中，还可将论文送导师或同行专家审阅，虚心征求他们的意见。

七、定稿誊清

稿件经过反复修改润色后，即可定稿誊清。誊清时要按所投期刊的要求，通常采用 16 开方格标准稿纸（20×20＝400）书写或用 A4 纸（用 4 号字、行距 1.5 倍间隔）打印。书写时要字体端正、笔画清楚、稿面整洁、格式规范；打印时切忌字体太小或排列过密。电子版稿件常用 Word 格式，中文用宋体，英文用 Times New Roman 字体。

【小结】 对于初学撰写论文的人来说，如何来进行写作是普遍碰到的一个难题。一般来说，撰写论文可分为：选题、收集资料、管理和阅读资料、立意构思与拟定提纲、完成初稿、修改、定稿誊清 7 个步骤来完成。本节对这 7 个步骤应如何做，要遵循哪些原则，要注意什么问题都做了精辟的介绍，很多是前人写作论文积累的宝贵经验。很好地掌握这些知识，对于初学写作的人来说是大有裨益的。

练习与思考

简述医学论文撰写的步骤和方法。

🌐 章节思维导图

医学论文撰写

- 医学论文的特征和种类
  - 特征
    - 科学性
    - 创新性
    - 实践性
    - 学术性
    - 规范性
  - 医学论文的种类
    - 按写作目的分类
      - 学术论文
      - 学位论文
    - 按医学研究对象分类（或按论文的资料来源分类）
      - 基础研究论文
      - 临床研究论文
      - 文献研究论文
    - 按研究手段分类
      - 观察性研究论文
      - 实验性研究论文
      - 调查性研究论文
- 医学论文的基本要素和基本格式
  - 医学论文的基本要素
    - 论点
    - 论据
    - 论证
  - 医学论文的基本格式
    - 一般医学论文的基本格式
      - 标题
      - 作者
      - 摘要
      - 关键词
      - 中图分类号
      - 文献标识码
      - 英文摘要
      - 前言
      - 材料和方法
      - 结果
      - 讨论
      - 结论
      - 致谢
      - 参考文献
    - 学位论文的基本格式
      - 封面
      - 目录页
      - 摘要页
      - 关键词
      - 英文摘要
      - 正文部分
      - 参考文献
      - 附录
      - 综述
      - 致谢
- 医学综述的撰写
  - 医学综述的特点和作用
    - 综述的特点
      - 信息容量大
      - 内容专深
      - 写作方法是概括地回顾既往事实
    - 综述的作用
      - 交流信息
      - 指导科研
      - 决策参考
      - 提高学术水平和科学思维能力
  - 医学综述的格式
    - 前言
    - 主体
    - 结束语
    - 参考文献
- 病例报告的撰写
  - 病例报告的概念、类型和作用
  - 病例报告的撰写格式
    - 前置部分
    - 正文
    - 后置部分
- 医学论文撰写的步骤和方法
  - 选题
  - 收集资料
  - 管理和阅读资料
  - 立意构思与拟定提纲
  - 完成初稿
  - 修改
    - 内容的修改
    - 结构的修改
    - 文字的修改
    - 标题的修改
    - 篇幅的修改
  - 定稿誊清

（昆明医科大学　杨晓良　胡清照）

参 考 文 献

陈燕. 2018. 医学信息检索与利用[M]. 2 版. 北京：科学出版社

顾萍. 2013. 医学文献检索[M]. 北京：北京大学出版社

郭继军，马路，张帆. 2013. 医学文献检索与论文写作[M]. 北京：人民卫生出版社

黄晴珊. 2014. 全媒体时代的医学信息素养与信息检索[M]. 广州：中山大学出版社

黄晓鹏. 2016. 医学信息检索与利用[M]. 2 版. 北京：科学出版社

李红梅. 2013. 医学文献检索[M]. 北京：中国协和医科大学出版社

李红梅. 2014. 医学信息检索与利用[M]. 北京：科学出版社

李彭元，何晓阳. 2010. 医学文献检索[M]. 北京：科学出版社

李幼平. 2016. 循证医学在中国的起源与发展：献给中国循证医学 20 周年[J]. 中国循证医学杂志，（01）：2-6

罗爱静. 2015. 医学文献信息检索[M]. 北京：人民卫生出版社

马文峰. 2008. 信息检索教程[M]. 北京：国家图书馆出版社，167-179

王吉耀. 2019. 循证医学与临床实践[M]. 4 版. 北京：科学出版社

夏知平. 2004. 医学信息检索与利用[M]. 3 版. 上海：复旦大学出版社

杨锐. 2014. SpringerLink 数字出版物平台特点浅析[J]. 科技与出版，33（12）：11-16

张倩，徐云. 2021. 医学信息检索：医学信息检索指南[M]. 3 版. 武汉：华中科技大学出版社

赵玉虹. 2013. 医学文献检索[M]. 2 版. 北京：人民卫生出版社

附　录

附　录　1

中国图书馆分类法总类目表（第五版）

A ……………… 马克思主义、列宁主义、
　　　　　　　　毛泽东思想、邓小平理论
B ……………… 哲学、宗教
C ……………… 社会科学总论
D ……………… 政治、法律
E ……………… 军事
F ……………… 经济
G ……………… 文化、科学、教育、体育
H ……………… 语言、文字
I ……………… 文学
J ……………… 艺术
K ……………… 历史、地理

N ……………… 自然科学总论
O ……………… 数理科学和化学
P ……………… 天文学、地球科学
Q ……………… 生物科学
R ……………… 医药、卫生
S ……………… 农业科学
T ……………… 工业技术
U ……………… 交通运输
V ……………… 航空、航天
X ……………… 环境科学、安全科学
Z ……………… 综合性图书

附　录　2

中国图书馆分类法医学类类目表（第五版）

R ……………… 医药、卫生
R1 ……………… 预防医学、卫生学
R2 ……………… 中国医学
R3 ……………… 基础医学
R4 ……………… 临床医学
R5 ……………… 内科学
R6 ……………… 外科学
R71 …………… 妇产科学
R72 …………… 儿科学

R73 …………… 肿瘤学
R74 …………… 神经病学与精神病学
R75 …………… 皮肤病学与性病学
R76 …………… 耳鼻咽喉科学
R77 …………… 眼科学
R78 …………… 口腔科学
R79 …………… 外国民族医学
R8 ……………… 特种医学
R9 ……………… 药学

附　录　3

《中国图书馆分类法》（第五版）简表

A　　马克思主义、列宁主义、毛泽东思想、
　　　邓小平理论
A1　　马克思、恩格斯著作

A2　　列宁著作
A3　　斯大林著作
A4　　毛泽东著作

A49	邓小平著作
A5	马克思、恩格斯、列宁、斯大林、毛泽东、邓小平著作汇编
A7	马克思、恩格斯、列宁、斯大林、毛泽东、邓小平生平和传记
A8	马克思主义、列宁主义、毛泽东思想、邓小平理论的学习和研究
B	**哲学、宗教**
B0	哲学理论
B1	世界哲学
B2	中国哲学
B3	亚洲哲学
B4	非洲哲学
B5	欧洲哲学
B6	大洋洲哲学
B7	美洲哲学
B80	思维科学
B81	逻辑学（论理学）
B82	伦理学（道德学）
B83	美学
B84	心理学
B9	宗教
C	**社会科学总论**
C0	社会科学理论与方法论
C1	社会科学概况、现状、进展
C2	社会科学机构、团体、会议
C3	社会科学研究方法
C4	社会科学教育与普及
C5	社会科学丛书、文集、连续性出版物
C6	社会科学参考工具书
[C7]	社会科学文献检索工具书
C79	非书资料、视听资料
C8	统计学
C91	社会学
C92	人口学
C93	管理学
[C94]	系统科学
C95	民族学、文化人类学
C96	人才学
C97	劳动科学

D	**政治、法律**
D0	政治学、政治理论
D1	国际共产主义运动
D2	中国共产党
D33/37	各国共产党
D4	工人、农民、青年、妇女运动与组织
D5	世界政治
D6	中国政治
D73/77	各国政治
D8	外交、国际关系
D9	法律
E	**军事**
E0	军事理论
E1	世界军事
E2	中国军事
E3/7	各国军事
E8	战略学、战役学、战术学
E9	军事技术
E99	军事地形学、军事地理学
F	**经济**
F0	经济学
F1	世界各国经济概况、经济史、经济地理
F2	经济管理
F3	农业经济
F4	工业经济
F49	信息产业经济
F5	交通运输经济
F59	旅游经济
F6	邮电通信经济
F7	贸易经济
F8	财政、金融
G	**文化、科学、教育、体育**
G0	文化理论
G1	世界各国文化与文化事业
G2	信息与知识传播
G3	科学、科学研究
G4	教育
G8	体育

H	**语言、文字**	J8	戏剧、曲艺、杂技艺术
H0	语言学	J9	电影、电视艺术
H1	汉语	**K**	**历史、地理**
H2	中国少数民族语言	K0	史学理论
H3	常用外国语	K1	世界史
H4	汉藏语系	K2	中国史
H5	阿尔泰语系（突厥-蒙古-通古斯语系）	K3	亚洲史
		K4	非洲史
H61	南亚语系（澳斯特罗-亚细亚语系）	K5	欧洲史
H62	南印语系（达罗毗荼语系、德拉维达语系）	K6	大洋洲史
		K7	美洲史
H63	南岛语系（马来亚-波利尼西亚语系）	K81	传记
		K85	文物考古
H64	东北亚诸语言	K89	风俗习惯
H65	高加索语系（伊比利亚-高加索语系）	K9	地理
		N	**自然科学总论**
H66	乌拉尔语系（芬兰-乌戈尔语系）	N0	自然科学理论与方法论
H67	闪-含语系（阿非罗-亚细亚语系）	N1	自然科学概况、现状、进展
H7	印欧语系	N2	自然科学机关、团体、会议
H81	非洲诸语言	N3	自然科学研究方法
H83	美洲诸语言	N4	自然科学教育与普及
H84	大洋洲诸语言	N5	自然科学丛书、文集、连续性出版物
H9	国际辅助语	N6	自然科学参考工具书
I	**文学**	[N7]	自然科学文献检索工具
I0	文学理论	N79	非书资料、视听资料
I1	世界文学	N8	自然科学调查、考察
I2	中国文学	N91	自然研究、自然历史
I3/7	各国文学	N93	非线性科学
J	**艺术**	N94	系统科学
J0	艺术理论	[N99]	情报学、情报工作
J1	世界各国艺术概况	**O**	**数理科学和化学**
J19	专题艺术与现代边缘艺术	O1	数学
J2	绘画	O3	力学
J29	书法、篆刻	O4	物理学
J3	雕塑	O6	化学
J4	摄影艺术	O7	晶体学
J5	工艺美术	**P**	**天文学、地球科学**
[J59]	建筑艺术	P1	天文学
J6	音乐	P2	测绘学
J7	舞蹈	P3	地球物理学

P4	大气科学（气象学）	S2	农业工程
P5	地质学	S3	农学（农艺学）
P7	海洋学	S4	植物保护
P9	自然地理学	S5	农作物
Q	**生物科学**	S6	园艺
Q1	普通生物学	S7	林业
Q2	细胞生物学	S8	畜牧、动物医学、狩猎、蚕、蜂
Q3	遗传学	S9	水产、渔业
Q4	生理学	**T**	**工业技术**
Q5	生物化学	TB	一般工业技术
Q6	生物物理学	TD	矿业工程
Q7	分子生物学	TE	石油、天然气工程
Q81	生物工程学（生物技术）	TF	冶金工业
[Q89]	环境生物学	TG	金属学、金属工艺
Q91	古生物学	TH	机械、仪表工业
Q93	微生物学	TJ	武器工业
Q94	植物学	TK	能源与动力工程
Q95	动物学	TL	原子能技术
Q96	昆虫学	TM	电工技术
Q98	人类学	TN	电子技术、通信技术
R	**医药、卫生**	TP	自动化技术、计算机技术
R1	预防医学、卫生学	TQ	化学工业
R2	中国医学	TS	轻工业、手工业、生活服务业
R3	基础医学	TU	建筑科学
R4	临床医学	TV	水利工程
R5	内科学	**U**	**交通运输**
R6	外科学	U1	综合运输
R71	妇产科学	U2	铁路运输
R72	儿科学	U4	公路运输
R73	肿瘤学	U6	水路运输
R74	神经病学与精神病学	[U8]	航空运输
R75	皮肤病学与性病学	**V**	**航空、航天**
R76	耳鼻咽喉科学	V1	航空、航天技术的研究与探索
R77	眼科学	V2	航空
R78	口腔科学	V4	航天（宇宙航行）
R79	外国民族医学	[V7]	航空、航天医学
R8	特种医学	**X**	**环境科学、安全科学**
R9	药学	X1	环境科学基础理论
S	**农业科学**	X2	社会与环境
S1	农业基础科学	X3	环境保护管理

X4	灾害及其防治	Z2	百科全书、类书
X5	环境污染及其防治	Z3	辞典
X7	行业污染、废物处理与综合利用	Z4	论文集、全集、选集、杂著
X8	环境质量评价与环境监测	Z5	年鉴、年刊
X9	安全科学	Z6	期刊、连续性出版物
Z	**综合性图书**	Z8	图书报刊目录、文摘、索引
Z1	丛书		

附 录 4

MeSH 范畴表主要类目

MeSH Subject Heading Categories and Subcategories

英文	中文
A Anatomy	解剖
A1 Body Regions	身体各部位
A2 Musculoskeletal System	肌肉骨骼系统
A3 Digestive System	消化系统
A4 Respiratory System	呼吸系统
A5 Urogenital System	泌尿系统
A6 Endocrine System	内分泌系统
A7 Cardiovascular System	心血管系统
A8 Nervous System	神经系统
A9 Sense Organs	感觉器官
A10 Tissues	组织
A11 Cells	细胞
A12 Fluids and Secretions	体液和分泌物
A13 Animal Structures	动物结构
A14 Stomatognathic System	口颌系统
A15 Hemic and Immune Systems	血液和免疫系统
A16 Embryonic Structures	胚胎结构
A17 Integumentary System	表皮系统
A18 Plant Structures	植物结构
A19 Fungal Structures	真菌结构
A20 Bacterial Structures	细菌结构
A21 Viral Structures	病毒结构
B Organisms	有机体
B1 Eukaryote	真核生物
B2 Archaea	古细菌
B3 Bacteria	细菌
B4 Viruses	病毒
B5 Organism Forms	生物形态
C Diseases	疾病

续表

	英文	中文
C1	Infections	感染
C2	Neoplasms	肿瘤
C3	Musculoskeletal Diseases	肌肉骨骼系统疾病
C4	Digestive System Diseases	消化系统疾病
C5	Stomatognathic Diseases	口颌疾病
C6	Respiratory Tract Diseases	呼吸道疾病
C7	Otorhinolaryngology Diseases	耳鼻喉疾病
C8	Nervous System Diseases	神经系统疾病
C9	Eye Diseases	眼疾病
C10	Male Urogenital Diseases	男（雄）性泌尿生殖器疾病
C11	Female Urogenital Diseases and Pregnancy Complications	女性生殖器疾病和妊娠并发症
C12	Cardiovascular Diseases	心血管系统疾病
C13	Hemic and Lymphatic Diseases	血液和淋巴系统疾病
C14	Congenital，Hereditary，and Neonatal Diseases and Abnormalities	先天性遗传性新生儿疾病和畸形
C15	Skin and Connective Tissue Diseases	皮肤和结缔组织疾病
C16	Nutritional and Metabolic Diseases	营养和代谢性疾病
C17	Endocrine System Diseases	内分泌系统疾病
C18	Immune System Diseases	免疫系统疾病
C19	Disorders of Environmental Origin	环境诱发疾病
C20	Animal Diseases	动物疾病
C21	Pathological Conditions，Signs and Symptoms	病理状态，体征和症状
C22	Occupational Diseases	职业病
C23	Chemically-Induced Disorders	化学诱导疾病
C24	Wounds and Injuries	创伤和损伤
D	Chemical and Drug	化学品和药物
D1	Inorganic Chemicals	无机化合物
D2	Organic Chemicals	有机化合物
D3	Heterocyclic Compounds	杂环化合物
D4	Polycyclic Compounds	多环碳氢化合物
D5	Macromolecular Substances	大分子物质
D6	Hormones，Hormone Substitutes，and Hormone Antagonists	激素、激素代用品和激素拮抗剂
D7	Enzymes and Coenzymes	酶类和辅酶类
D8	Carbohydrates	碳水化合物
D9	Lipids	脂类
D10	Amino Acids，Peptides and Proteins	氨基酸、肽、蛋白
D11	Nucleic Acids，Nucleotides and Nucleosides	核酸，核苷类和核苷酸类
D12	Complex Mixtures	复合混合物
D13	Biological Factors	生物因子
D14	Biomedical and Dental Materials	生物医学和牙科材料
D15	Pharmaceutical Preparations	药用制剂
D16	Chemical Actions and Uses	化学作用和用途

英文	中文
E　Analytical，Diagnostic and Therapeutic Techniques and Equipment	分析、诊断、治疗技术和设备
E1　Diagnosis	诊断
E2　Therapeutics	治疗
E3　Anesthesia and Analgesia	麻醉和镇痛
E4　Surgical procedures，Operative	外科，操作，手术
E5　Investigative Techniques	包埋技术
E6　Dentistry	牙科
E7　Equipment and Supplies	设备和供应
F　Psychiatry and Psychology	精神病学和心理学
F1　Behavior and Behavior Mechanisms	行为和行为机制
F2　Psychological Phenomena	心理现象和过程
F3　Mental Disorders	精神疾病
F4　Behavioral Disciplines and Activities	行为训练和活动
G　Phenomena and Processes	现象和过程
G1　Physical Phenomena	物理现象
G2　Chemical Phenomena	化学现象
G3　Metabolism Phenomena	代谢现象
G4　Cell Physiological Phenomena	细胞生理现象
G5　Genetic Phenomena	遗传现象
G6　Microbiological Phenomena	微生物学现象
G7　Physiological Phenomena	生理现象
G8　Reproductive and Urinary Physiological Phenomena	生殖和泌尿生理现象
G9　Circulatory and Respiratory Physiological Phenomena	循环系统和呼吸系统生理现象
G10　Digestive System and Oral Physiological Phenomena	消化系统和口腔生理学现象
G11　Musculoskeletal and Neural Physiological Phenomena	肌肉骨骼和神经生理学现象
G12　Immune System Phenomena	免疫系统现象
G13　Integumentary System Physiological Phenomena	皮肤系统生理现象
G14　Ocular Physiological Phenomena	眼生理现象
G15　Plant Physiological Phenomena	植物生理现象
G16　Biological Phenomena	生物学现象
G17　Mathematical Concept	数学概念
H　Disciplines and Occupations	学科和职业
H1　Natural Science Disciplines	自然科学学科
H2　Health Occupations	卫生职业
I　Anthropology，Education，Sociology and Social Phenomena	人类学、教育、社会学和社会现象
I1　Social Sciences	社会科学
I2　Education	教育
I3　Human Activities	人类活动
J　Technology，Industry，Agriculture	工艺学、工业、农业
J1　Technology，Industry and Agriculture	工艺学，工业和农业
J2　Food and Beverages	食物和饮料

续表

英文	中文
J3　Non-Medical Public and Private Facilities	非医疗公私营设施
K　Humanities	人文科学
K1　Humanities	人文科学
L　Information science	情报科学
L1　Information Science	情报科学
M　Named Groups	人群
M1　Persons	人群
N　Health Care	卫生保健
N1　Population Characteristics	人口特征
N2　Health Care Facilities，Manpower and Services	卫生保健设施、人力和服务
N3　Health Care Economics and Organizations	卫生保健经济学和组织
N4　Health Services Administration	卫生服务行政管理
N5　Health Care Quality，Access and Evaluation	卫生保健质量，实施，评估
N6　Environment and Public Health	环境和公共卫生
V　Publication Characteristics	出版物特征
V1　Publication Components	出版物组分
V2　Publication Formats	出版物类型
V3　Study Characteristics	研究类型（出版类型）
V4　Support of Research	研究资助支持
Z　Geographicals	地理
Z01　Geographic Location	地理位置

附　录　5

MeSH　副主题词及其使用范围

1. Abnormality（AB，abnorm，1966）畸形（A1～10，A13，A14，B2）
与器官主题词组配，表明因先天性缺陷引致器官形态学的改变。也用于动物的畸形。

2. Administration & Dosage（AD，admin，1966）投药和剂量（D）
与药品主题词组配，表明剂型、投药途径、用药次数和持续时间、剂量，以及上述诸因素的作用。

3. Adverse Effect（AE，adv eff，1966）副作用（D，E1～4，EC，E7）
与药品、化学物质、生物制品、物理因素及各种制品主题词组配，表明以正常可接受的剂量或用法进行诊断、治疗、预防疾病及麻醉时出现的不良反应；也可与各种诊断、治疗、预防、麻醉、外科手术或其他技术操作主题词组配，表明因操作引起的副作用或并发症。但除外禁忌证，此时须用"禁忌证"。下位词包括：中毒、毒性。

4. Agonist（AG，agon，1995）激动剂（D1～7，D9～17，D19～23）
与化学物质、药物、内源性物质主题词组配，表明这些物质或制剂与受体有亲和力或具有对受体的内在激活作用。

5. Analog & Derivative（AA，analogs，1975）类似物和衍生物（D3）

用于具有同族分子或相似电子结构但因增加或代替了其他原子或分子而不同的药物和化学物质，亦用于 MeSH 中未列出的专门化学主题词。

6. Analysis（AN，anal，1967）分析（D）

用于某种物质或其成分或其代谢产物的鉴定或定量测定；包括对空气、水或其他环境载体进行的化学分析，但不包括组织、肿瘤、体液、有机体及植物的化学分析，届时用"化学"。既可用于分析的方法学，也可用于分析的结果。分析血液、脑脊髓液和尿中的物质分别用"血液""脑脊髓液"和"尿"。下位词包括：血液、脑脊髓液、分离和提纯、尿。

7. Anatomy & Histology（AH，anat，1966）解剖学和组织学（A1～5，A7～10，A13，A14，B2，B6）

与器官、部位、组织主题词组配，说明其正常的解剖学及组织学；与动植物主题词组配，说明其正常解剖学及结构。下位词包括：血液供给、细胞学（病理学、超微结构）、胚胎学（畸形）、神经支配。

8. Antagonist & Inhibitor（AI，antag，1968）拮抗剂和抑制剂（D1～17，D19～23）

与化学物质、药品、内源性物质主题词组配，表明与这些物质在生物效应上有相反作用机制的物质和制剂。

9. Biosynthesis（BI，biosyn，1966）生物合成（D8，D9，D11～13，D17，D24）

与化学物质主题词组配，表明这些物质在有机体内、活细胞内或亚细胞成分中的合成。

10. Blood（BL，blood，1967）血液（B2，C，D1～24，F3）

用以表明血中物质的存在或分析血中的物质；也用于疾病时血液检查或血液中物质的变化。但不包括血清诊断及血清学，前者用"诊断"，后者用"免疫学"。

11. Blood Supply（BS，blood supply，1966）血液供给（A1～5，A8～10，A13，A14，C4）

如器官或部位无专指的血管主题词时，用以表明该器官或部位的动脉、毛细血管及静脉系统，包括器官内通过的血流。

12. Cerebrospinal Fluid（CF，csf，1967）脑脊髓液（B2，C，D1～24，F3）

用以表明脑脊髓液中物质的存在或分析脑脊髓液中的物质；也用于疾病时脑脊髓液检查或脑脊髓液中物质的变化。

13. Chemical Synthesis（CS，chem syn，1968）化学合成（D2～23，D25，D26）

用以表明在体外分子的化学制备，在有机体内、活细胞内或亚细胞成分中化学物质的形成用"生物合成"。

14. Chemically Induced（CI，chem ind，1967）化学诱导（C1～20，C22，C23，F3）

用以表明由于内源性或外源性物质引起人或动物的疾病、综合征、先天性畸形或症状。

15. Chemistry（CH，chem，1990）化学（A2～16，B1，B3～6，C4，D）

与化学品、生物或非生物物质组配，表明其组成、结构、特征和性质；也可与器官、组织、肿瘤、体液、有机体和植物组配，表明其化学成分或化学物质含量。但不包括以下几种情况：用于物质的化学分析和测定时，须用"分析"；用于化学合成时，须用"化学合成"；用于物质的分离和提纯时，须用"分离和提纯"。下位词包括：激动剂、类似物和衍生物、拮抗剂和抑制剂、化学合成。

16. Classification（CL，class，1966）分类（A11，A15，B1～7，C，D，E1～4，E6，E7，F3，G1，G2，I2，I3，J，M，N2～4）

用于分类学的或其他系统或层次的分类系统。

17. Complications（CO，compl，1966）并发症（C，F3）

与疾病主题词组配，表明两种或多种疾病同时发生或相继发生，如并存病、并发症或后遗症。下位词包括：继发性。

18. Congenital（CN，congen，1966）先天性（C1～12，C14，C15，C17，C19～23）

与疾病主题词组配，表明出生时或通常在出生前即存在的疾病，但不包括形态学上的异常及产伤，前者用"畸形"，后者用"损伤"。

19. Cytology（CY，cytol，1967）细胞学（A2～10，A12～16，B1，B3，B5～7）

用于单细胞或多细胞有机体的正常细胞形态学。

20. Deficiency（DF，defic，1975）缺乏（D8，D12）

与内源性或外源性物质主题词组配，表明某种有机体或生物系统缺乏这种物质或含量低于正常需要量。

21. Diagnosis（DI，diag，1966）诊断（C，F3）

与疾病主题词组配，表明诊断的各个方面，包括检查、鉴别诊断及预后；但不包括普查，届时应用"预防和控制"；也不包括放射学诊断、放射性核素扫描诊断和超声诊断，应分别用"放射摄影术""放射性核素显像"和"超声检查"。下位词包括：病理学、放射摄影术、放射性核素显像、超声检查。

22. Diagnostic Imaging（DG，1967）影像诊断（C）

用于解剖结构的可视化或疾病的诊断。常用的成像技术包括放射摄影术、放射性核素显像、热成像术、体层摄影术和超声检查。

23. Diet Therapy（DH，diet ther，1975）膳食疗法（C，F3）

与疾病主题词组配，表明疾病时进行饮食和营养的调理，但维生素和矿物质的补充则用"药物疗法"。

24. Drug Effect（DE，drug eff，1966）药物作用（A2～16，B1，B3～7，D8，D12，G4～11）

用于药物和化学物质对器官、部位、组织或有机体及生理和心理过程发生的作用。

25. Drug Therapy（DT，drug ther，1966）药物疗法（C，F3）

与疾病主题词组配，表明通过投给药品、化学品或抗生素治疗疾病。至于饮食疗法和放射疗法，则分别用专门副主题词"饮食疗法"和"放射疗法"。而免疫疗法及生物制品治疗则用"治疗"。

26. Economic（EC，econ，1978）经济学（C，D，E1～4，E6，E7，F3，G1，G2，I2，I3，J1，J2，N2～4）

用于任何主题的经济方面，也于用财务管理的各个方面，包括筹集及提供资金。

27. Education（ED，educ，1967）教育（G1，G2，M1）

用于各个领域和学科的教育、培训计划和课程。也用于培训的人群。

28. Embryology（EM，embryol，1966）胚胎学（A1～5，A7～10，A13，A14，B2，B6，C）

与器官、部位和动物主题词组配，说明其在胚胎期或胎儿期的发育；也可与疾病主题词组配，表明胚胎因素引起的出生后的疾病。下位词包括：畸形。

29. Enzymology（EN, enzymol, 1966）酶学（A2～16, B1, B3～6, C, F3）

与有机体（脊椎动物除外）、器官、组织及疾病主题词组配，指有机体、器官、组织中的酶或疾病过程中的酶，但不包括用于诊断的酶试验，此时须用"诊断"。

30. Epidemiology（EP, epidemiol, 1989）流行病学（C, F3, Z）

与人类或兽医学疾病主题词组配，表明疾病的分布、致病因素及在特定人群中疾病的特征；包括发病率、发病频率、患病率、地方性和流行性疾病暴发流行；也包括某一地区和某一特定人群中的发病率的调查和估计。也可与地理主题词组配以表明疾病流行病学的地理定位。但死亡率除外，此时用"死亡率"。下位词包括：人种学、死亡率。

31. Ethics（ES, ethics, 2003）伦理学（E1～7, G9, H1, H2, I2, I3, N2～4）

与技术和活动类主题词组配，是关于人和社会价值的讨论和分析。

32. Ethnology（EH, ethnol, 1975）人种学（C1～21, C23, F3, Z1）

与疾病主题词组配，说明疾病的人种、文化、人类学或种族方面；与地理主题词组配，表明某一人群的起源地。

33. Etiology（ET, etiol, 1966）病因学（C, F3）

与疾病主题词组配，表明致病原因如微生物等病原体，以及起致病作用的环境与社会因素和个人习惯，也包括发病机制。下位词包括：化学诱导、并发症（继发性）、先天性、胚胎学、遗传学、免疫学、微生物学（病毒学）、寄生虫学、传播、中医病机。

34. Genetics（GE, genet, 1978）遗传学（B1～7, C, D6, D8, D11～13, D24, F3, G4, G5, G7～11）

用于遗传机制和有机体的遗传学，用于正常的及病理状态时的遗传基础；也用于内源性化学物质的遗传学方面；并包括对遗传物质的生物化学和分子的影响。

35. Growth & Development（GD, growth, 1966）生长和发育（A1～5, A7～10, A13, A14, B1～7）

与微生物、植物及出生后动物主题词组配，表明其生长和发育；也与器官及解剖部位主题词组配，说明出生后的生长和发育。

36. History（HI, hist, 1966）历史（C, D, E1～4, E6, E7, F3, F4, G1, G2, I, J, M, N2～4）

用于任何主题的历史方面，包括简单的历史札记，但不包括病史。

37. Immunology（IM, immunol, 1966）免疫学（A2～16, B, C, D1～24, F3, G4, G5, G7～10）

用以表明对组织、器官、微生物、真菌、病毒和动物的免疫学研究，包括疾病的免疫学方面，但不包括用于诊断、预防或治疗的免疫学操作，这些分别用"诊断""预防和控制"或"治疗"；与化学物质主题词组配时，指作为抗原、半抗原的化学物质。

38. Injury（IN, inj, 1966）损伤（A1～5, A7～10, A13, A14, B2,）

与解剖学、动物和运动主题词组配，表明受到创伤或损伤。但不包括细胞损伤，此时须用"病理学"。

39. Innervation（IR, innerv, 1966）神经支配（A1～5, A7, A9, A10, A13, A14）

与器官、部位或组织主题词组配，表明其神经支配。

40. Instrumentation（IS，instrum，1966）仪器和设备（E1～6，G1，G2）

用于诊断或治疗操作、分析技术、专业或学科的器械、仪器或设备的研制或改进。

41. Isolation & Purification（IP，isol，1966）分离膜提纯（B3～5，B7，D）

与细菌、病毒、真菌、原生动物和蠕虫主题词组配，表明对其纯株的获取或通过 DNA 分析、免疫学或其他方法（包括培养技术）以验证或鉴定有机体；也可与生物学及化学物质组配，表明对其成分的分离和提纯。

42. Legislation & Jurisprudence（LJ，legis，1978）立法和法学（G1，G2，I2，I3，M1，N2～4）

用于法律、法令、条例，或政府法规及涉及法律的争议和法庭判决。

43. Metabolism（ME，metab，1966）代谢（A2～16，B，C，D，F3）

与器官、细胞和亚细胞成分，有机体及疾病主题词组配，表明其生物化学变化和代谢；也可与药品、化学物质主题词组配，表明其分解代谢的变化（即复杂分子分解为简单分子）。至于合成代谢的过程（即小分子转变为大分子），则用副主题词"生物合成"。酶学、药代动力学和分泌，则用相应副主题词。下位词包括：生物合成、血液、脑脊髓液、缺乏、酶学、药代动力学、尿。

44. Methods（MT，methods，1975）方法（E1～4，G1，G2）

用于技术、操作和各种规划的方法。

45. Microbiology（MI，microbiol，1967）微生物学（A，B1，B2，B6，C，F3，J2）

与器官、动物和高等植物及疾病主题词组配，说明与其有关的微生物学方面的研究，对寄生虫方面的研究则用副主题词"寄生虫学"。下位词包括：病毒学。

46. Mortality（MO，mortal，1967）死亡率（C，E1，E3，E4，F3）

与人类和兽医学疾病主题词组配，表明对其死亡率的统计；用于经统计学处理过的因各种操作而引起的某一死亡特例中的死亡，个案除外，此时须用"致命性结局"。

47. Nursing（NU，nurs，1966）护理（C，E1，E3，E4，F3）

与疾病主题词组配，表明疾病的护理及护理技术，还包括在诊断、治疗和预防操作中护理的作用。

48. Organization & Administration（OG，organ，1978）组织和管理（G1，G2，I2，N2，N3）

与机构或卫生保健组织主题词组配，表明行政机构和管理。下位词包括：经济学、立法和法学、人力、标准、供应和分配、发展趋势、利用。

49. Parasitology（PS，parasitol，1975）寄生虫学（A，B1，B2，B6，C，E7，F3，J2）

与动物、高等植物、器官及疾病主题词组配，以表明寄生虫因素。但对那些在诊断时未明确指出涉及寄生虫的疾病时勿用该副主题词。

50. Pathogenicity（PY，pathogen，1966）致病力（B1，B3～5，B7）

用于微生物、病毒、寄生虫对人和动物致病能力的研究。

51. Pathology（PA，pathol，1966）病理学（A1～11，A13～16，C，F3）

与组织、器官及疾病主题词组配，表明在疾病状态时器官、组织及细胞的结构。

52. Pharmacokinetics（PK，pharmacokin，1988）药代动力学（D1～23，D25，D26）

与外源性化学物质或药品组配，以表明其吸收、生物转化、分布、释放、运转、摄取和排泄的机制和动力学，而这些变化取决于剂量和代谢过程的范围程度和速率。

53. Pharmacology（PD，pharmacol，1988）药理学（D）

与药品和外源性投给的化学物质主题词组配，表明它们对活组织或有机体的作用，包括对生理学及生物化学过程的加速或抑制，以及其他药理作用机制。下位词包括：投药和剂量、副作用（毒性、中毒）、激动剂、拮抗剂和抑制剂、禁忌证、诊断应用、药代动力学。

54. Physiology（PH，physiol，1966）生理学（A，B，D8，D11～13，D17，D24，G4～11）

用于器官、组织、单细胞和多细胞有机体的正常功能。也用于内源性生化物质所产生的生理作用。

55. Physiopathology（PP，physiopathol，1966）病理生理学（A1～5，A7～10，A13，A14，C，F3）

与器官和疾病主题词组配，表明疾病状态时的功能障碍。

56. Poisoning（PO，pois，1966）中毒（B6，D，J2）

与药品、化学物质、工业原料等主题词组配，指上述物质引起人和动物急、慢性中毒，包括意外的、职业性的、自杀的、误用的及环境暴露所致中毒。

57. Prevention & Control（PC，prev，1966）预防和控制（C，F3）

与疾病主题词组配，表明增强人和动物的抗病力（如预防接种），控制传播媒介，预防和控制环境危害因素，以及预防和控制引起疾病的社会因素，也包括对个例的预防措施。

58. Psychology（PX，psychol，1978）心理学（C，E1～4，F3，I3，M1）

与非精神性疾病、技术及指定的人群主题词组配，表明其心理的、精神性疾病的、身心的、社会心理学的、行为的和感情的方面；与精神性疾病主题词组配，则表明其心理的方面；与动物主题词组配，则表明动物的行为和心理学方面。

59. Radiation Effect（RE，rad eff，1966）辐射效应（A，B1，B3～7，D，G4～11，J2）

与有机体、器官、组织及其组成部分、生理过程等主题词组配，表明电离或非电离辐射对其发生的作用；也可与药品、化学物质主题词组配，表明辐射对其发生的效应。

60. Radiotherapy（RT，radiother，1966）放射疗法（C）

与疾病主题词组配，表明用电离或非电离辐射治疗疾病；也包括放射性同位素疗法。

61. Rehabilitation（RH，rehabil，1967）康复（C1～21，C23，E4，F3）

与疾病及外科操作主题词组配，表明个体功能的康复。

62. Secondary（SC，second，1980）继发性（C4）

与肿瘤主题词组配，表明肿瘤进程转移的继发部位。

63. Standards（ST，stand，1968）标准（D1～23，D25，D26，E1～4，E6，E7，F4，G1，G2，I2，J，N2～4）

与设备、人员、规划主题词组配，表明对其必要性和可行性标准的制定、测试和应用；与化学及药品主题词组配，指其鉴定标准及质量和效力的标准，还包括工业和职业中的卫生或安全标准。

64. Statistics & Numerical Data（SN，statist，1989）统计和数字数据（E1～4，E6，E7，F4，G1，G2，I2，I3，J1，M1，N2～4）

与非疾病主题词组配，用以表达描述特定数据集或数据组的数值，人力数据除外，此时须用副主题词"人力"；也不包括供应与需求，届时须用副主题词"供应和分配"。下位词包括：流行病学（人种学、死亡率）。

65. Supply & Distribution（SD, supply, 1967）供应和分配（D1～23, D25, D26, E7, J2）

与物资、仪器设备及卫生保健服务、人员和设施主题词组配，表明所获得上述物资的数量及其分布情况，但不包括企事业单位中食品和水的供应。

66. Surgery（SU, surg, 1966）外科手术（A1～5, A7～10, A13, A14, B2, C, F3）

用以表明对器官、部位或组织进行外科手术以治疗疾病，包括激光切除组织。但不包括移植术，届时须用副主题词"移植"。下位词包括：移植。

67. Therapeutic Use（TU, ther use, 1966）治疗应用（B, D, H）

用于药物、生物制品和物理因素对疾病的预防和治疗，包括在兽医学上的应用。

68. Therapy（TH, ther 1966）治疗（C, F3）

与疾病主题词组配，表明对疾病的治疗，不包括药物疗法、饮食疗法、放射疗法及外科学，因已有相应的副主题词。但可用于涉及综合疗法的文献和书籍。下位词包括：膳食疗法、药物疗法、护理、预防和控制、放射疗法、康复、外科学（移植）、中医疗法（按摩疗法、气功疗法、针灸疗法、穴位疗法、中西医结合疗法、中医药疗法、中药疗法）。

69. Toxicity（TO, tox, 1966）毒理学（B6, D, J2）

与药物及化学物质主题词组配，表明其对人体和动物有害作用的实验研究，如安全剂量的测定。以及按不同剂量给药产生的不同反应；也用于暴露于环境污染物的实验研究。

70. Transmission（TM, transm, 1975）传播（C1～3, C22）

用于疾病的传播方式研究。

71. Transplantation（TR, transpl, 1966）移植（A2, A3, A5～11, A13～16）

用于器官、组织或细胞在同一个体中由一个部位移植到另一个部位，或从同种或异种的一个个体移植到另一个个体。

72. Trends（TD, trends, 1978）发展趋势（E1～4, E6, E7, G1, G2, I2, I3, N2～4）

用于指事物随时间推移而发生质和量的变化的方式，包括过去、现在和将来，但不包括对具体患者疾病过程的讨论。

73. Ultrastructure（UL, ultrastruct, 1975）超微结构（A2～11, A13～16, B1, B3～6, C4, D8, D12）

与组织和细胞（包括肿瘤）及微生物主题词组配，表明通常用光学显微镜观察不到的细微解剖结构。

74. Urine（UR, urine, 1967）尿（B2, C, D1～24, F3）

用以指尿中物质的存在或分析尿内的物质，也表明疾病时尿内物质的变化及尿的化验检查。

75. Veterinary（VE, vet, 1966）兽医学（C1～21, C23, E1～4, E6, E7）

与疾病或技术主题词组配，指动物自然发生的疾病或指兽医学中使用的诊断、预防和治疗操作。

76. Virology（VI, virol, 1995）病毒学（A, B1～3, B5, B6, C, F3, J2）

与器官、动物或高等植物主题词组配，指疾病的病毒学研究，对细菌、立克次体及真菌等微生物的研究则用副主题词"微生物学"，而对寄生虫方面的研究则用副主题词"寄生虫学"。

附 录 6

文种缩写与全称对照表

语种缩写	语种全称	中文译名	语种缩写	语种全称	中文译名
Aar	Afar	阿法尔语	Alb	Albanian	阿尔巴尼亚语
Arm	Armenian	亚美尼亚语	Afr	Afrikaans	阿非利堪斯语
Ara	Arabic	阿拉伯语	Aza	Azerbaijani	阿塞拜疆语
Ban	Balinese	巴厘语	Bel	Belarusian	白俄罗斯语
Ben	Bengali	孟加拉语	Bur	Burmese	缅甸语
Bul	Bulgarian	保加利亚语	Cat	Catalan	加泰隆语
Chi	Chinese	汉语	Car	Carib	加勒比语
Dan	Danish	丹麦语	Dut	Dutch	荷兰语
Dzo	Dzongkha	不丹语	Egy	Egyptian（Ancient）	埃及语（旧）
Eng	English	英语	Fij	Fijian	斐济语
Fin	Finnish	芬兰语	Fre	French	法语
Geo	Georgian	格鲁吉亚语	Ger	German	德语
Gle	Irish	爱尔兰语	Gre	Greek（Modern）	希腊语（现代）
Haw	Hawaiian	夏威夷语	Heb	Hebrew	希伯来语
Hin	Hindi	印地语	Hun	Hungarian	匈牙利语
Ice	Icelandic	冰岛语	Ind	Indonesian	印尼语
Its	Italian	意大利语	Jpn	Japanese	日语
Kas	Kashmiri	克什米尔语	Kaz	Kazakh	哈萨克语
Kon	Kongo	刚果语	Kor	Korean	朝鲜语
Lao	Lao	老挝语	lat	Latin	拉丁语
Ltz	Letzeburgesch	卢森堡语	Mac	Macedonian	马其顿语
May	Malay	马来语	Mon	Mongolian	蒙古语
Nau	Nauru	瑙鲁语	Nep	Nepali	尼泊尔语
Nor	Norwegian	挪威语	Ori	Oriya	奥利亚语
Pau	Palauan	帕劳语	Per	Persian	波斯语
Pal	Polish（Polski）	波兰语	Par	Portuguese	葡萄牙语
Rum	Romanian	罗马尼亚语	Rus	Russian	俄语
Scc	Serbian	塞尔维亚语	Sco	Scots	苏格兰语
Scr	Croatian	克罗地亚语	Slo	Slovak	斯洛伐克语
Som	Somali	索马里语	Slv	Slovenian	斯洛文尼亚语
Spa	Spanish	西班牙语	Swe	Swedish	瑞典语
Tha	Thai	泰语	Tur	Turkish	土耳其语
Uig	Uighur	维吾尔语	Ukr	Ukrainian	乌克兰语
Uzb	Uzbek	乌兹别克语	Vie	Vietnamese	越南语

附　录　7

中国生物医学文献服务系统（SinoMed）各子库及收录特点

子库名称	资源覆盖	更新频次	特点
中国生物医学文献数据库（CBM）	1978 年以来的 2900 余种中国生物医学期刊，以及汇编、会议论文的文献题录 1110 余万篇，年增长量为 50 多万条	每月更新	全部题录均进行主题标引和分类标引等规范化加工处理
中国医学科普文献数据库（CPM）	1989 年以来国内出版的医学科普期刊近百种，文献总量 43 万余篇	每月更新	突显养生保健、心理健康、生殖健康、运动健身、医学美容、婚姻家庭、食品营养等与医学健康有关的内容
北京协和医学院博硕学位论文库（PUMCD）	1981 年以来协和医学院培养的博士、硕士研究生学位论文	每季更新	学科范围涉及医学、药学各专业领域及其他相关专业，内容前沿、丰富，可在线浏览全文前 10 页
西文生物医学文献数据库（WBM）	目前世界各国出版的 7200 余种重要生物医学期刊文献题录 2200 余万篇，年增文献 60 余万篇	每月更新	年代跨度大，其含 2600 种免费期刊
中国生物医学引文数据库（CBMCI）	收录 1989 年以来中国生物医学学术期刊文献的原始引文 2000 余万篇，经归一化处理后，引文总量达 640 余万篇	不定时更新	所有期刊文献引文与其原始文献题录关联，以更好地支持多维度引文检索与引证分析